Analysis of Difficult Cases in Endodontic Microsurgery

显微根管外科疑难病例解析彩色图谱

主　编　王捍国

编　者（以姓氏笔画为序）

王　莹　温州医科大学附属第一医院

王　疆　空军军医大学（第四军医大学）口腔医院

王捍国　空军军医大学（第四军医大学）口腔医院

陆　乐　苏州口腔医院

陈　亮　重庆医科大学附属口腔医院

陈洪焕　杭州口腔医院城西分院

侯　锐　空军军医大学（第四军医大学）口腔医院

姜　永　空军军医大学（第四军医大学）口腔医院

徐　宁　空军军医大学（第四军医大学）口腔医院

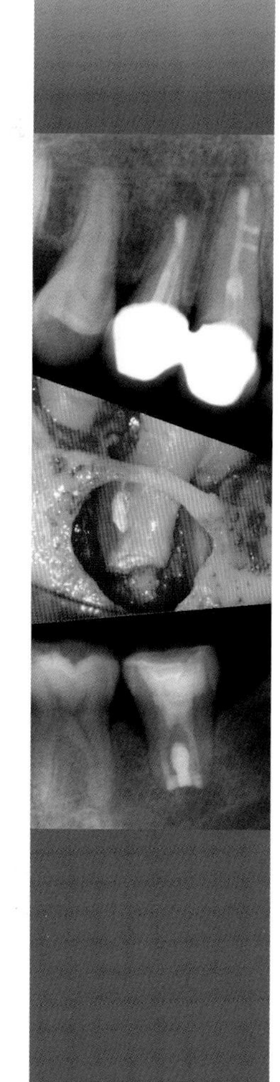

人民卫生出版社

·北　京·

图书在版编目（CIP）数据

显微根管外科疑难病例解析彩色图谱 / 王捍国主编
. —北京：人民卫生出版社，2023.8
ISBN 978-7-117-35206-2

Ⅰ.①显… Ⅱ.①王… Ⅲ.①根管疗法－图解 Ⅳ.
①R781.05-64

中国国家版本馆 CIP 数据核字（2023）第 160514 号

人卫智网	**www.ipmph.com**	**医学教育、学术、考试、健康，购书智慧智能综合服务平台**
人卫官网	**www.pmph.com**	**人卫官方资讯发布平台**

显微根管外科疑难病例解析彩色图谱
Xianwei Genguan Waike Yinan Bingli
Jiexi Caise Tupu

主　　编：王捍国
出版发行：人民卫生出版社（中继线 010-59780011）
地　　址：北京市朝阳区潘家园南里 19 号
邮　　编：100021
E - mail：pmph @ pmph.com
购书热线：010-59787592　010-59787584　010-65264830
印　　刷：人卫印务（北京）有限公司
经　　销：新华书店
开　　本：889 × 1194　1/16　　**印张：**16
字　　数：389 千字
版　　次：2023 年 8 月第 1 版
印　　次：2023 年 9 月第 1 次印刷
标准书号：ISBN 978-7-117-35206-2
定　　价：198.00 元

打击盗版举报电话：010-59787491　E-mail：WQ @ pmph.com
质量问题联系电话：010-59787234　E-mail：zhiliang @ pmph.com
数字融合服务电话：4001118166　E-mail：zengzhi @ pmph.com

主编简介

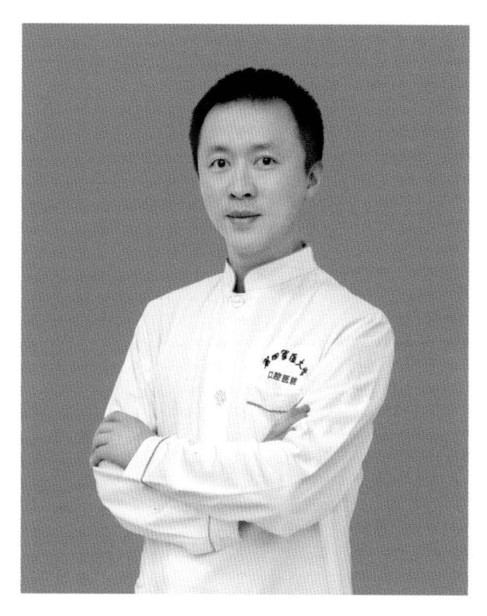

王捍国，医学博士，空军军医大学（第四军医大学）口腔医院牙体牙髓病科副教授、副主任医师、硕士研究生导师。中华口腔医学会牙体牙髓病学专业委员会常务委员。日本东京医科齿科大学和美国宾夕法尼亚大学牙医学院访问学者。擅长显微根管外科和显微根管治疗术，主编专著《显微根管外科彩色图谱》，举办国家级继续医学教育项目“显微根管外科理论和实践”学习班30期。承担国家自然科学基金2项，以第一作者或通信作者发表SCI收录论文7篇。

前　言

由于根管系统的复杂性、根管外细菌生物膜及真性囊肿的存在，根管治疗术等非手术方法并不能治疗所有的牙髓病和根尖周病，此时需要联合应用根管外科手术。显微根管外科借助显微镜的放大和照明功能，使用显微器械和超声工作系统以及生物活性材料进行根管外科手术，精确、微创、疗效高，成功率高达90%以上，代表了牙髓病和根尖周病手术治疗的最高水平。

我们于2010年在国内率先开展显微根管外科，2012年11月建成并启用“显微根管外科中心”，采用手术方法成功治疗了大量复杂、疑难的牙髓病和根尖周病患牙。2016年9月笔者主编出版了本领域第一本中文专著《显微根管外科彩色图谱》，2011年5月至今已举办国家级继续医学教育项目“显微根管外科理论和实践”学习班27期，大力推广普及显微根管外科。

目前显微根管外科已经在口腔医院牙髓病专科医师中开展起来，并逐步扩大至口腔全科医师。然而，由于国内外专科医师以及全科医师对显微根管外科认识不足、理解不够，在临床上还存在诸多问题：基础理论知识薄弱，在错误诊断下盲目开展；适应证掌握不严格，有盲目扩大的趋势；过分强调非手术再治疗，忽视显微根管外科的微创和保存；操作不规范，无显微镜和显微器械等手术条件时仍采用传统根管外科手术方法，忽视患牙根尖附近重要的解剖结构导致严重并发症；手术医师未经专业培训，能力和经验不足。

针对以上问题，笔者整理、分析了个人2010年7月到2020年6月间完成的1 200余例显微根管外科病例以及从事牙髓病学20余年来大量的非手术治疗病例，从中挑选出120余例典型病例；此外，通过邀请和病例征集，收集并精选了国内本领域青年专家10余例临床病例。

全书共133个临床病例、约1 400幅照片，内容全面、图文并茂、形象直观。按照诊断、确定治疗方案和治疗的顺序，全书分为六章：第一章为诊断，主要讨论根尖周透射影、根裂的诊断和鉴别诊断；第二章为治疗方案选择，重点探讨非手术和手术（再）治疗方案的选择；第三章为在体手术治疗，即显微根尖外科，讨论特定牙位和牙根的手术，以及一些复杂疑难牙髓病、根尖周病的手术治疗；第四章为离体手术治疗，即显微意向再植术，全面讨论其适应证；第五章为多学科合作，包括牙髓源性上颌窦炎、联合应用引导性组织再生术（guided tissue regeneration，GTR）、自体牙移植术中的应用；第六章为全文总结，系统阐明牙髓病、根尖周病治疗的整体策略。

本书面向口腔医师特别是牙髓病专科医师，讲解正确诊断、治疗方案选择、规范化手术操作、多学科合作等，以提高国内显微根管外科水平，成功治疗复杂、疑难的牙髓病和根尖周病患牙，更好地保存天然牙齿。

在编写过程中，得到科室领导和同事们多方面的指导、支持、鼓励和帮助，在此一并致谢！

当然，鉴于水平、经验和条件有限，书中难免有疏漏和错误，恳请国内外同行不吝赐教，提出宝贵意见和建议，以便再版时及时修订，使本书更为完善。

显微根管外科，在路上！

王捍国

2023 年 7 月

目　　录

第一章　诊断

第二章　治疗方案选择

第一章　诊　　断

第一节 根尖周透射影的诊断和鉴别诊断

正确的诊断是治疗的前提和基础。根尖周透射影，即患牙根尖周形成大小不等的密度降低区，是慢性根尖周炎典型的影像学特征。然而，颌面部复杂的解剖学结构，如膨大的鼻腭管（图 1-1-1）、接近牙根的上颌窦（图 1-1-2）、颏孔（图 1-1-3～图 1-1-5，图 4-2-5）、牙槽骨凹陷（图 1-1-6）、瘢痕愈合（图 1-1-7，图 5-2-1），在二维的根尖片上可能会与牙根尖重合，呈现“根尖周透射影”，易发生误诊。

有窦型慢性根尖周炎的窦道通常位于患牙根尖部唇颊侧牙龈，也有舌腭侧牙龈。但是当患牙根尖周骨密质致密、较厚而不易破坏或者邻近解剖结构薄弱（如拔牙创）时，窦道位置有可能远离患牙（图 1-1-8～图 1-1-11，图 3-2-3）。

值得注意的是，当患牙根尖周骨密质致密、较厚而不易破坏、引流不畅时，根尖周炎症过程中释放的炎症介质甚至可以到达邻牙根尖区，激活破骨途径，分化出破骨细胞，破坏牙槽骨，形成邻牙的“根尖周透射影”。此过程未破坏邻牙根尖神经血管束，因此，邻牙牙髓保持正常。当正确诊断患牙并有效治疗后，邻牙根尖周牙槽骨恢复正常（图 1-1-12，图 3-2-8～图 3-2-11）。

颌骨病变，包括骨结构不良（图 1-1-13～图 1-1-15）、颌骨囊肿（图 1-1-16）和肿瘤等，也会破坏根尖区牙槽骨，通常形成多个连续牙位的“根尖周透射影”。骨结构不良（osseous dysplasia，OD），先前称作根尖周牙骨质异常增生（periapical cemental dysplasia），是发生于颌骨根尖周区域的特发性病变，正常骨组织被纤维结缔组织和化生性骨取代，其中局限性 OD 包括根尖周和局灶型两种类型，分别好发于下颌切牙和下颌后牙。影像学表现可分为三期：溶骨期，呈现低密度透射影，边缘不整齐，牙周膜腔和硬骨板消失，似根尖周肉芽肿或囊肿；牙骨质小体生成期，病变内见高密度点状或团块状钙化影；钙化成熟期，呈现根尖周致密团块影像，周边为密度减低影像带。OD 通常不需要治疗，临床定期随访。颌骨囊肿和肿瘤通常具有典型的症状、体征和影像学特点，易与慢性根尖周炎鉴别。

根尖周透射影的诊断要点如下：

1. 当未行过根管治疗时，结合病史、症状和体征，准确判断牙髓状态，寻找明确病因，隐裂、磨耗、牙周病、陈旧性牙外伤等易忽视。若牙髓正常，可以排除慢性根尖周炎。

2. 若为根管治疗术后，结合病史、症状和体征，主要依靠影像学检查：根尖片上判断牙周膜腔和硬骨板的完整性；窦道插诊断丝拍根尖片明确病原牙；常规使用小视野 CBCT 以明确诊断。

一、解剖结构

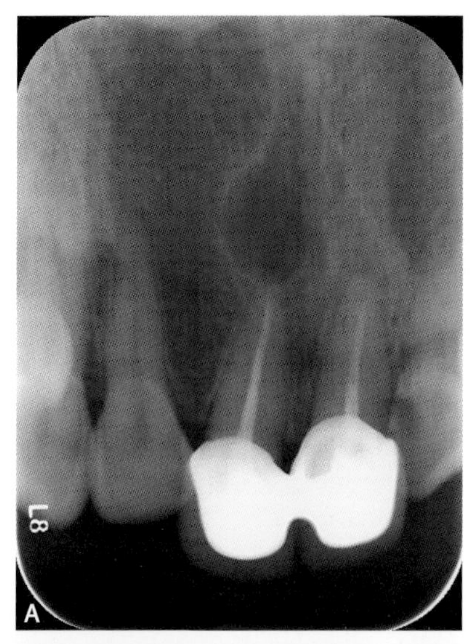

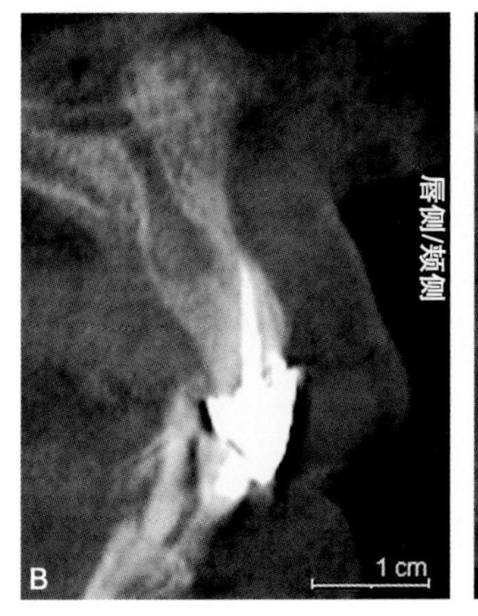

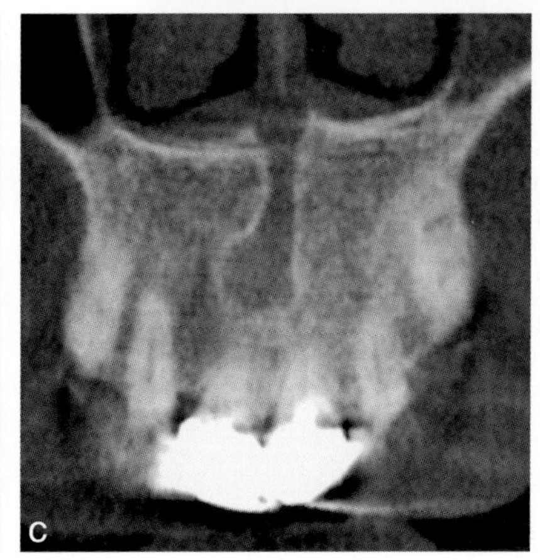

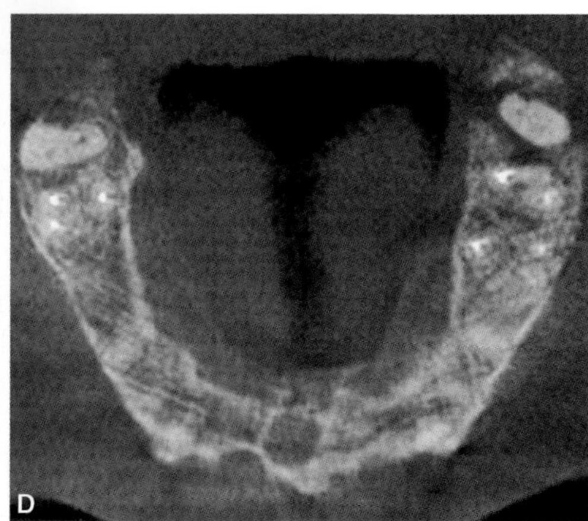

图 1-1-1 **膨大鼻腭管似右上颌中切牙根尖周透射影**

A. 根尖片，示右上颌中切牙根尖周圆形透射影 B. CBCT 矢状位 C. CBCT 冠状位 D. CBCT 水平位，示右上颌中切牙根尖周正常，膨大的鼻腭管位于右上颌中切牙根尖腭侧

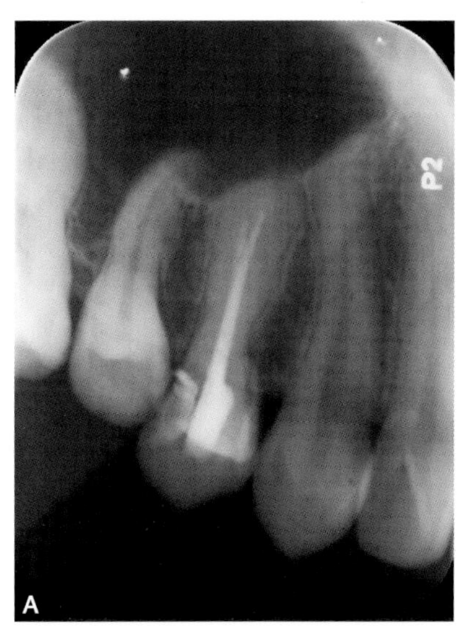

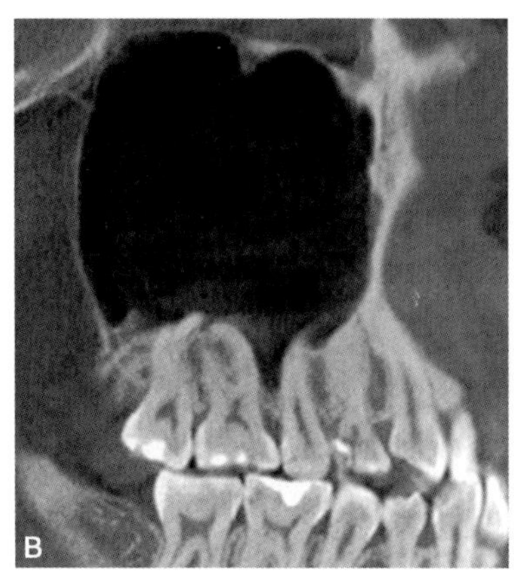
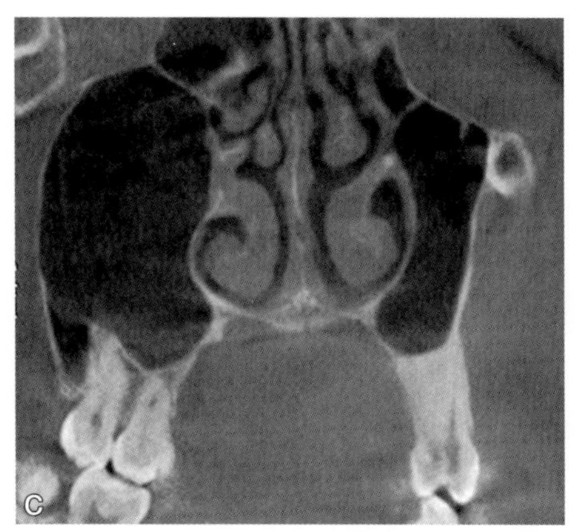
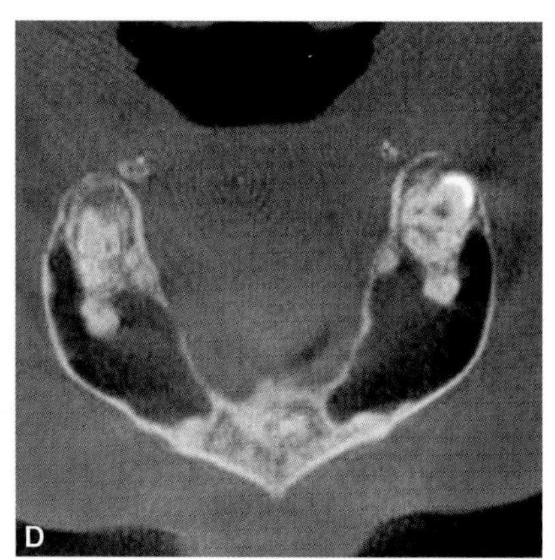

图 1-1-2 **上颌窦腔似右上颌后牙根尖周透射影**

A. 根尖片，示右上颌尖牙、第一前磨牙、第二前磨牙和第一磨牙根尖周透射影 B. CBCT 矢状位 C. CBCT 冠状位 D. CBCT 水平位，示上颌窦底低，右上颌后牙根尖突入上颌窦，根尖与上颌窦底间无或仅有菲薄骨质

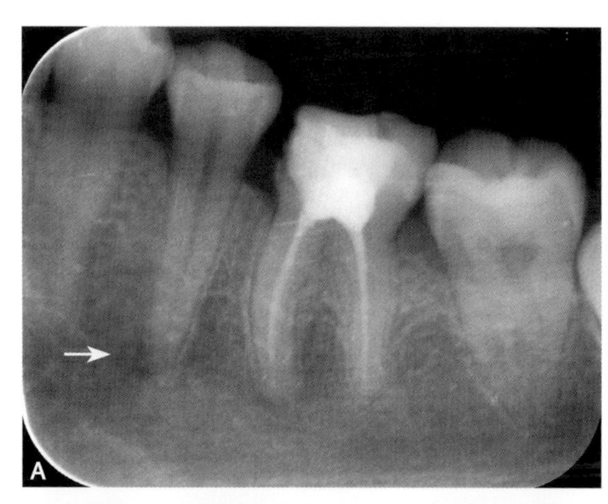
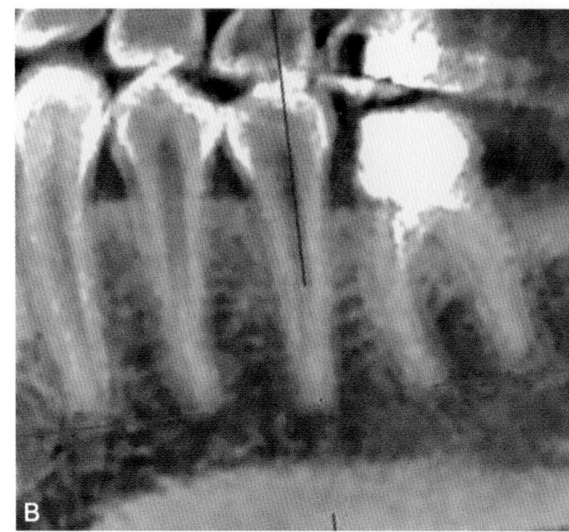
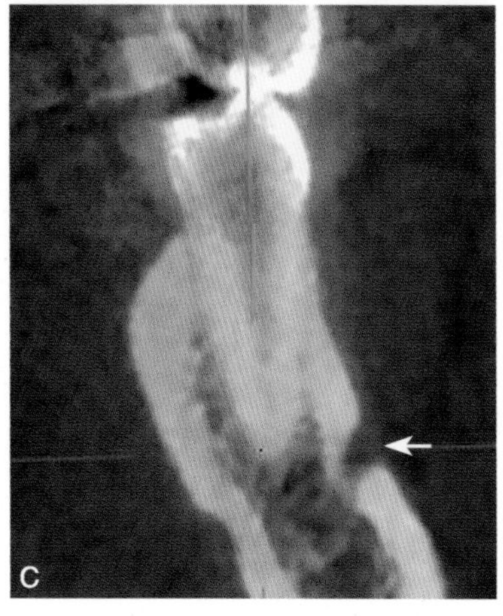
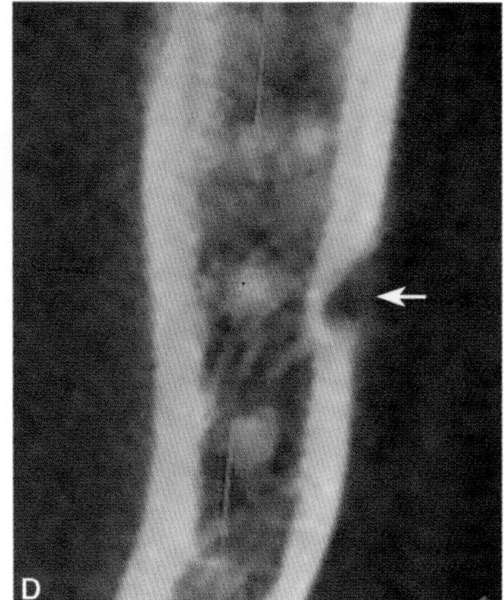

图 1-1-3 **颏孔似左下颌第二前磨牙根尖周透射影**

A. 根尖片，示根尖周透射影（箭头示），但是牙周膜腔和硬骨板连续完整 B. CBCT 矢状位 C. CBCT 冠状位，示颏孔（箭头示） D. CBCT 水平位，示颏孔（箭头示）位于左下颌第二前磨牙根尖同一水平的颊侧

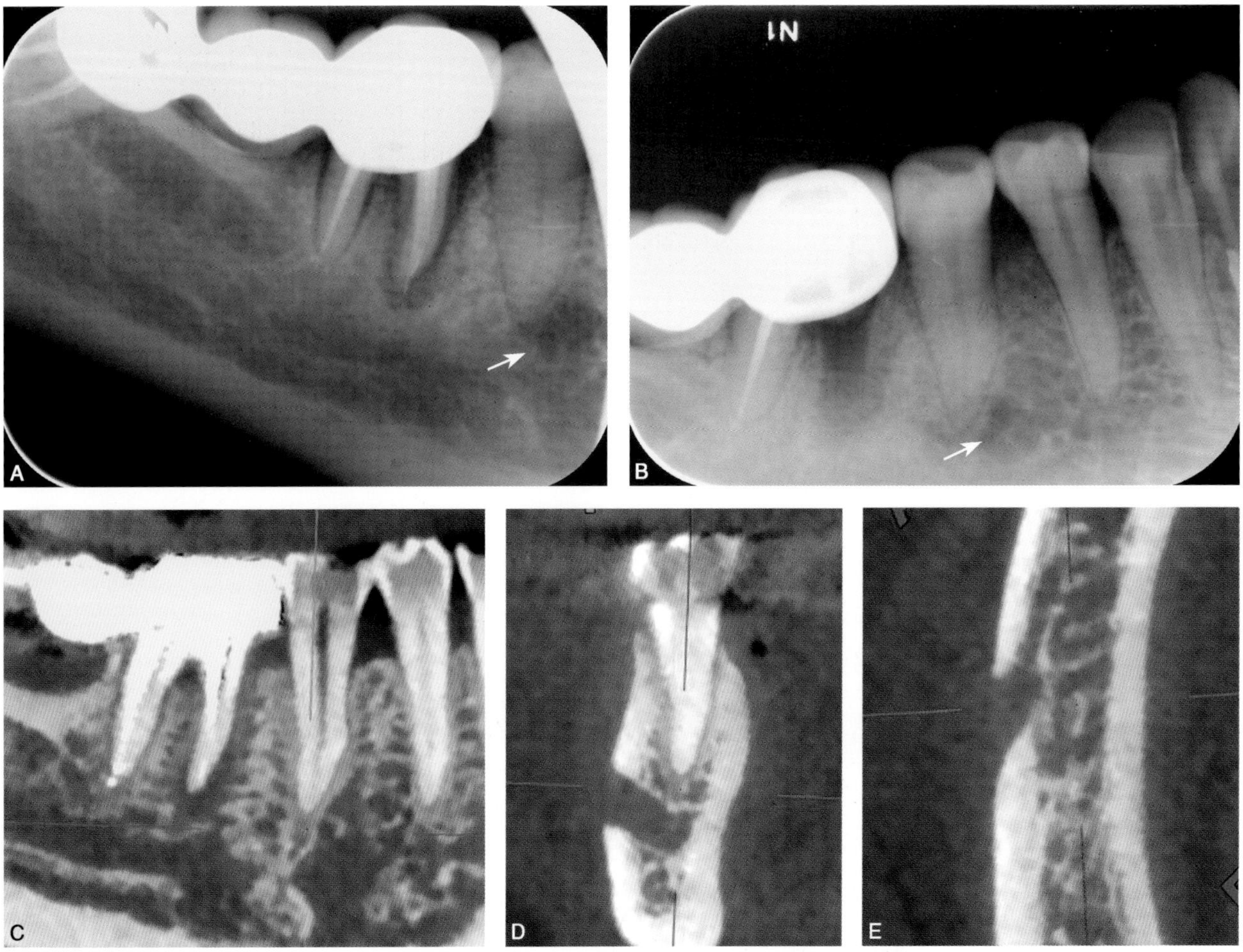

图 1-1-4 **颏孔似左下颌第二前磨牙根尖周透射影**

A. 根尖片 B. 偏角投照根尖片，示根尖周透射影（箭头示），但是牙周膜腔和硬骨板连续完整 C. CBCT 矢状位 D. CBCT 冠状位 E. CBCT 水平位，示颏孔位于右下颌第二前磨牙根尖同一水平的颊侧

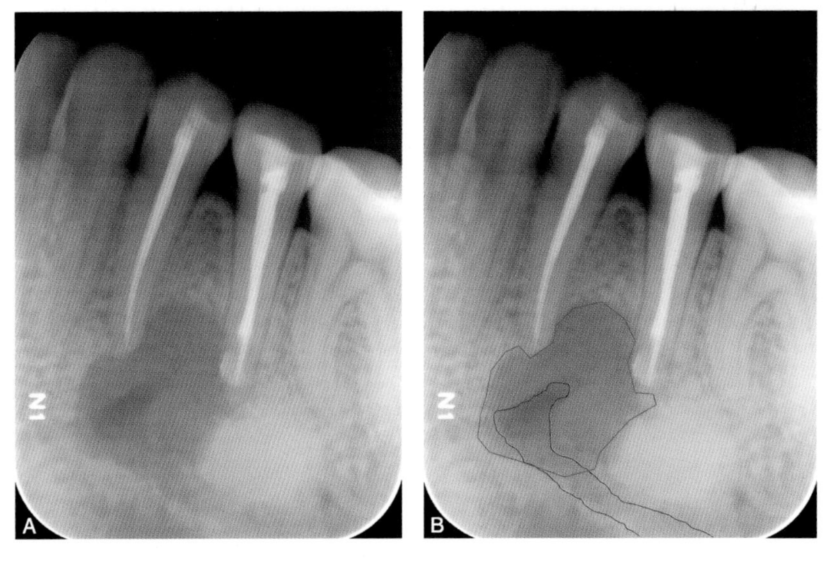

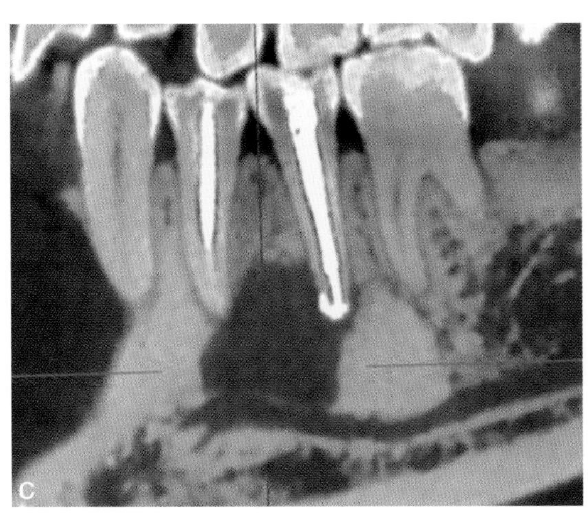

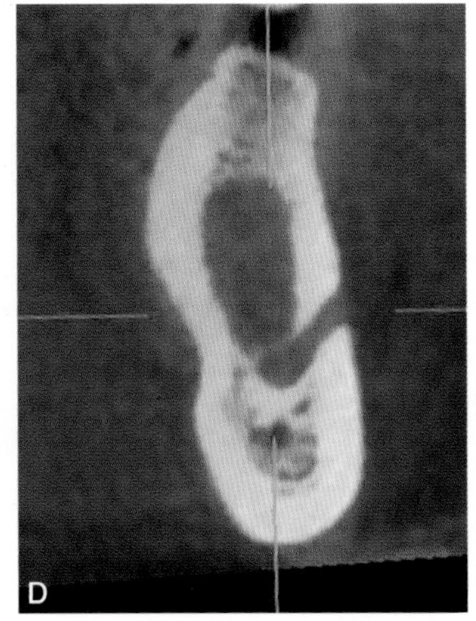

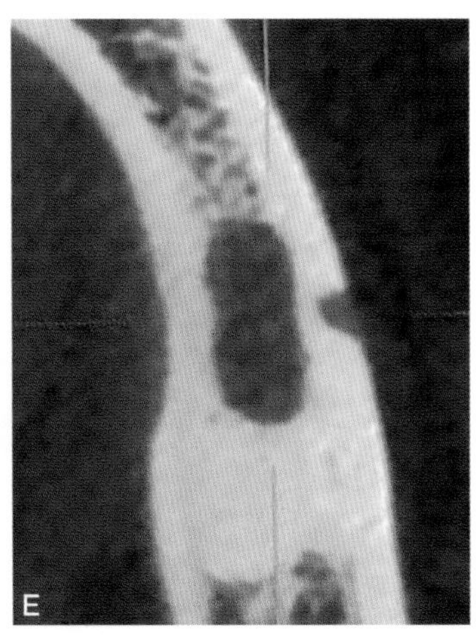

图 1-1-5 **颏孔与左下颌第一、第二前磨牙根尖周透射影重叠**

A. 根尖片 B. 根尖片标记，示根尖周透射影（蓝色线示）以及下颌神经管和颏孔（红色线示） C. CBCT 矢状位 D. CBCT 冠状位 E. CBCT 水平位，示颏孔与左下颌第一、第二前磨牙根尖周透射影重叠

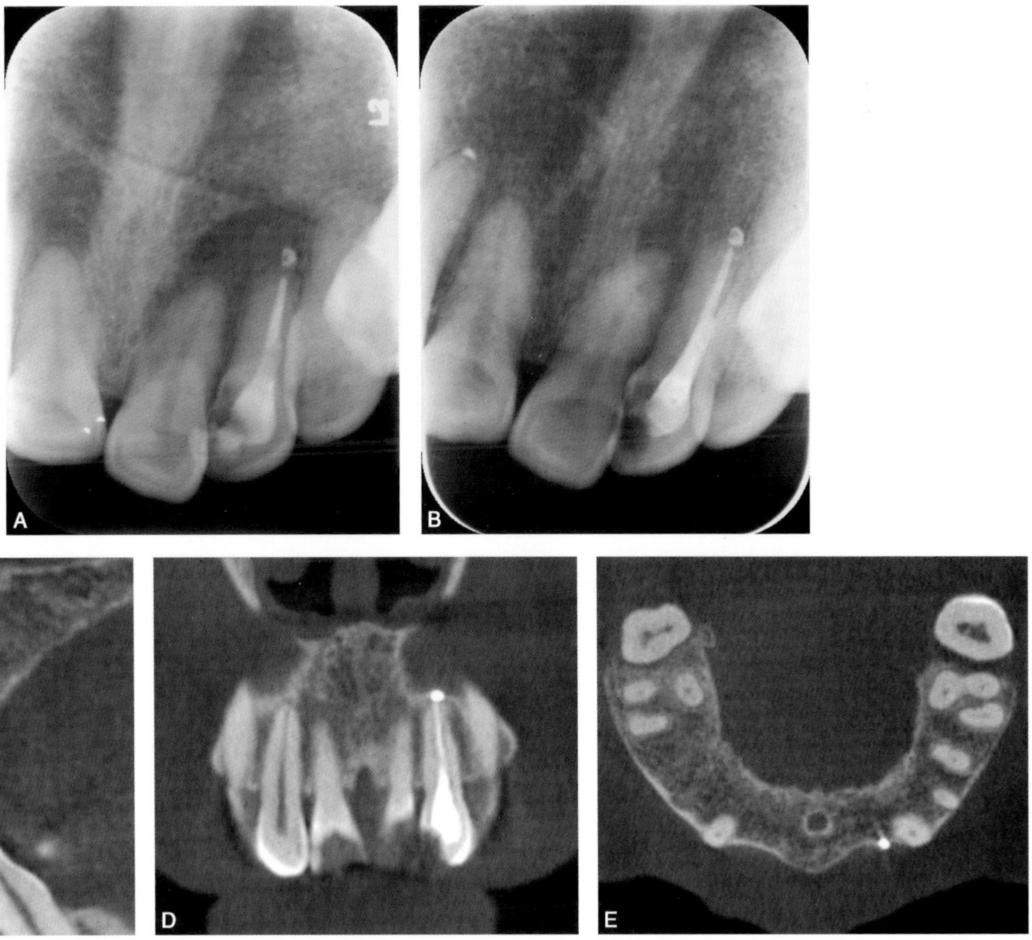

图 1-1-6 **上颌牙槽骨凹陷似左上颌侧切牙根尖周透射影**

A. 根尖片，示左上颌侧切牙已行根管充填，有超填，根尖周大范围透射影，但是牙周膜腔和硬骨板连续完整 B. 偏角投照根尖片，未见明显根尖周透射影 C. CBCT 矢状位 D. CBCT 冠状位 E. CBCT 水平位，示左上颌侧切牙根尖区牙槽骨凹陷，未见牙槽骨破坏

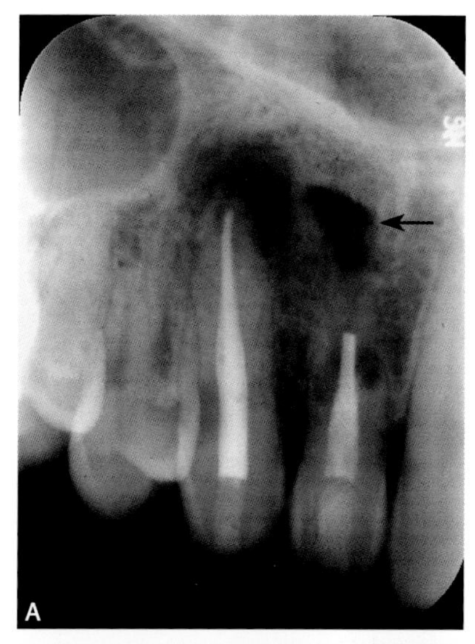

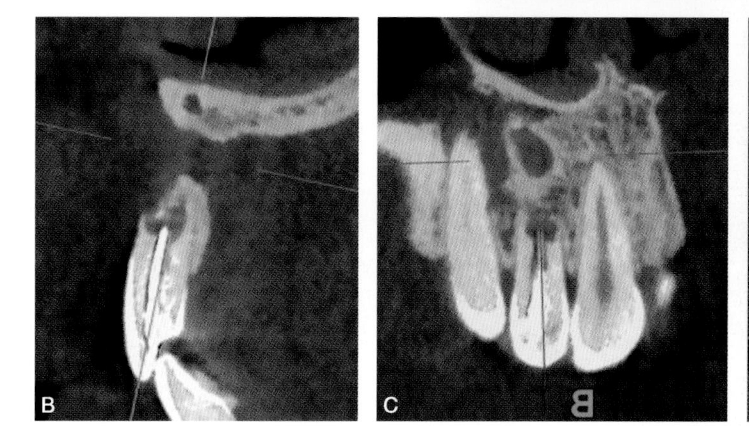

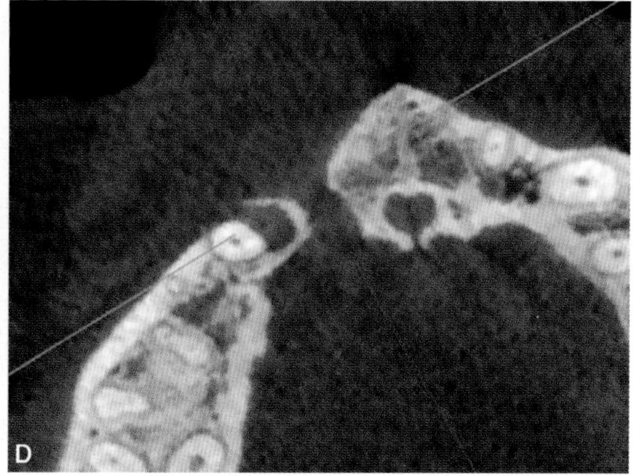

图 1-1-7 **上颌骨手术后瘢痕愈合似右上颌侧切牙根尖周透射影**

A. 根尖片，示右上颌侧切牙已行根管充填，根尖周透射影（箭头示） B. CBCT 矢状位 C. CBCT 冠状位 D. CBCT 水平位，示右上颌侧切牙根尖区瘢痕愈合，与根尖无关

二、窦道远离患牙

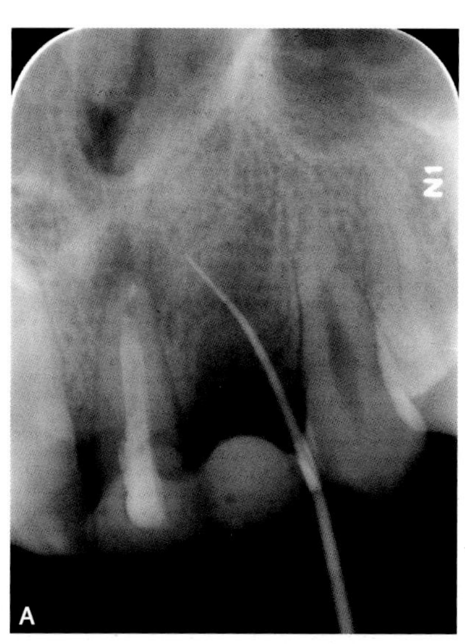

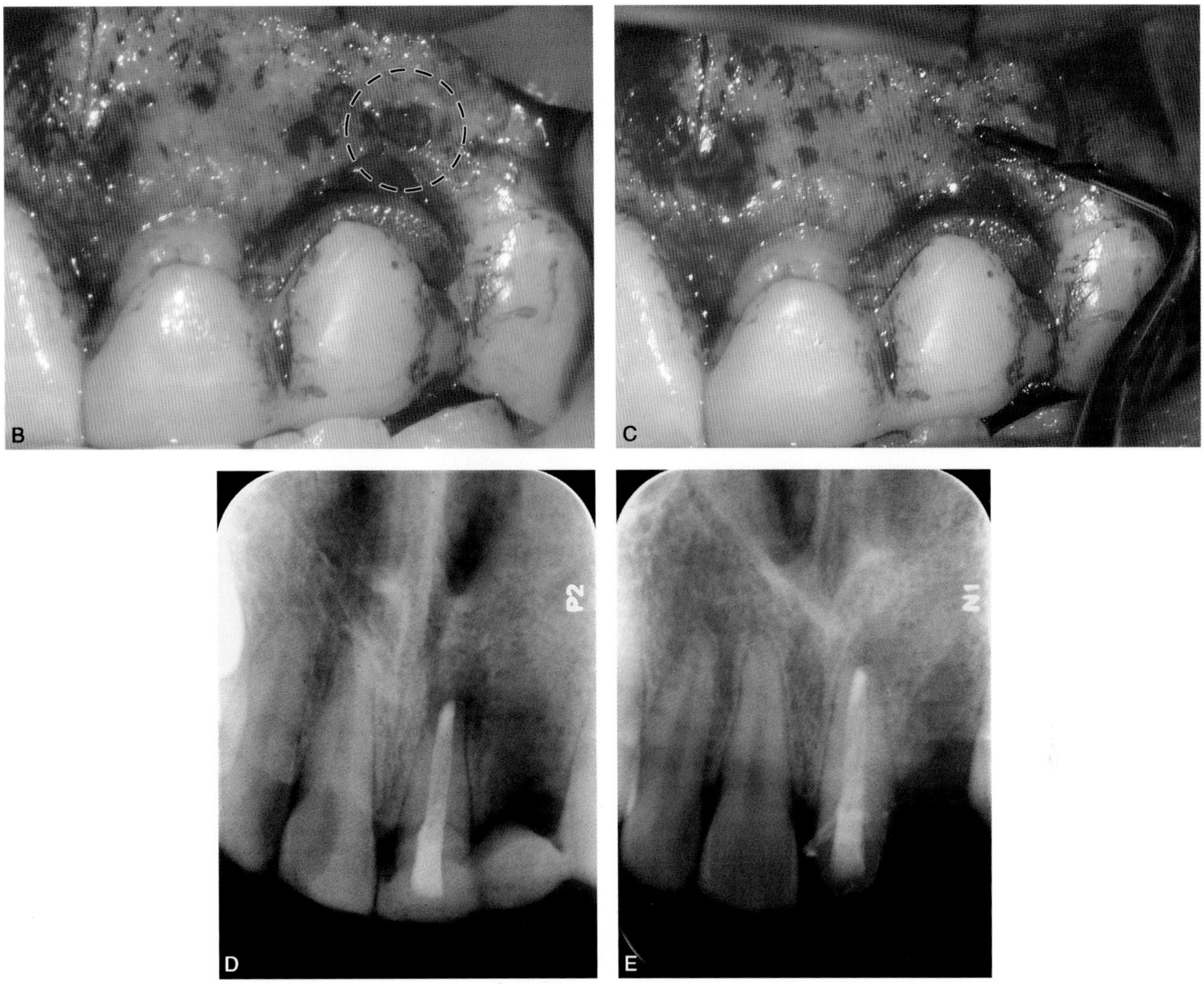

图 1-1-8 **左上颌中切牙慢性根尖周炎窦道位于左上颌侧切牙根中部**

A. 术前牙胶示踪根尖片，示窦道位于左上颌侧切牙根中部，来源于左上颌中切牙根尖区（7 个月前左上颌侧切牙拔除，临时单端桥修复，1 周前出现窦道） B. 切开翻瓣牵拉，见左上颌侧切牙根中部牙槽骨破坏（圆圈示） C. 长探针通过左上颌侧切牙骨质破坏区抵到左上颌中切牙根尖区 D. 术后根尖片 E. 术后 4 个月随访根尖片，示根尖周完全愈合

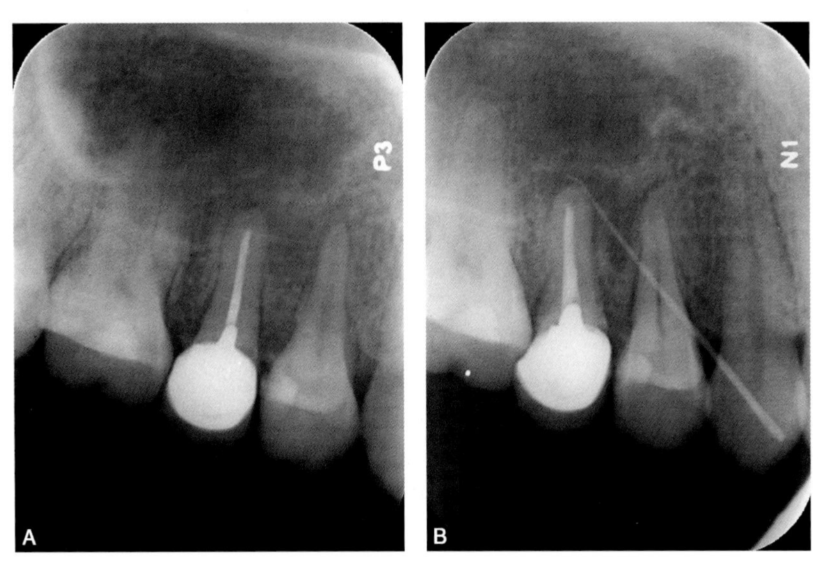

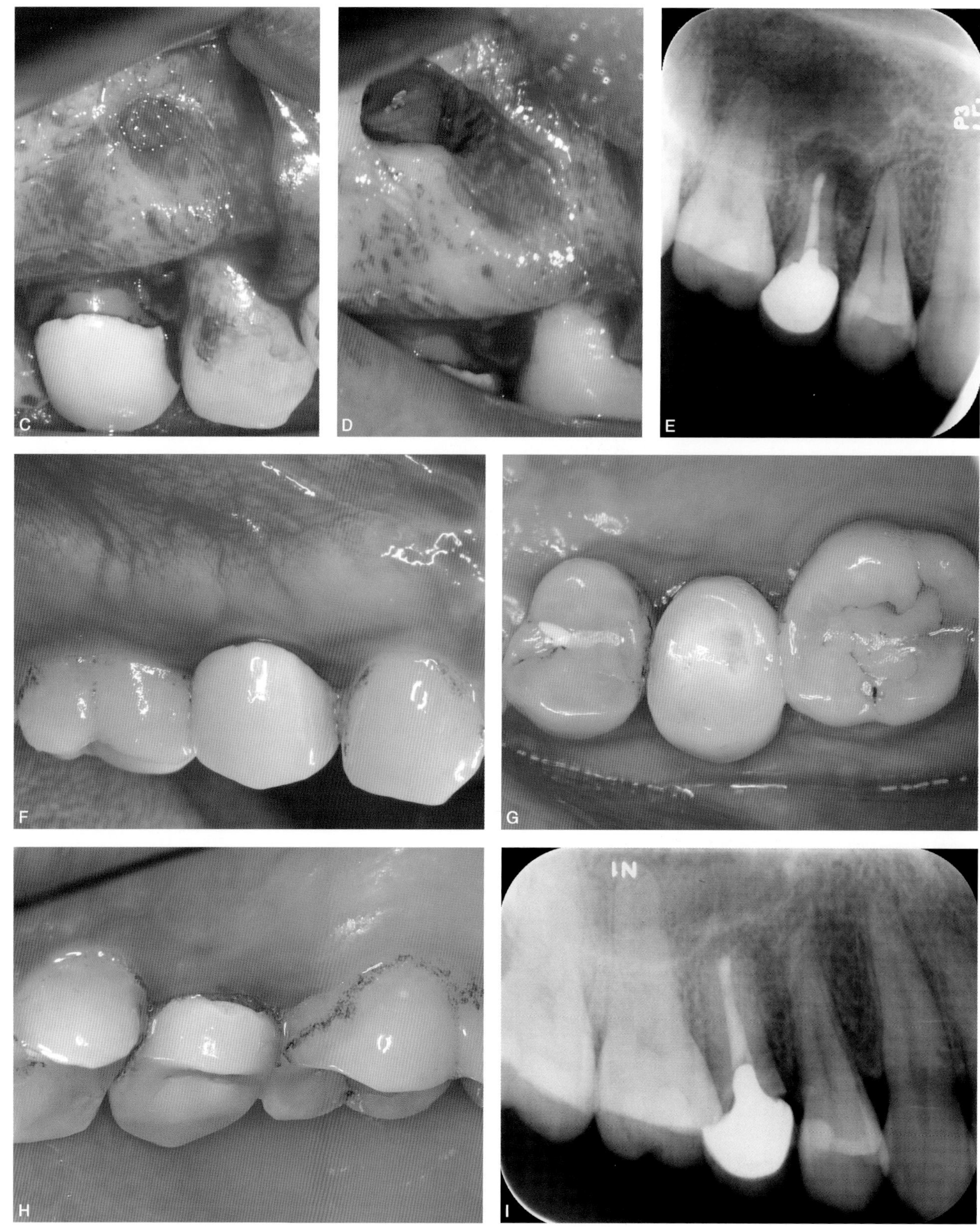

图 1-1-9 **右上颌第二前磨牙慢性根尖周炎窦道位于右上颌第一前磨牙区**

A. 术前根尖片 B. 牙胶示踪根尖片，示窦道位于右上颌第一前磨牙，来源于第二前磨牙根尖区 C. 切开翻瓣牵拉，见右上颌第一前磨牙根中段骨质破坏 D. 右上颌第二前磨牙根尖切除后，示排脓途径 E. 术后根尖片 F. 右上颌第二前磨牙术后 37 个月随访口内像颊侧面观 G. 咬合面观 H. 腭侧面观，示牙龈和牙槽黏膜正常 I. 根尖片，示根尖周完全愈合

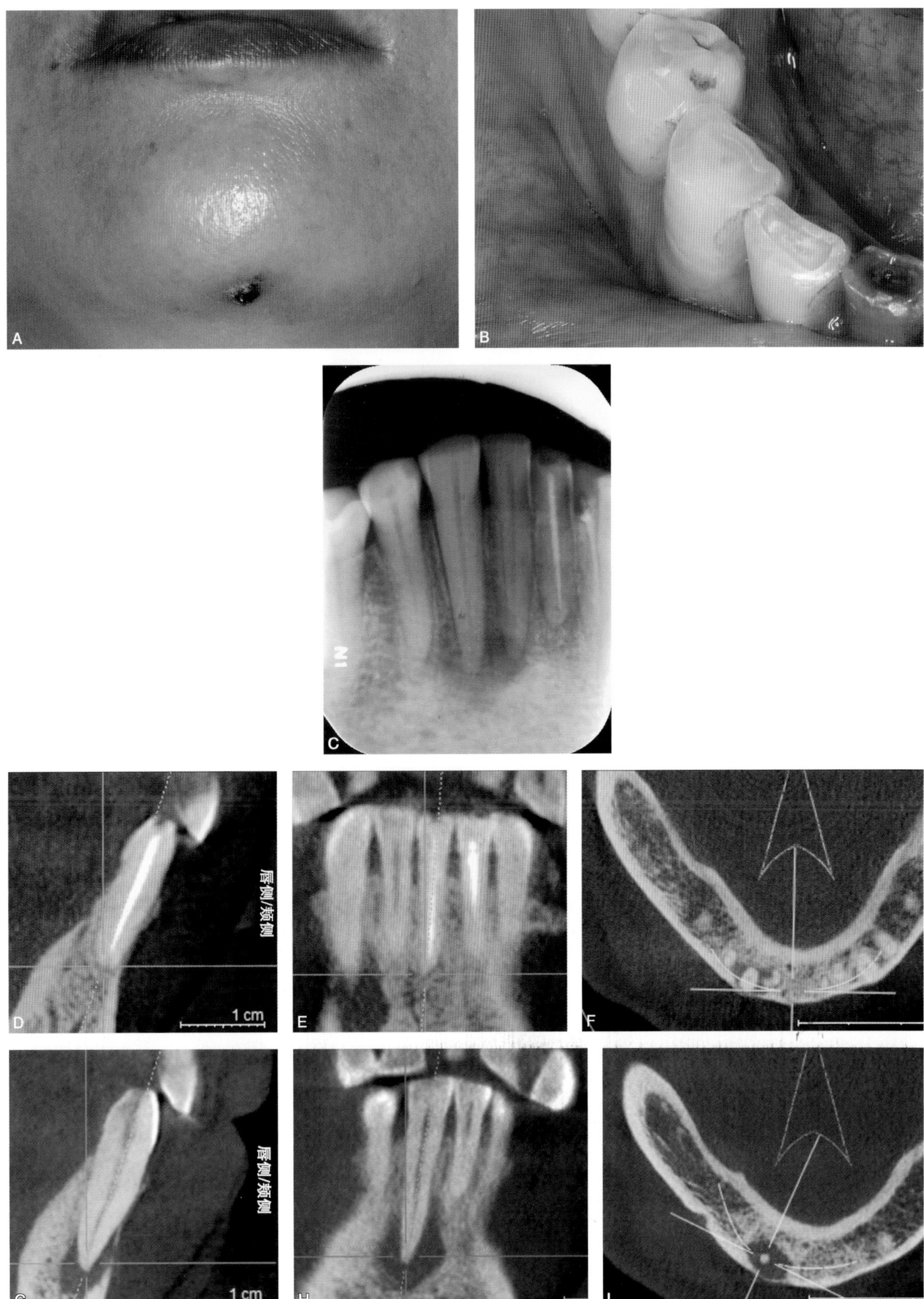
A
B
C
唇侧/颊侧
1 cm
D
E
F
唇侧/颊侧
1 cm
G
H
I

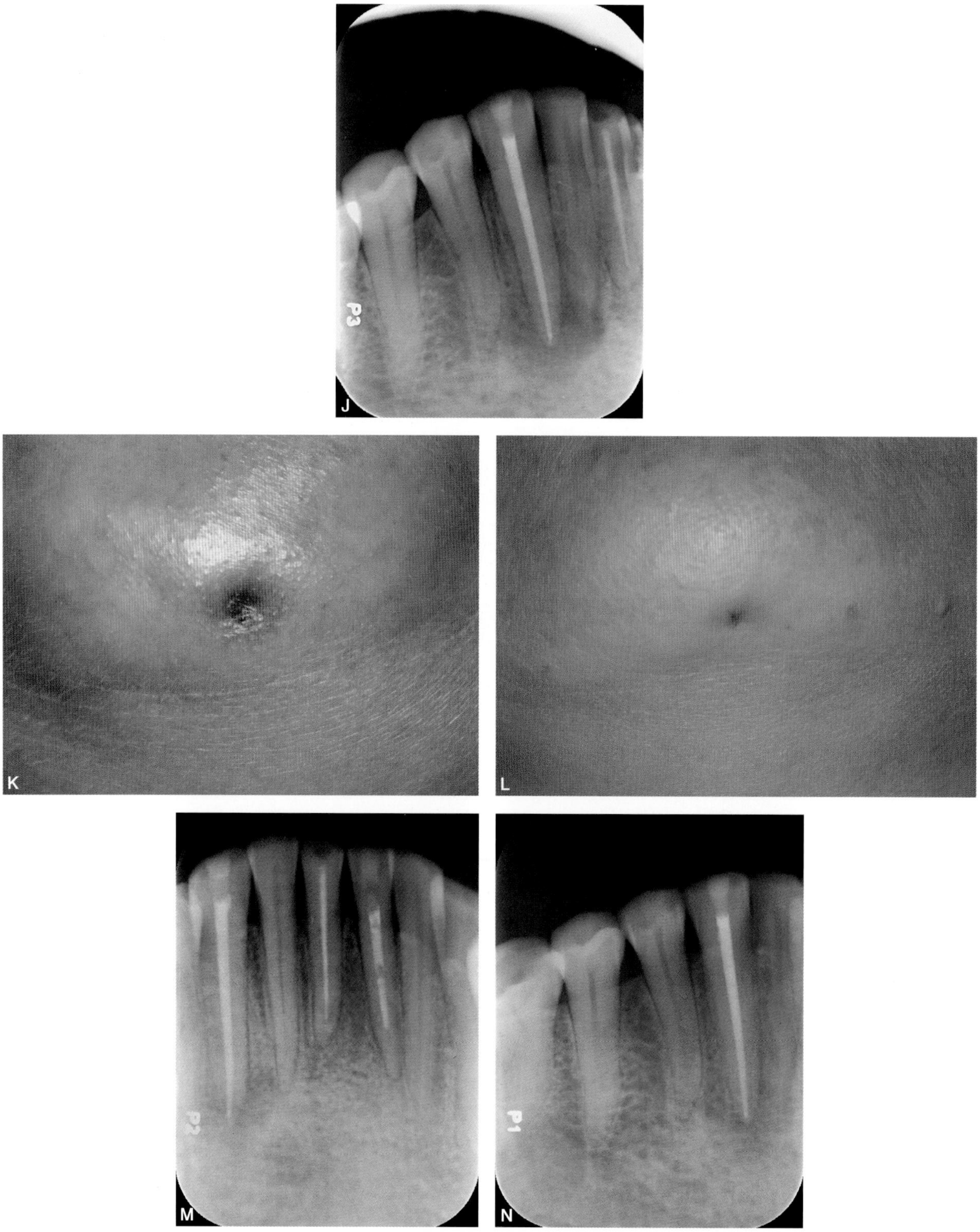

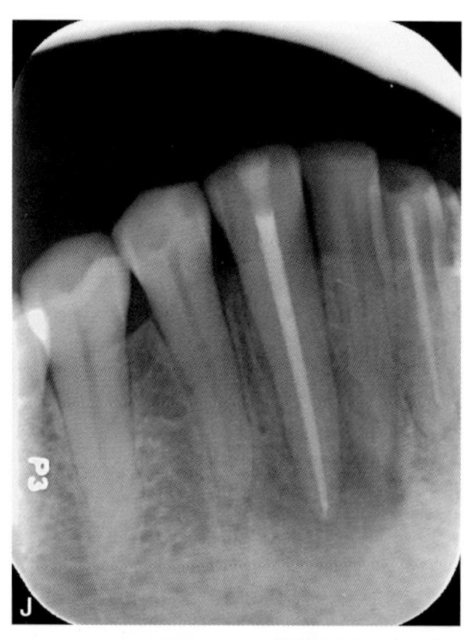

图 1-1-10 **右下颌尖牙慢性根尖周炎导致颏部皮瘘**

A. 面部照片，示颏部皮瘘　B. 口内像唇侧面观，示右下颌中切牙变色以及右下颌尖牙磨耗　C. 根尖片，示右下颌尖牙根尖周区透射影、右下颌中切牙已行根管充填且根尖周基本正常　D. 右下颌中切牙 CBCT 矢状位　E. CBCT 冠状位　F. CBCT 水平位，示根尖周基本正常　G. 右下颌尖牙 CBCT 矢状位　H. CBCT 冠状位　I. CBCT 水平位，示根尖周透射影　J. 右下颌尖牙完成根管治疗后根尖片　K. 术后 1 个月面部照片，示窦道闭合　L. 术后 5 个月面部照片，示原窦道处皮肤基本正常　M. 根尖片，示右下颌尖牙根尖周愈合中　N. 术后 11 个月根尖片，示右下颌尖牙根尖周近完全愈合

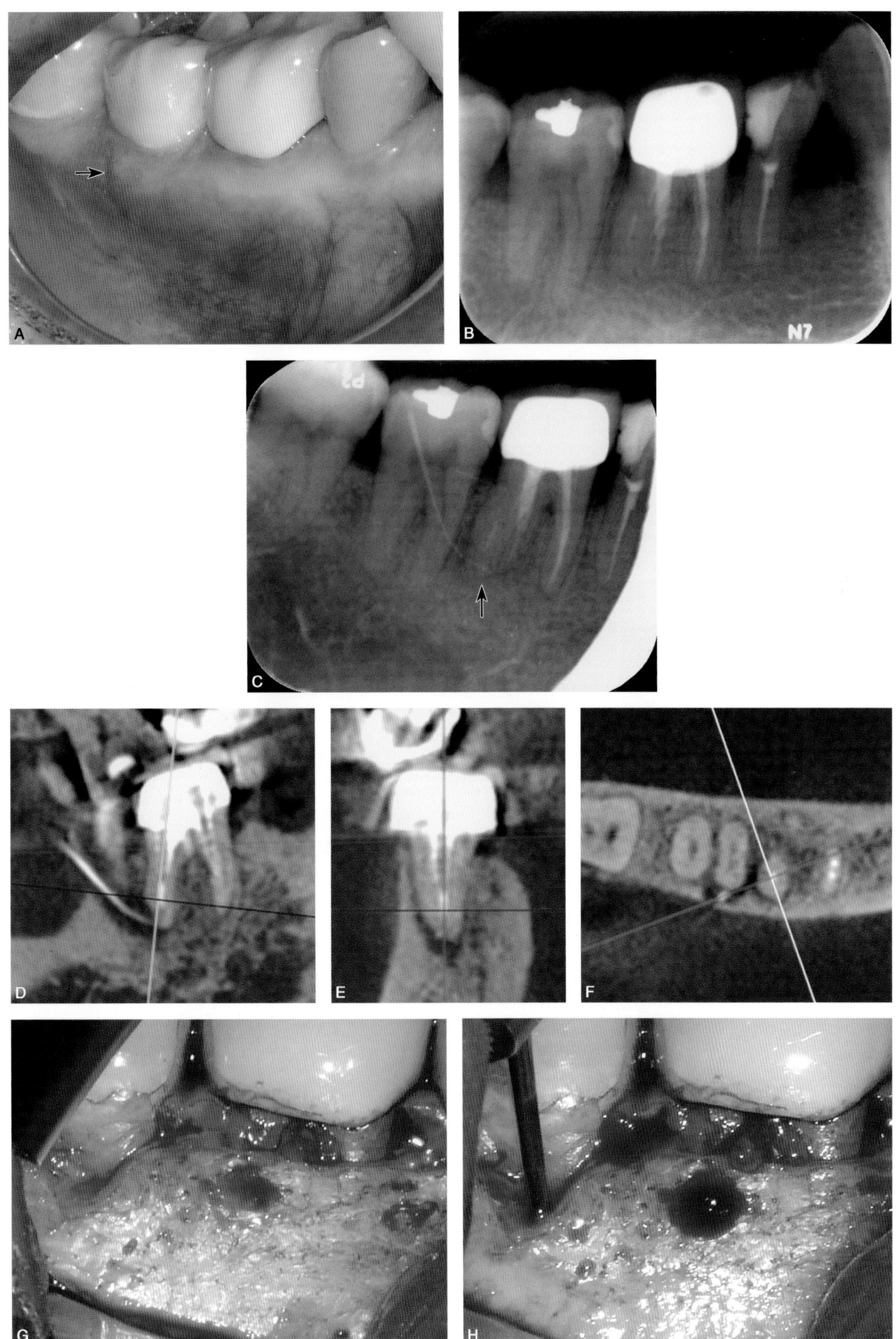
A
B
N7
C
D
E
F
G
H

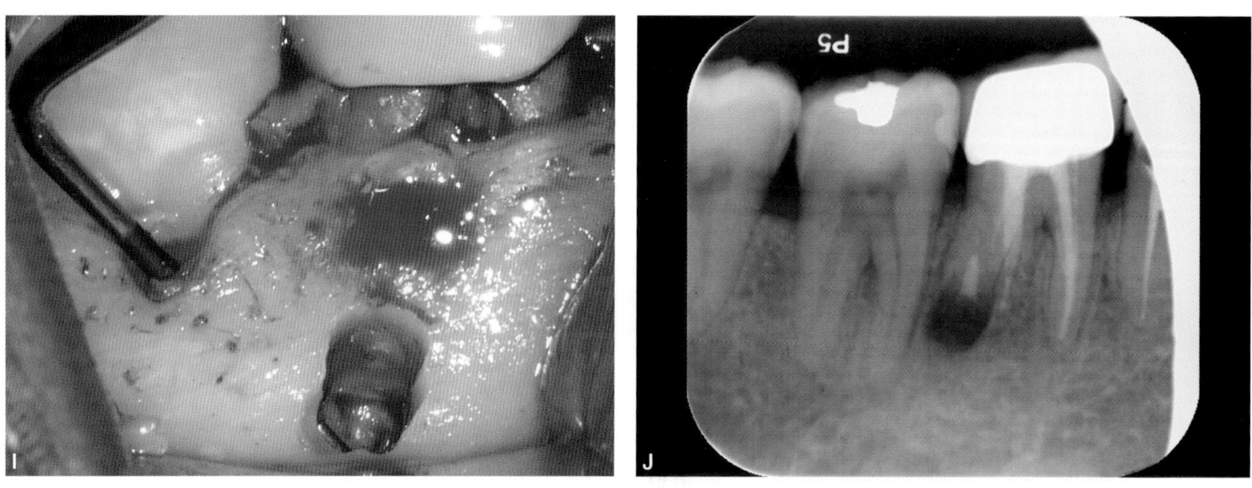

图 1-1-11 右下颌第一磨牙慢性根尖周炎窦道位于右下颌第二磨牙区

A. 术前口内像，示右下颌第二磨牙颊侧近龈缘处窦道（箭头示） B. 根尖片，示右下颌第一磨牙远颊根根尖周透射影、右下颌第二磨牙根尖周正常 C. 牙胶示踪根尖片，示窦道来源于右下颌第一磨牙远颊根（箭头示） D. 右下颌第一磨牙远颊根 CBCT 矢状位 E. CBCT 冠状位 F. CBCT 水平位，示根尖周骨质破坏延伸至第二磨牙根分叉区 G. 切开翻瓣牵拉后见右下颌第一磨牙颊侧骨板完整 H. 探针可从右下颌第二磨牙根分叉区近中向探入 I. 探针探及右下颌第一磨牙远颊根根尖处 J. 术后根尖片

三、邻牙慢性根尖周炎波及

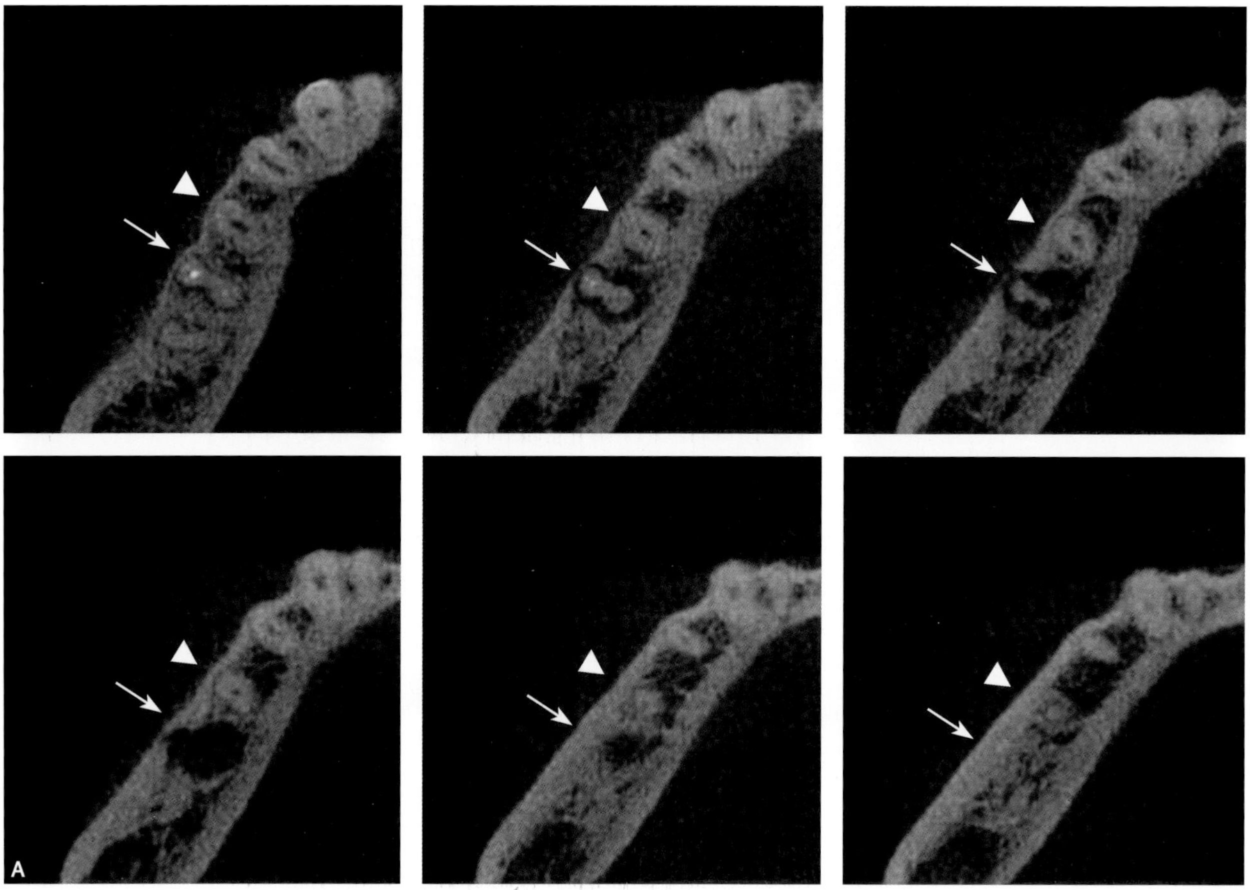

A

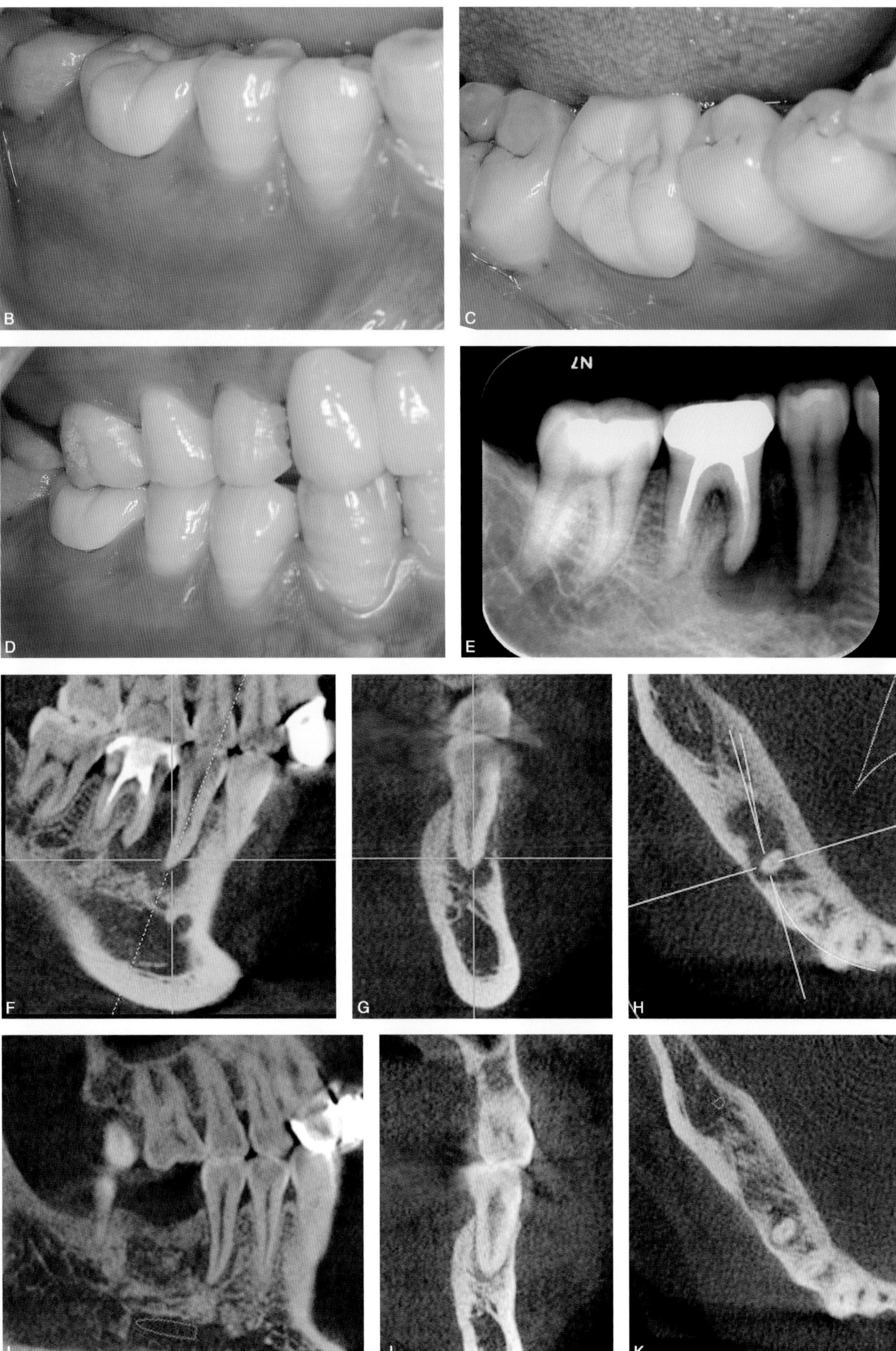
B
C
D
N7
E
F
G
H
I
J
K

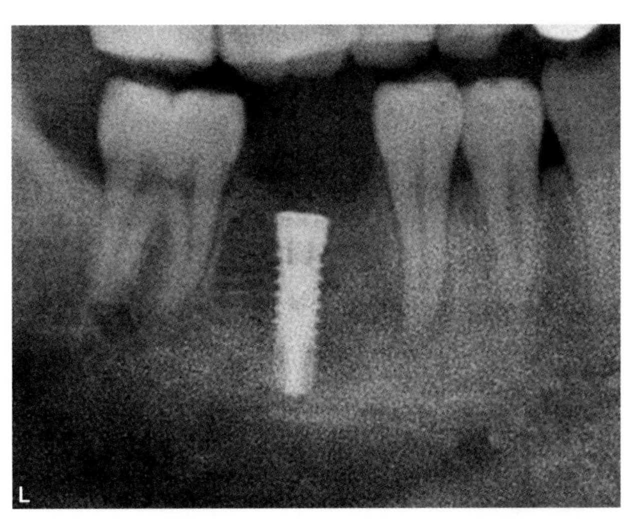

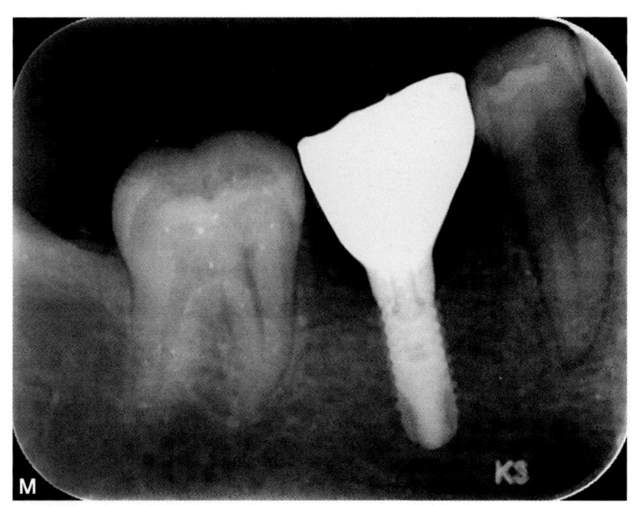

图 1-1-12 **右下颌第一磨牙慢性根尖周炎导致右下颌第二前磨牙根尖周透射影**

A. 36 个月前 CBCT 连续水平位，示右下颌第一磨牙近中根根尖周透射影（箭头示），右下颌第二前磨牙根尖周正常（三角示） B. 右下颌后牙口内像颊侧面观 C. 咬合面观 D. 颊侧面观，示咬合关系正常 E. 根尖片，示右下颌第二前磨牙以及第一磨牙近中根根尖周透射影 F. 右下颌第二前磨牙 CBCT 矢状位 G. CBCT 冠状位 H. CBCT 水平位，示根尖周牙槽骨破坏 I. 9 个月后随访（右下颌第一磨牙已在外院拔除）右下颌第二前磨牙 CBCT 矢状位 J. CBCT 冠状位 K. CBCT 水平位，示根尖周恢复正常 L. 曲面体层片（局部），示右下颌第二前磨牙根尖周正常、右下颌第一磨牙种植体植入 M. 21 个月后随访根尖片，示右下颌第二前磨牙根尖周正常、右下颌第一磨牙种植体冠部修复已完成

四、骨结构不良

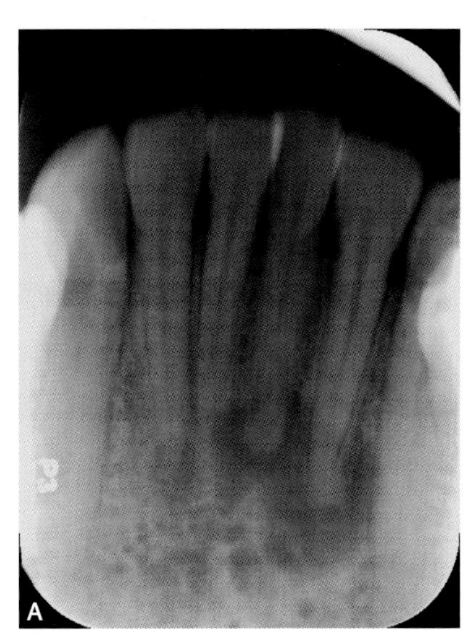

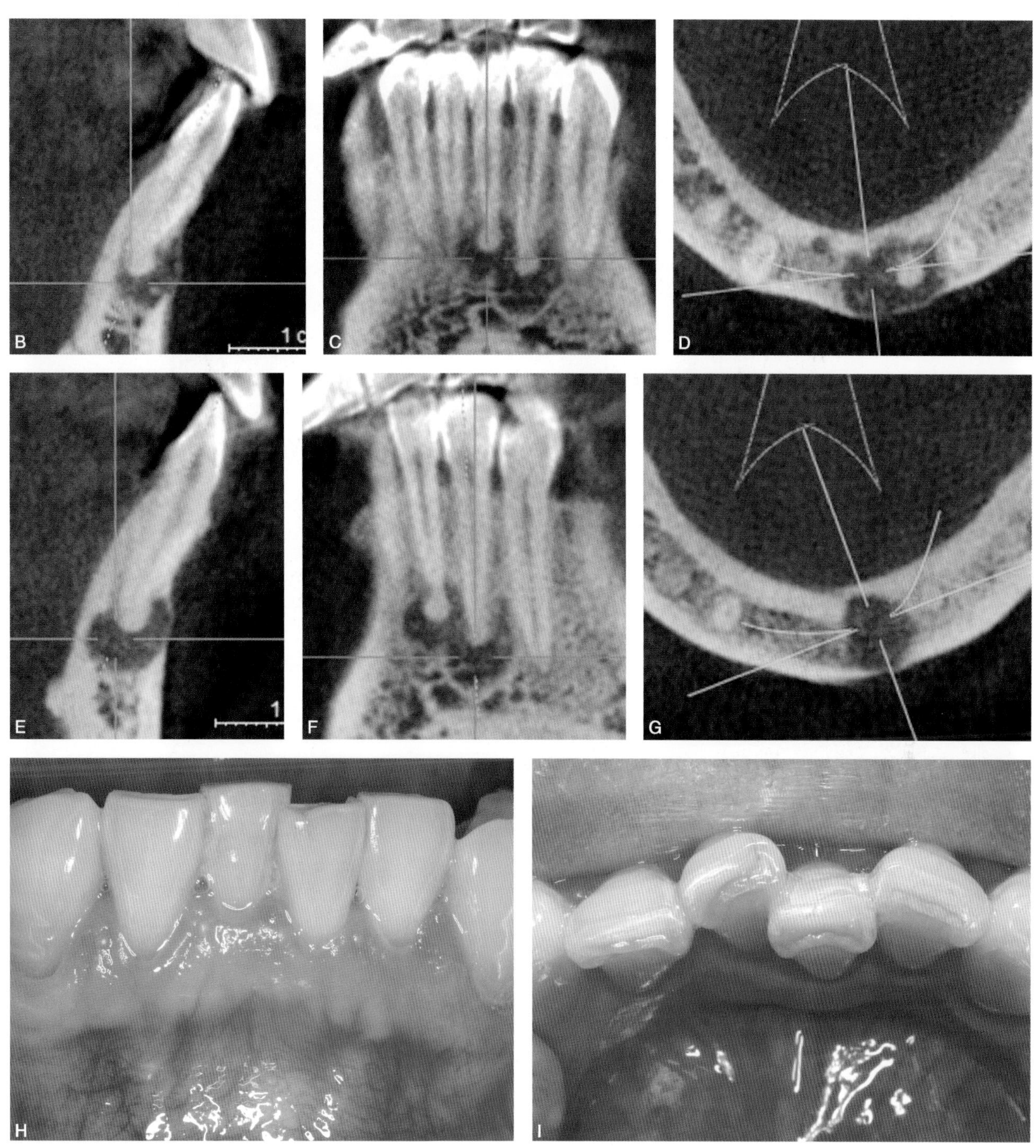
B
1 c
C
D
E
1
F
G
H
I

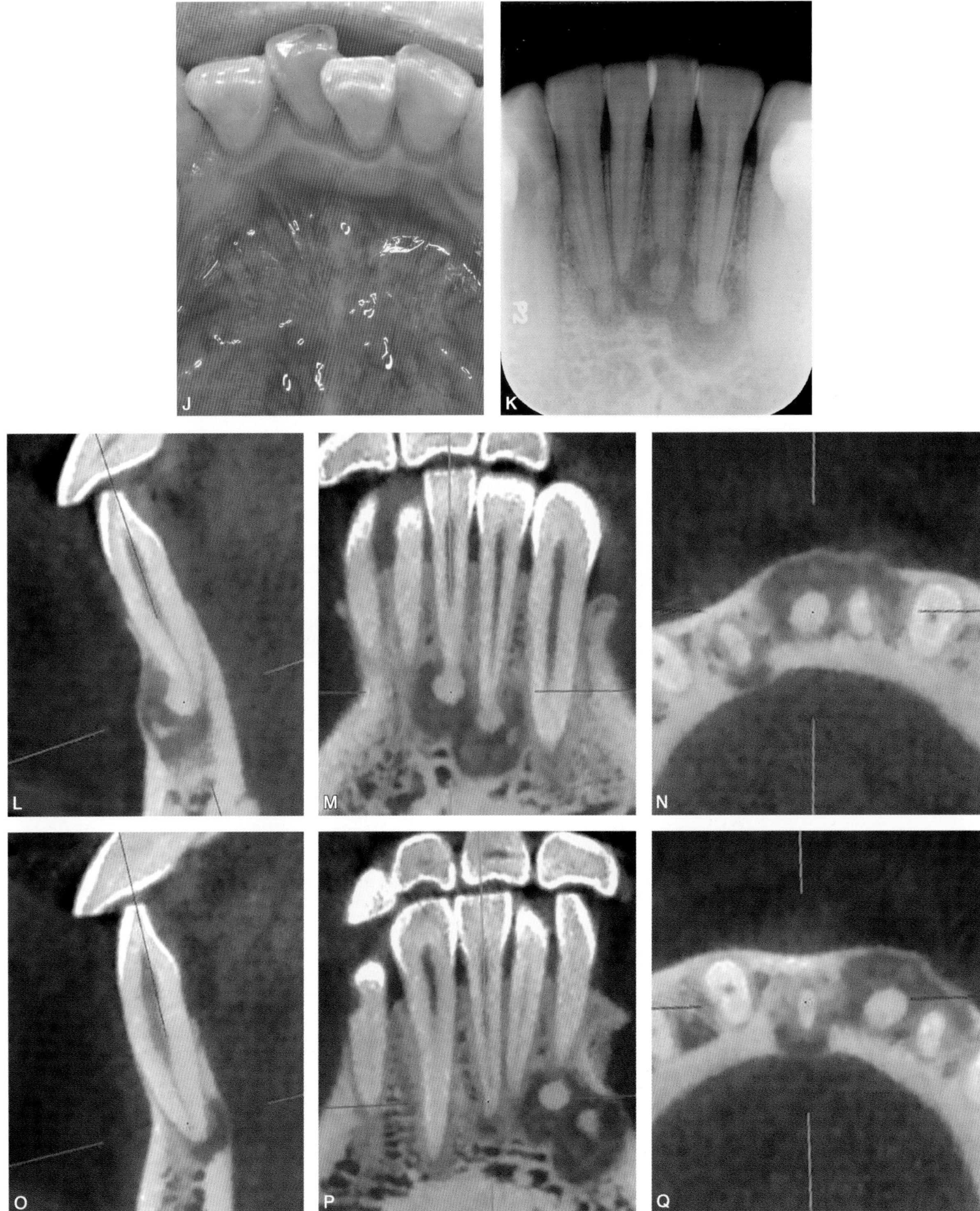

图 1-1-13 下颌前牙根尖周骨结构不良呈现根尖周透射影

A. 根尖片，示下颌中切牙和侧切牙根尖周透射影 B. 左下颌中切牙 CBCT 矢状位 C. CBCT 冠状位 D. CBCT 水平位，示根尖周骨结构不良，处于牙骨质小体生成期 E. 左下颌侧切牙 CBCT 矢状位 F. CBCT 冠状位 G. CBCT 水平位，示根尖周骨结构不良，处于牙骨质小体生成期 H. 43 个月后随访口内像颊侧面观 I. 咬合面观 J. 舌侧面观 K. 根尖片，示下颌中切牙和侧切牙根尖周透射影 L. 左下颌中切牙 CBCT 矢状位 M. CBCT 冠状位 N. CBCT 水平位，示根尖周骨结构不良，仍处于牙骨质小体生成期 O. 右下颌侧切牙 CBCT 矢状位 P. CBCT 冠状位 Q. CBCT 水平位，示根尖周骨结构不良，仍处于牙骨质小体生成期

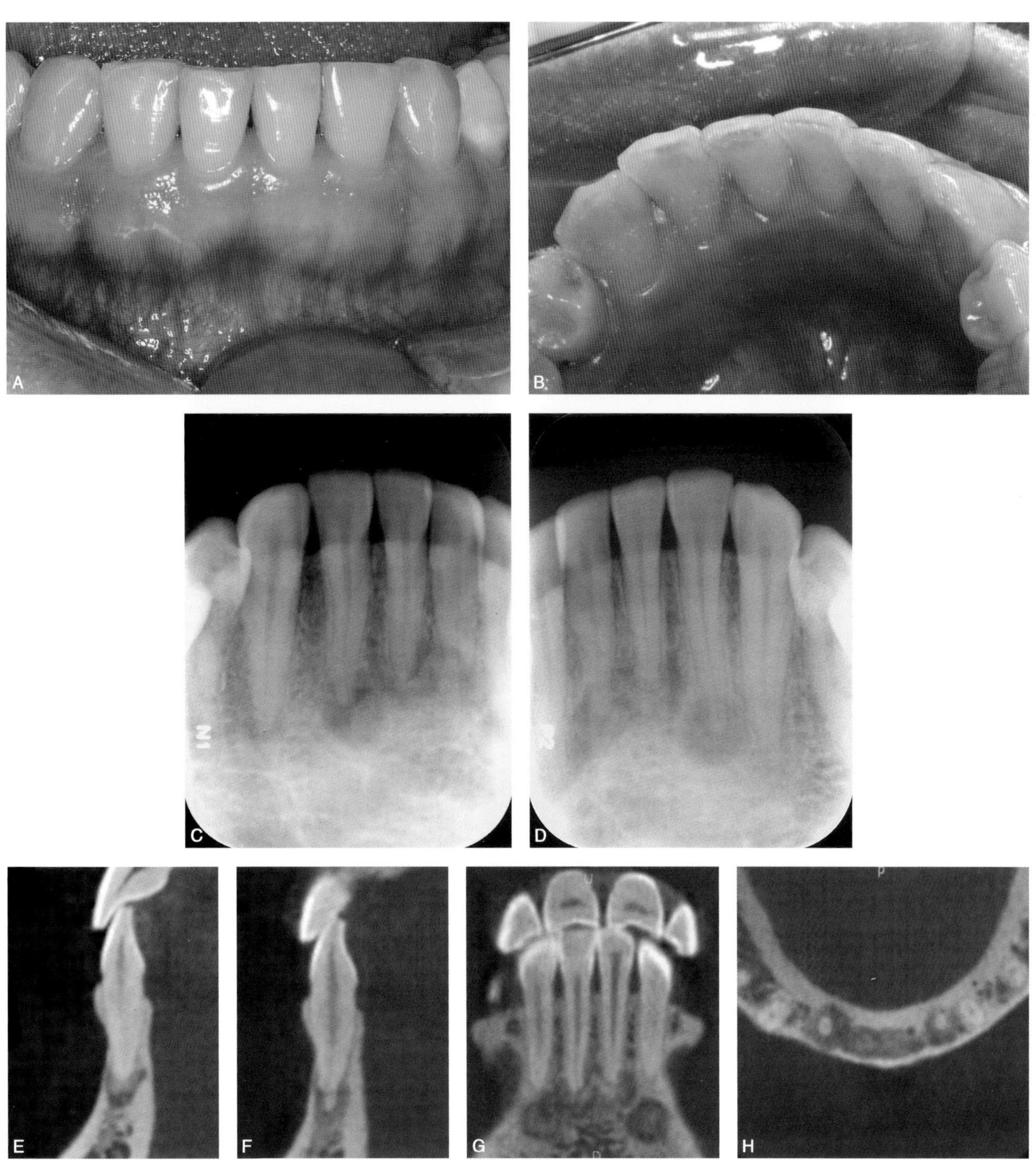
A
B
C
D
E
F
G
H

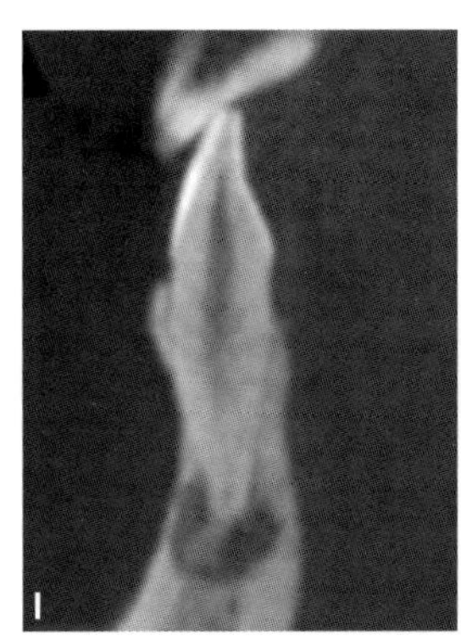

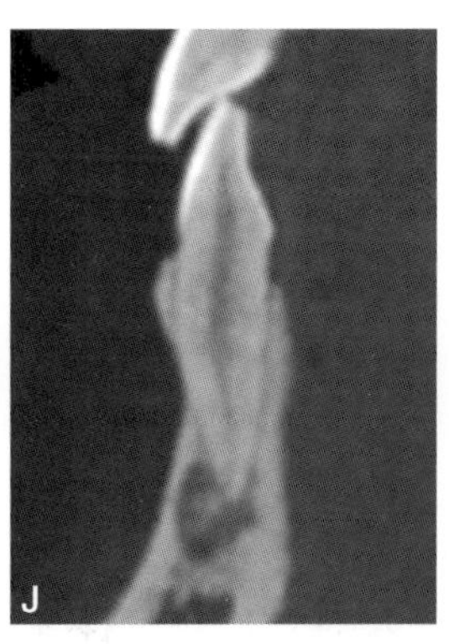

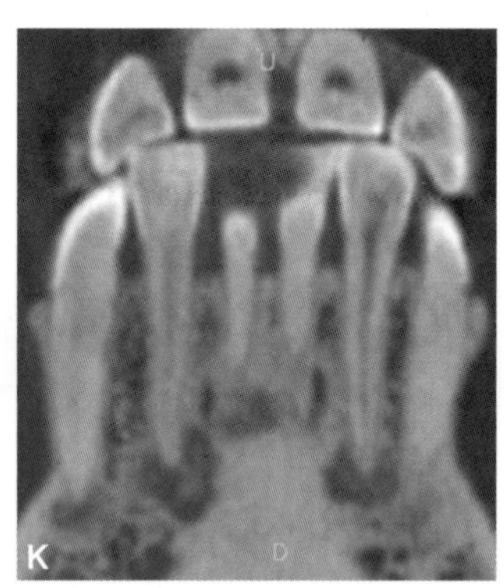

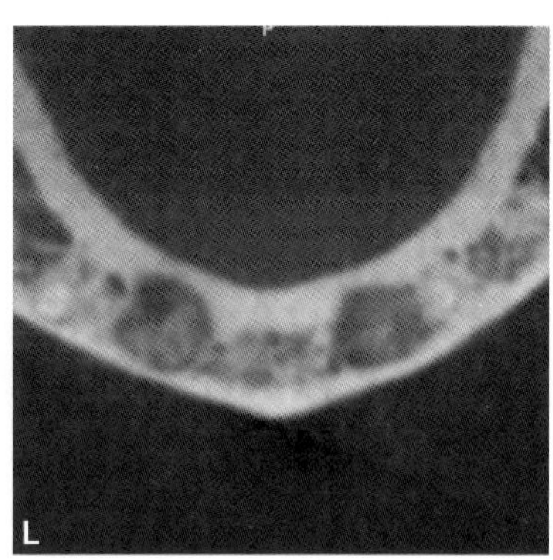

图 1-1-14 **下颌前牙根尖周骨结构不良呈现根尖周透射影**

A. 下颌前牙口内像唇侧面观 B. 咬合面观 C. 右下颌前牙根尖片，示根尖周透射影 D. 左下颌前牙根尖片，示根尖周透射影 E. 右下颌中切牙 CBCT 矢状位 F. 左下颌中切牙 CBCT 矢状位 G. CBCT 冠状位 H. CBCT 水平位，示根尖周骨结构不良，处于牙骨质小体生成期 I. 右下颌侧切牙 CBCT 矢状位 J. 左下颌侧切牙 CBCT 矢状位 K. CBCT 冠状位 L. CBCT 水平位，示根尖周骨结构不良，处于牙骨质小体生成期

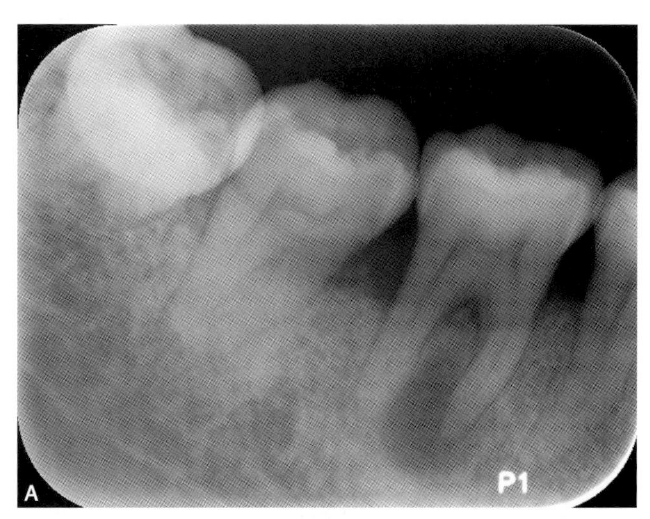

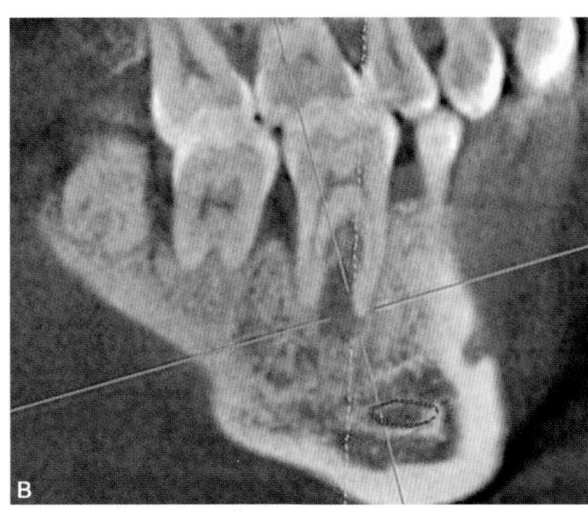

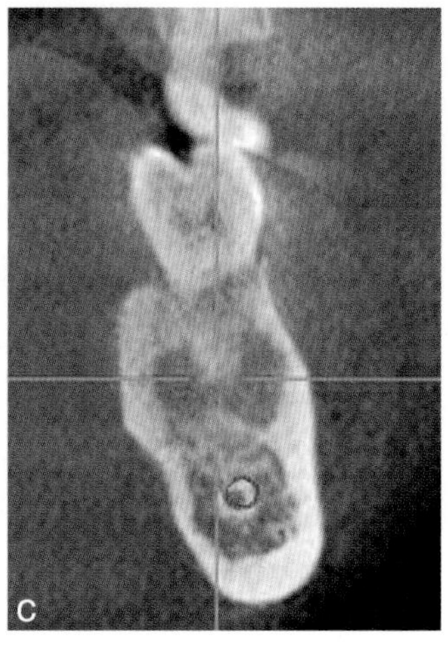

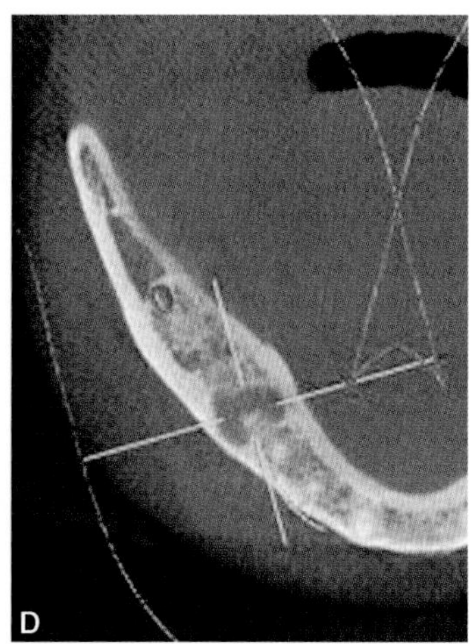

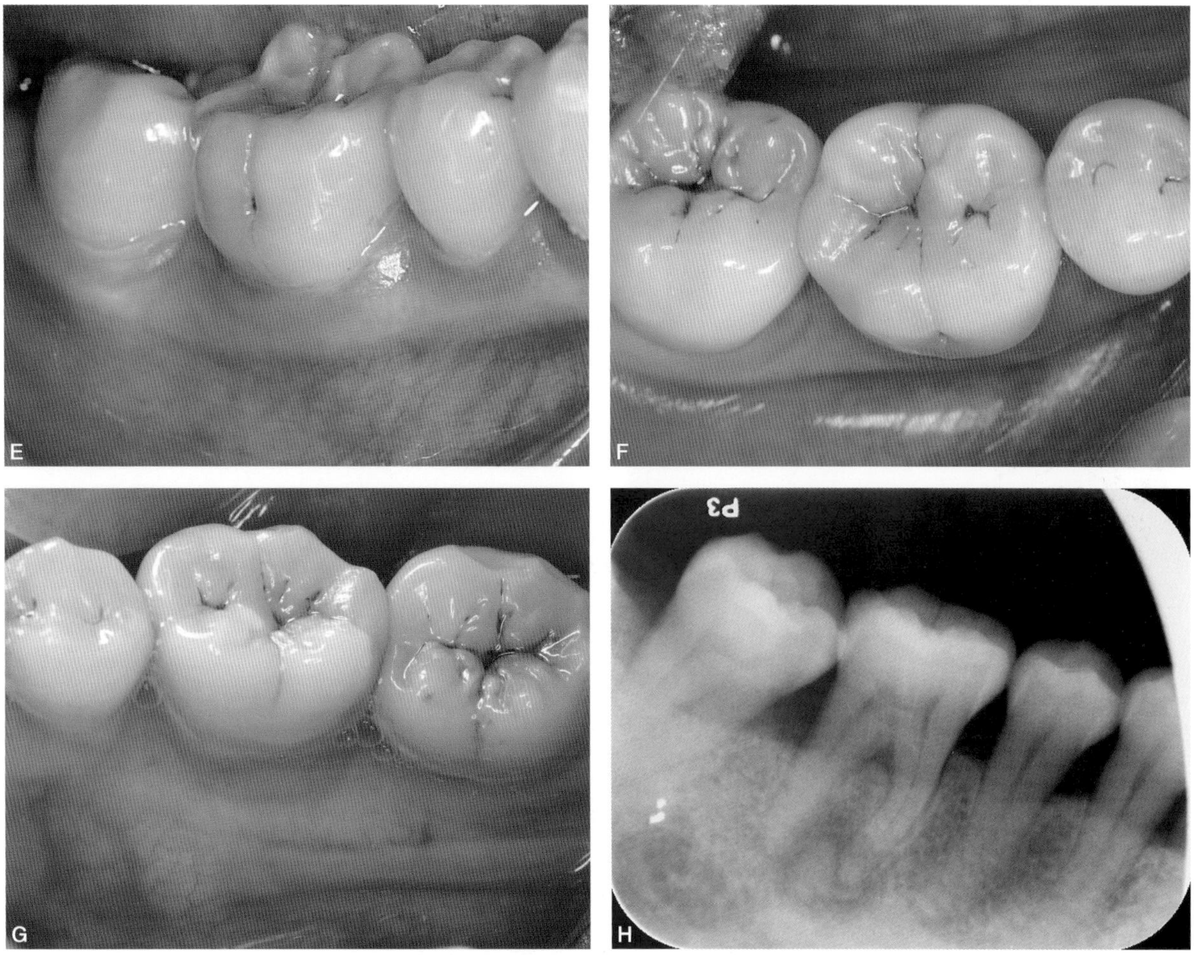

图 1-1-15　**右下颌后牙区局灶型骨结构不良导致右下颌第一磨牙呈现根尖周透射影**

A. 根尖片，示右下颌第一磨牙近中根根尖周透射影　B. CBCT 矢状位　C. CBCT 冠状位　D. CBCT 水平位，示右下颌后牙区局灶型骨结构不良，处于溶骨期　E. 84 个月随访口内像颊侧面观　F. 咬合面观　G. 舌侧面观，示右下颌第一磨牙牙体情况良好、牙龈和牙槽黏膜正常　H. 根尖片，示右下颌后牙区局灶型骨结构不良，处于钙化成熟期

五、颌骨囊肿和肿瘤

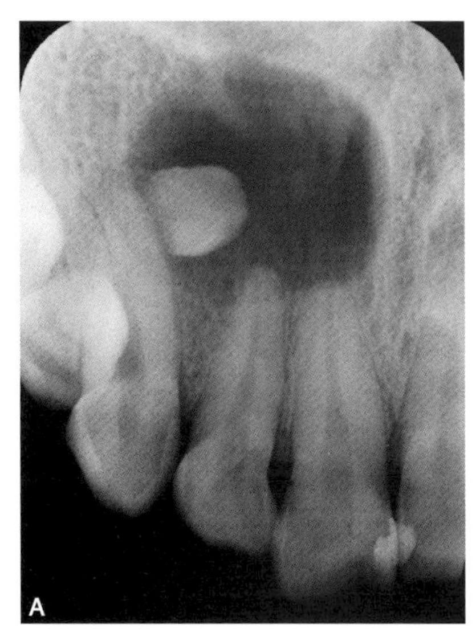

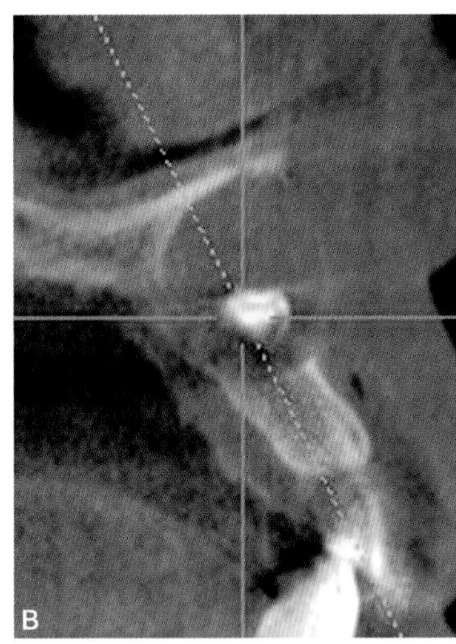

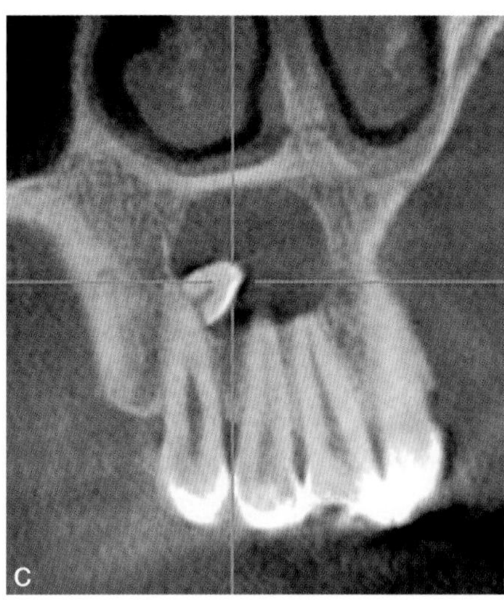

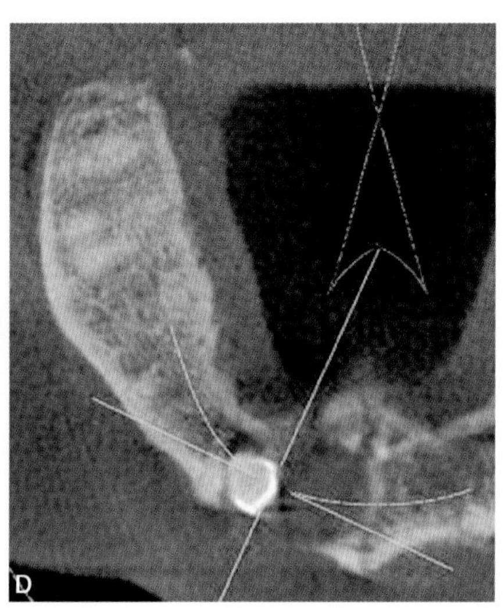

图 1-1-16 **上颌前牙区含牙囊肿呈现多牙位根尖周透射影**

A. 根尖片，示右上颌前牙根尖周透射影，内含团块样高密度阻射影 B. CBCT 矢状位 C. CBCT 冠状位 D. CBCT 水平位，示上颌前牙区多牙位根尖周透射影，内含牙冠样高密度阻射影，影像学诊断为含牙囊肿

第二节 根裂的诊断和鉴别诊断

牙根纵裂（vertical root fracture，简称根裂）是指起始于牙根任何水平的不完全或完全性纵行折裂，不累及牙冠部，通常为颊舌向，好发于根管治疗后牙齿。对于早期根裂，包括不完全根裂以及折裂片尚未发生明显移位的根裂，诊断困难。一些典型的阳性体征提示有根裂的可能性，如存在窄而深的牙周袋、窦道位置近冠方、根尖片显示根周“L”或“J”形透射影。然而，其准确性和特异性较差，易发生误诊和漏诊。具有较高分辨率并可以三维成像的 CBCT 的出现似乎为根裂的诊断提供了良好依据。但是，研究表明：高密度根充材料的伪影干扰以及 CBCT 分辨率的限制，影响了根裂的确诊。因此，对于根管治疗后牙齿，CBCT 不是诊断根裂的一种可靠检测方法。对于早期根裂，需通过翻瓣探查或者微创拔出，显微镜下确诊。

一、根裂

对于贯穿牙根全长的根裂线，翻瓣或者微创拔出后，亚甲蓝溶液染色后显微镜高倍放大下探查，比较容易发现，诊断要点为：可着色、显微探针可探及、相应处牙槽骨破坏（图 1-2-1，图 1-2-2）。

对于不完全根裂，如冠根向局限于根尖段、水平向仅位于唇颊侧或舌腭侧，诊断较为困难。因为根裂通常表现为通过根管并延伸至牙根表面的不规则折裂面，可以先行根尖切除，染色探查根切断面和根面。当仍不能确诊而牙根有足够长度或者是多根牙时，可以继续行根尖切除至可疑根裂线完全消失（图 3-2-1～图 3-2-3）。

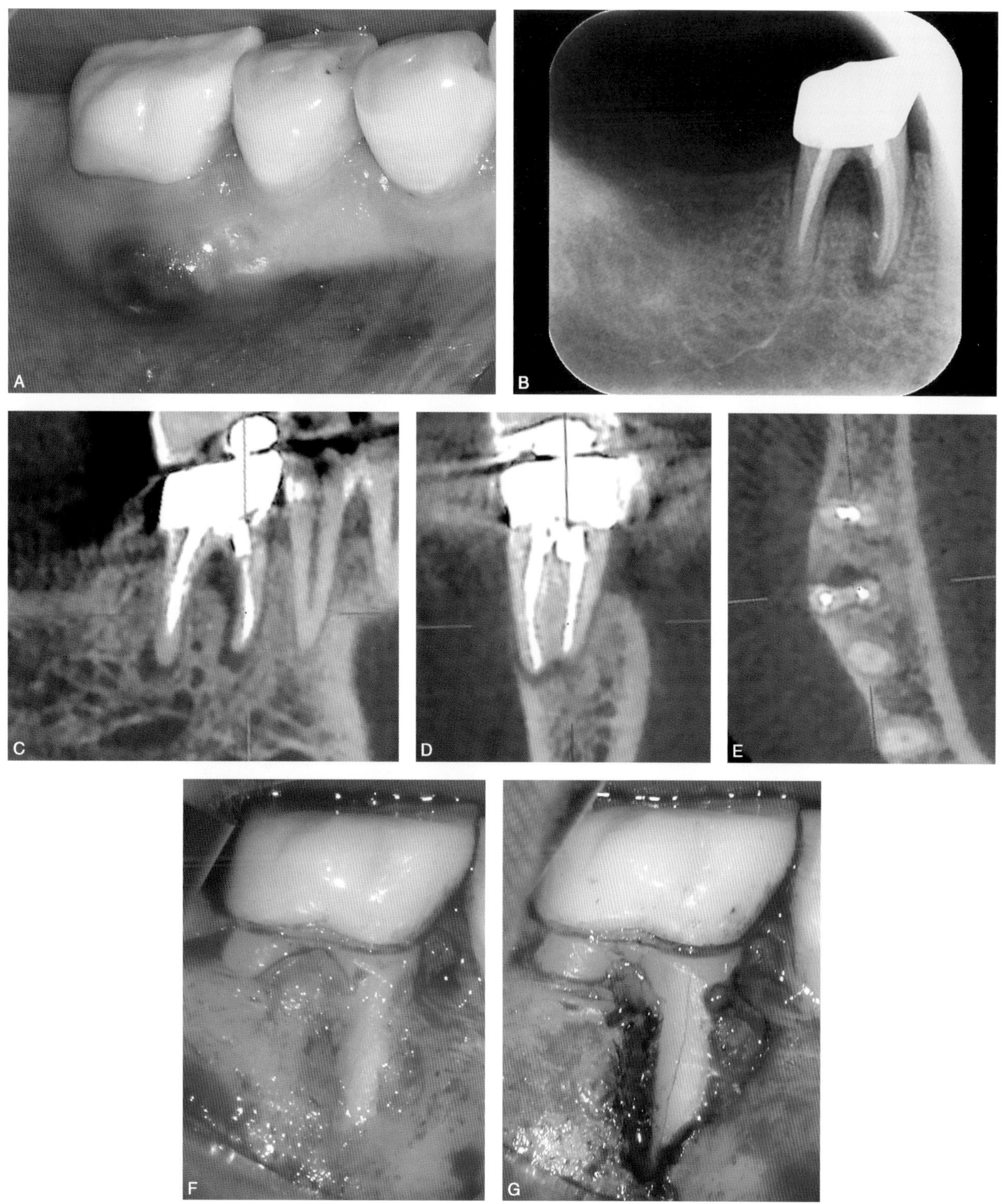

图 1-2-1 **右下颌第一磨牙近中根根裂**

A. 口内像示右下颌第一磨牙颊侧根尖区窦道 B. 根尖片，示近中根根管充填良好，根周透射影 C. CBCT 矢状位 D. CBCT 冠状位 E. CBCT 水平位，示近中根根尖以及根周骨质破坏、颊侧骨板缺损 F. 右下颌第一磨牙行显微根尖外科手术，切开翻瓣牵拉，见近中根颊侧骨板缺损 G. 染色探查，近中根见贯穿牙根全长的颊舌向根裂线

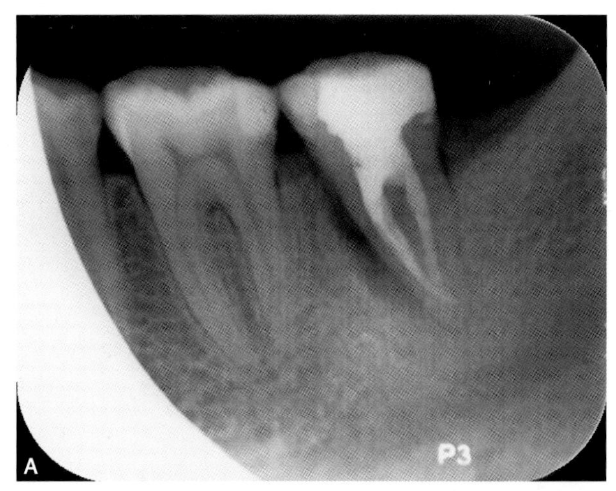

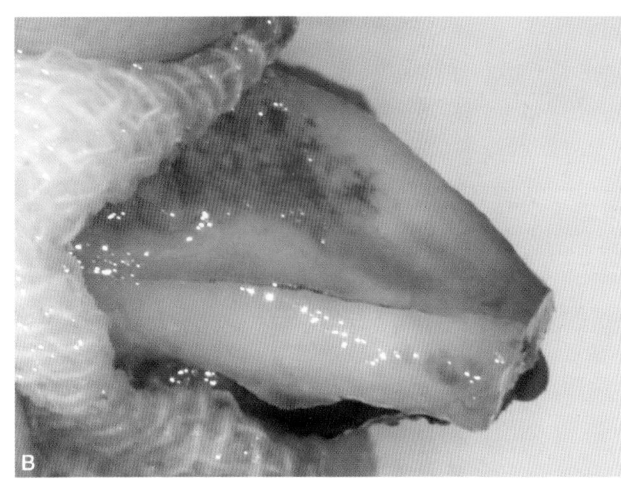

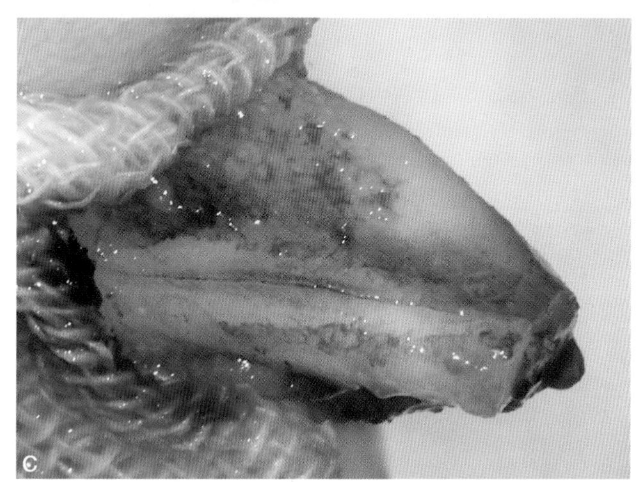

图 1-2-2　**左下颌第二磨牙根裂**

A. 术前根尖片，见根管充填良好，根周透射影　B. 左下颌第二磨牙行显微意向再植术，微创拔出后见颊舌向贯穿牙根全长的根裂线　C. 染色后确认根裂，手术终止

二、根管侧支

导致根旁牙槽骨破坏的可能病因有根裂、根管侧支、根折、根旁囊肿、牙骨质撕裂等。当根管侧支位于牙根中段时，感染破坏根周牙槽骨，可形成类似根裂的影像学特点（图 1-2-3）。根管侧支的直径通常小于 100μm，因此术前影像学诊断比较困难。当侧支比较粗大时，有可能在 CBCT 上清晰呈现（图 1-2-4）。根管侧支通常位于根尖区，少数位于根中段。根尖区以及根中段唇颊侧的根管侧支易诊断（图 1-2-5）；根中段近远中侧或者舌腭侧的根管侧支易漏诊，应使用显微口镜反射观察（图 1-2-6），必要时行意向再植术，患牙微创完整拔出后在体外全面探查。探查时，根管侧支可有不同着色，蓝黑色（未充填）最为常见，其他有白色（糊剂充填）和黄色、红色、蓝色等（牙胶充填）。

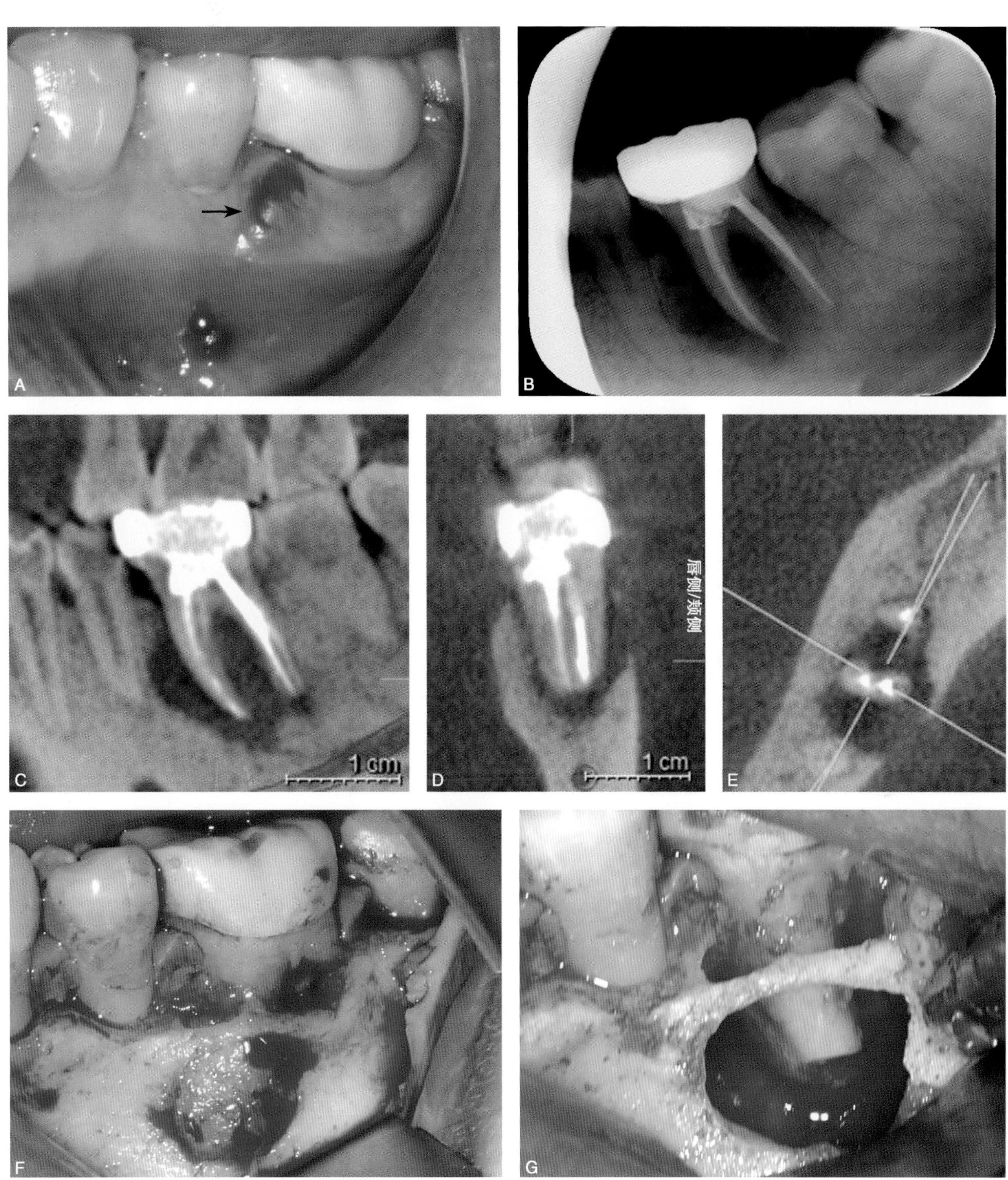
A
B
C
1 cm
D
唇侧/颊侧
1 cm
E
F
G

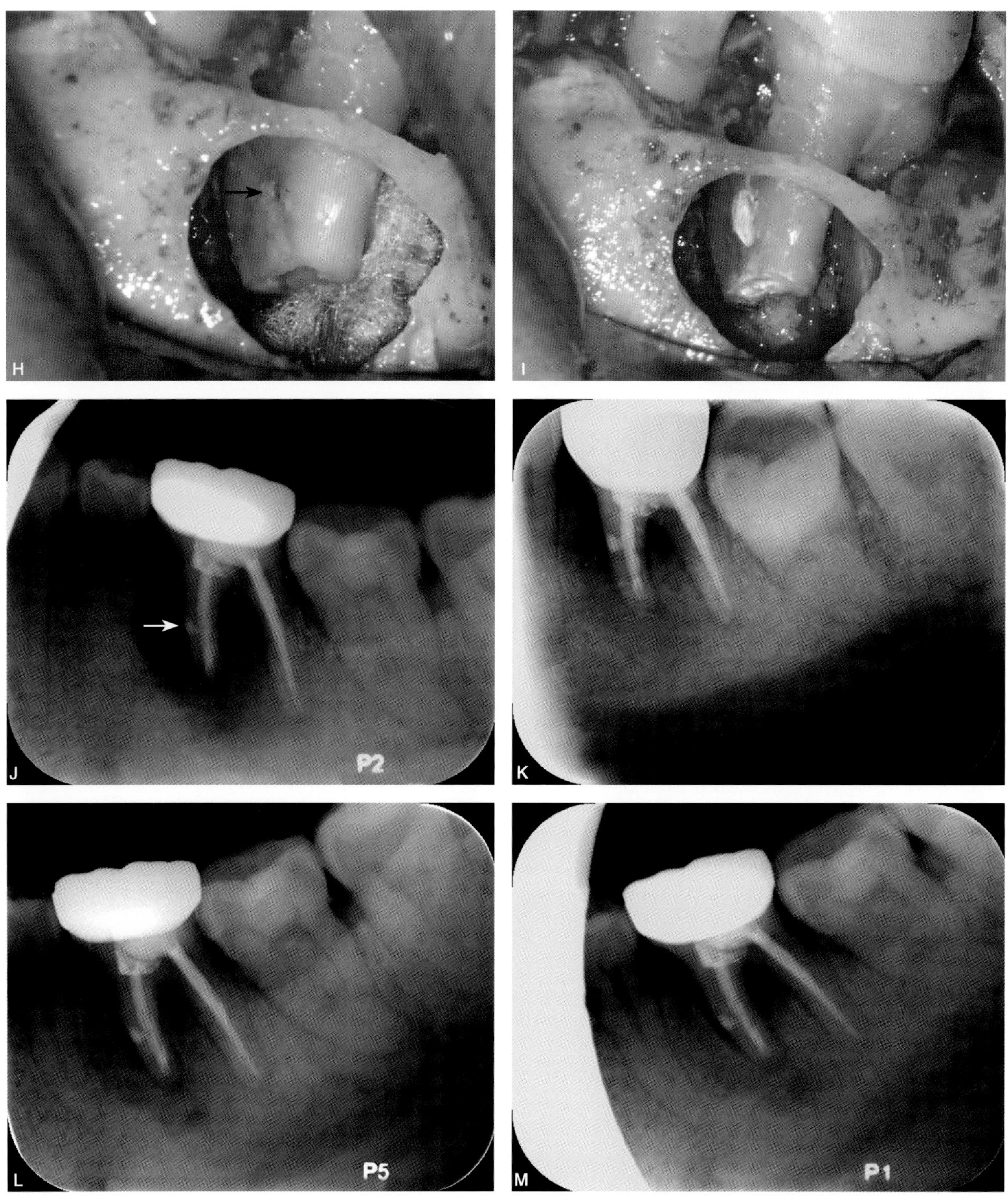
H
I
J
P2
K
L
P5
M
P1

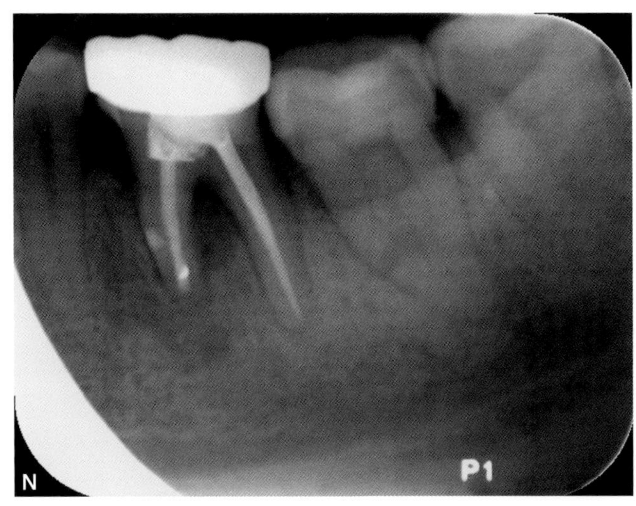

图 1-2-3 左下颌第一磨牙近中根根管侧支似根裂

A. 口内像颊侧面观，示左下颌第一磨牙近中近龈缘处牙龈窦道（箭头示） B. 根尖片，示根管充填良好，近中根根尖以及根周大范围透射影，波及根分叉区 C. CBCT 矢状位 D. CBCT 冠状位 E. CBCT 水平位，示近中根根尖、根周以及根分叉区骨质破坏 F. 左下颌第一磨牙行显微根尖外科手术，切开翻瓣牵拉 G. 根尖周刮治和根尖切除 H. 探查，近中根未见根裂线，近中面中段见根管侧支（箭头示） I. 主根管和根管侧支逆行预备和充填 J. 术后根尖片，示根管侧支（箭头示） K. 术后 2 个月随访根尖片 L. 术后 4 个月随访根尖片 M. 术后 7 个月随访根尖片 N. 术后 24 个月随访根尖片，示根周和根尖周完全愈合

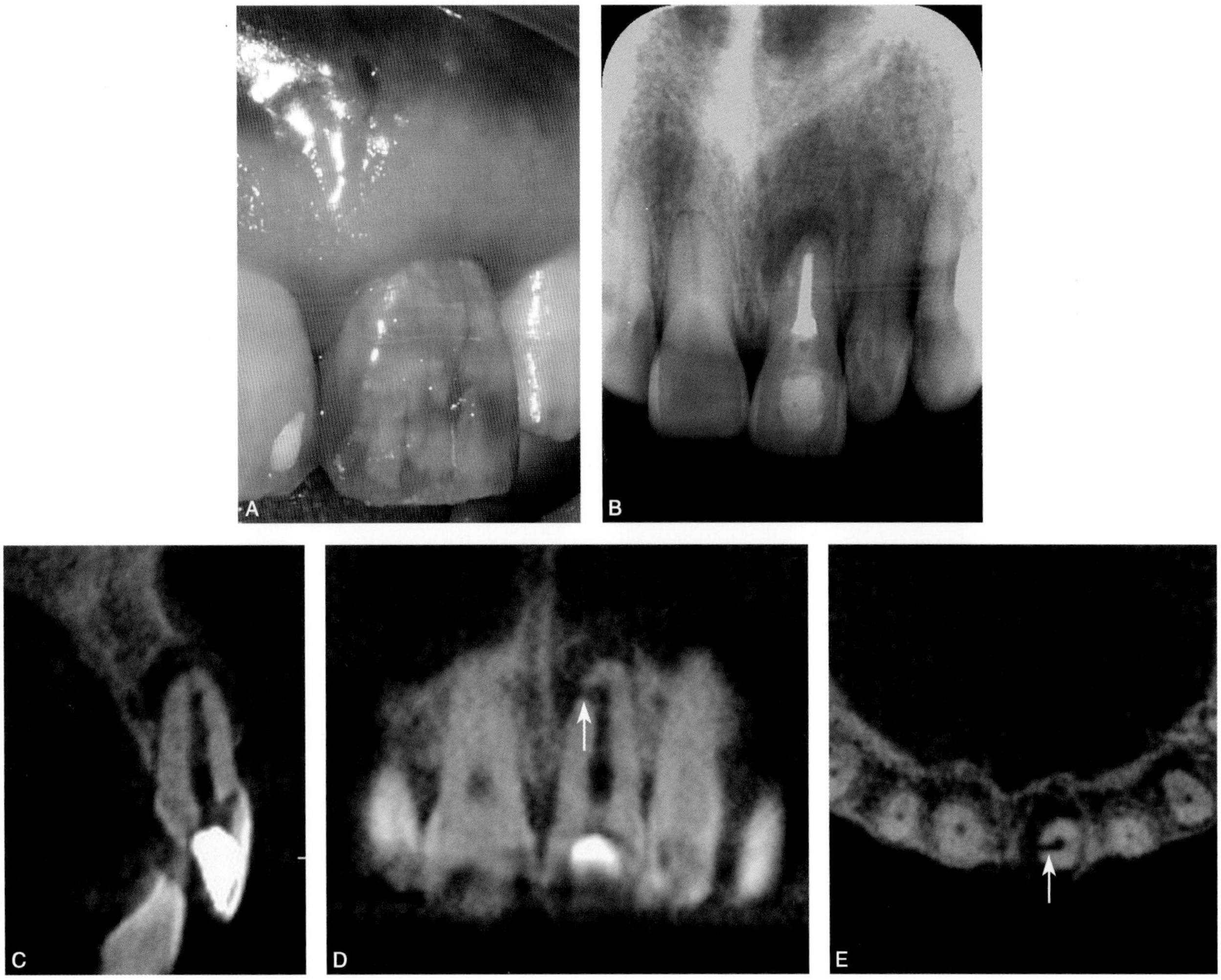

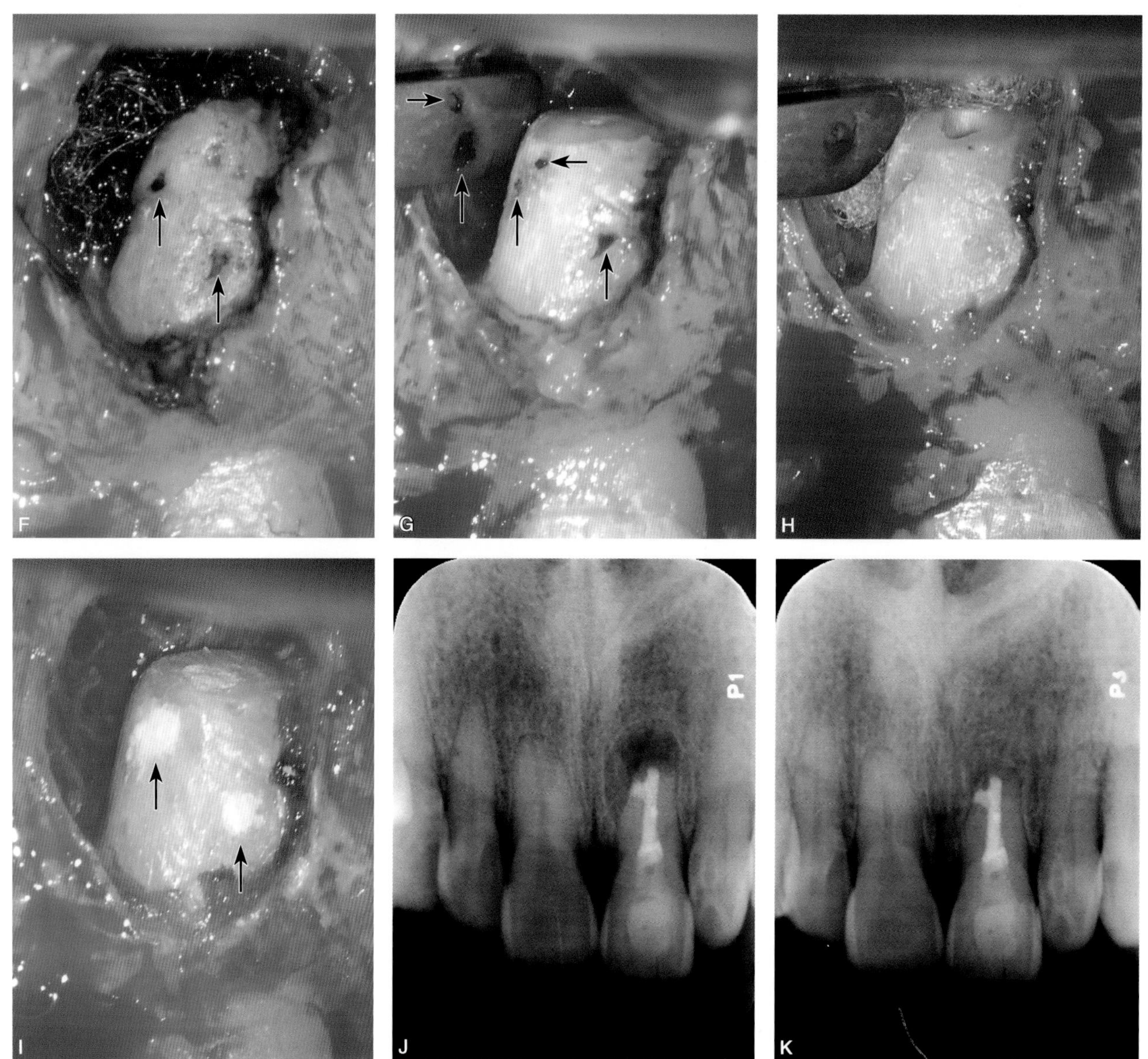

图 1-2-4 **术前 CBCT 发现左上颌中切牙粗大根管侧支**

A. 口内像颊侧面观，示左上颌中切牙根尖周窦道 B. 根尖片，示根管充填良好，根尖周透射影 C. CBCT 矢状位 D. CBCT 冠状位，示根管侧支（箭头示） E. CBCT 水平位，示根管侧支（箭头示） F. 根尖周刮治后染色探查，见根管侧支 2 处（箭头示） G. 根尖切除后染色探查见根管侧支 3 处（箭头示，左上角 2 处箭头为显微口镜镜像拍摄） H. 根管和侧支逆行预备（近中近根尖段 2 处侧支融合） I. 根管和侧支逆行充填（箭头示） J. 术后根尖片 K. 术后 26 个月随访根尖片，示根尖周完全愈合

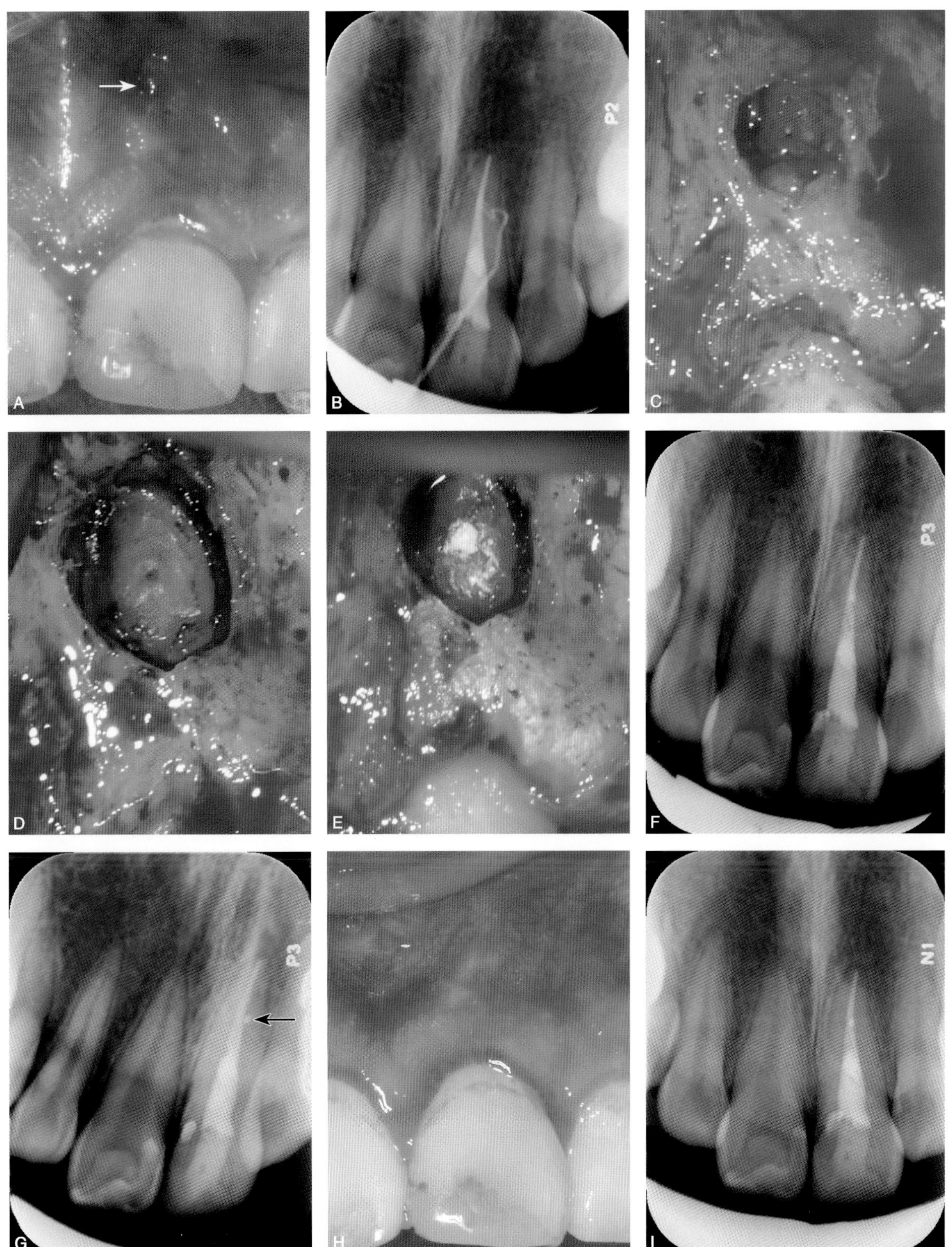

图 1-2-5 **左上颌中切牙根中部侧支根管**

A. 口内像颊侧面观，示左上中切牙根中段窦道（箭头示） B. 牙胶示踪根尖片，示窦道来源于牙根中段远中 C. 左上颌中切牙行显微根尖外科手术，切开翻瓣牵拉见颊侧根中段骨质缺损 D. 刮治后染色见根管侧支 E. 根管侧支逆行预备和充填 F. 术后根尖片 G. 偏角投照根尖片，示充填后侧支（箭头示） H. 术后 4 个月随访口内像，示牙龈和牙槽黏膜正常 I. 根尖片，示根尖周和根周正常

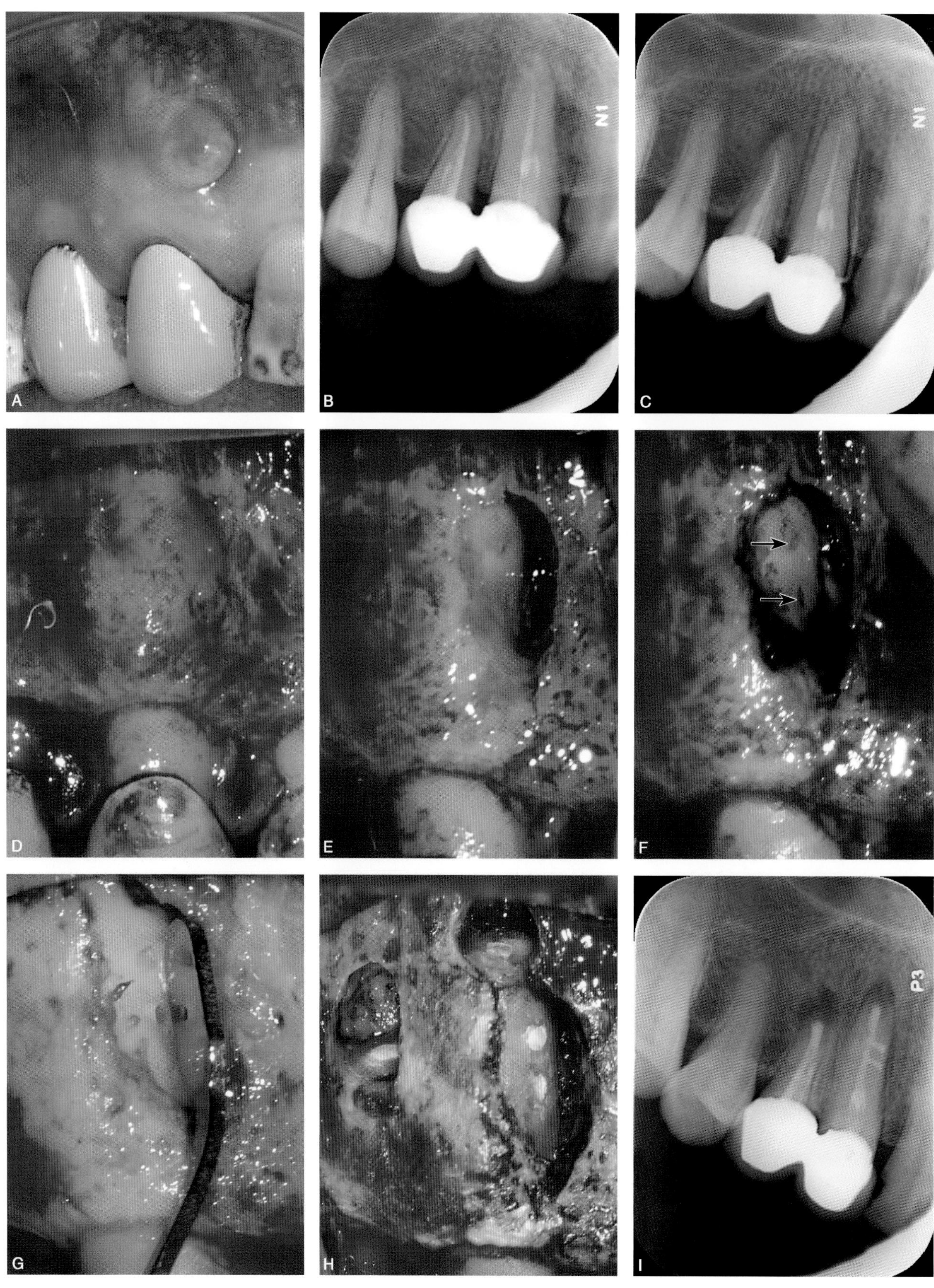
A
B
N1
C
N1
D
E
F
G
H
I
P3

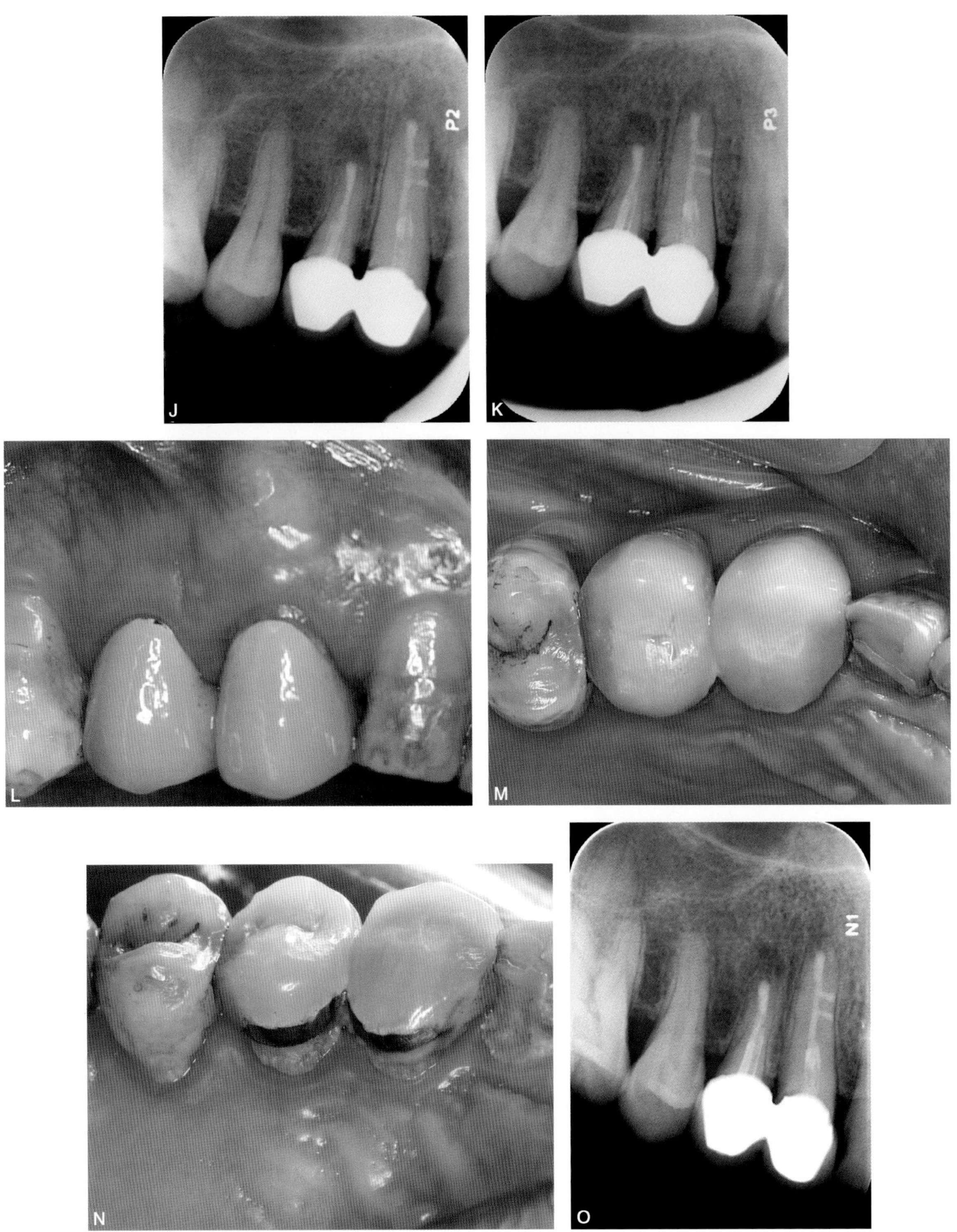

图 1-2-6 **右上颌尖牙根中段近中 2 处根管侧支**

A. 口内像颊侧面观，示右上颌尖牙根中段近中窦道 B. 根尖片，示右上颌尖牙根中段近中以及右上颌第一前磨牙根尖周透射影 C. 牙胶示踪根尖片，示窦道来源于右上颌尖牙近中根中段 D. 右上颌尖牙和第一前磨牙行显微根尖外科手术，切开翻瓣牵拉 E. 刮治后见右上颌尖牙颊侧根中段近中骨质缺损 F. 染色见根管侧支 2 处（箭头示） G. 根管侧支逆行预备 H. 右上颌第一前磨牙根尖、右上颌尖牙根尖和根管侧支逆行充填 I. 术后根尖片 J. 术后 3 个月随访根尖片 K. 术后 6 个月随访根尖片，示右上颌尖牙根中段近中完全愈合 L. 术后 30 个月随访口内像颊侧面观 M. 咬合面观 N. 腭侧面观，示牙龈和牙槽黏膜正常 O. 根尖片，示根尖周完全愈合、根周正常

三、管间峡区

牙裂的鉴别诊断还有管间峡区（isthmus）。下颌第一磨牙近中根通常存在峡区，也是根裂的好发部位。下颌第一磨牙慢性根尖周炎时，若管间峡区比较宽大，根尖片可呈现类似根裂的影像学特点，需要鉴别诊断。根管治疗术中见到如下情况需怀疑根裂可能性：显微镜下经髓室直视探查见根管内隐裂线、根尖定位仪测量工作长度异常、封药或根充影像异常等（图 1-2-7）。

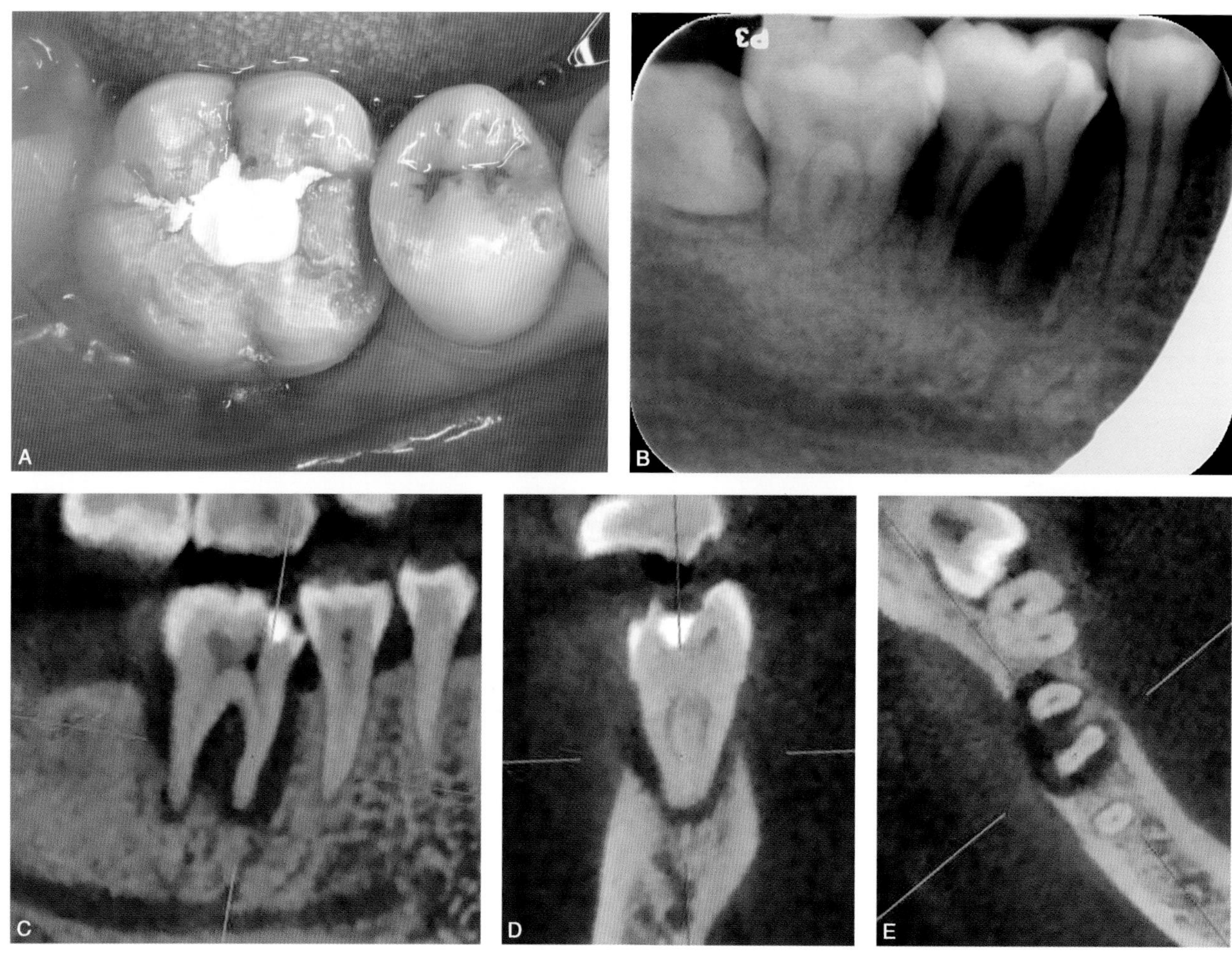

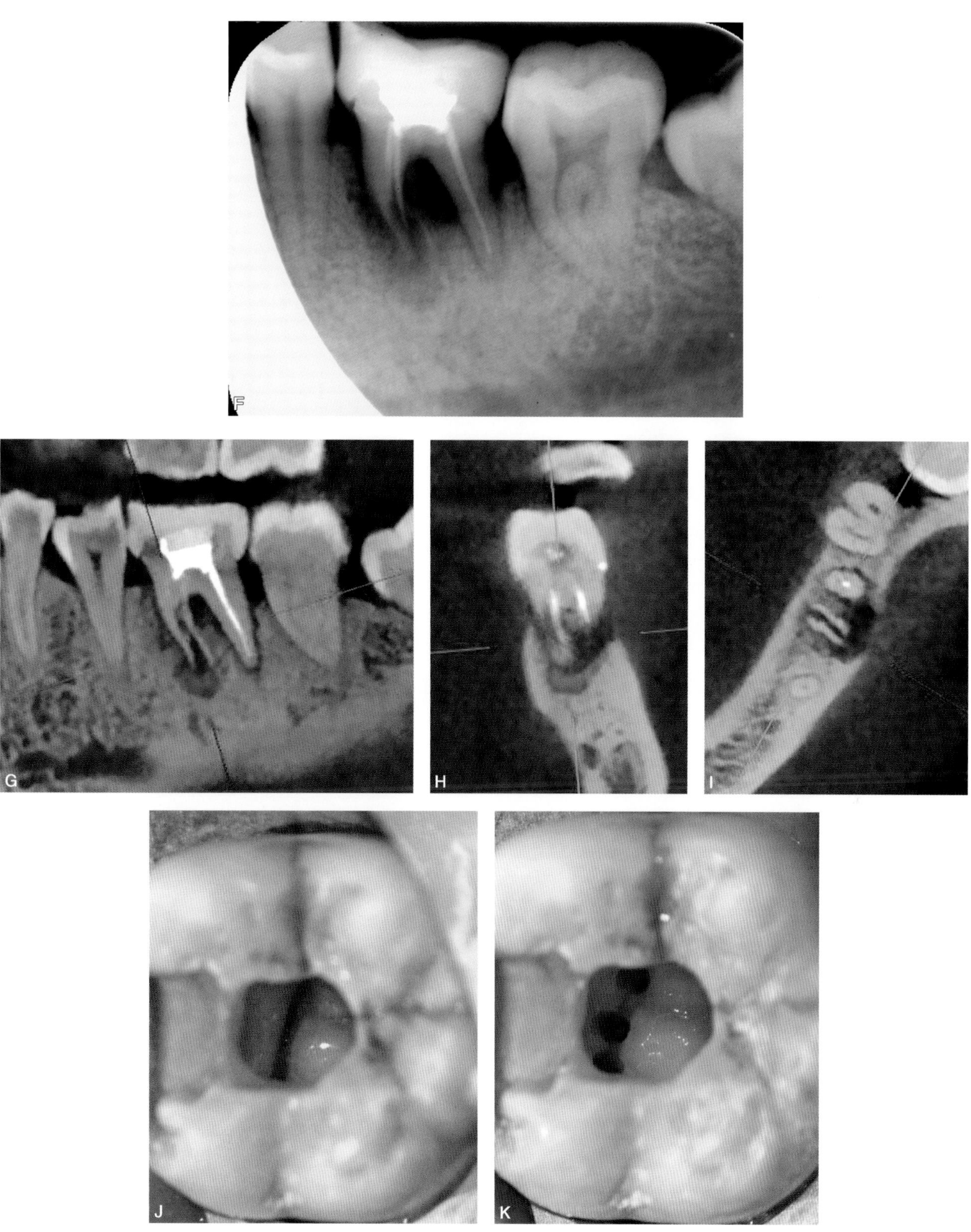
F
G
H
I
J
K

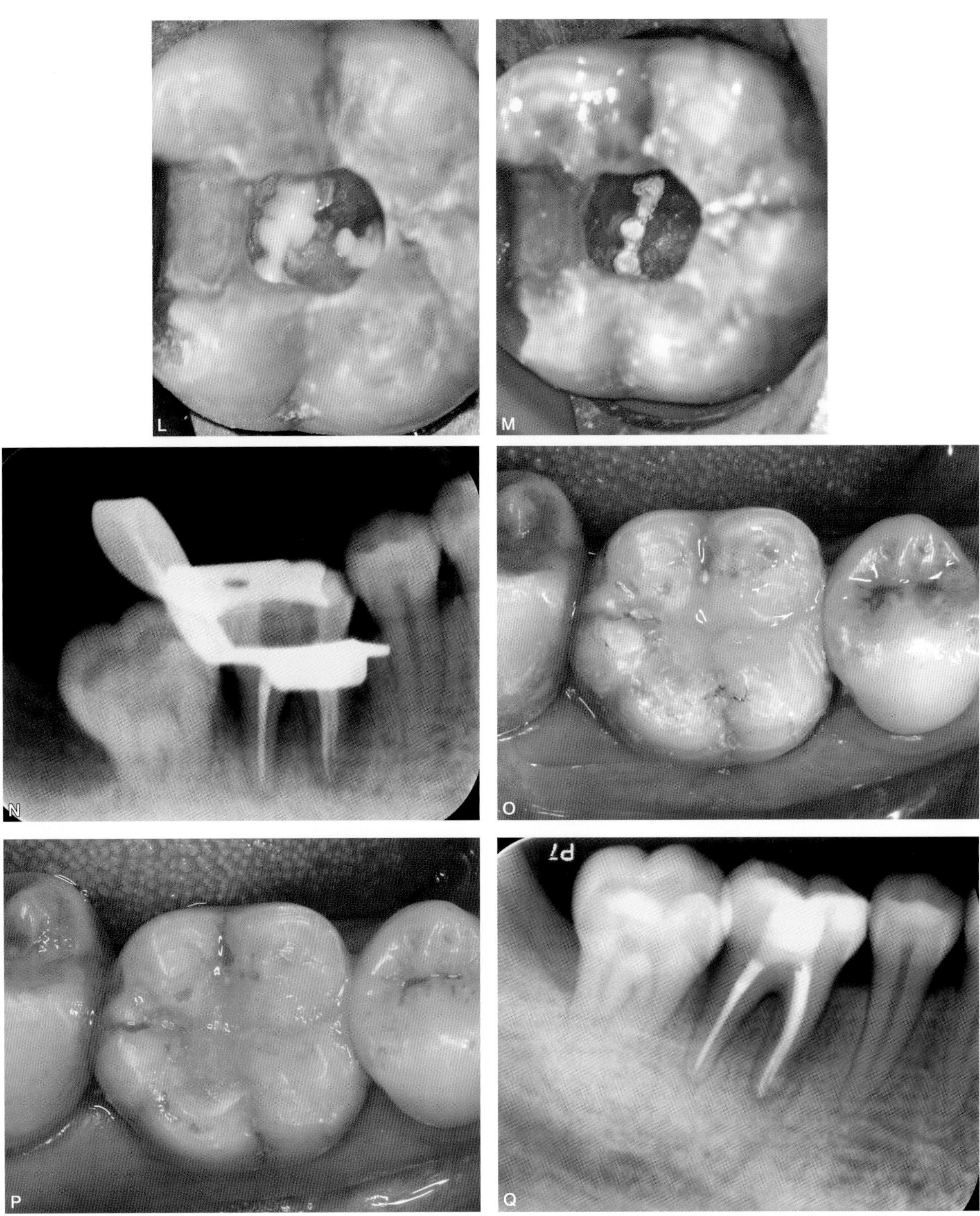
L
M
N
O
P
Q

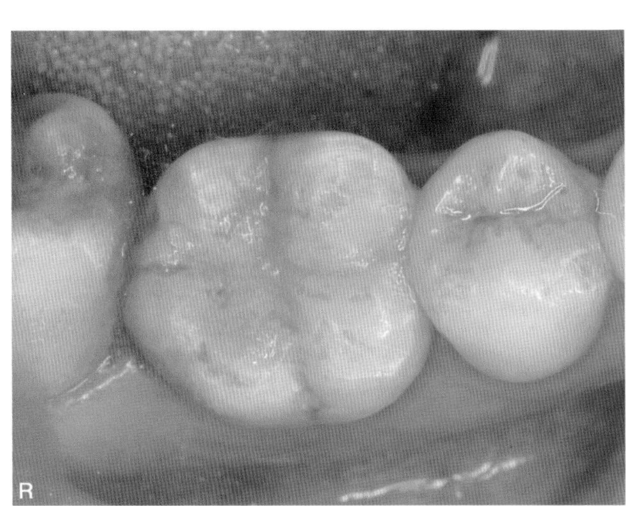

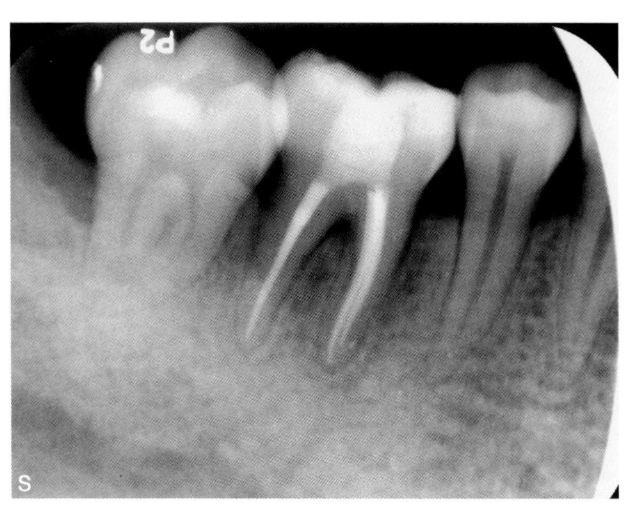

图 1-2-7 **右下颌第一磨牙牙周牙髓联合病变且近中根存在管间峡区似根裂**（徐宁病例）

A. 口内像见右下颌第一磨牙颊侧颈部窦道，探及深牙周袋 B. 右下颌第一磨牙根尖片，近中根根周透射影，似根裂 C. CBCT 矢状位 D. CBCT 冠状位 E. CBCT 水平位，示近远中根根尖周、根周以及根分叉骨质破坏，近中根有管间峡区 F. 左下颌第一磨牙根尖片，示近中根根裂 G. CBCT 矢状位 H. CBCT 冠状位 I. CBCT 水平位，示近中根根裂 J. 右下颌第一磨牙开髓，见近中根根管内宽大峡区，未见根裂线，根尖定位仪测量工作长度无异常，排除根裂 K. 近中根根管预备 L. 氢氧化钙根管内封药消毒 M. 3 周后复诊，根管充填 N. 根管充填后即刻根尖片 O. 树脂充填冠方缺损后口内像咬合面观，见窦道消失，牙龈恢复正常 P. 术后 5 个月随访口内像咬合面观 Q. 根尖片，示根尖周愈合中 R. 术后 8 个月随访口内像咬合面观 S. 根尖片，示根尖周完全愈合

第二章　治疗方案选择

第一节　非手术和手术治疗方案的选择

根管治疗术是目前治疗牙髓病和根尖周病最常用的有效方法。牙髓病、根尖周病患牙未曾行牙髓治疗时，首选非手术治疗，通常是根管治疗术，按照指南和规范做好初次根管治疗，推荐显微根管治疗，借助牙科显微镜和显微器械进行根管治疗，牙髓病、根尖周病治疗成功率可达 90% 以上。

然而，当由于解剖性或医源性因素不能或难以完成（显微）根管治疗时，如根尖孔敞开而牙冠完整、根管钙化、粗长根管桩、根折等，可直接行手术治疗，即显微根管外科手术。

一、根尖孔敞开

龋病、牙外伤、畸形中央尖等可导致年轻恒牙牙髓坏死，同时牙根停止发育、根尖孔敞开。根尖孔敞开首先采用非手术治疗，包括根尖诱导成形术、牙髓再生、根尖屏障术等（图 2-1-1）；当牙冠完整且有良好操作空间时，可行显微根尖外科手术，逆行预备和充填全部根管系统和髓室，以保持牙冠完整性，利于抗力和美观（图 2-1-2）。

1. 非手术治疗

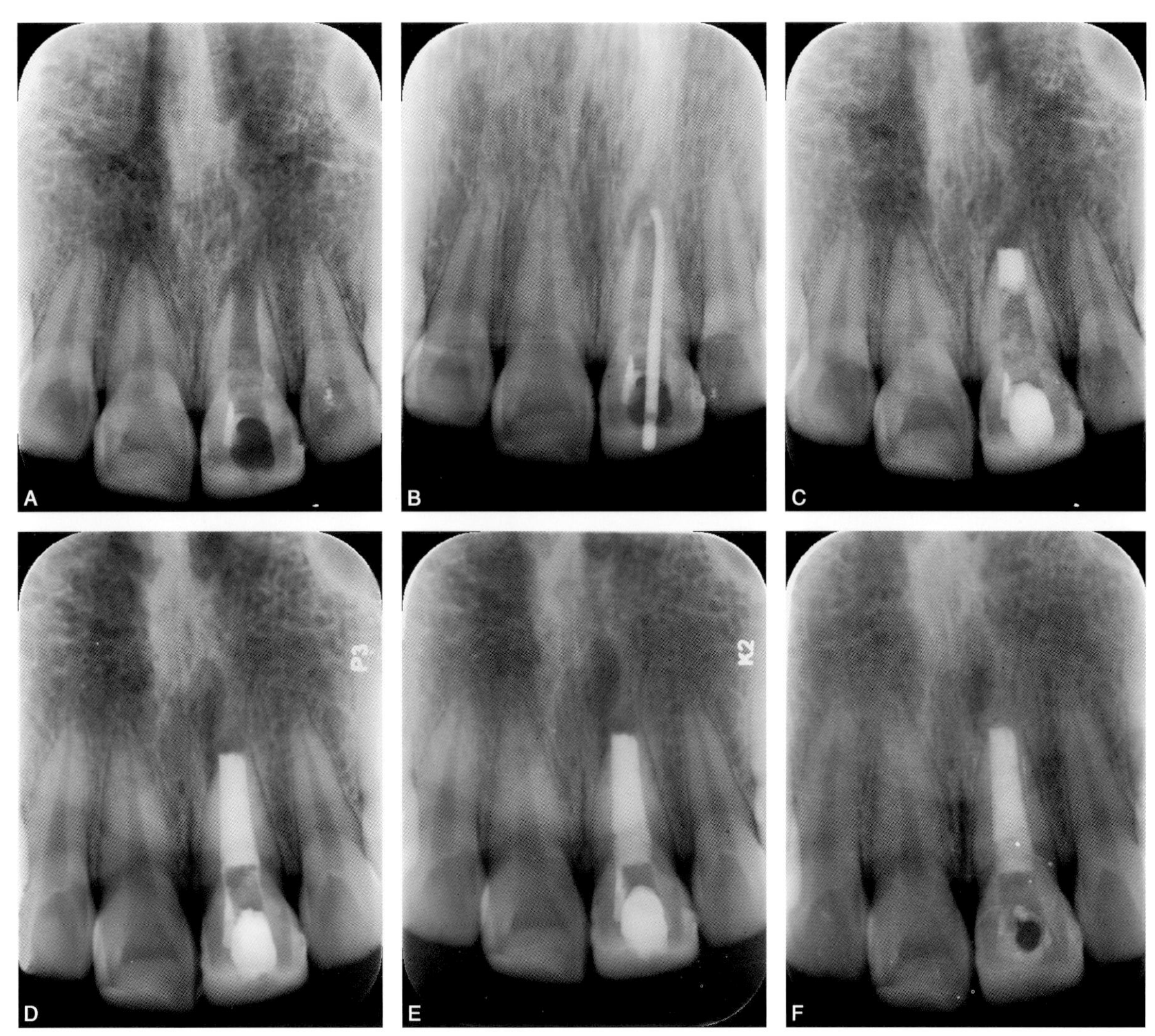

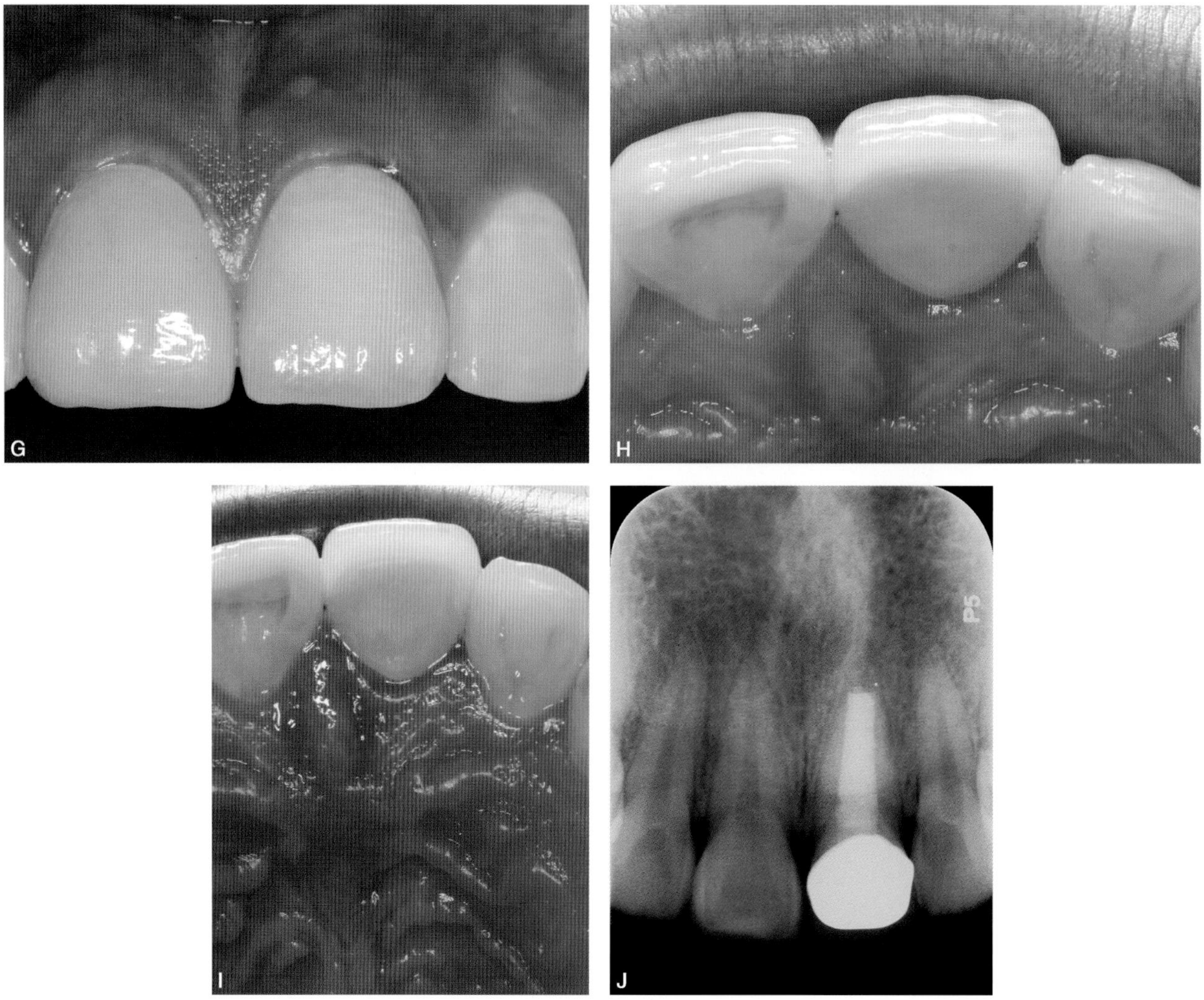

图 2-1-1 左上颌中切牙根尖孔敞开行根尖屏障术

A. 术前根尖片，示牙根未发育完成、根尖孔敞开 B. 确定工作长度 C. 制备 MTA 根尖屏障，长度约 4mm D. 热牙胶回填 E. 术后 1 个月随访根尖片 F. 术后 40 个月随访根尖片 G. 术后 47 个月随访口内像唇侧面观 H. 咬合面观 I. 腭侧面观，示牙龈和牙槽黏膜正常 J. 根尖片，示根尖周完全愈合

2. 手术治疗

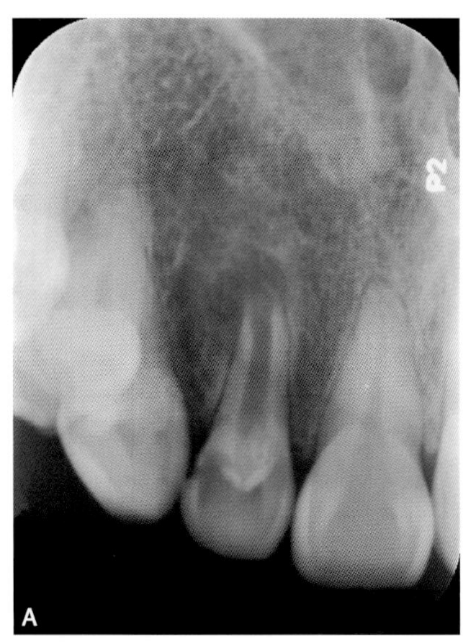

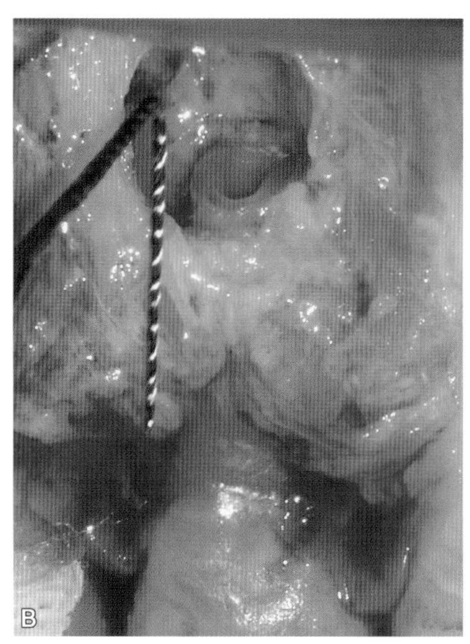

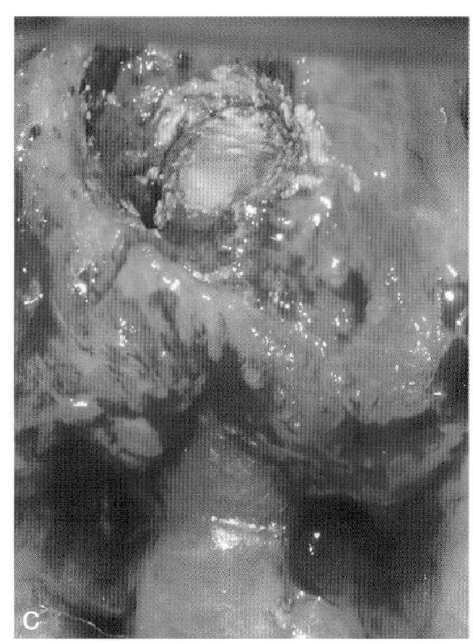

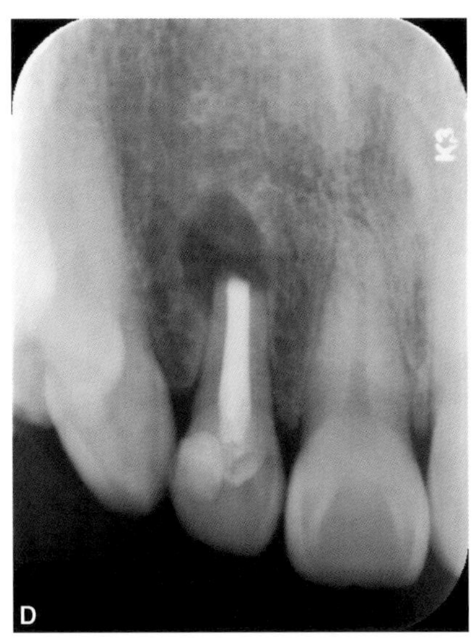
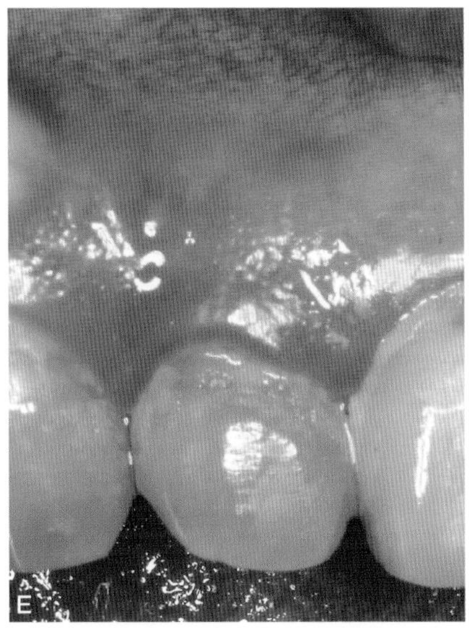
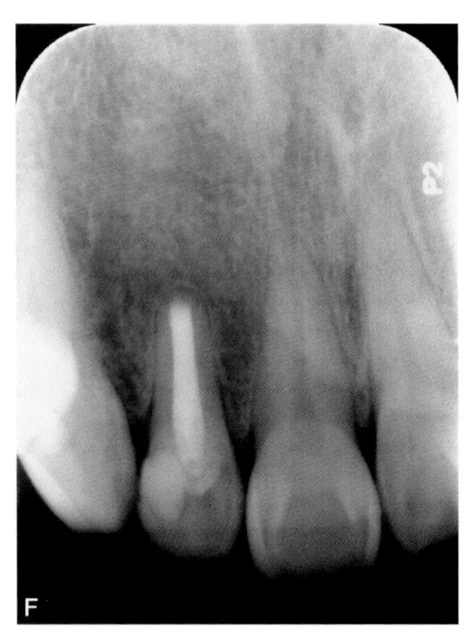

图 2-1-2 右上颌侧切牙直接行显微根尖外科手术

A. 术前根尖片，示牙根发育未完成、根尖孔敞开且牙根较短 B. 采用自制超声工作尖逆行预备全长根管 C. 采用 iRoot BP 逆行充填根管和髓室 D. 术后根尖片，示髓室和根管充填完善 E. 术后 49 个月随访口内像颊侧面观，示牙龈和牙槽黏膜正常 F. 根尖片，示根尖周完全愈合

二、根管钙化

牙外伤、慢性牙髓炎、牙髓治疗、牙周炎等可导致根管钙化。若根尖片显示根管系统完全钙化，通常需要小视野 CBCT 进一步分析评估根管数目、形态和钙化情况以及根尖周情况等，然后在显微镜下仔细辨别出钙化根管（通常位于牙根中心，颜色较周围继发性牙本质深，亚甲蓝染色可能着色），采用小号 K 锉和超声工作尖小心疏通（图 2-1-3，图 2-1-4）。

根管完全钙化时根管治疗困难、风险大，若无显微镜和超声工作尖，容易发生过度破坏牙体组织、根管偏移甚至侧穿等并发症（图 2-1-5）。

当术前评估根管系统完全钙化，或者仅有根尖段根管时，建议直接行显微根管外科手术，破坏牙体组织较少，符合“微创、保存”原则，疗效更为确定（图 2-1-6～图 2-1-8）。

1. 非手术治疗

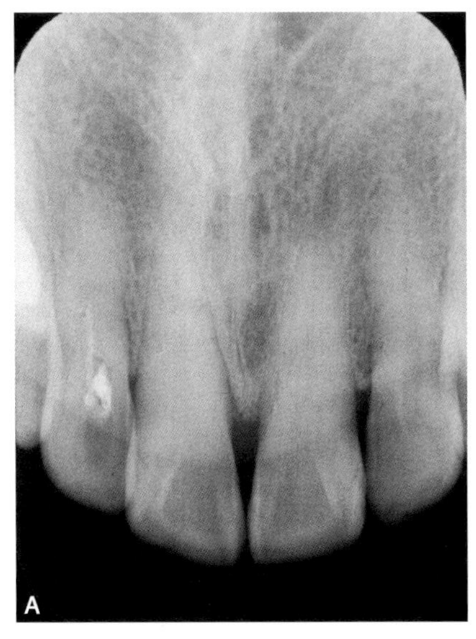
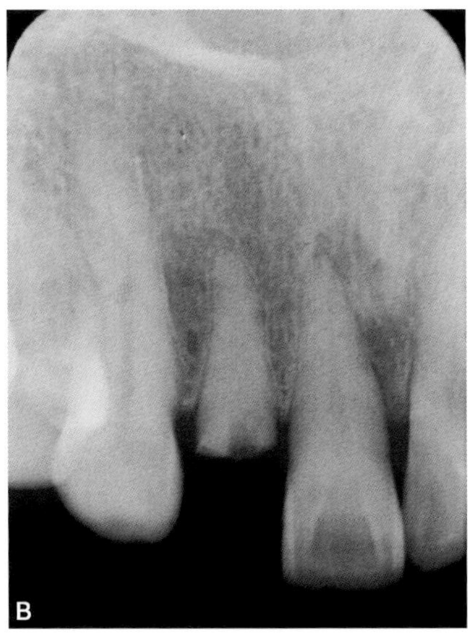
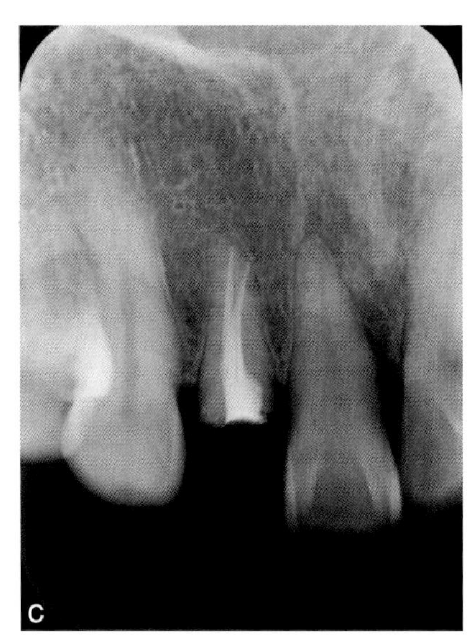

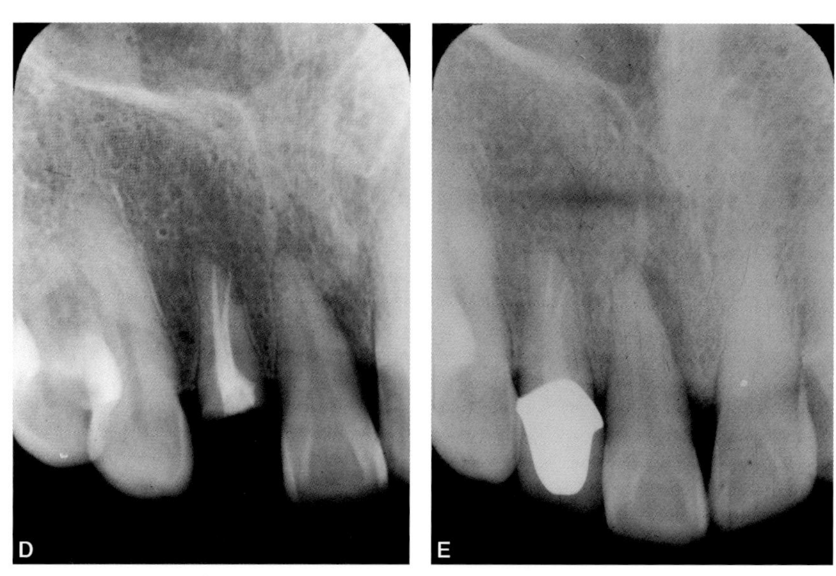

图 2-1-3 **右上颌侧切牙根管钙化行根管治疗术**

A. 右上颌侧切牙牙外伤后发生根管钙化，根管治疗术未能完成 B. 术后 24 个月后发生冠折，形成残根 C. 完成根管治疗术，双根管，疑似“人造根管” D. 术后 2 个月随访根尖片 E. 术后 42 个月随访根尖片，已完成桩核冠修复，根尖周正常

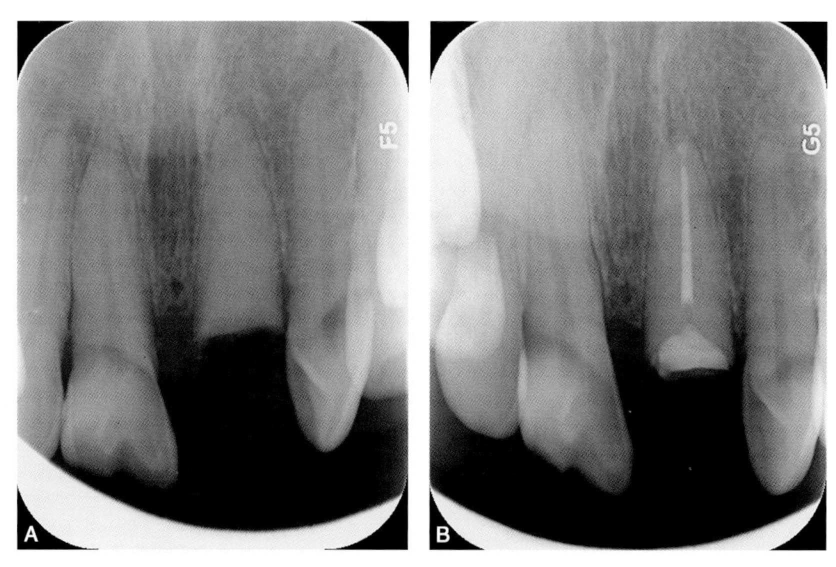

图 2-1-4 **左上颌中切牙根管钙化行根管治疗术**

A. 术前根尖片，残根，无明显根管影像 B. 根管治疗术完成

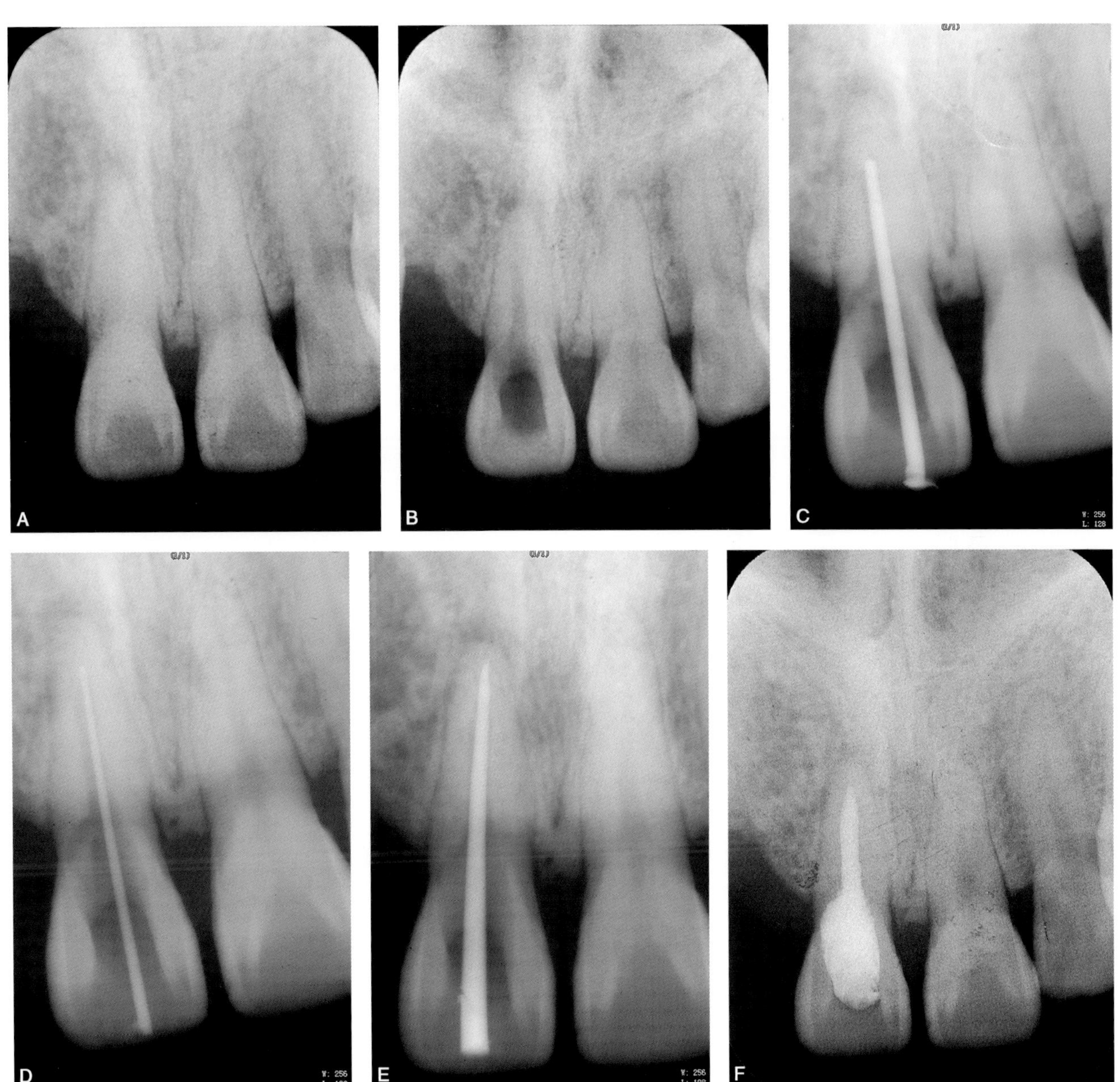

图 2-1-5　**右上颌中切牙根管钙化行根管治疗术，近侧穿**

A. 术前根尖片，右上颌中切牙无明显髓室和根管影像　B. 未使用显微镜和超声工作尖，肉眼下涡轮机球钻开髓，髓室远中壁近侧穿，疏通根管，未能达到工作长度　C. 继续疏通根管，牙胶示踪预备方向　D、E. 继续疏通根管　F. 术后根尖片，未到达工作长度，髓室切削正常牙体组织过多，近侧穿

2. 手术治疗

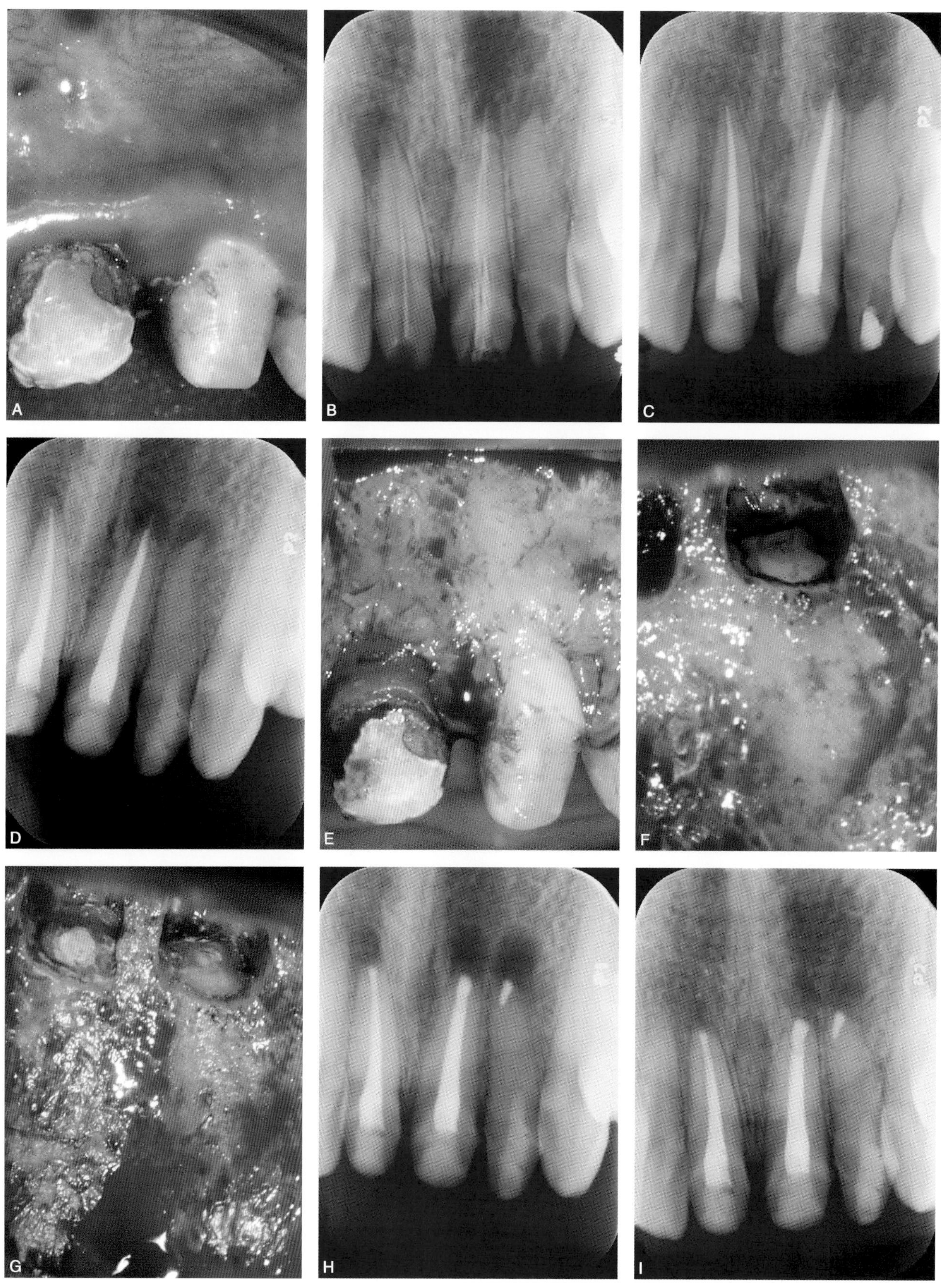

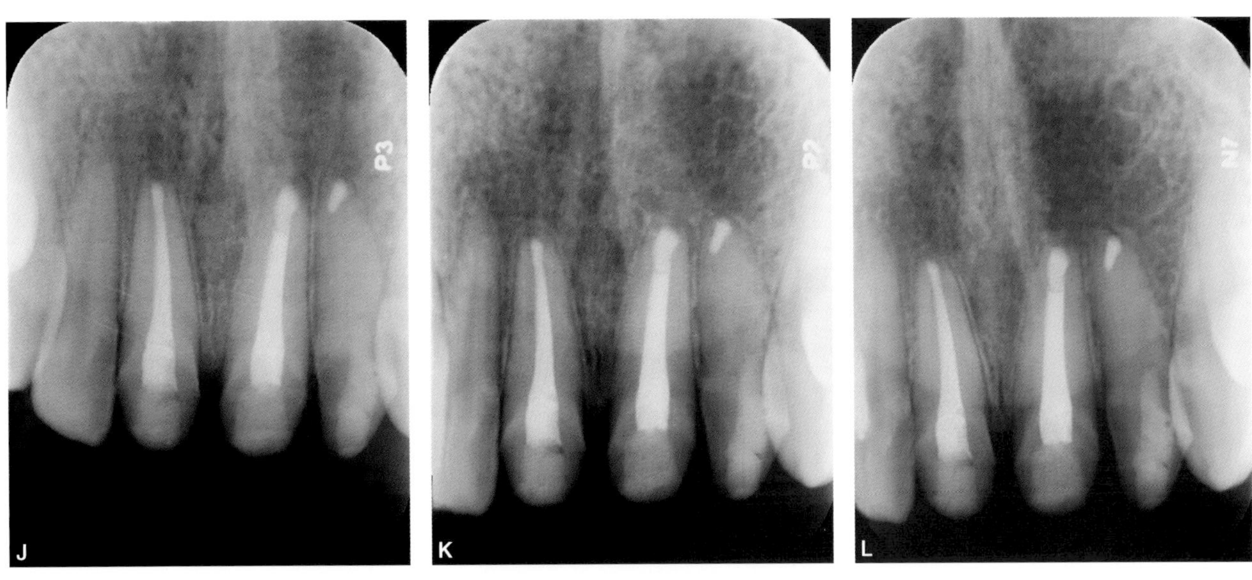

图 2-1-6　**左上颌侧切牙根管钙化行显微根尖外科手术**

A. 术前口内像　B. 术前根尖片，示左上颌侧切牙根管钙化　C. 上颌中切牙完成根管再治疗　D. 左上颌侧切牙根管钙化未能疏通 E. 切开翻瓣牵拉　F. 左上颌侧切牙根尖切除后探查，见钙化根管　G. 根管逆行预备和充填　H. 术后根尖片　I. 术后 1 个月随访根尖片　J. 术后 3 个月随访根尖片　K. 术后 5 个月随访根尖片　L. 术后 8 个月随访根尖片，示根尖周完全愈合

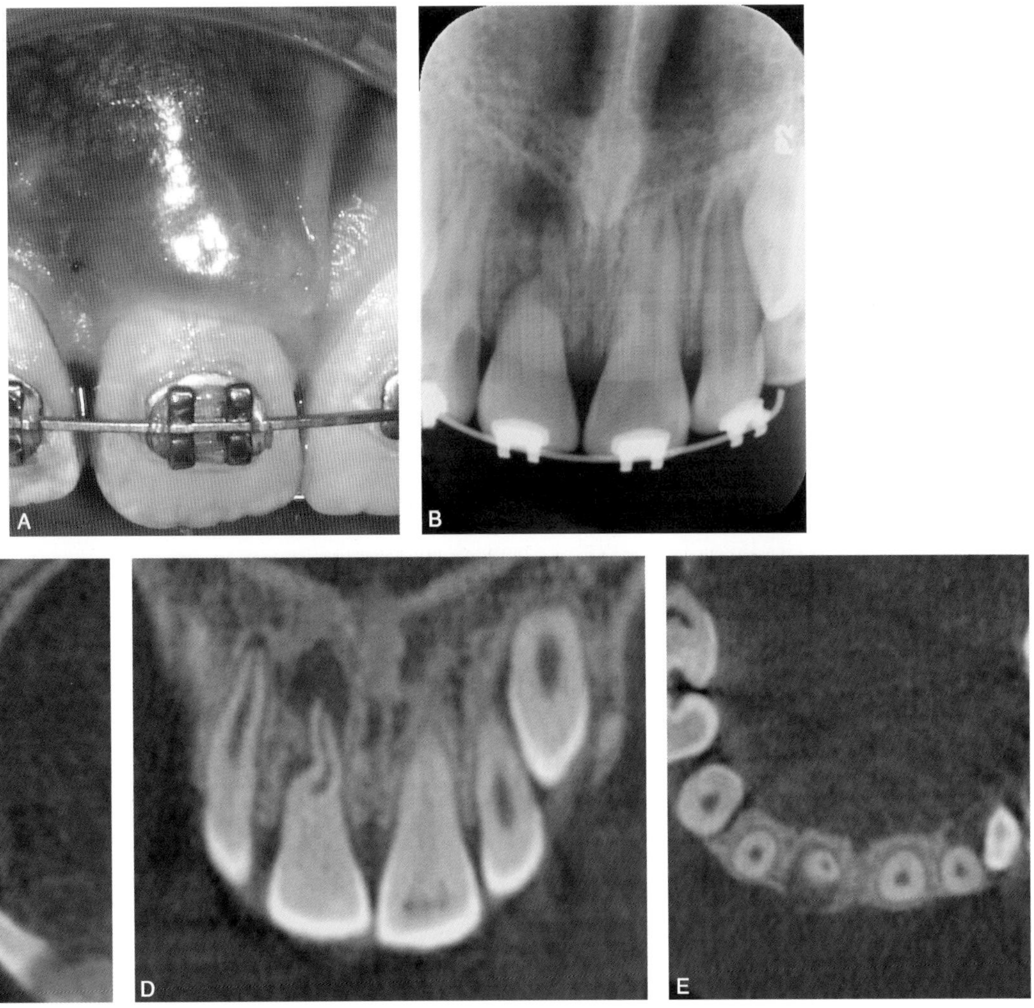

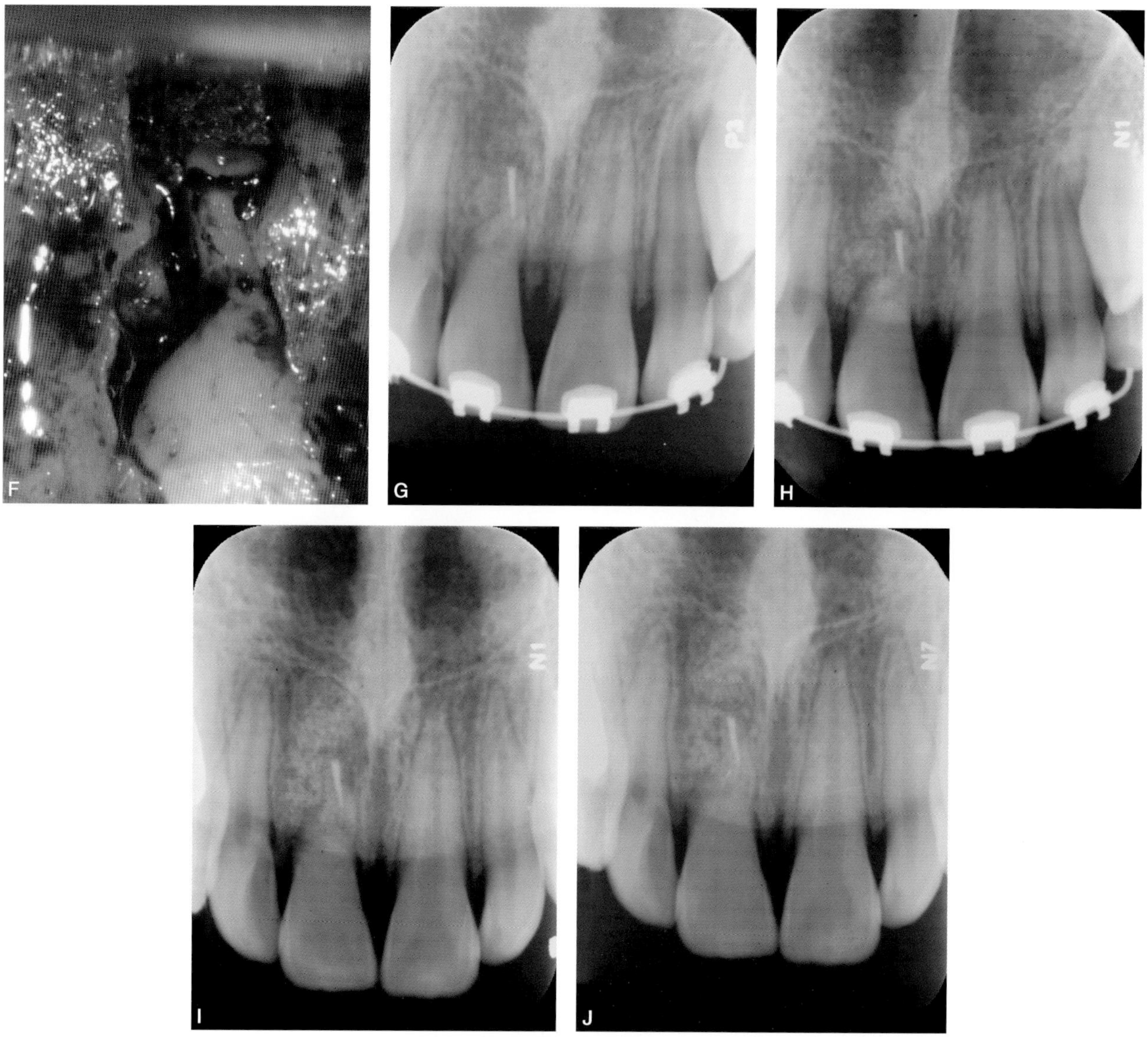

图 2-1-7 右上颌中切牙根管钙化弯曲行显微根尖外科手术

A. 术前口内像，示颊侧牙龈红肿 B. 术前根尖片 C. CBCT 矢状位 D. CBCT 冠状位 E. CBCT 水平位，示牙根重度弯曲、髓室完全钙化、仅有根尖段根管 F. 根尖切除、根管逆行预备 G. 联合应用 GTR，术后根尖片 H. 术后 1 个月随访根尖片 I. 术后 8 个月随访根尖片 J. 术后 19 个月随访根尖片，示根尖周完全愈合

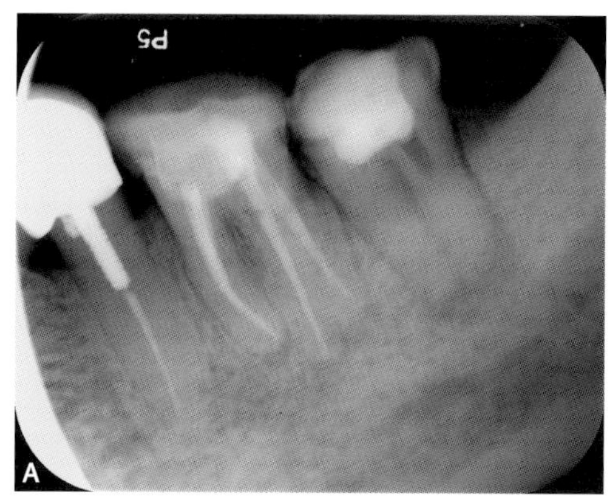

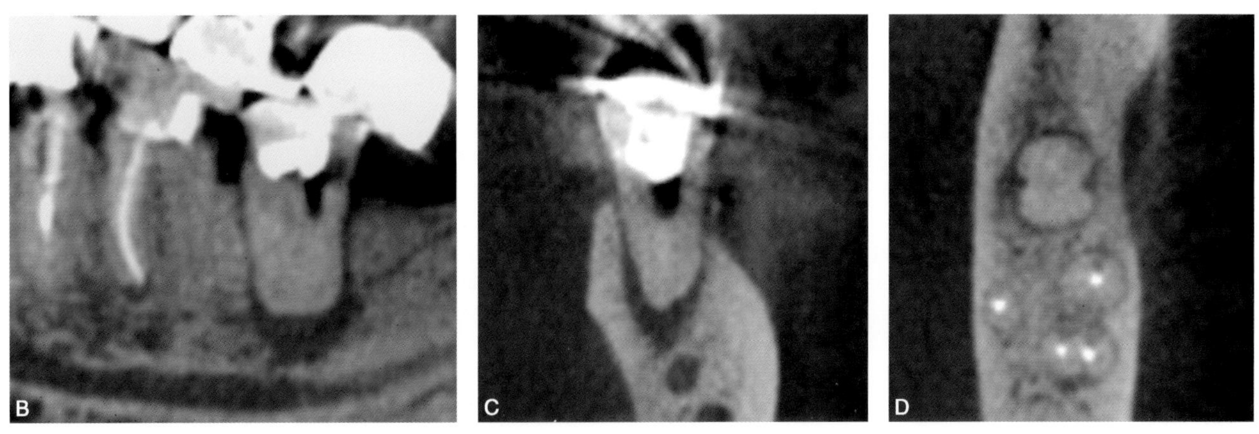

图 2-1-8　左下颌第二磨牙根管钙化拟行显微意向再植术

A. 术前根尖片　B. CBCT 矢状位　C. CBCT 冠状位　D. CBCT 水平位，示根尖周透射影、根管完全钙化

三、无根管治疗的根管桩

在先前的非规范化治疗中，可见到未行根管治疗术而直接行根管桩核全冠修复的病例。通常情况下，特别是残根，应当在显微镜下采用超声工作尖微创去除粘接剂，取出根管桩，完成根管治疗（图 2-1-9，图 2-1-10）。当根管桩直径较大，长度较长甚至接近根尖时，特别是粘接的铸造桩，拆除根管桩可能破坏较多牙体组织，导致牙本质微裂甚至根裂，预后较差时，此类患牙宜行显微根管外科手术。当根管桩距根尖较近时，应减少根尖切除长度，留下足够根管逆行预备和充填的深度（图 2-1-11），若为纤维根管桩，逆行预备时可适当去除部分纤维桩，达到 3mm 的逆行预备和充填深度，这样材料可充分结固，达到良好封闭（图 2-1-12）；当未充填根管较长，甚至为复杂根管形态时，应当采用特殊或者自制超声工作尖（个性化工作长度和角度）彻底清理全部根管系统，然后用 iRoot BP 或者 MTA 逆行充填，必要时辅以牙胶和 iRoot SP 糊剂，以完善充填根管系统，获得良好的临床疗效（图 2-1-13～图 2-1-15）。

1. 非手术治疗

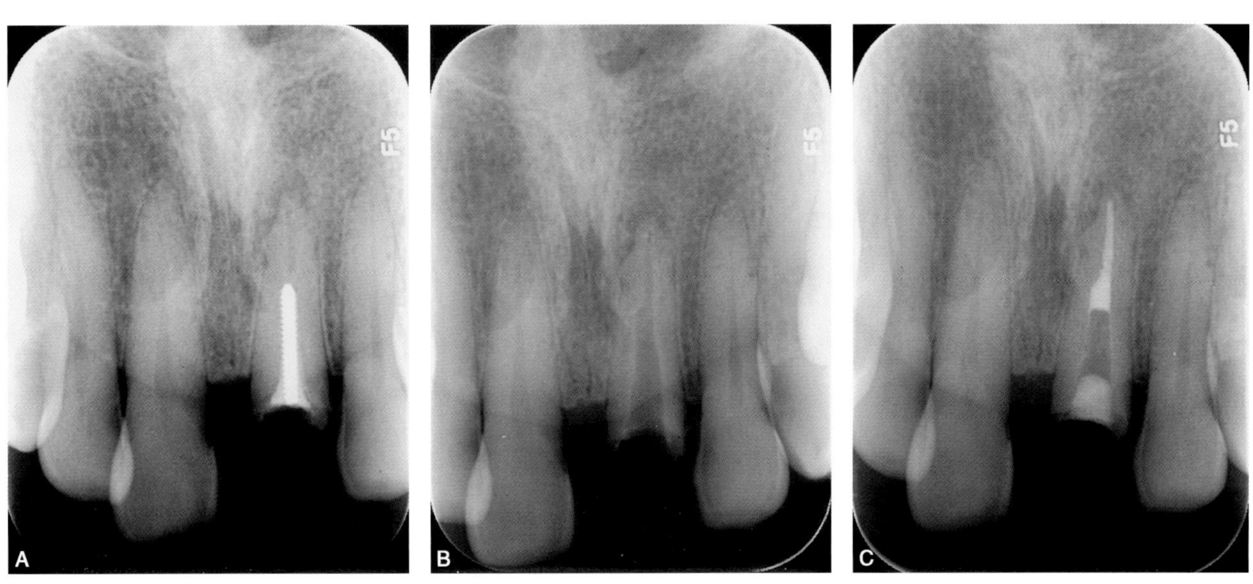

图 2-1-9　未行根管治疗的左上颌中切牙根管桩微创取出后行根管治疗术

A. 术前根尖片　B. 显微镜下采用超声工作尖微创取出根管桩后的根尖片　C. 根管治疗术后根尖片

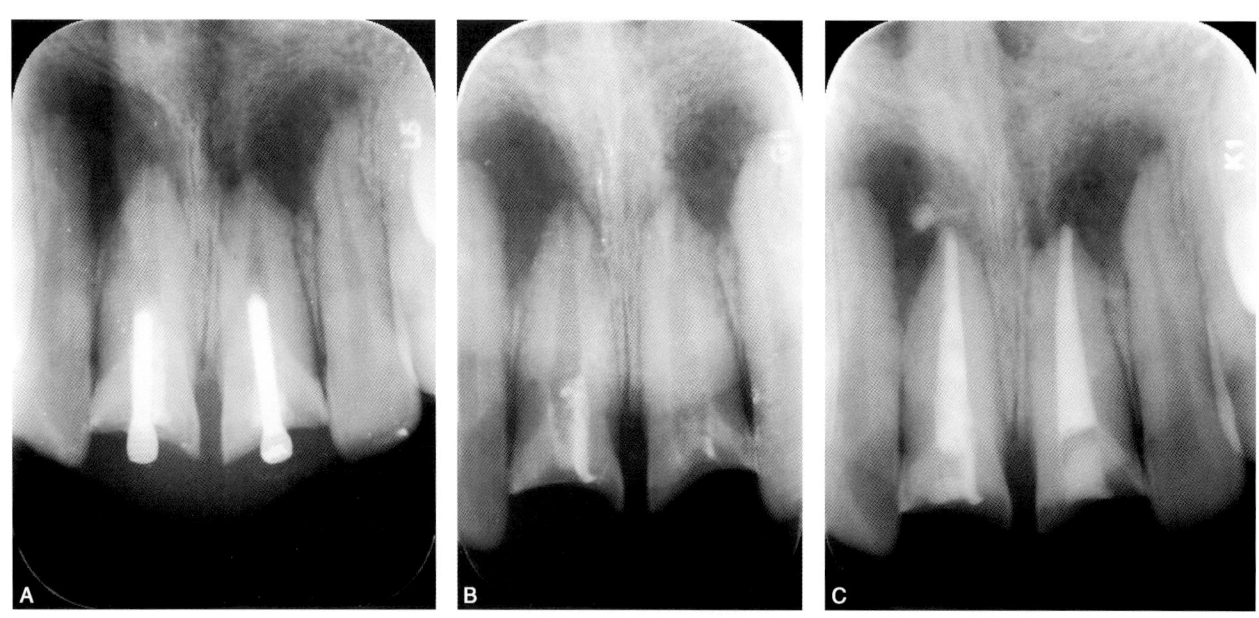

图 2-1-10 未行根管治疗的上颌中切牙根管桩微创取出后行根管治疗术

A. 术前根尖片 B. 显微镜下采用超声工作尖微创取出根管桩后的根尖片 C. 根管治疗术后根尖片

2. 手术治疗

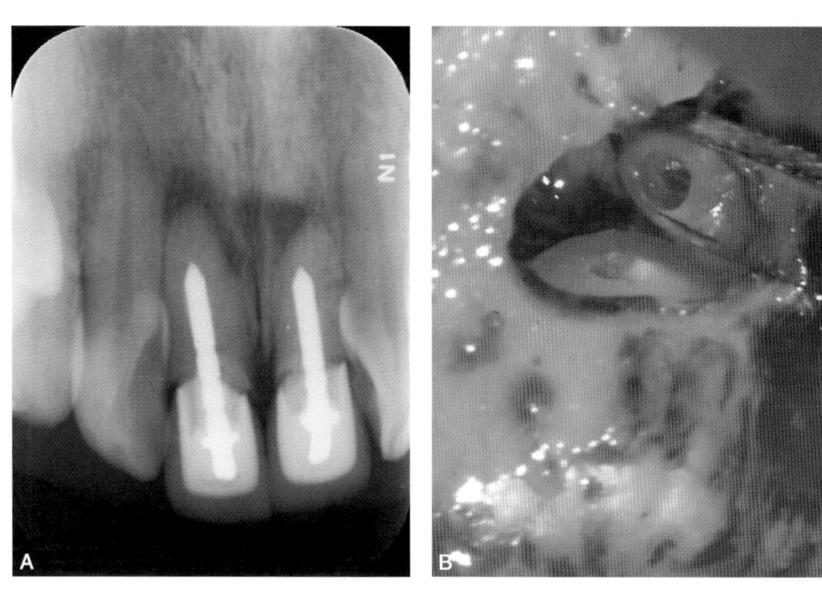

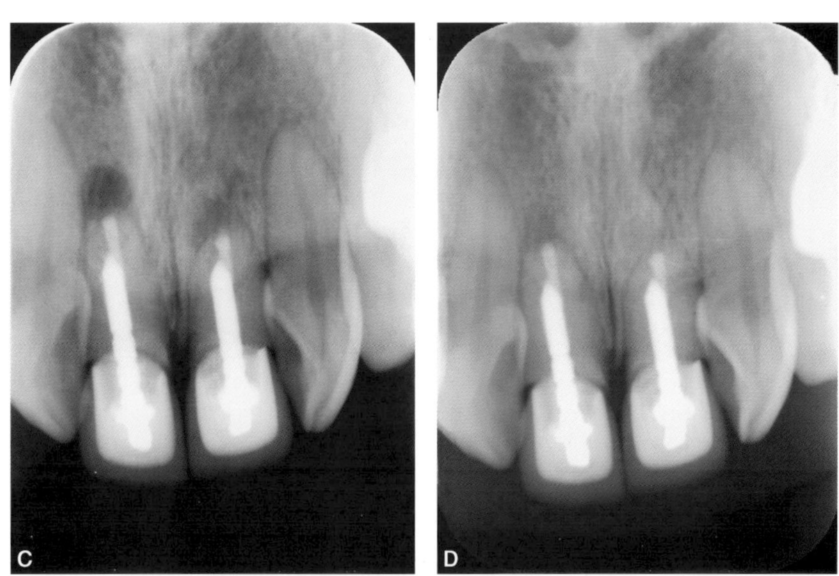

图 2-1-11　**未行根管治疗的上颌中切牙保留根管桩行显微根尖外科手术**

A. 术前根尖片　B. 根管逆行预备完成，显微口镜探查见金属根管桩末端　C. 术后根尖片　D. 术后 3 个月随访根尖片，示根尖周近完全愈合（注：修复体边缘不密合，根尖周完全愈合后重新冠方修复）

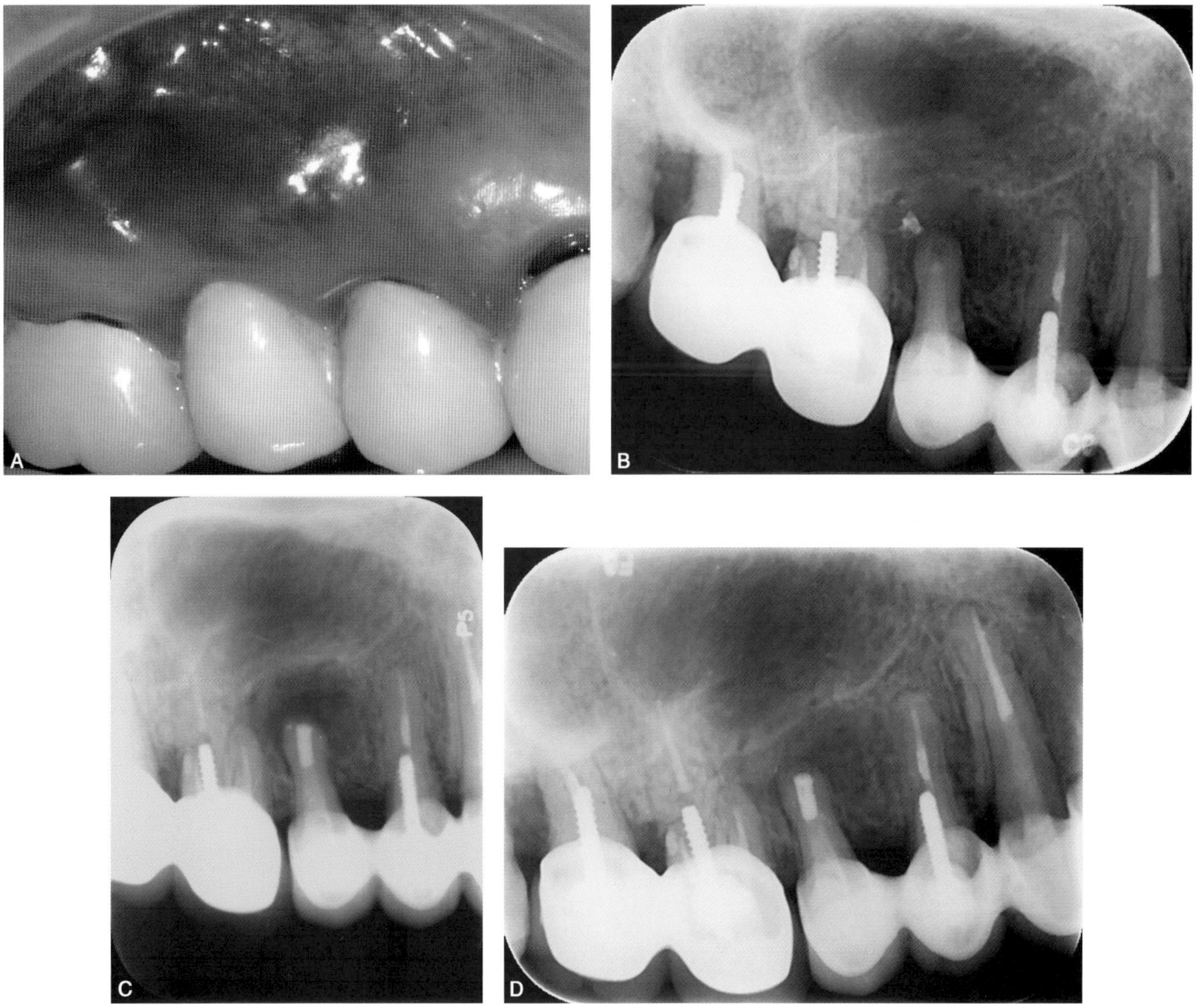

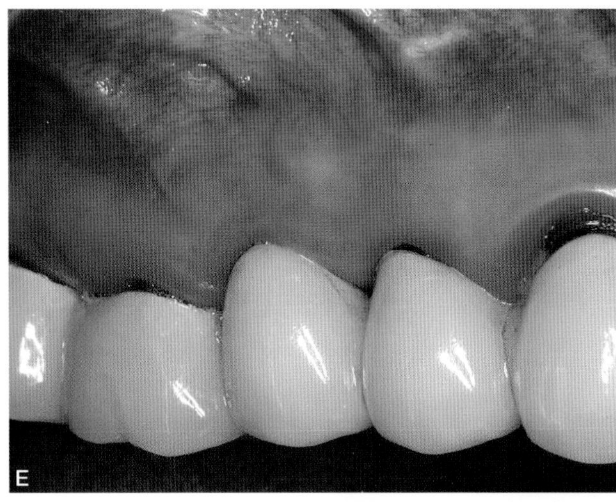

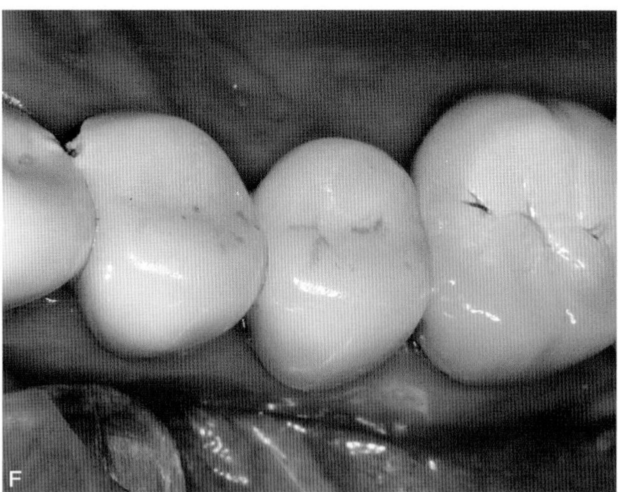

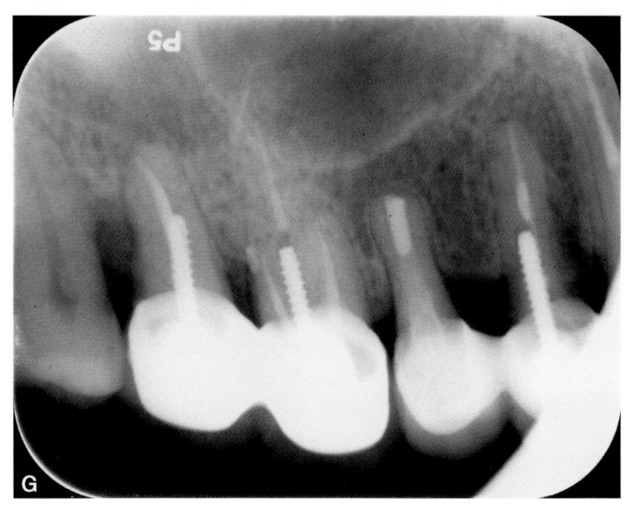

图 2-1-12 **未行根管治疗的右上颌第二前磨牙保留根管桩行显微根尖外科手术**

A. 术前口内像，示颊侧牙龈红肿 B. 术前根尖片 C. 术后根尖片 D. 术后 3 个月随访根尖片 E. 术后 22 个月随访口内像颊侧面观 F. 咬合面观，示牙龈和牙槽黏膜正常 G. 根尖片，示根尖周完全愈合

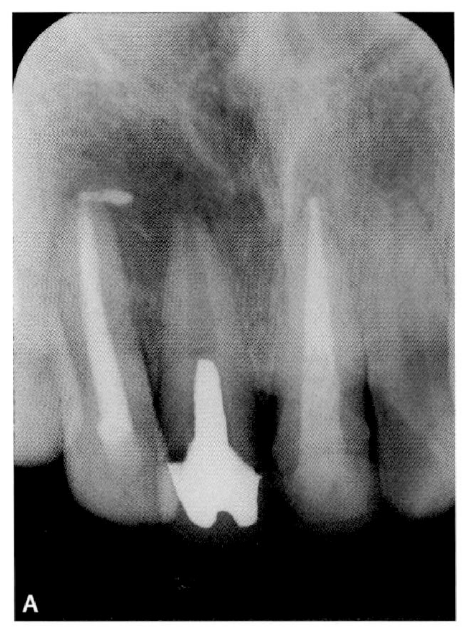

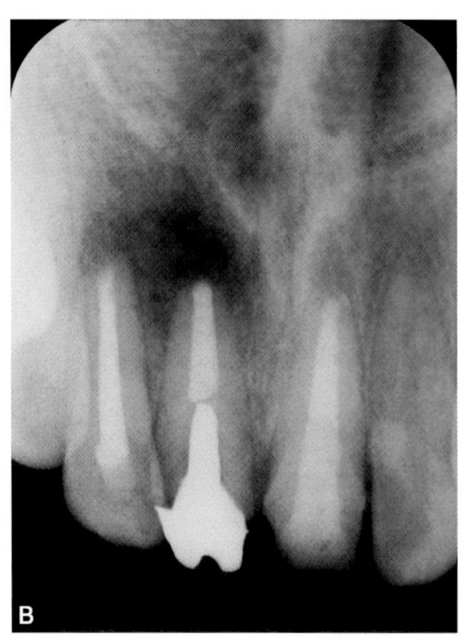

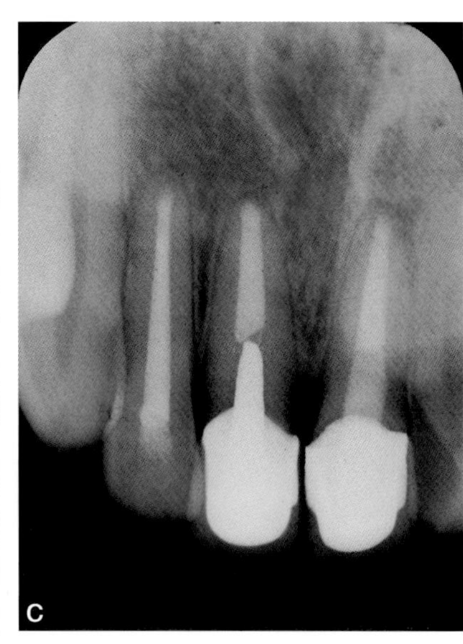

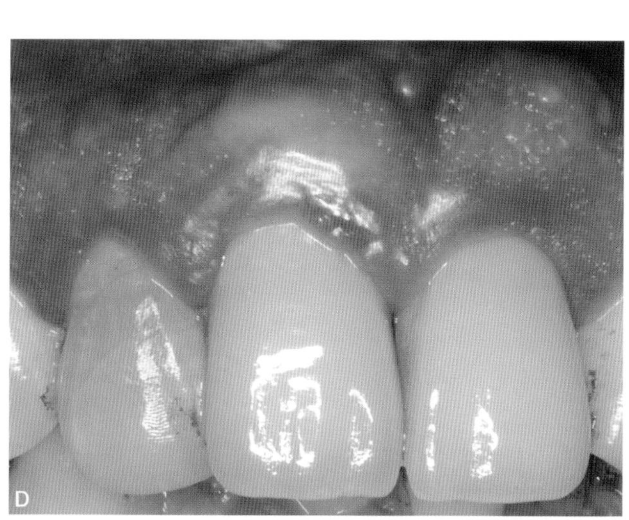
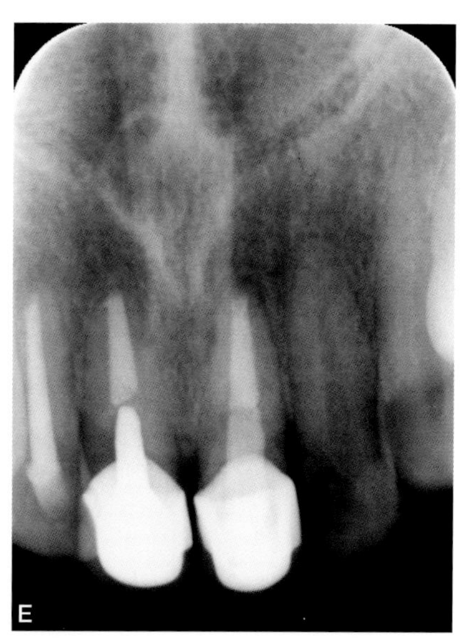

图 2-1-13 未行根管充填的右上颌中切牙保留根管桩行显微根尖外科手术

A. 术前根尖片 B. 术后根尖片，示根管逆行充填长度约 7mm C. 术后 13 个月随访根尖片，示根尖周完全愈合 D. 术后 52 个月随访口内像唇侧面观，示牙龈和牙槽黏膜正常 E. 根尖片，示根尖周正常

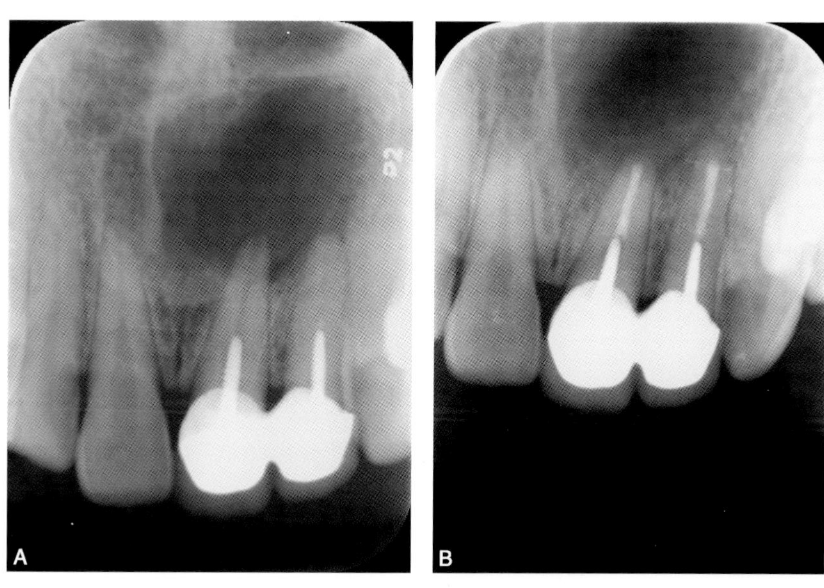

图 2-1-14 未行根管治疗的左上颌中切牙、侧切牙保留根管桩行显微根尖外科手术

A. 术前根尖片 B. 术后根尖片，示根管逆行充填长度约 6mm

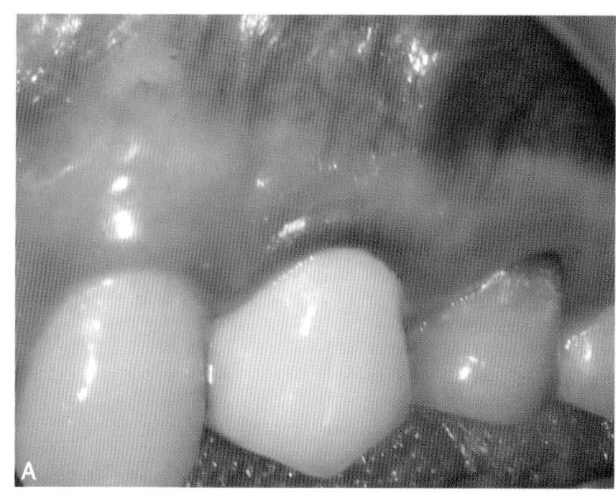
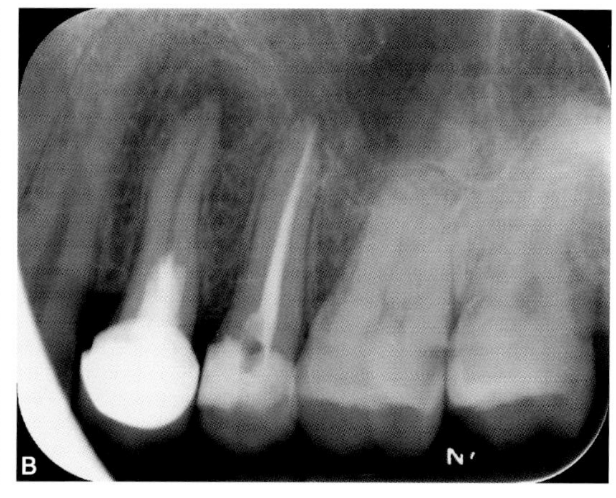

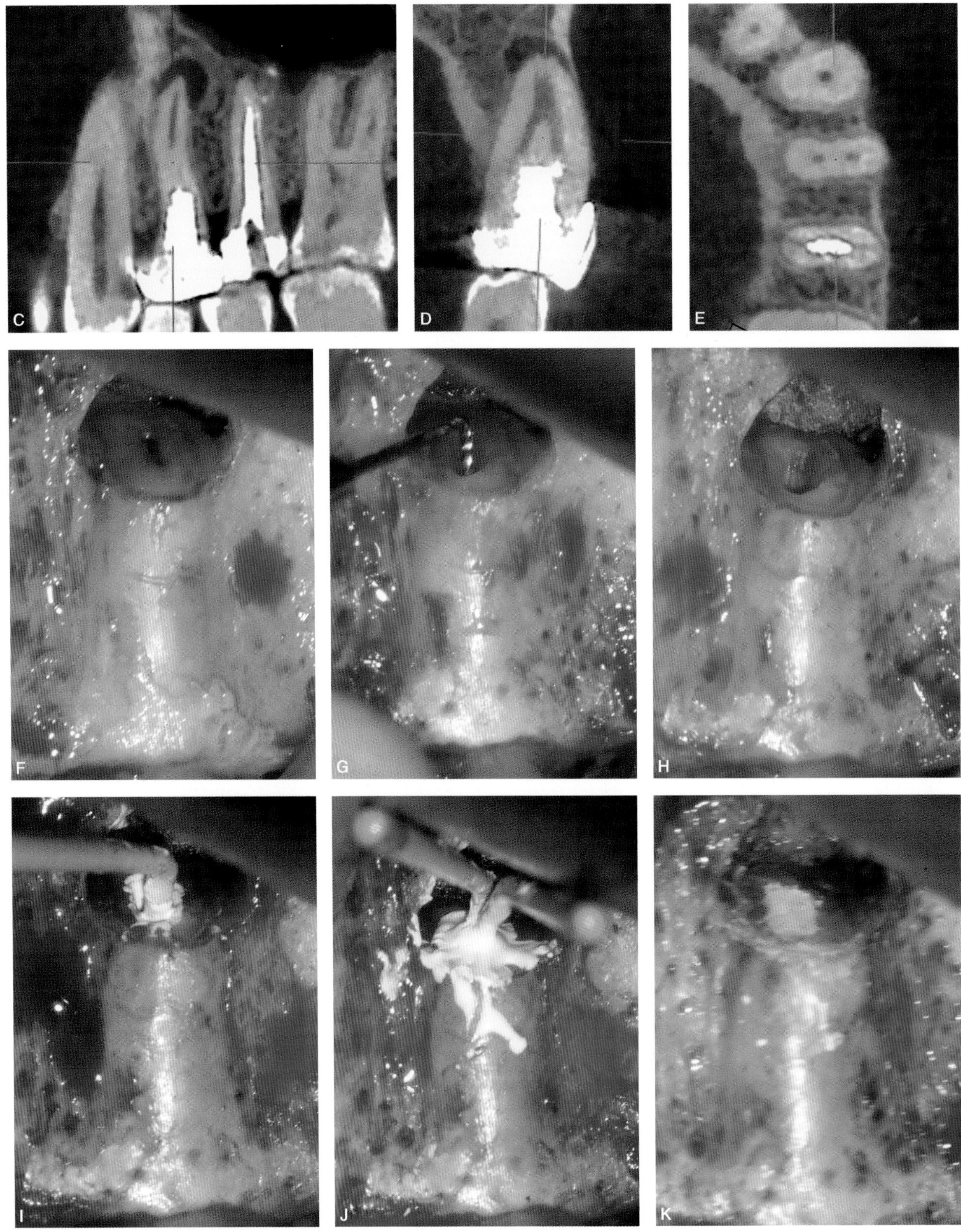
C
D
E
F
G
H
I
J
K

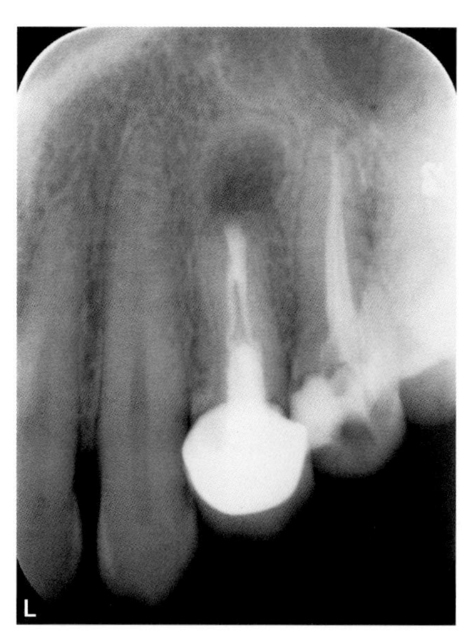

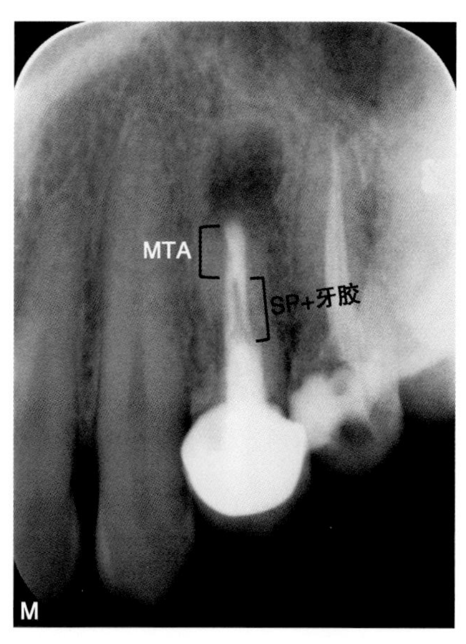

图 2-1-15 未行根管治疗的左上颌第一前磨牙保留根管桩行显微根尖外科手术

A. 术前口内像 B. 根尖片，示左上颌第一前磨牙未行根管治疗，根尖周透射影 C. CBCT 矢状位 D. CBCT 冠状位 E. CBCT 水平位，示 2-1 型根管系统 F. 根尖切除、染色探查 G. 自制超声工作尖行根管逆行预备 H. 根管逆行预备完成 I. 牙胶和 iRoot SP 糊剂充填腭侧根管 J. 牙胶和 iRoot SP 糊剂充填颊侧根管 K. MTA 逆行充填根尖段根管 L. 术后根尖片 M. 术后根尖片标记，示逆行根管充填材料

四、根折

牙外伤是指在突然的外力作用下，牙体硬组织、牙髓和 / 或牙周组织发生急性损伤的一类疾病。其中，根折是累及牙本质、牙骨质和牙髓的牙根折断。对于各种类型的根折，因为根折断端通常可提供充足的血运，牙髓组织可保持活力而无须行根管治疗术。若随访中发现牙髓坏死（牙冠变色、牙髓活力测试阴性、出现窦道），通常是折裂线冠方牙髓坏死而根尖段牙髓仍然正常，应行根管治疗术，根管预备充填至根折处（图 2-1-16）；若根尖段牙髓坏死甚至出现根尖周炎症（根尖周透射影、来源于根尖周的窦道），直接行显微根尖外科手术，取出折断根尖，此时操作空间良好，可逆行预备并充填根管和髓室，保持了牙冠的完整性。

1. 非手术治疗

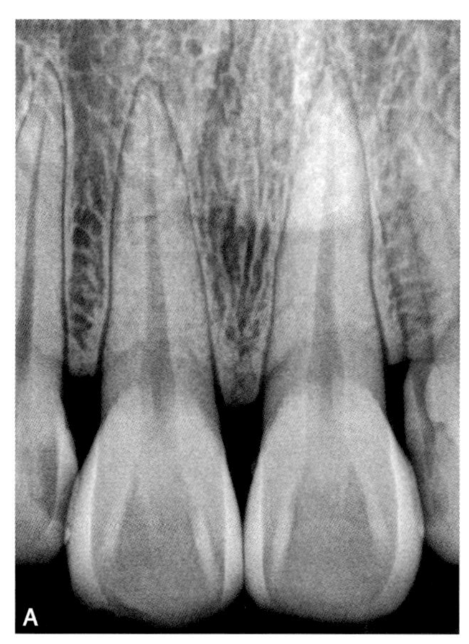

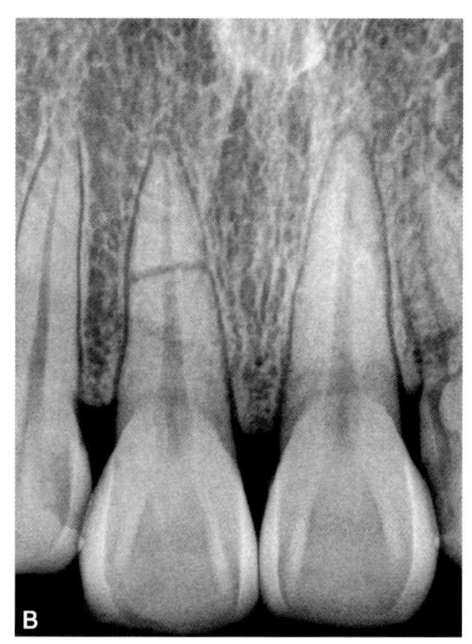

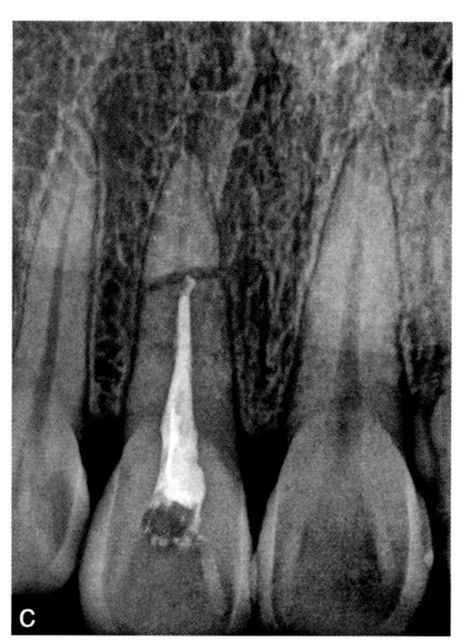

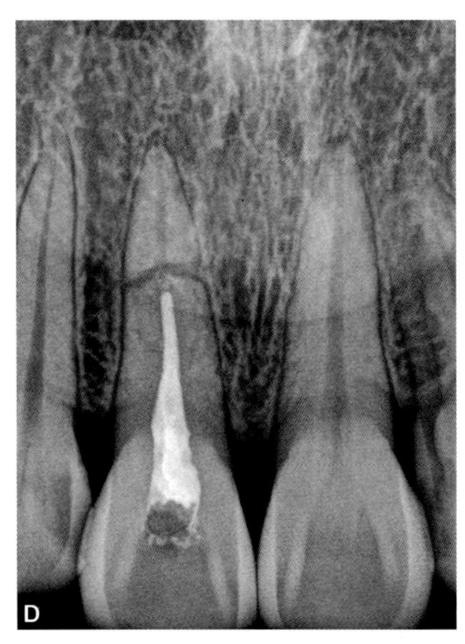

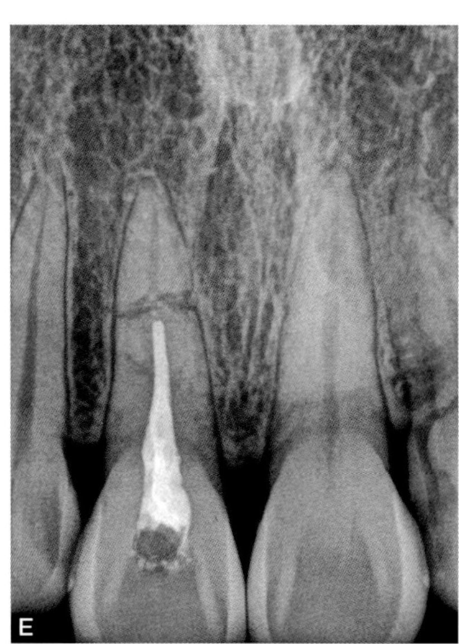

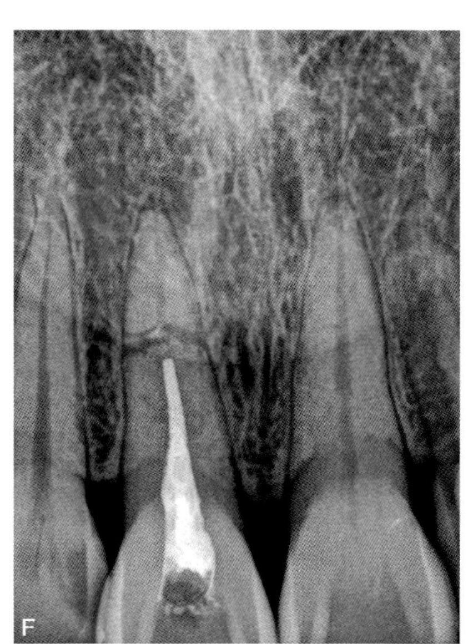

图 2-1-16 **右上颌中切牙根中三分之一横折行根管治疗术**（陈洪焕病例）

A. 上颌前牙外伤后根尖片，示右上颌中切牙根中三分之一横折，无明显移位 B. 随访观察 1 个月后牙髓坏死，拟行根管治疗术 C. 根管充填至折裂线 D. 术后 3 个月随访根尖片 E. 术后 7 个月随访根尖片 F. 术后 10 个月随访根尖片

2. 手术治疗

参见《显微根管外科彩色图谱》图 3-4。

第二节 非手术和手术再治疗方案的选择

临床医师常对根管治疗失败后治疗方案的选择存在困惑。有研究表明，相比根管治疗后的患牙，根管再治疗后牙本质微裂等发生率显著增加。根管再治疗操作复杂、技术敏感性高、成功率较初次治疗低。另外，在显微根管外科手术中，若术前牙本质完整无缺损，根尖切除、根管逆行预备等操作并不会导致牙本质微裂等缺损。因此，虽然手术再治疗（根管外科）通常是在非手术（根管）再治疗无效的情况下采用，但在特定情况下，显微根管外科手术比根管再治疗术更符合“微创、保存”的原则，应优先采用。

临床决策时，依次考虑根管治疗质量、再治疗入路和冠方封闭 / 修复体质量三个因素。首先采用根尖片、小视野 CBCT 评估根管治疗质量，如有无根管遗漏、管间峡区、根管偏移、侧穿等；再治疗入路的评估需综合有无根管钙化、有无粗长根管桩、有无超声仪器以及工作尖、术者能力经验等因素；冠方封闭 / 修复体质量的评估因素主要有修复体边缘密合性、有无缺损、有无继发龋等。

总的来说，当根管治疗不完善且有再治疗入路时，首选显微根管再治疗，其他情况宜采用显微根管外科；若冠方修复体差，显微根管再治疗或者显微根管外科手术后，需重新行冠方修复。（图 2-2-1）。

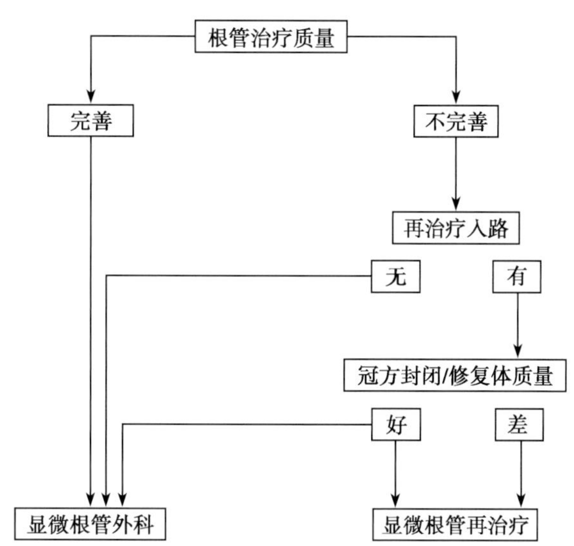

（注：若冠方修复体差，非手术/手术治疗后，需重新行冠方修复）

图 2-2-1　**根管治疗失败后治疗方案的选择**

一、根管遗漏

根管遗漏是根管治疗术失败的重要原因。若有再治疗入路，首选非手术根管再治疗；若已充填的根管治疗质量良好，可行选择性根管再治疗术，即仅对遗漏根管进行根管预备、消毒和充填（图 2-2-2，图 2-2-3）。若再治疗入路困难，选择手术再治疗，尽量完成遗漏根管全长的逆行预备和充填；然而，根管遗漏通常发生于后牙，根管细小、弯曲且根尖区操作空间有限，逆行预备和充填全长根管较为困难，为了避免偏向甚至侧穿的发生，达到 3mm 的逆行预备深度即可，临床疗效良好（图 2-2-4～图 2-2-8）。

1. 非手术治疗

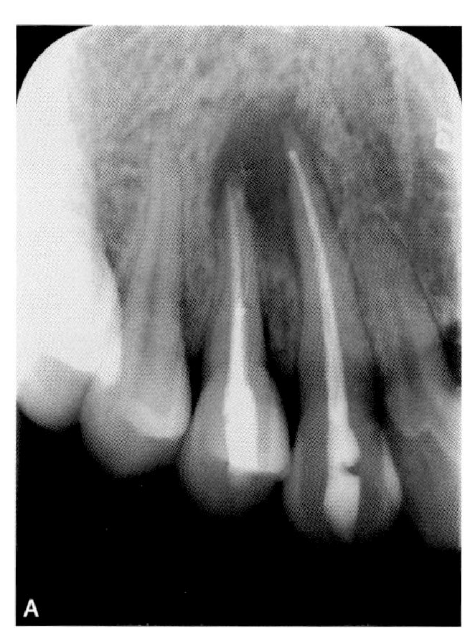

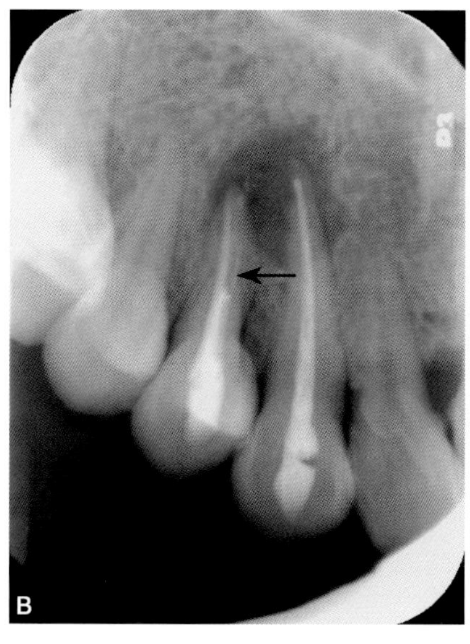

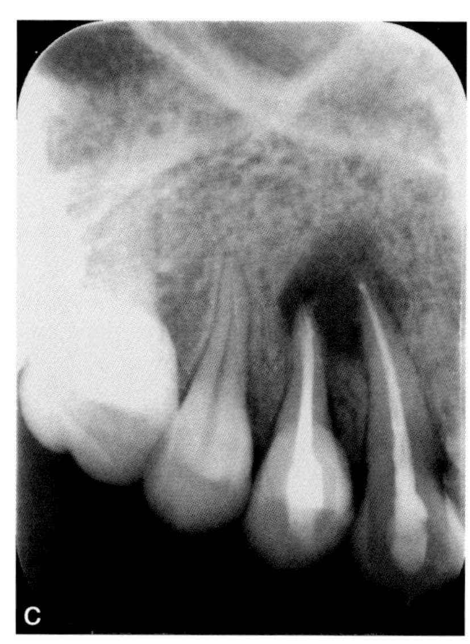

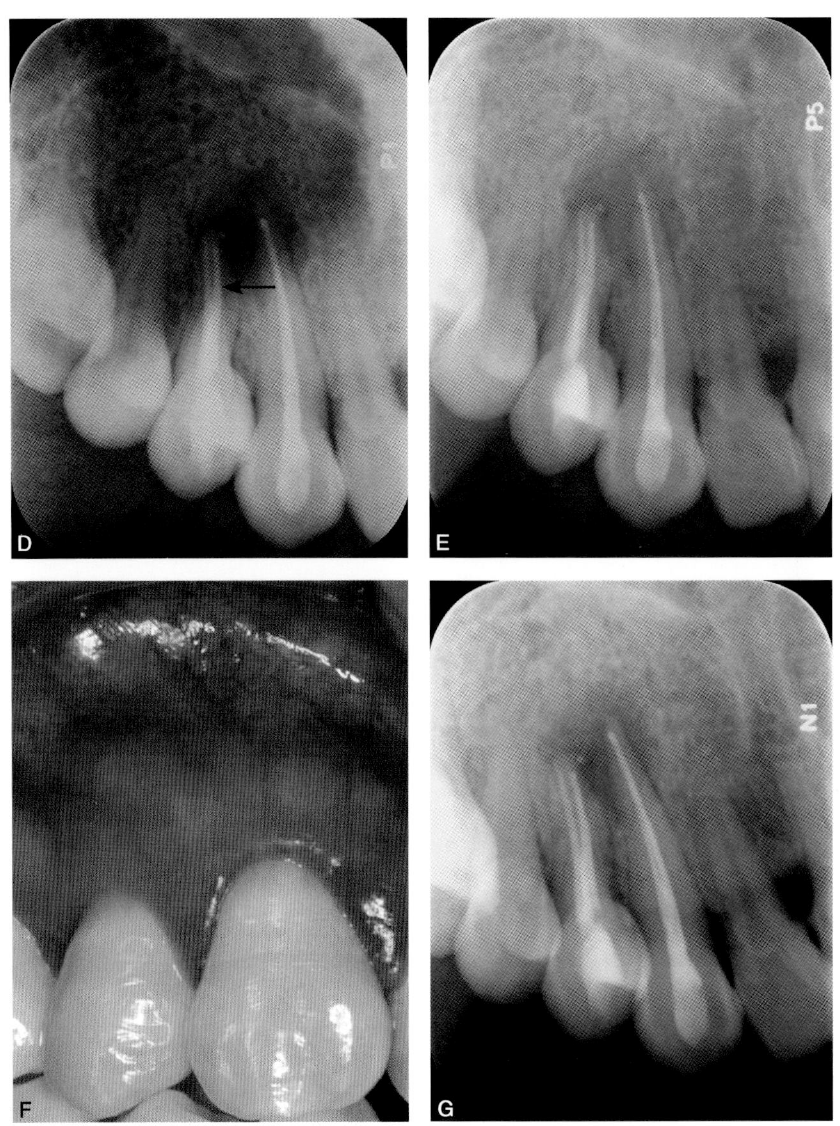

图 2-2-2 右上颌第一前磨牙颊侧根管遗漏行根管再治疗术

A. 术前根尖片 B. 偏角投照根尖片，箭头示颊侧根管遗漏 C. 颊侧根管行选择性根管再治疗术，术后根尖片 D. 术后 2 个月随访根尖片，箭头示颊侧根管 E. 术后 5 个月随访根尖片 F. 术后 10 个月随访口内像，示牙龈和牙槽黏膜正常 G. 根尖片，示根尖周愈合中

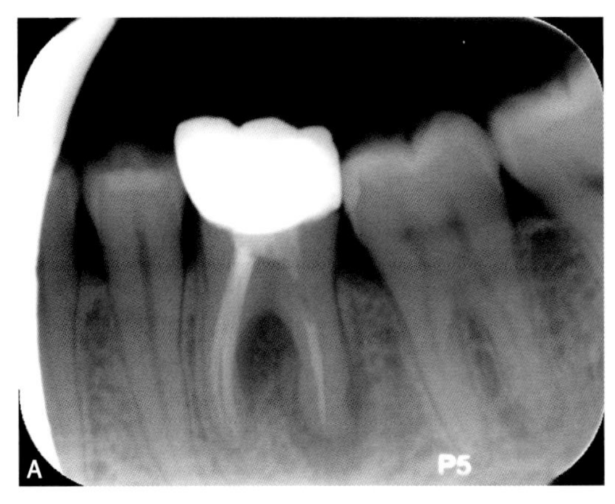

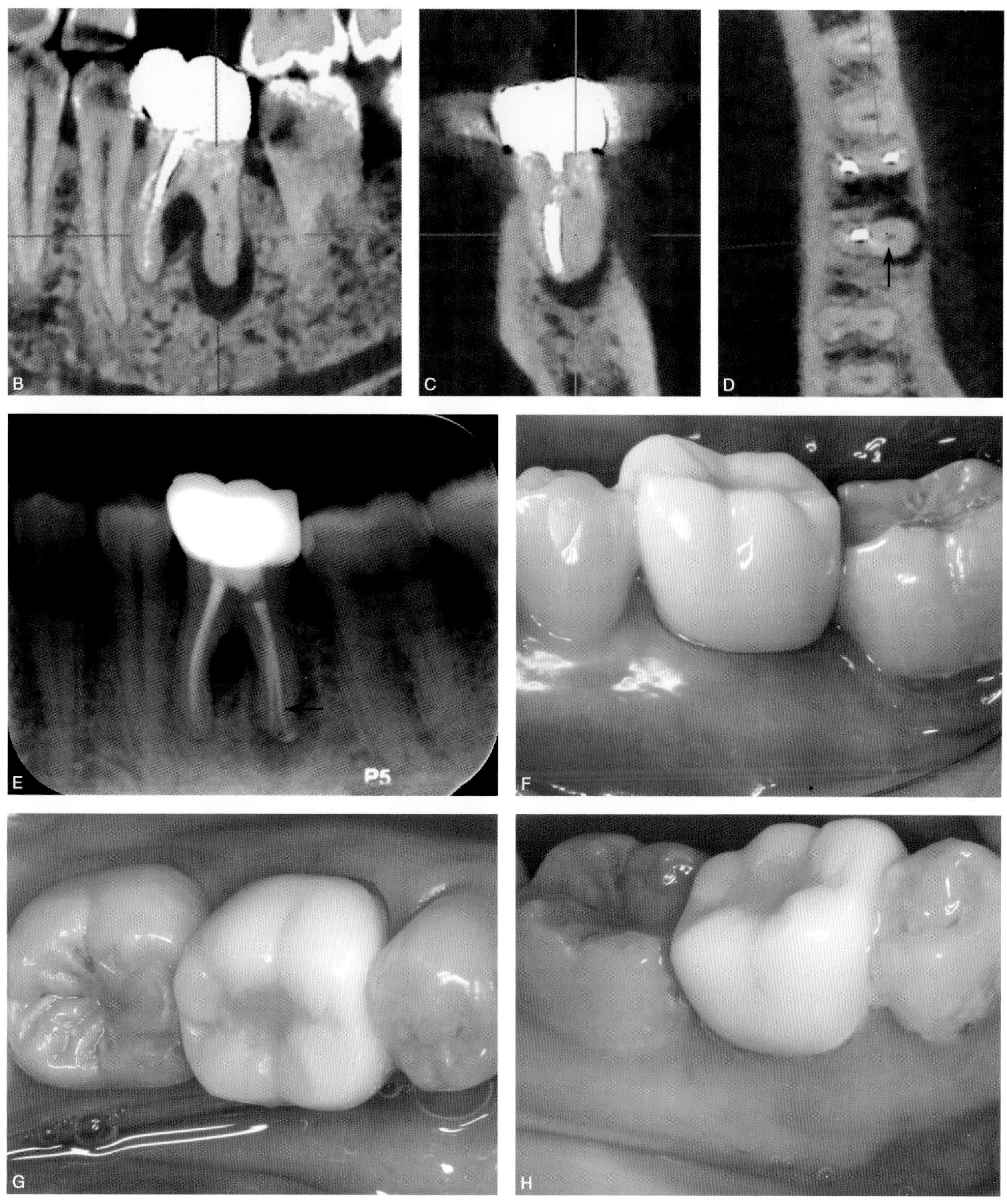
B
C
D
E
P5
F
G
H

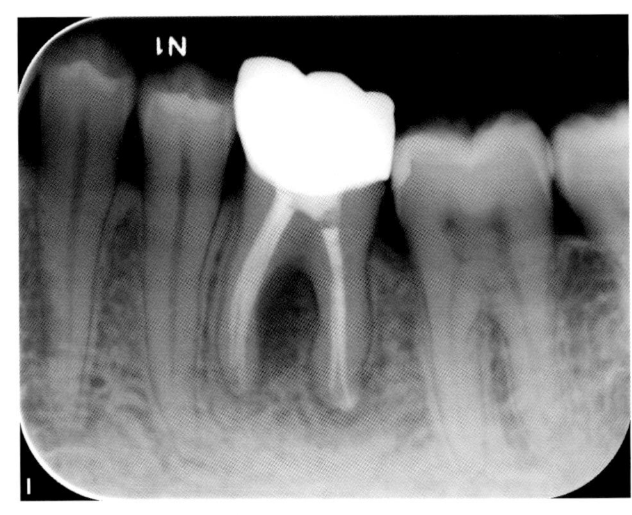

图 2-2-3 左下颌第一磨牙远颊根管遗漏行根管再治疗术

A. 术前根尖片 B. CBCT 矢状位 C. CBCT 冠状位 D. CBCT 水平位，箭头示远颊根管遗漏以及根分叉区透射影 E. 远颊根管行选择性根管再治疗术（箭头示），术后根尖片 F. 术后 7 个月随访颊侧面观 G. 咬合面观 H. 舌侧面观，示牙龈和牙槽黏膜正常 I. 根尖片，示远中根根尖周完全愈合（注：根分叉区病变未处理）

2. 手术治疗

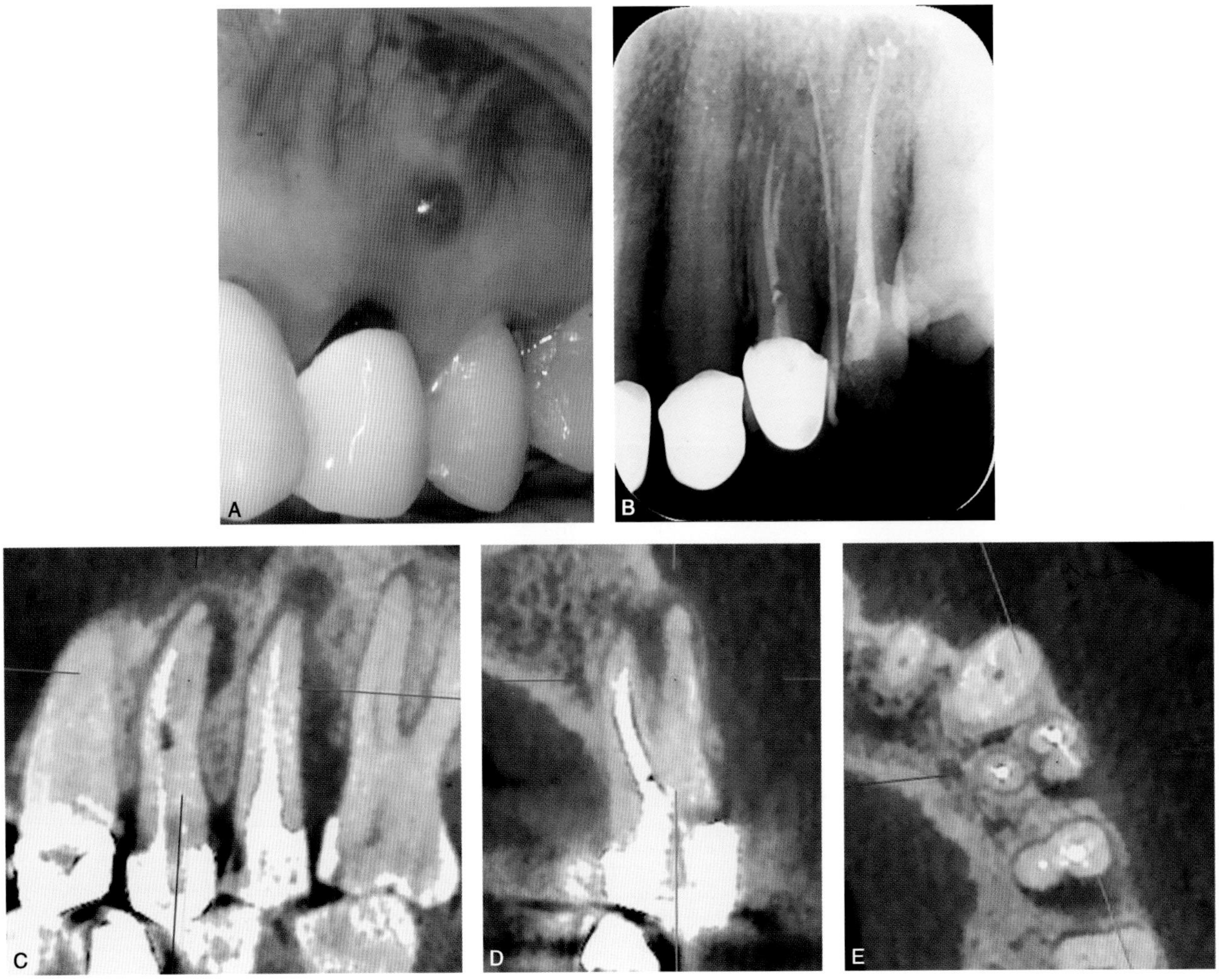

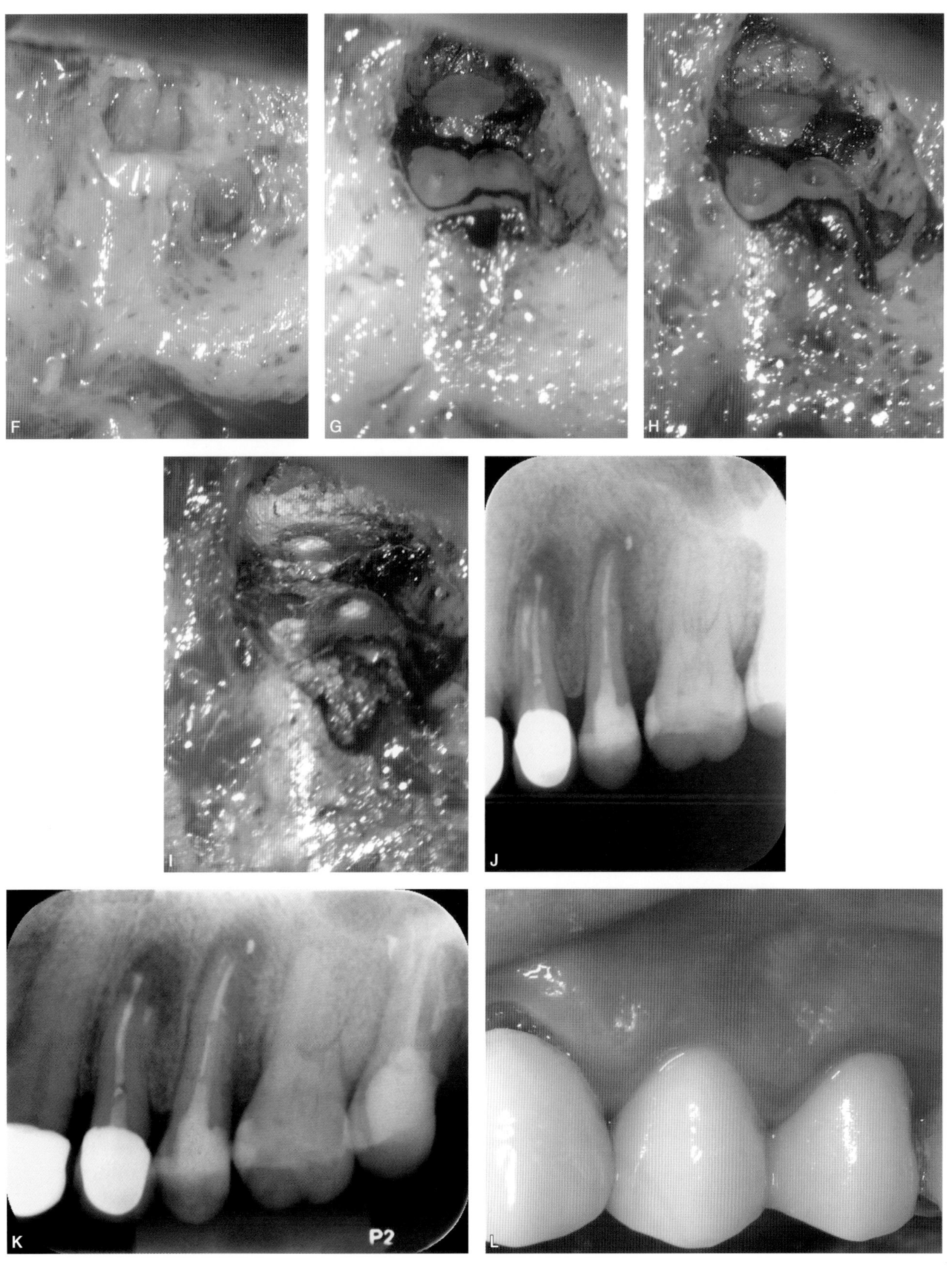
F
G
H
I
J
K
P2
L

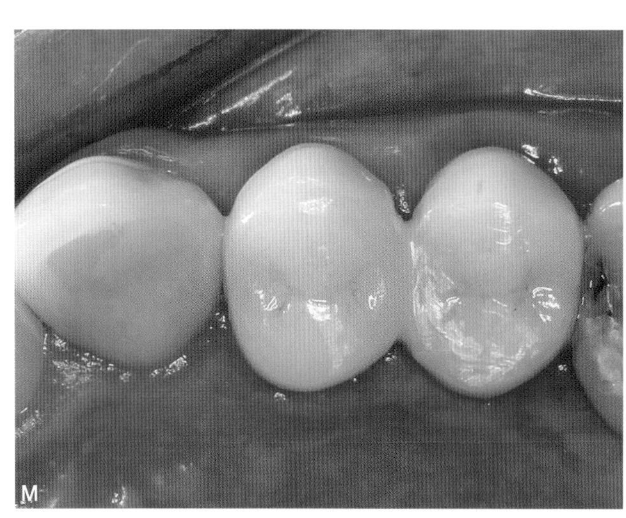
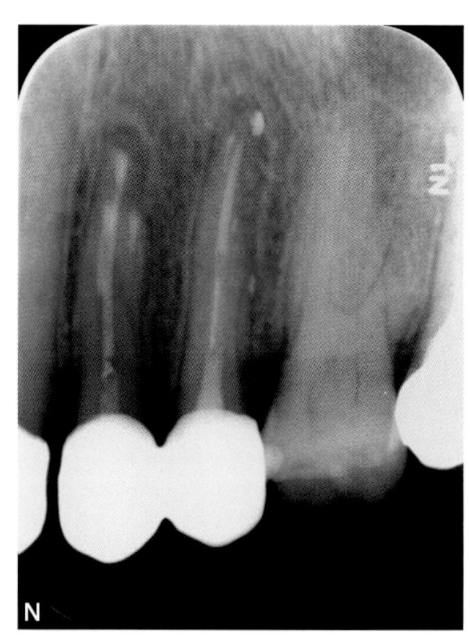

图 2-2-4 **左上颌第一前磨牙远颊根管遗漏行显微根尖外科手术**

A. 术前口内像 B. 牙胶示踪根尖片，示窦道来源于左上颌第一前磨牙根尖区 C. CBCT 矢状位 D. CBCT 冠状位 E. CBCT 水平位，示远颊根管遗漏 F. 切开翻瓣牵拉 G. 染色探查见远颊根管遗漏 H. 根管逆行预备 I. 根管逆行充填 J. 术后根尖片 K. 偏角投照根尖片 L. 术后 13 个月随访口内像颊侧面观，已重新行冠方修复 M. 咬合面观，示牙龈和牙槽黏膜正常 N. 根尖片，示根尖周愈合中

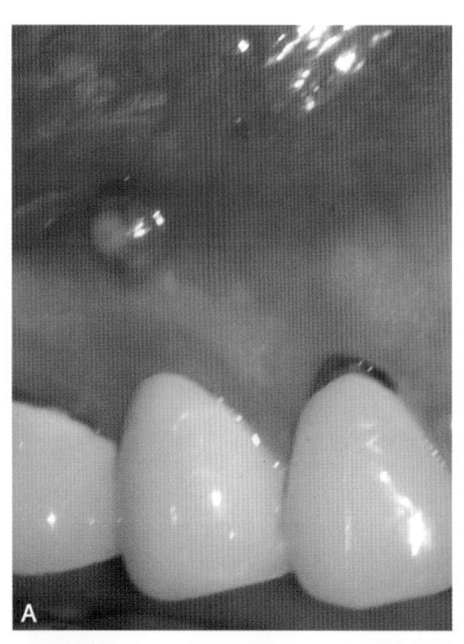
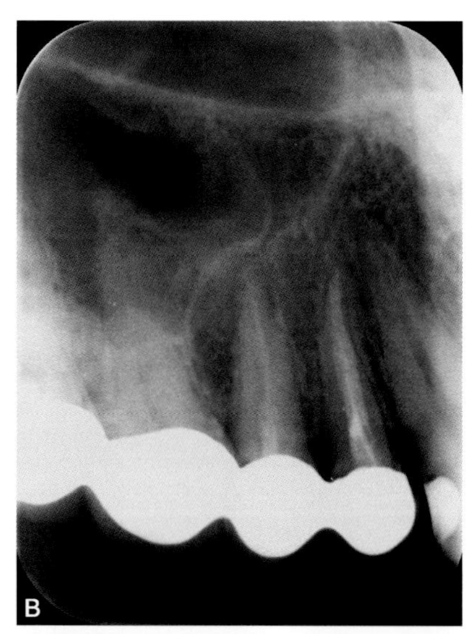
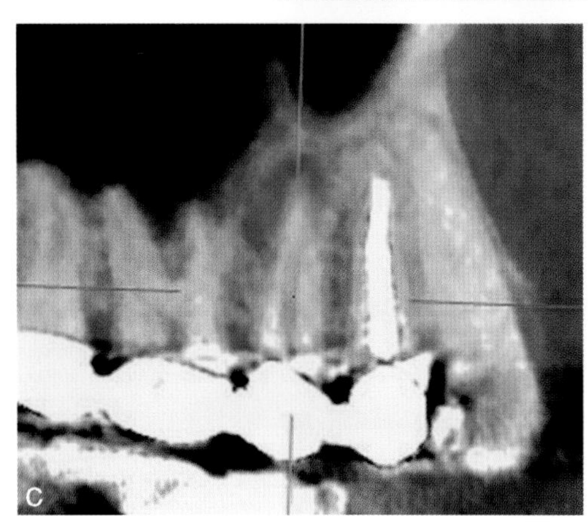
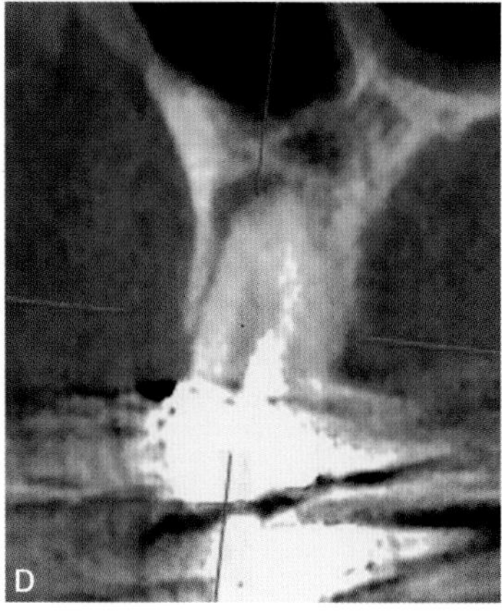
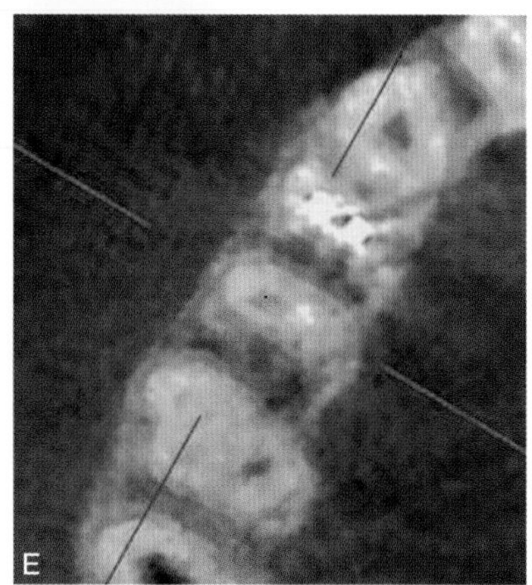

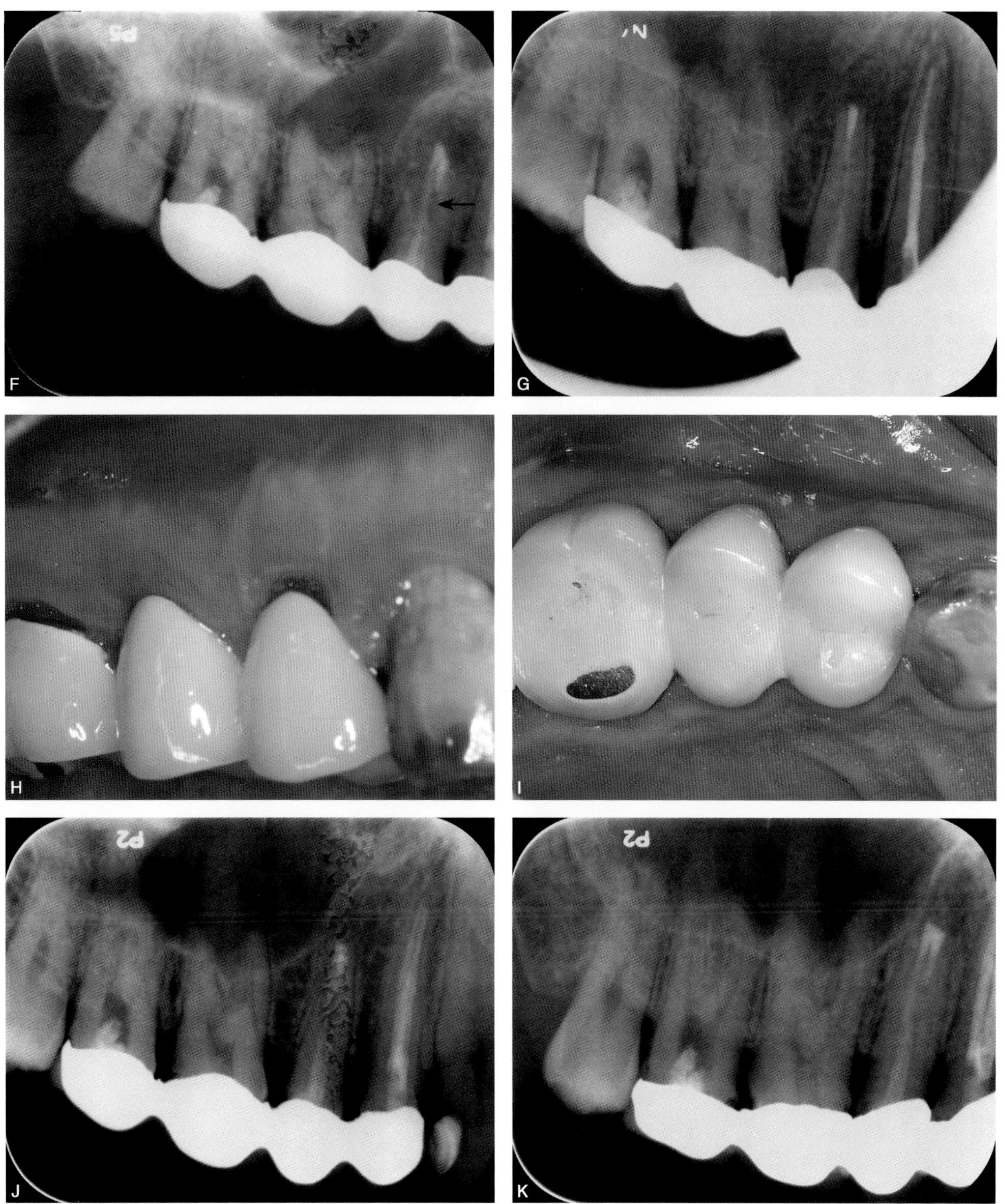

图 2-2-5　**右上颌第二前磨牙颊侧根管遗漏行显微根尖外科手术**

A. 术前口内像颊侧面观，示根尖区窦道　B. 根尖片　C. CBCT 矢状位　D. CBCT 冠状位　E. CBCT 水平位，示颊侧根管遗漏　F. 术后根尖片，示颊侧根管逆行充填约 4mm，未充填根管全长（箭头示）　G. 术后 3 个月随访根尖片　H. 术后 7 个月随访口内像颊侧面观　I. 咬合面观，示牙龈和牙槽黏膜正常　J. 根尖片　K. 偏角投照根尖片，示根尖周完全愈合

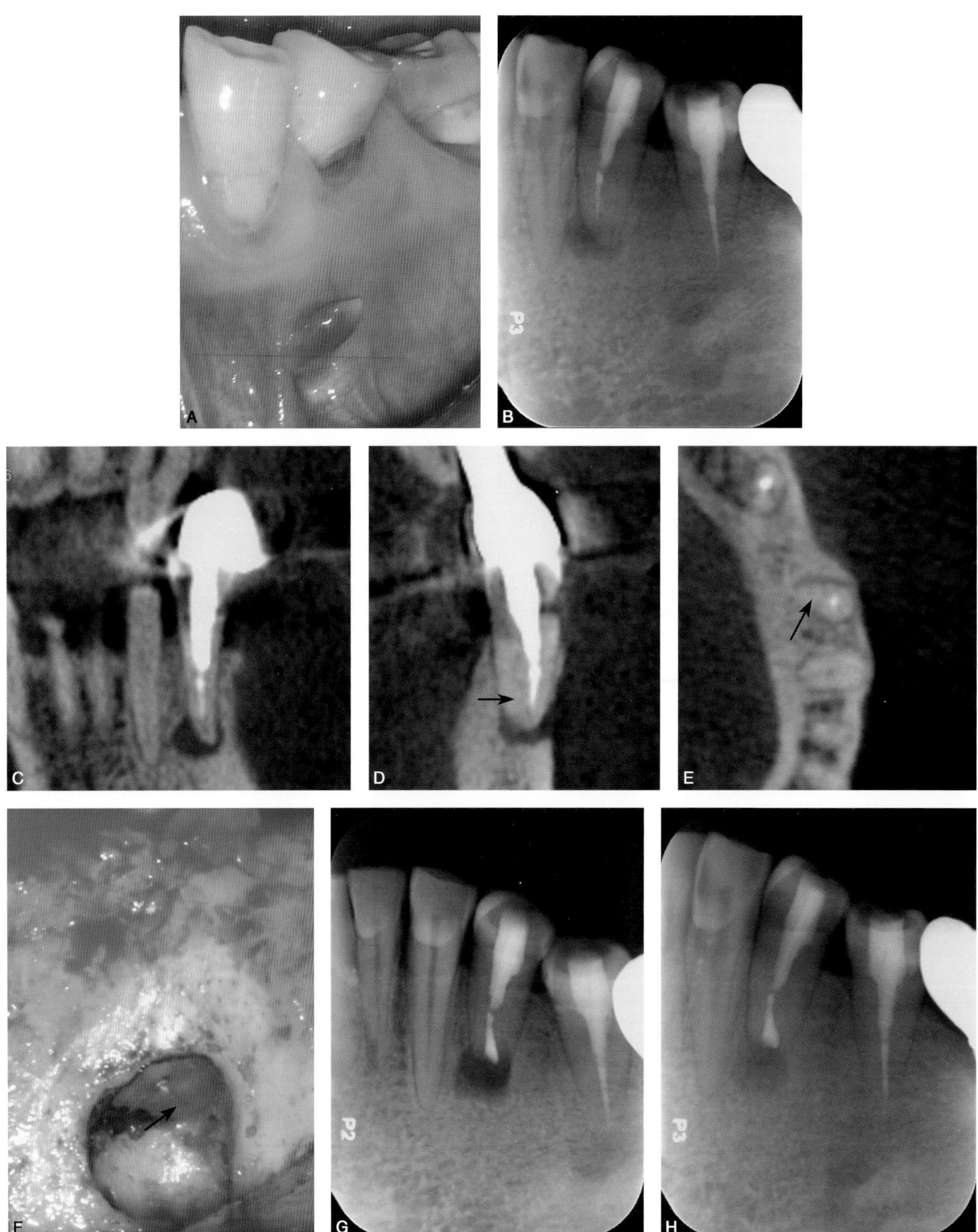

图 2-2-6 左下颌第一前磨牙舌侧根管遗漏行显微根尖外科手术

A. 术前口内像，示根尖区窦道 B. 根尖片 C. CBCT 矢状位 D. CBCT 冠状位，箭头示舌侧根管遗漏 E. CBCT 水平位，箭头示舌侧根管遗漏 F. 染色探查见舌侧根管遗漏（箭头示） G. 术后根尖片 H. 术后 3 个月随访根尖片，示根尖周愈合中

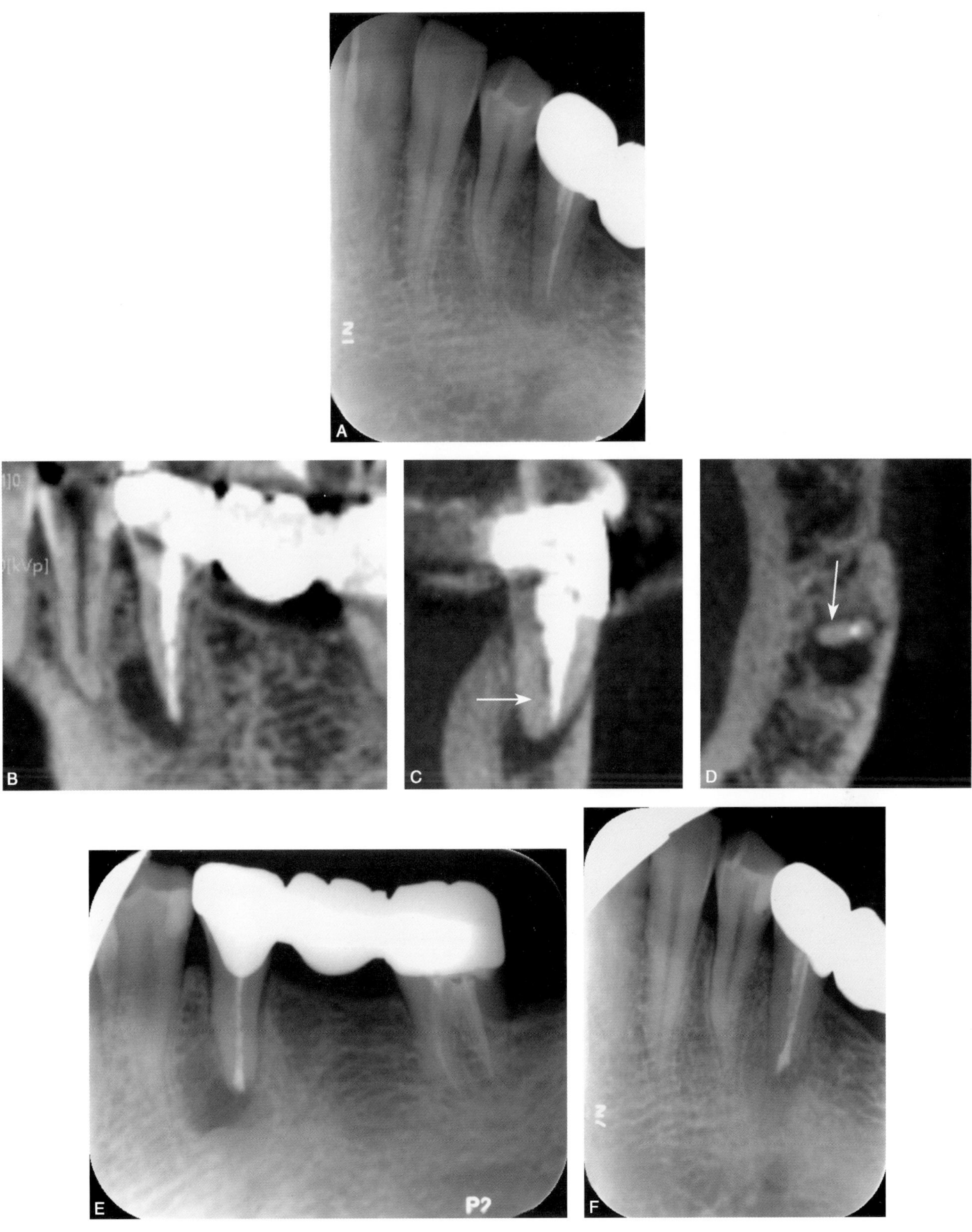

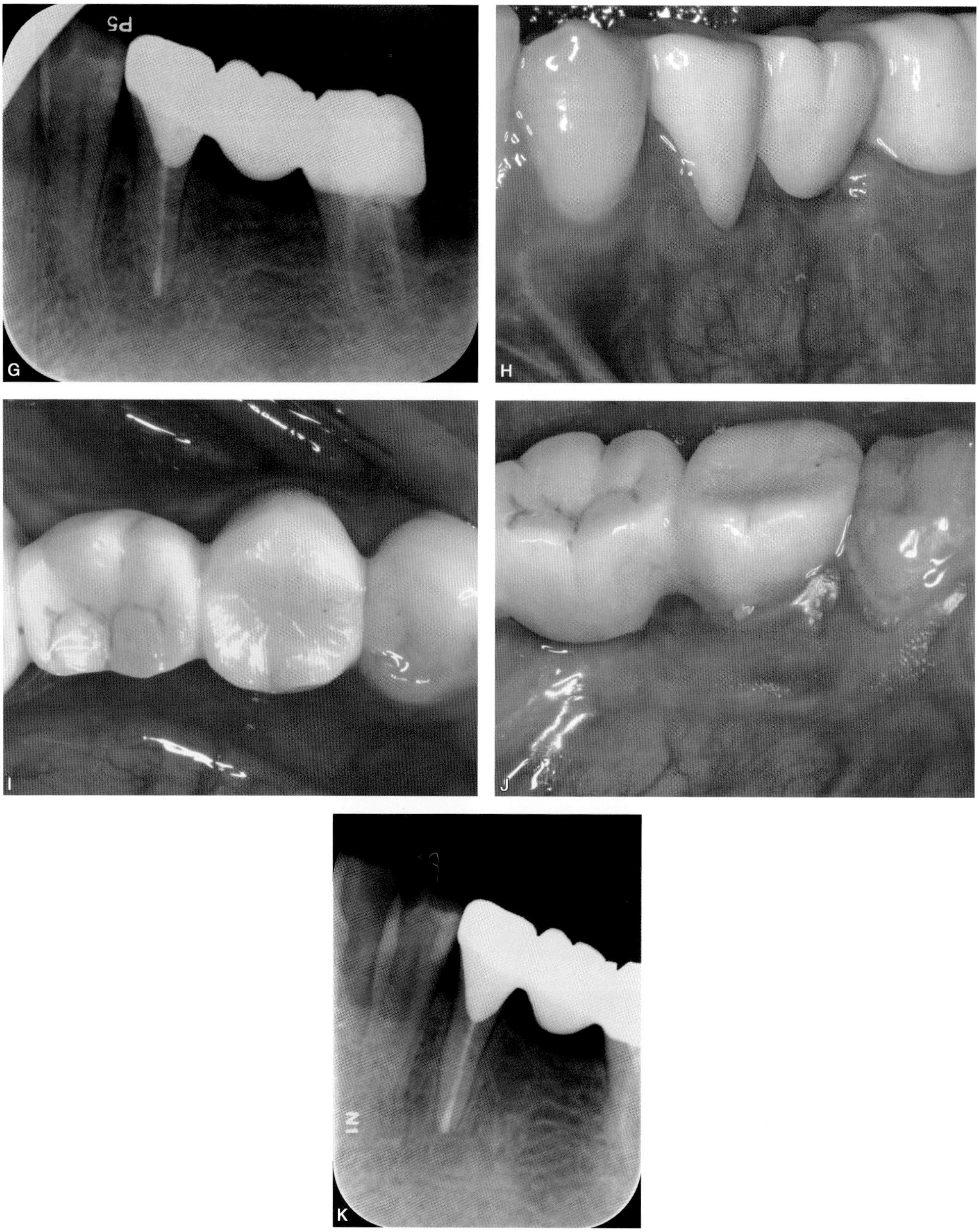

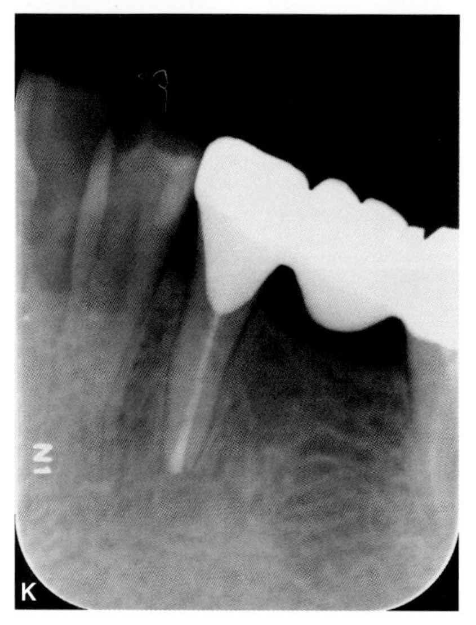

图 2-2-7 **左下颌第二前磨牙舌侧根管遗漏行显微根尖外科手术**

A. 术前根尖片 B. CBCT 矢状位 C. CBCT 冠状位，箭头示舌侧根管遗漏 D. CBCT 水平位，箭头示舌侧根管遗漏 E. 术后根尖片 F. 术后 4 个月随访根尖片 G. 术后 8 个月随访根尖片 H. 术后 11 个月随访口内像颊侧面观 I. 咬合面观 J. 舌侧面观，示牙龈和牙槽黏膜正常 K. 根尖片，示根尖周完全愈合

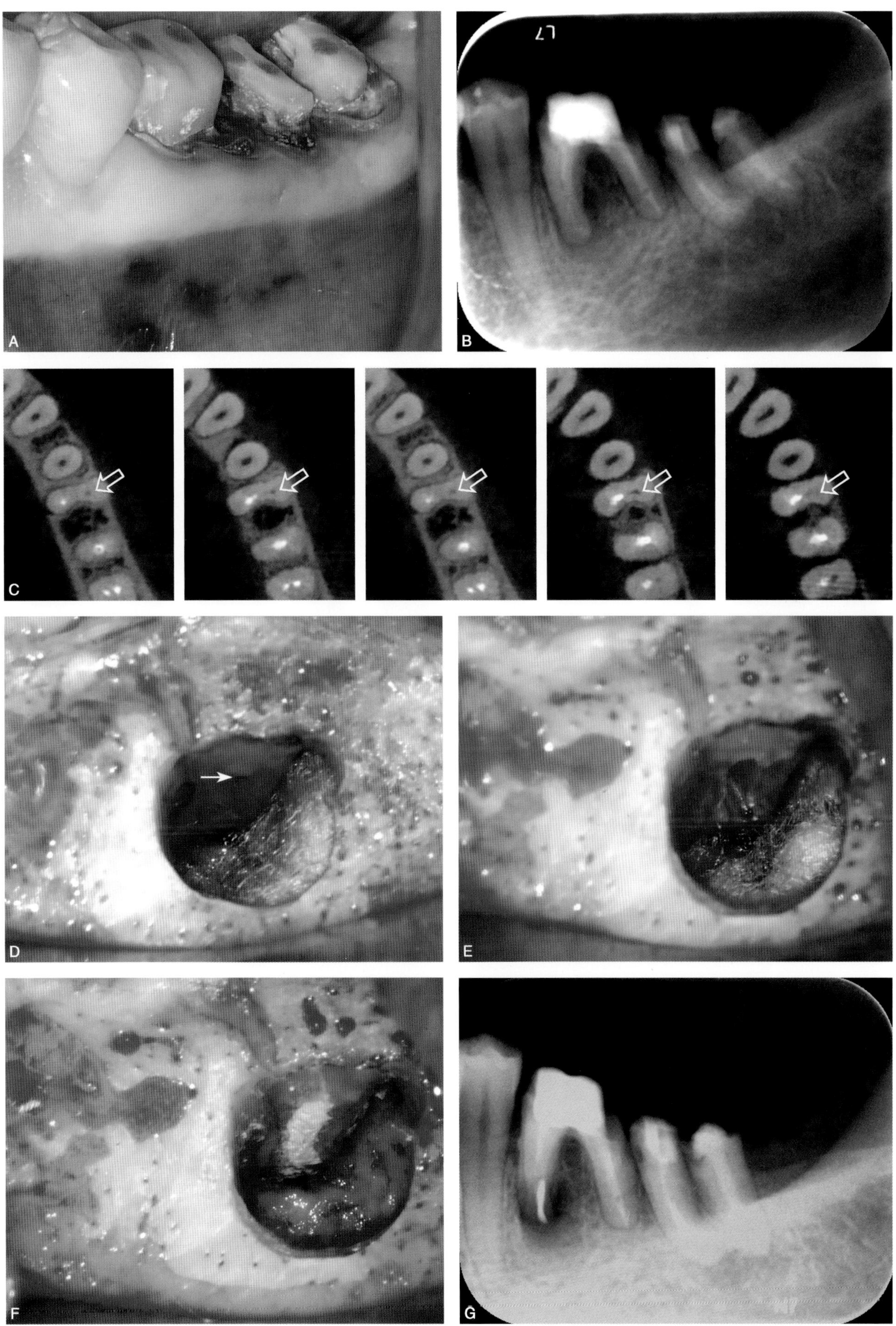
A
B
C
D
E
F
G

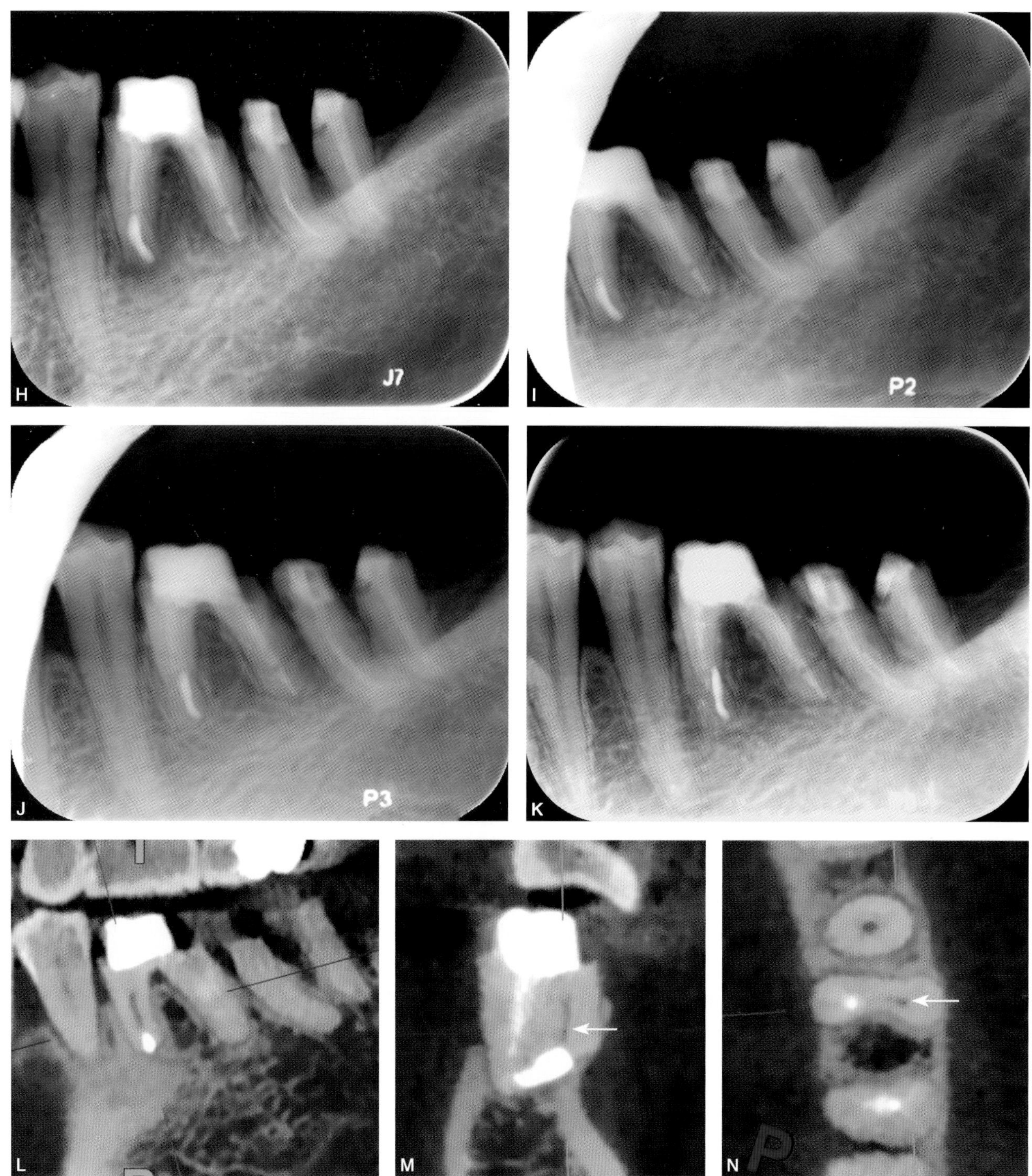

图 2-2-8 左下颌第一磨牙近颊根管遗漏行显微根尖外科手术

A. 术前口内像 B. 术前根尖片 C. CBCT 连续水平位，箭头示近颊根管遗漏，根管口处钙化 D. 染色探查见近颊根管遗漏（箭头示） E. 根管逆行预备 F. 根管逆行充填 G. 术后根尖片 H. 术后 3 个月随访根尖片 I. 术后 5 个月随访根尖片 J. 术后 13 个月随访根尖片 K. 术后 20 个月随访根尖片 L. 术后 30 个月随访 CBCT 矢状位 M. CBCT 冠状位 N. CBCT 水平位，示近颊根管仅行根尖段充填，根尖周完全愈合

二、根管钙化

根管钙化导致的根管治疗不完善是根管治疗术失败的一种较为常见的原因。若有再治疗入路，首选非手术再治疗，尽量疏通根管全长；若因根管钙化或者发生根管偏移而无法疏通至根尖，预备充填至可疏通处，避免强行疏通而发生根管侧穿、器械分离等并发症。根管再治疗完成后，随访观察，若成功则行冠方修复（图 2-2-9），失败则行显微根管外科。若无再治疗入路，直接行显微根管外科（图 2-2-10）。

1. 非手术治疗

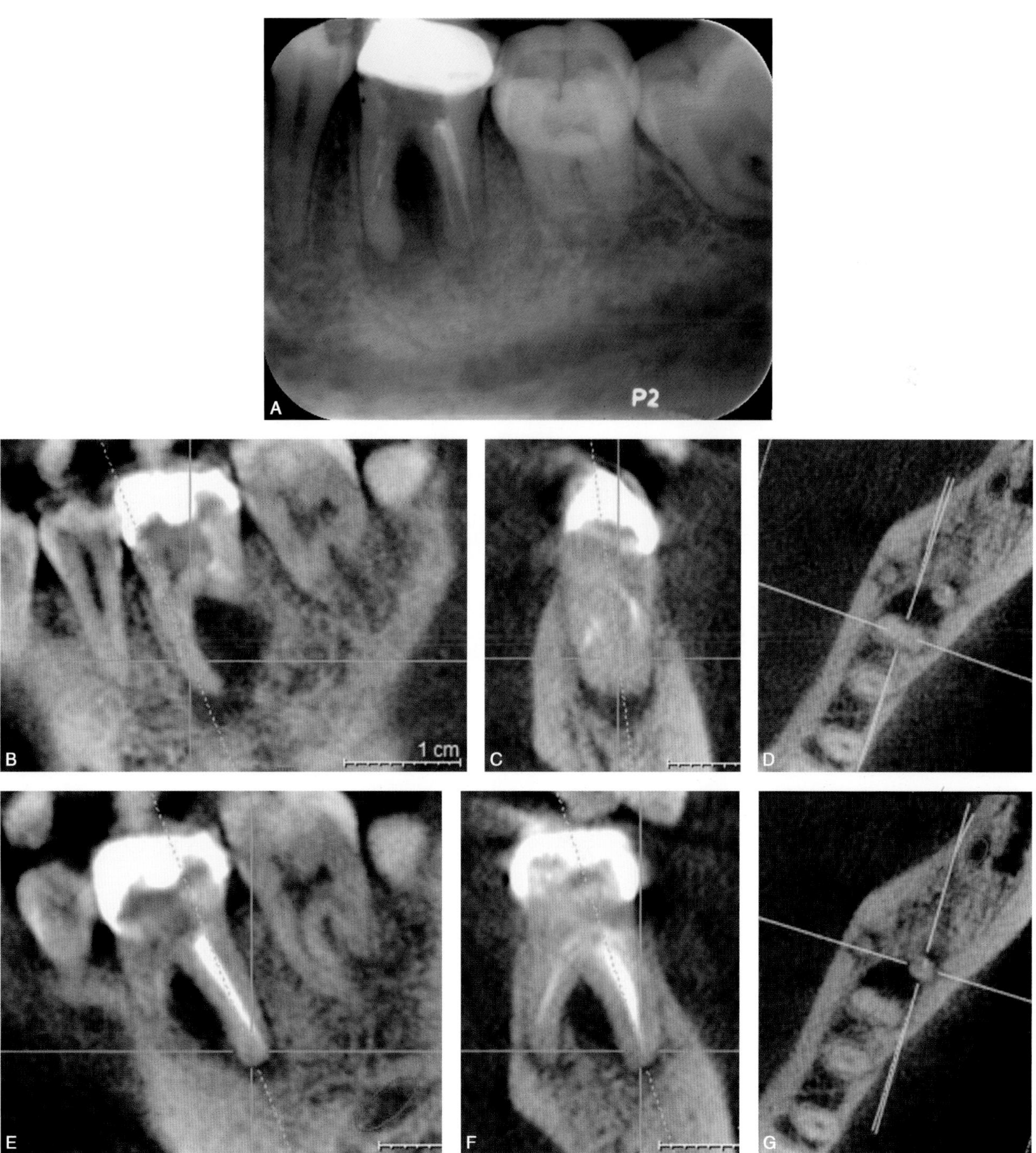

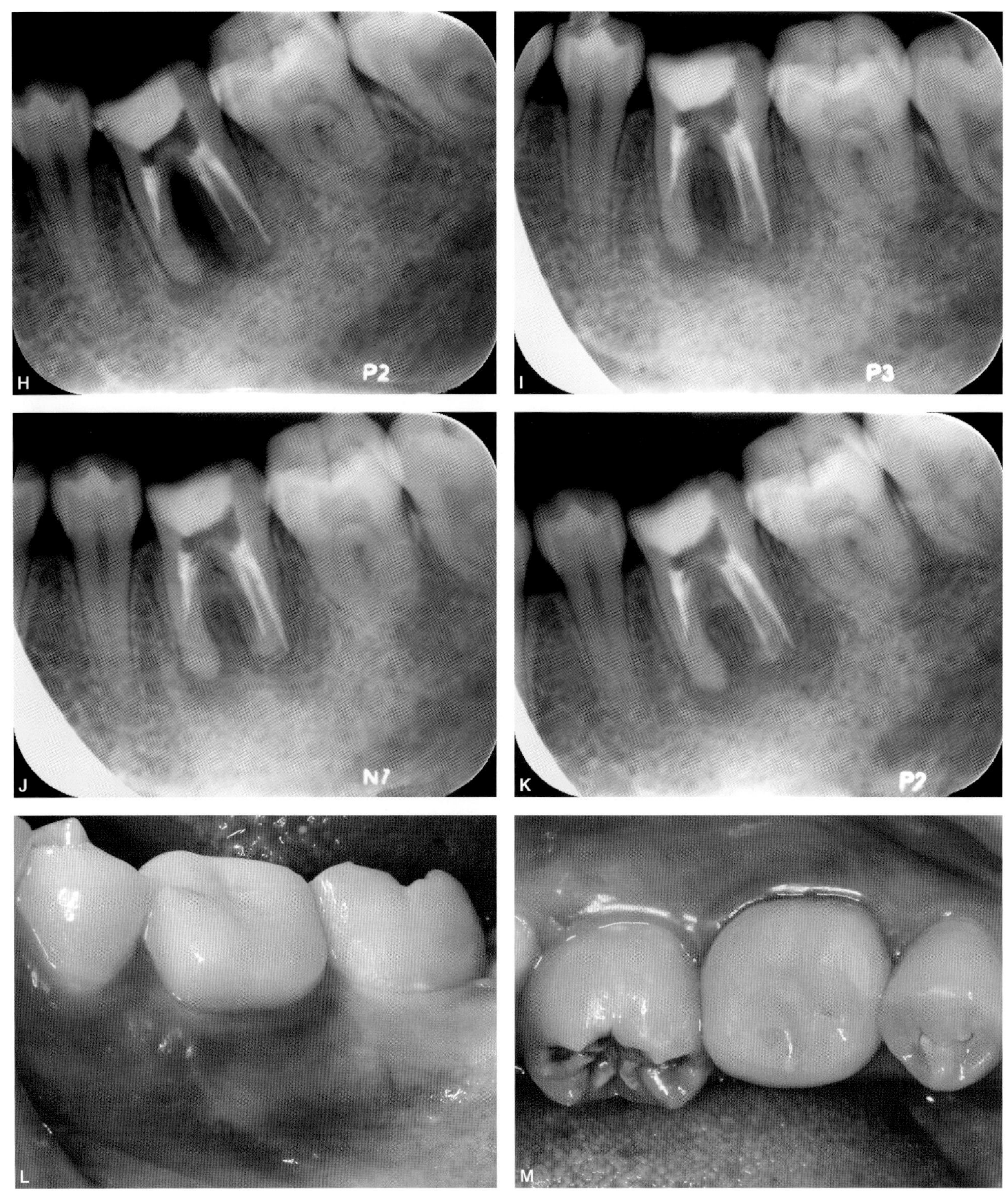
P2
H
P3
I
N7
J
P2
K
L
M

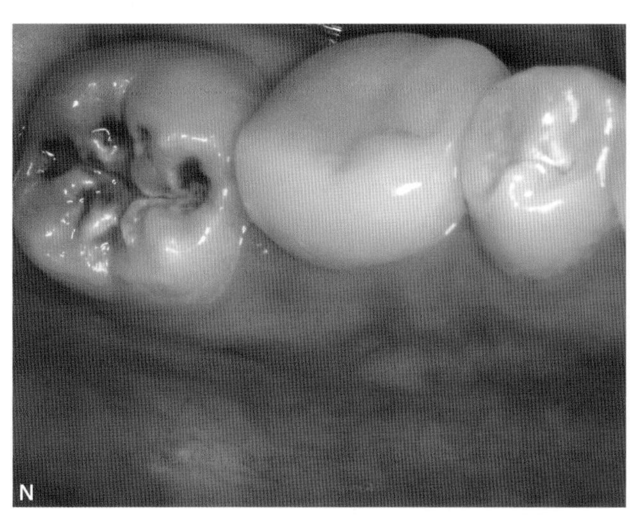

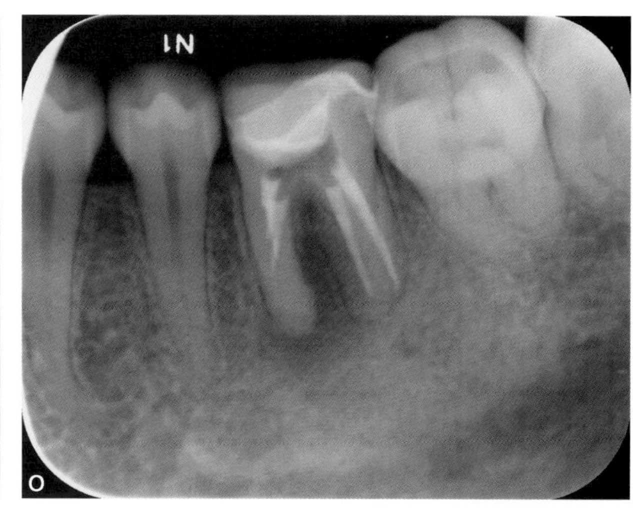

图 2-2-9　**左下颌第一磨牙根管钙化行根管再治疗术**

A. 术前根尖片，示根管欠填、根尖周和根分叉区透射影　B. 近中根 CBCT 矢状位　C. CBCT 冠状位　D. CBCT 水平位，示根管钙化　E. 远中根 CBCT 矢状位　F. CBCT 冠状位　G. CBCT 水平位　H. 术后根尖片，示近颊、近舌根管因钙化预备充填至根中段以及远颊、远舌根管充填至根尖　I. 术后 4 个月随访根尖片　J. 术后 9 个月随访根尖片　K. 术后 12 个月随访根尖片　L. 术后 23 个月随访口内像颊侧面观，已重新冠方修复　M. 咬合面观　N. 舌侧面观，示牙龈和牙槽黏膜正常　O. 根尖片，示远颊根和远舌根根尖周完全愈合、近中根根尖周和根分叉区愈合中

2. 手术治疗

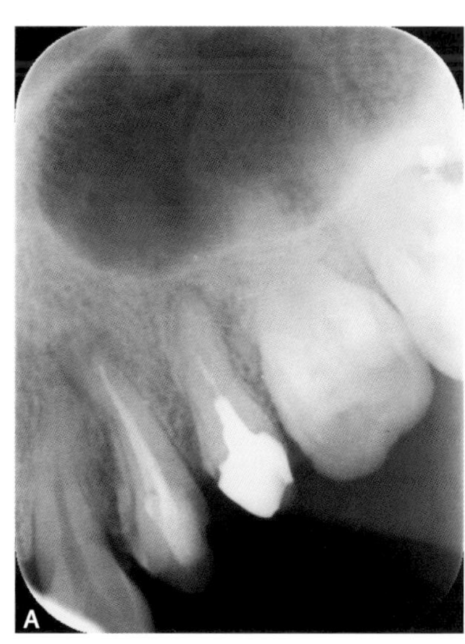

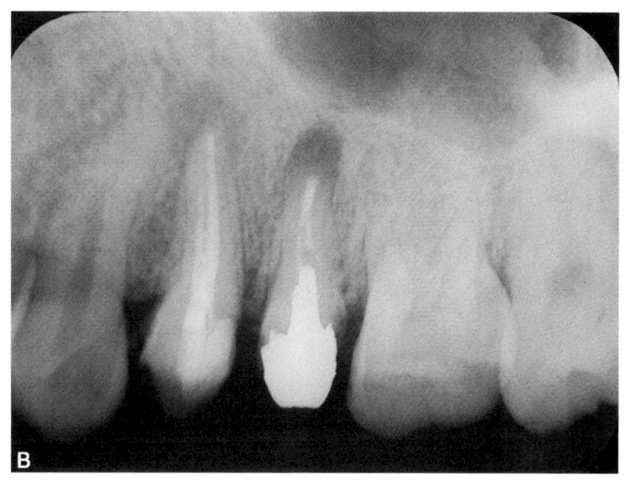

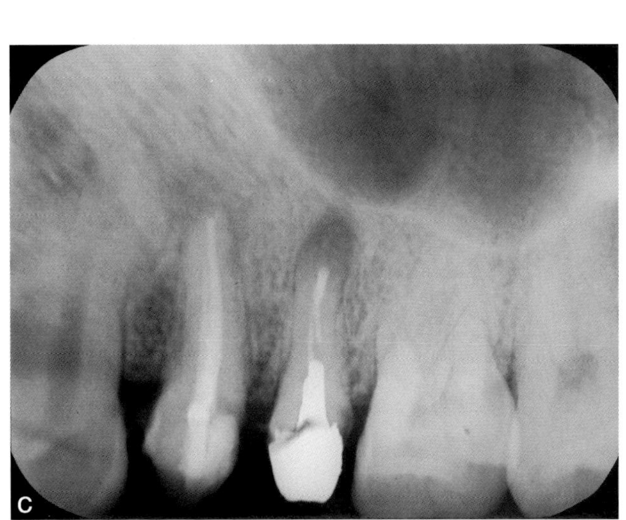

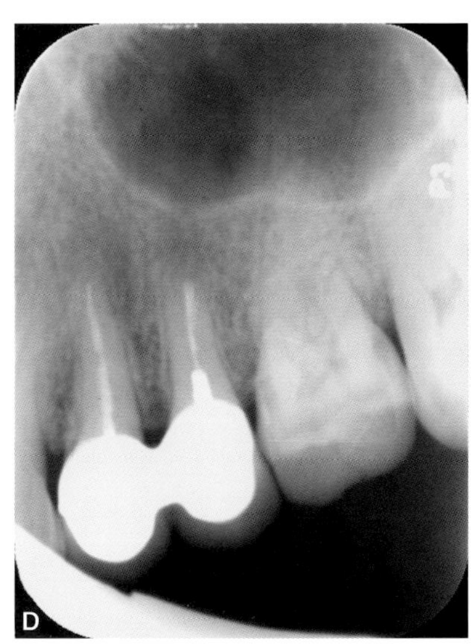

图 2-2-10 左上颌第二前磨牙根管钙化行显微根尖外科手术

A. 术前根尖片 B. 术后根尖片 C. 术后 1 个月随访根尖片 D. 术后 53 个月随访根尖片，示根尖周完全愈合

三、根管桩

若有再治疗入路，首选根管再治疗，金属桩的取出方法见本章第一节（图 2-2-11）；去除纤维根管桩时需要在显微镜下准确定位，采用超声工作尖或者对应的纤维桩去除钻将纤维打散后清除，注意方向，避免发生根管偏移和侧穿（图 2-2-12）。若无再治疗入路，直接行显微根管外科（图 2-2-13，图 2-2-14）。

1. 非手术治疗

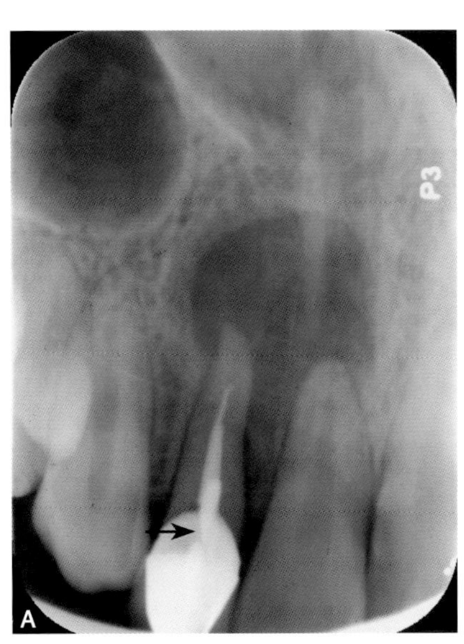

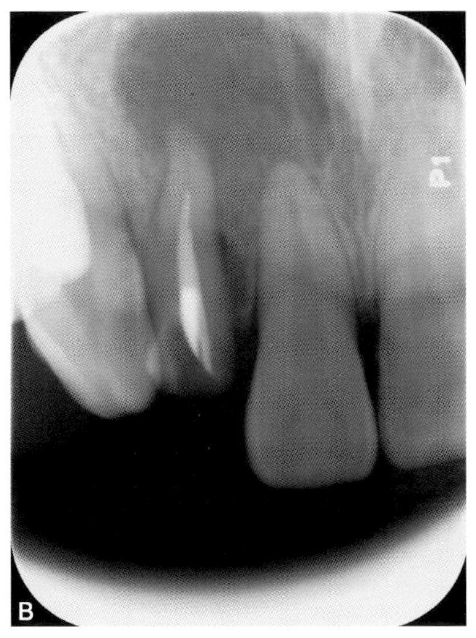

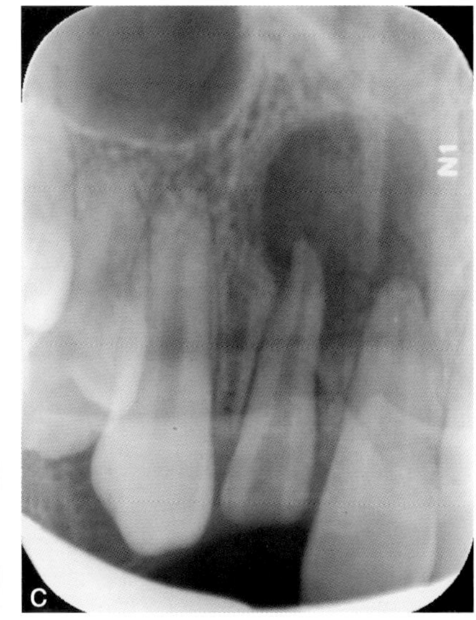

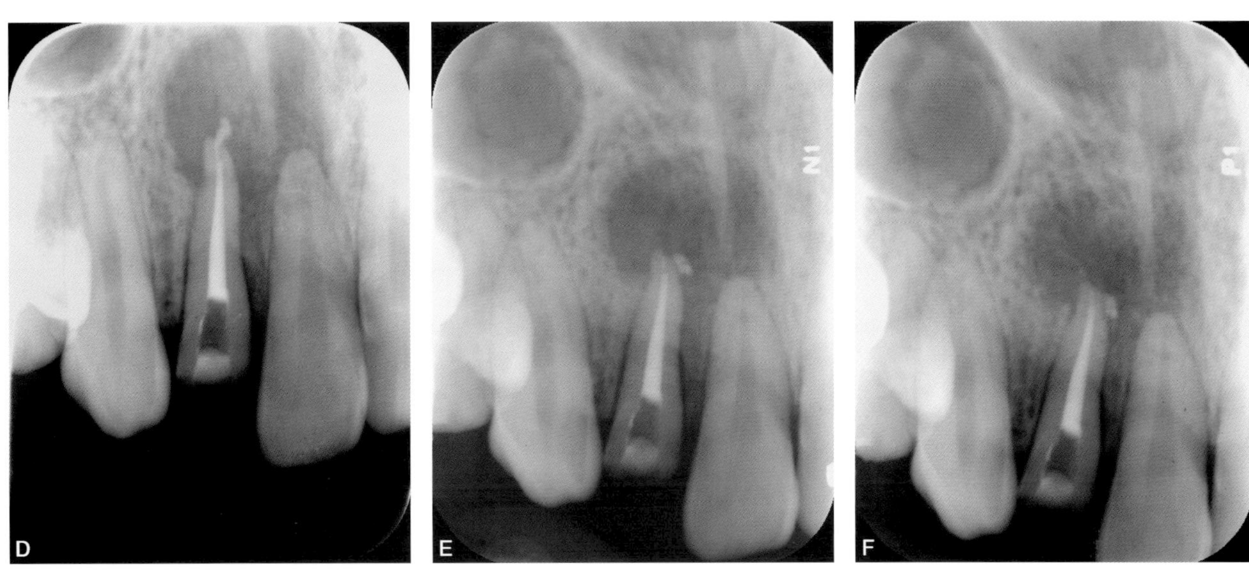

图 2-2-11　**右上颌侧切牙根管桩断裂后行根管再治疗术**

A. 术前根尖片，箭头示根管桩可疑折断　B. 拆除全冠，见根管桩折断　C. 取出折断根管桩，行根管再治疗术　D. 术后根尖片　E. 术后 2 个月随访根尖片　F. 术后 4 个月随访根尖片，根尖周愈合中

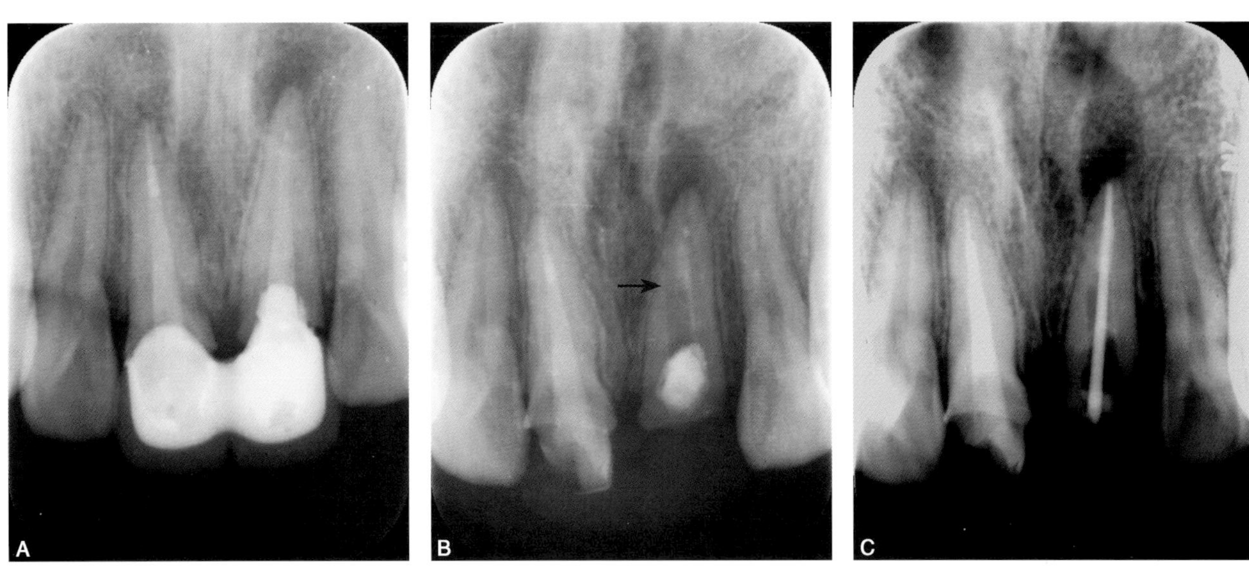

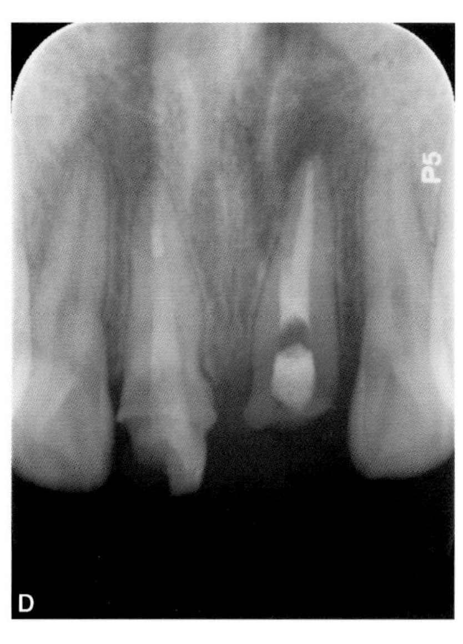

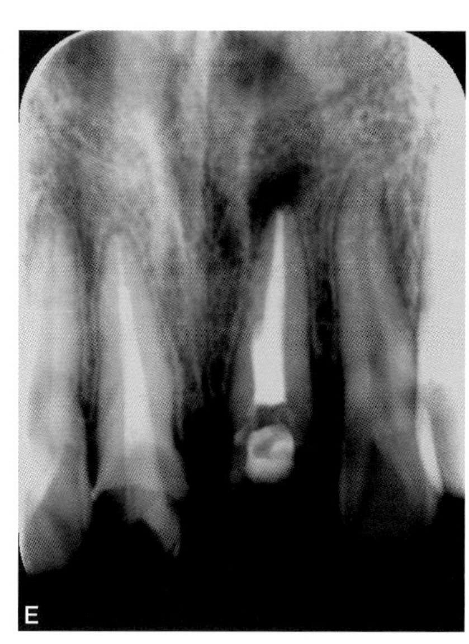

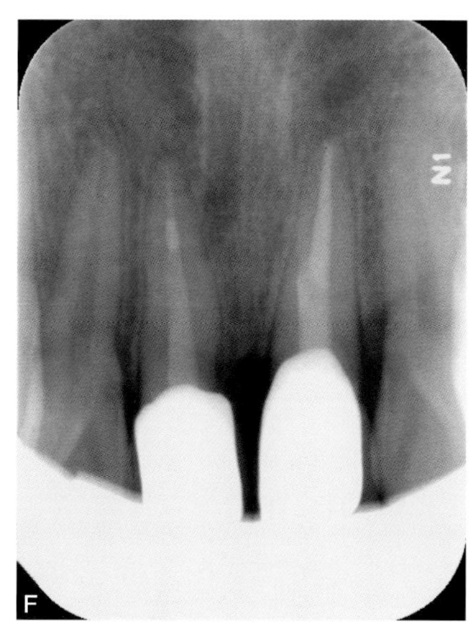

图 2-2-12 **左上颌中切牙纤维根管桩修复后行根管再治疗术**

A. 术前根尖片 B. 在外院行根管再治疗术，取纤维桩时根管偏移近侧穿（箭头示） C. 取出纤维根管桩，根管预备和消毒后试主牙胶尖 D. 术后根尖片 E. 术后 1 个月随访根尖片 F. 术后 8 个月随访根尖片，示根尖周完全愈合

2. 手术治疗

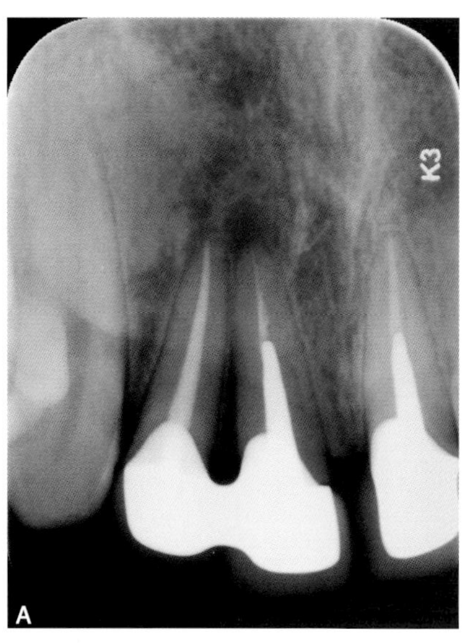

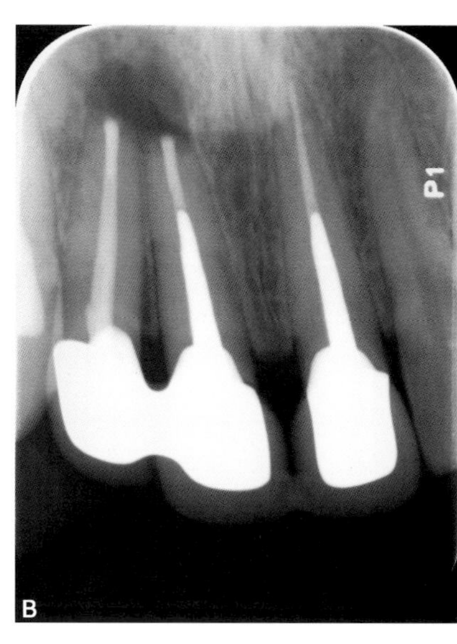

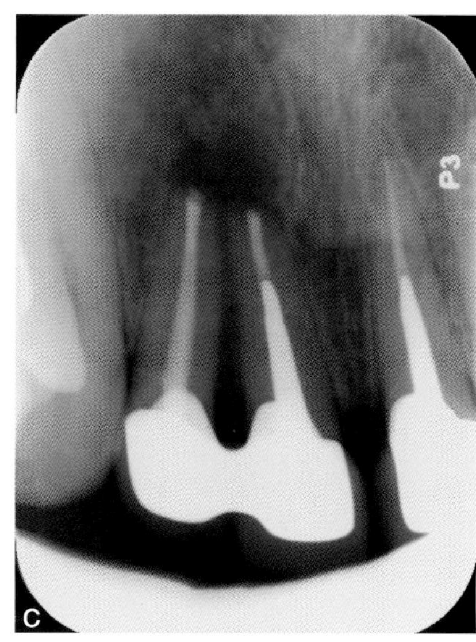

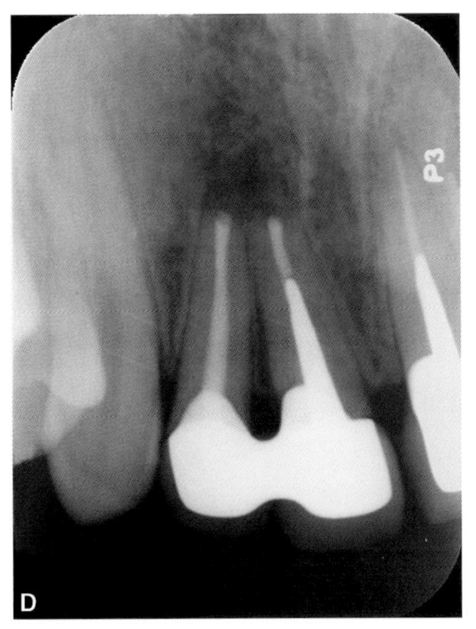

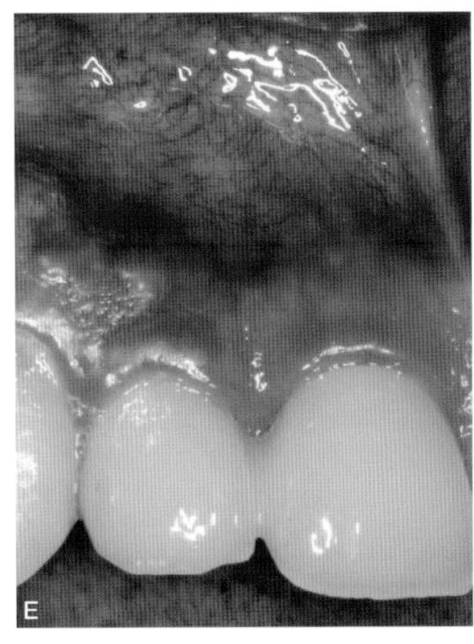

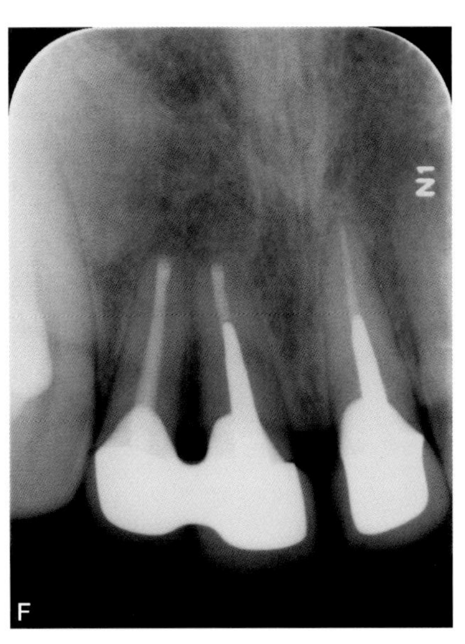

图 2-2-13　右上颌中切牙根管桩修复后行显微根尖外科手术

A. 术前根尖片　B. 术后根尖片　C. 术后 1 个月随访根尖片　D. 术后 6 个月随访根尖片　E. 术后 30 个月随访口内像颊侧面观，示牙龈和牙槽黏膜正常　F. 根尖片，示根尖周完全愈合

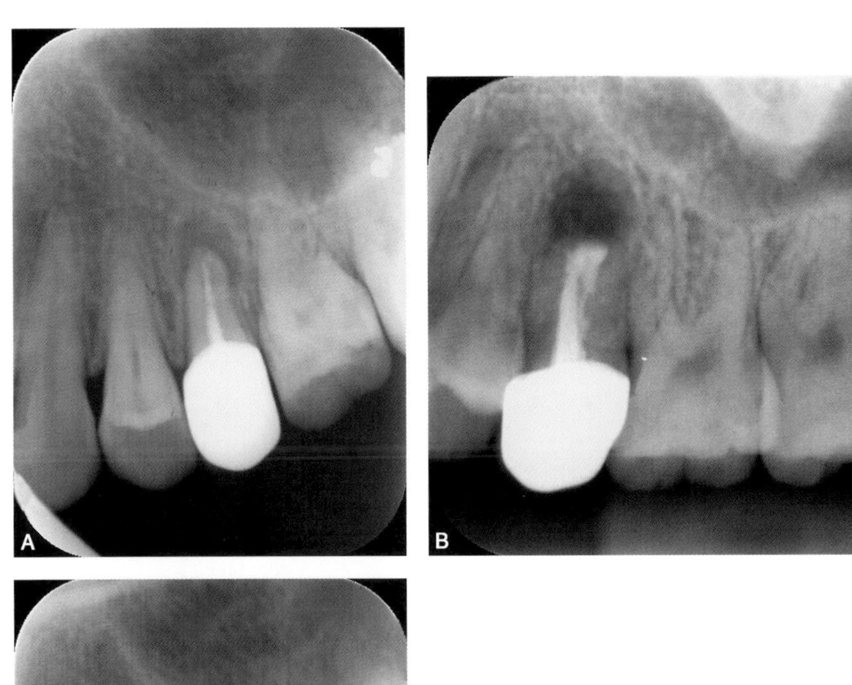

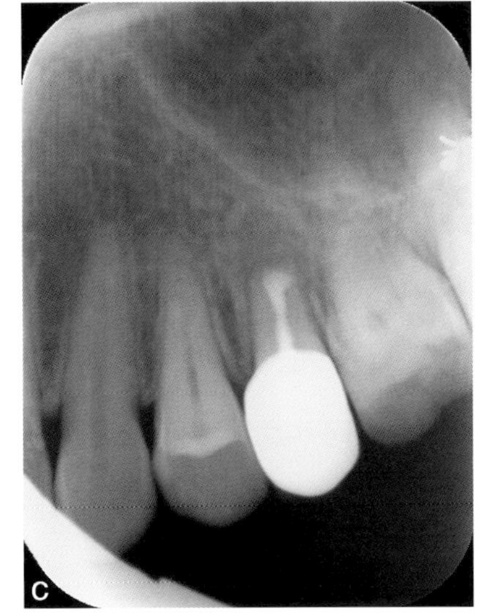

图 2-2-14　左上颌第二前磨牙根管桩修复后行显微根尖外科手术

A. 术前根尖片　B. 术后根尖片　C. 术后 6 个月随访根尖片，示根尖周愈合中

四、颊侧骨板厚

当患牙根尖距离颊侧骨板大于10mm且颊侧骨板完整时，根尖外科手术入路困难，进一步评估不适合意向再植术（多根牙、根分叉角度大）时，宜采用非手术再治疗（图2-2-15），其他情况都不是显微根管外科的禁忌证。显微根尖外科手术中，当颊侧骨板较厚或者根尖距离颊侧骨板较远时，手术常规用全长25mm长柄裂钻难以到达根尖区，需要采用全长30mm或32mm的长柄裂钻（图2-2-16，图3-1-2~图3-1-11）。另外，还可以采用导板法或者动态导航系统准确定位根尖，或者采用“骨窗法（bone window technique）”，即使用细裂钻或者超声骨刀切割患牙根尖区较大范围的颊侧骨板并完整取出，形成骨窗，充分暴露根尖区以利于显微根尖外科手术操作，术后将体外Hank’s平衡盐溶液或者生理盐水浸泡保存的骨板复位，以利于根尖区骨组织的愈合。

1. 非手术治疗

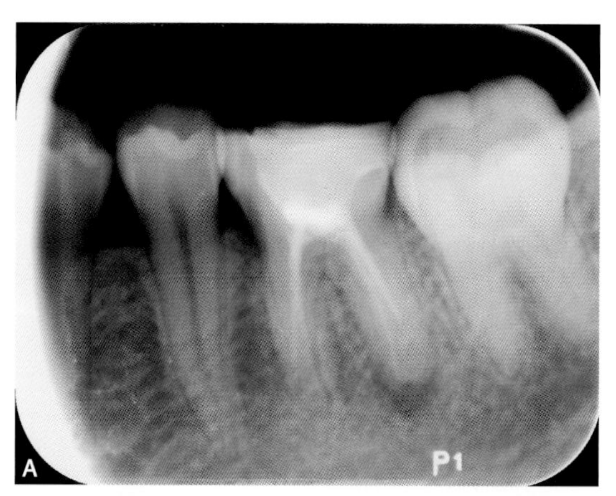

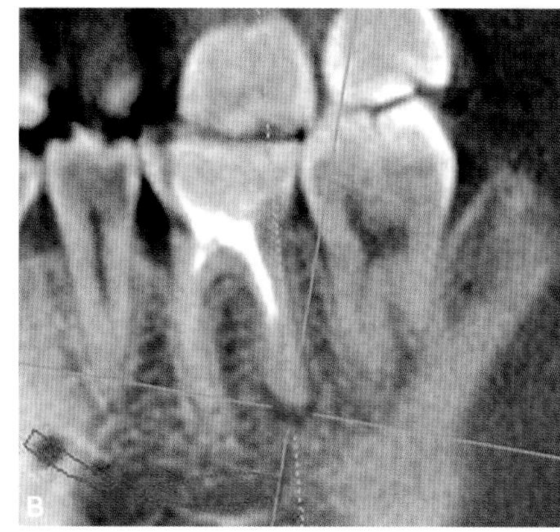

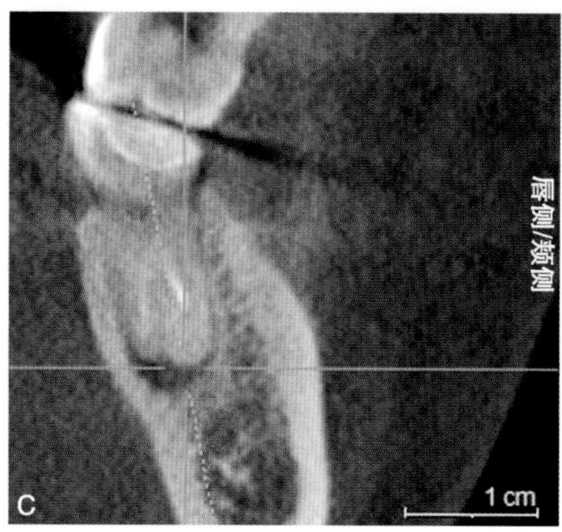

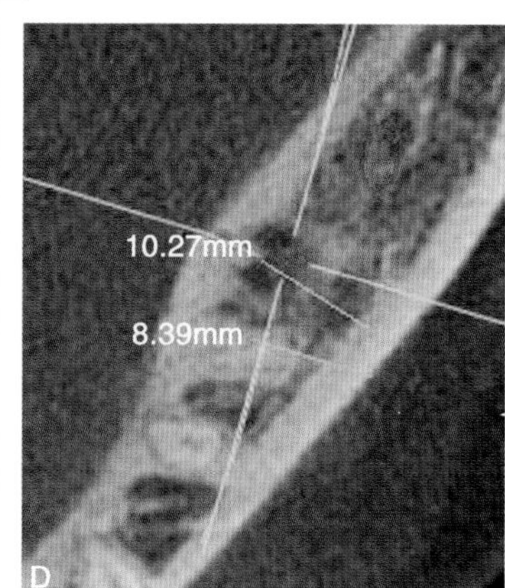

图2-2-15 **左下颌第一磨牙颊侧骨板厚，不宜行显微根尖外科手术**

A. 术前根尖片 B. CBCT矢状位 C. CBCT冠状位 D. CBCT水平位，示近颊根根尖距颊侧骨板约8mm，远颊根根尖距颊侧骨板约10mm

2. 手术治疗

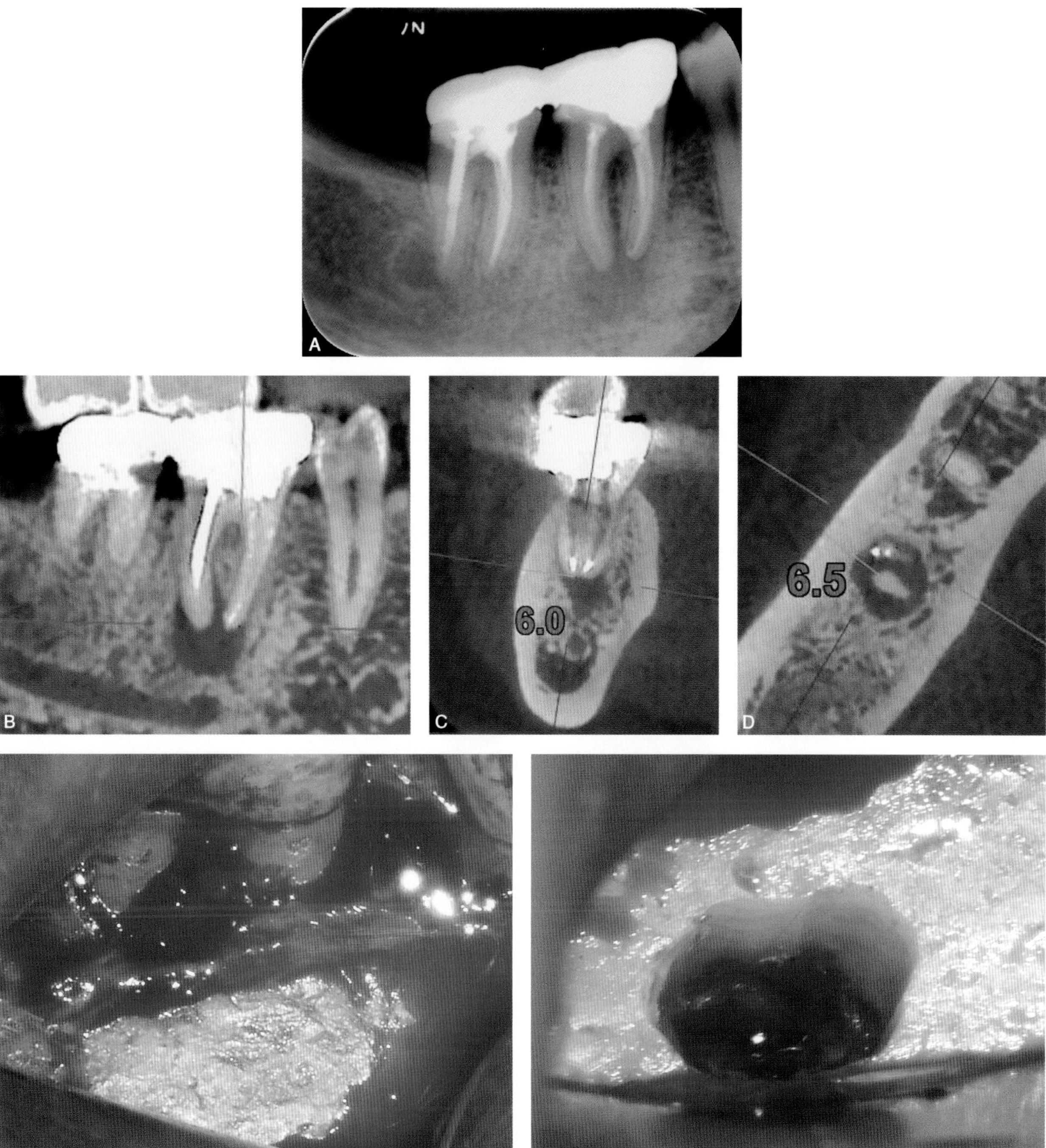

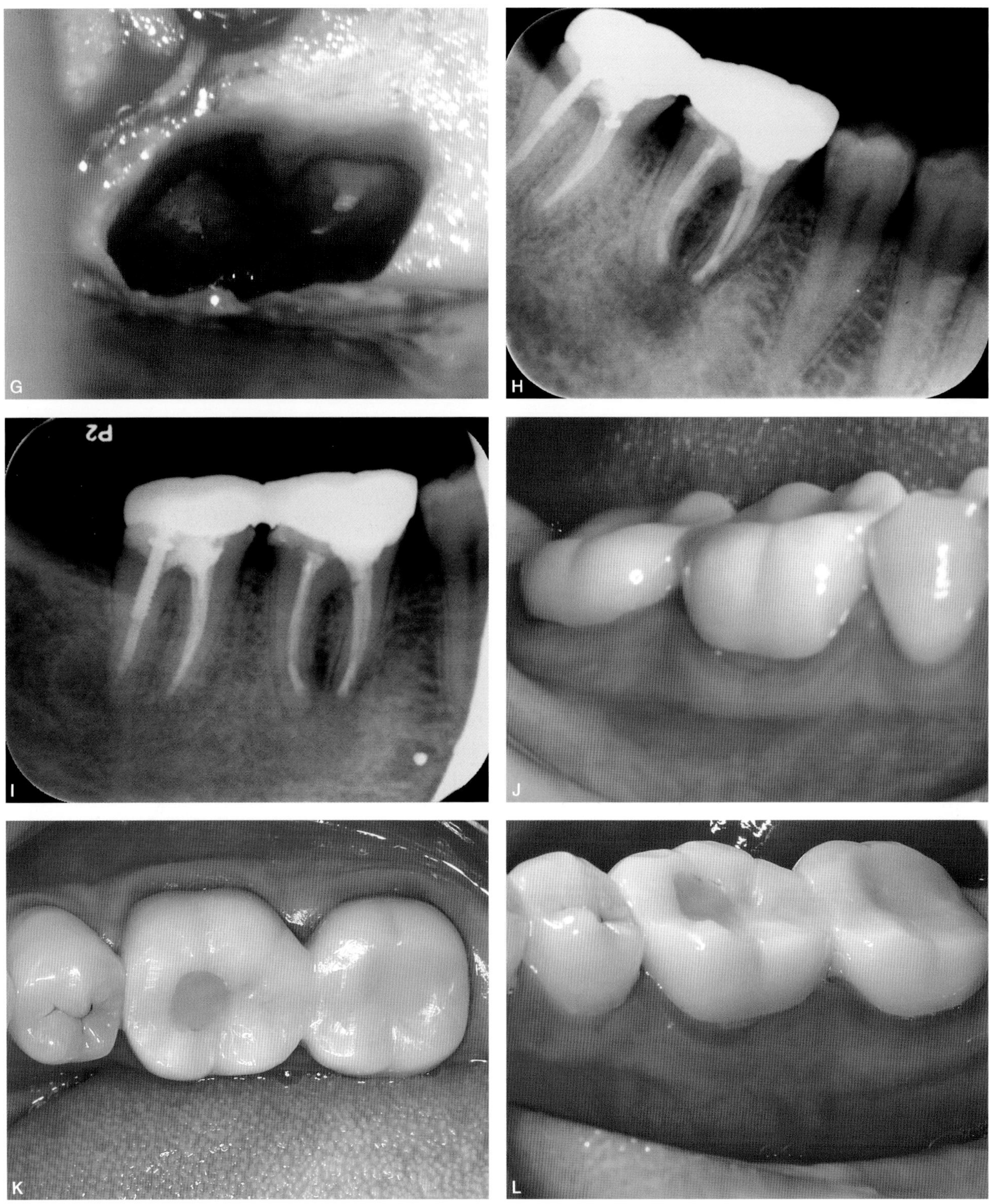
G
H
I
J
K
L

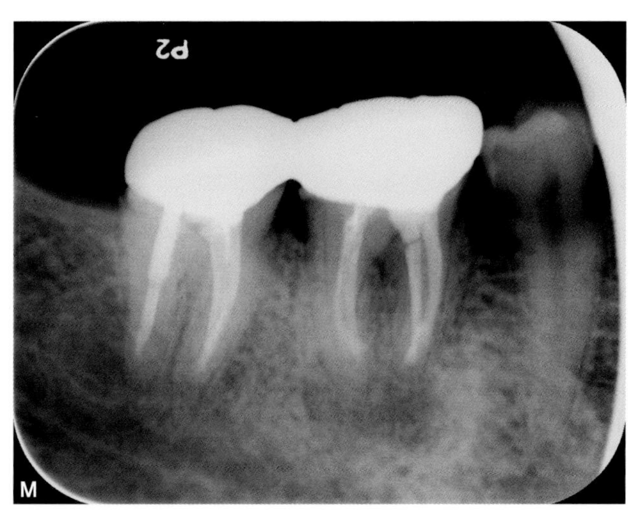

图 2-2-16 **右下颌第一磨牙颊侧骨板较厚，行显微根尖外科手术**

A. 术前根尖片 B. CBCT 矢状位 C. CBCT 冠状位 D. CBCT 水平位，示近远中根根尖距颊侧骨板约 6mm E. 切开翻瓣牵拉 F. 去骨开窗 G. 根尖切除 H. 术后根尖片 I. 术后 3 个月随访根尖片 J. 术后 9 个月随访颊侧面观 K. 咬合面观 L. 舌侧面观，示牙龈和牙槽黏膜正常 M. 根尖片，示根尖周愈合中

第三章　手术方案选择一——显微根尖外科

显微根管外科包括显微根尖外科、显微牙根外科和显微意向再植术三种类型，其中显微根尖外科最常使用。显微根尖外科手术的主要步骤包括：切开翻瓣、去骨开窗、根尖周刮治、根尖切除、探查、根管逆行预备、根管逆行充填及缝合。其中去骨开窗是难点，探查确定病因是关键。确定手术方案时，上下颌前牙、前磨牙以及第一磨牙通常首选显微根尖外科手术。

第一节　特定牙位和牙根

一、上颌第一磨牙腭根

上颌第一磨牙腭根行显微根尖外科手术通常为腭侧入路，三角形全厚瓣，水平沟内切口至第二磨牙远中，垂直松弛切口位于尖牙和第一前磨牙间，充分暴露腭根根尖区，同时注意勿损伤腭大孔神经血管束（图 3-1-1）。上颌第二磨牙腭根根尖距离腭大孔较近，不宜行显微根尖外科手术，必须手术治疗时行显微意向再植术。

当颊腭根间根分叉牙槽骨破坏且根尖距离上颌窦底较远时，可采用穿根手术，即颊侧入路，同时完成颊根和腭根的显微根尖外科手术。术中腭根视野较差，特别注意根管逆行预备的方向，推荐使用全长 30mm 或 32mm 长柄裂钻以及个性化弯制超声工作尖（图 3-1-2，图 3-1-3）。

1. 腭侧入路

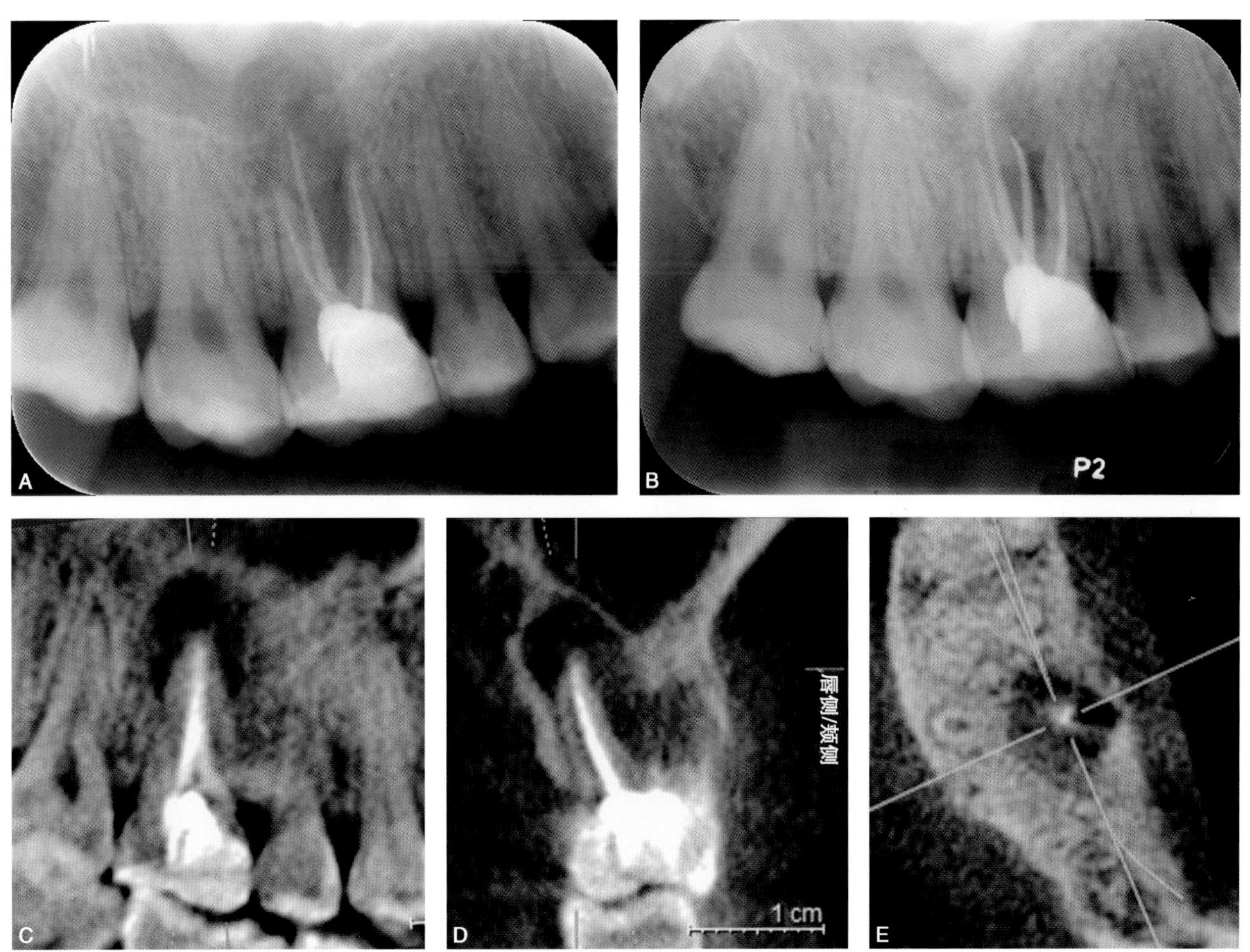

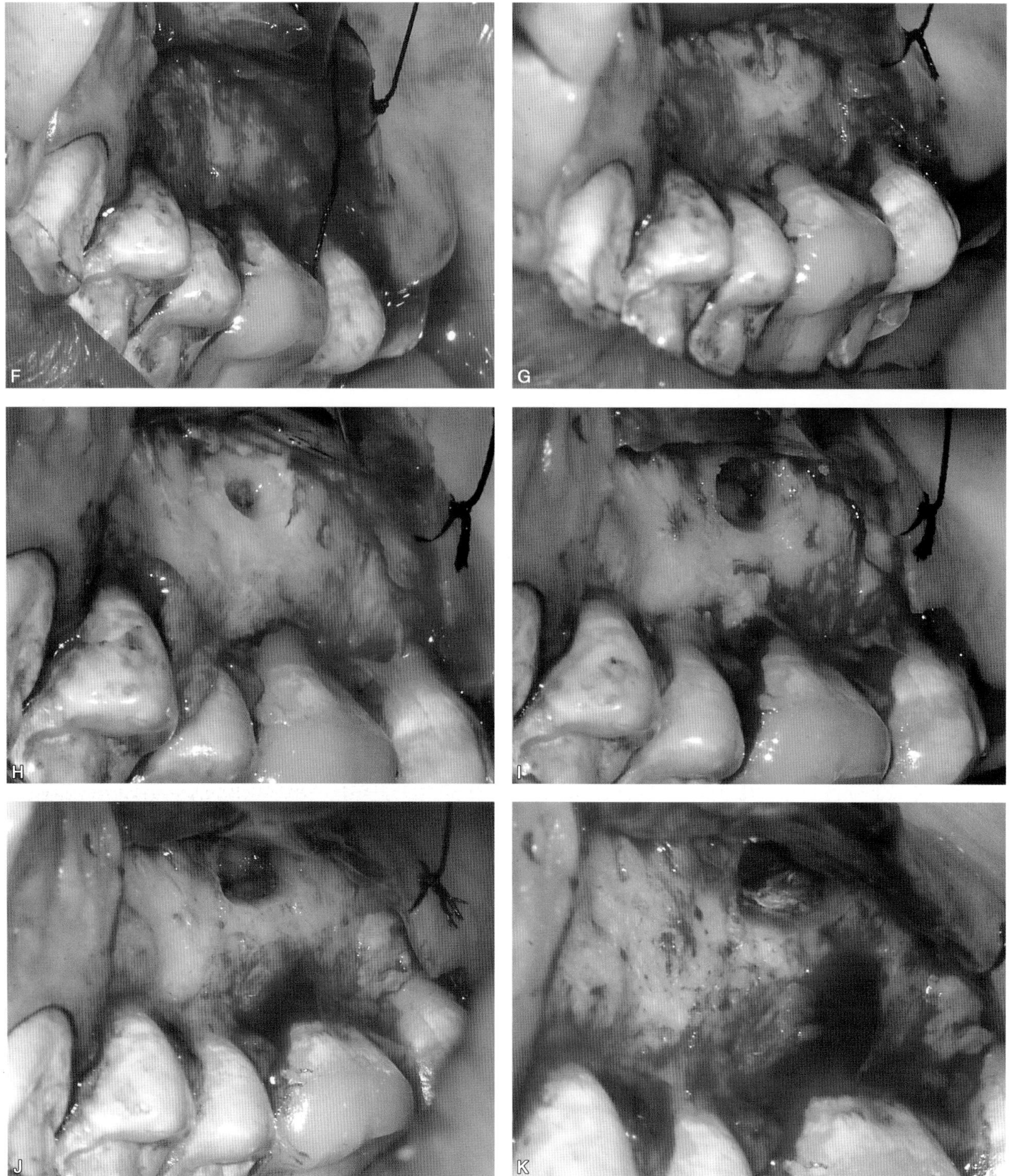
F
G
H
I
J
K

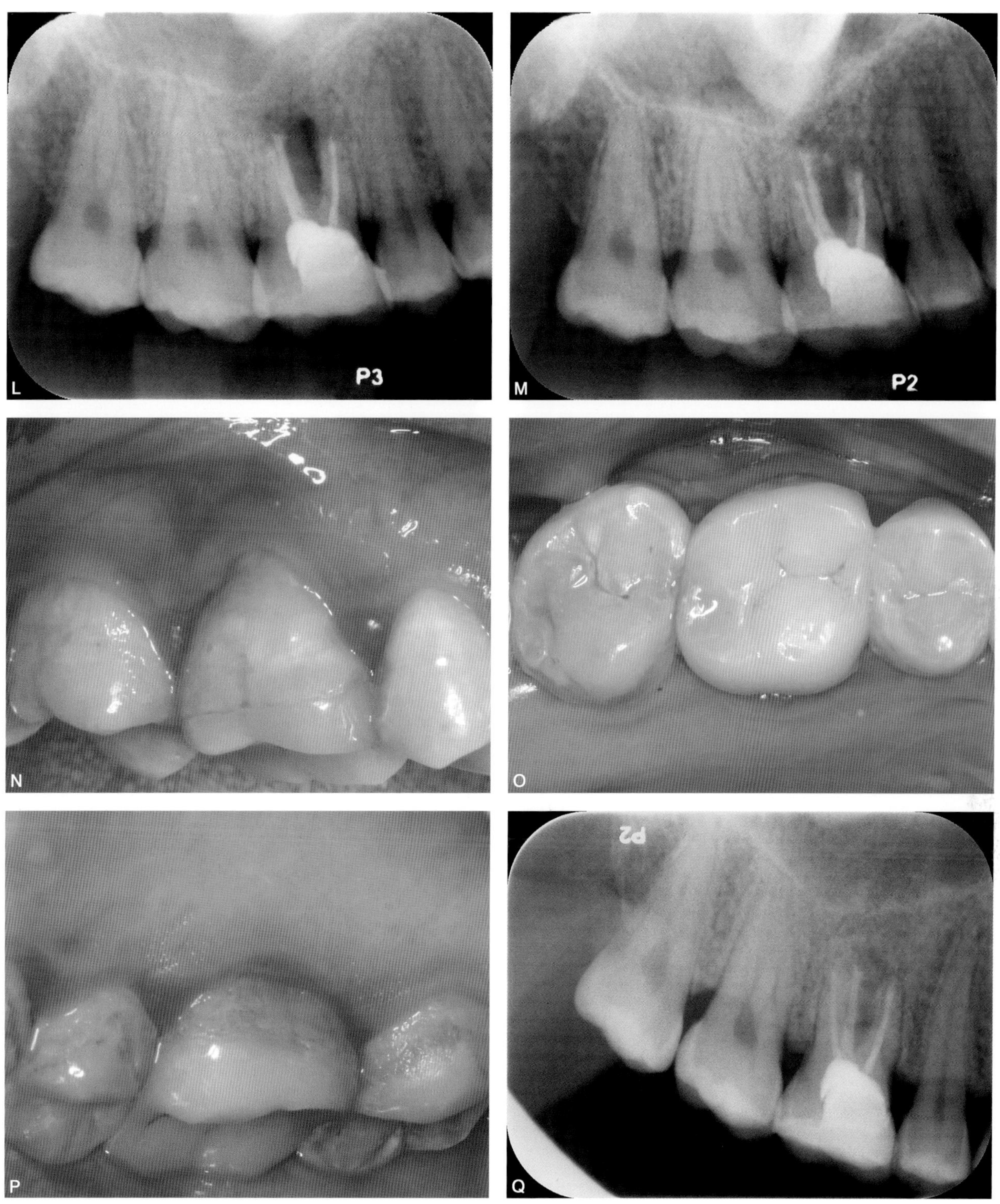

图 3-1-1　**右上颌第一磨牙颊腭侧翻瓣行显微根尖外科手术**

A. 术前根尖片　B. 牙胶示踪根尖片，示窦道来源于右上颌第一磨牙腭根　C. CBCT 矢状位　D. CBCT 冠状位　E. CBCT 水平位，示腭根根尖周和根分叉区透射影　F. 腭侧切开翻瓣　G. 牵拉　H. 根尖定位　I. 去骨开窗　J. 根尖切除　K. 根管逆行预备和充填　L. 术后根尖片　M. 术后 24 个月随访根尖片　N. 术后 35 个月随访口内像颊侧面观　O. 咬合面观　P. 腭侧面观，示牙龈和牙槽黏膜正常　Q. 根尖片，示根尖周近完全愈合

2. 穿根手术

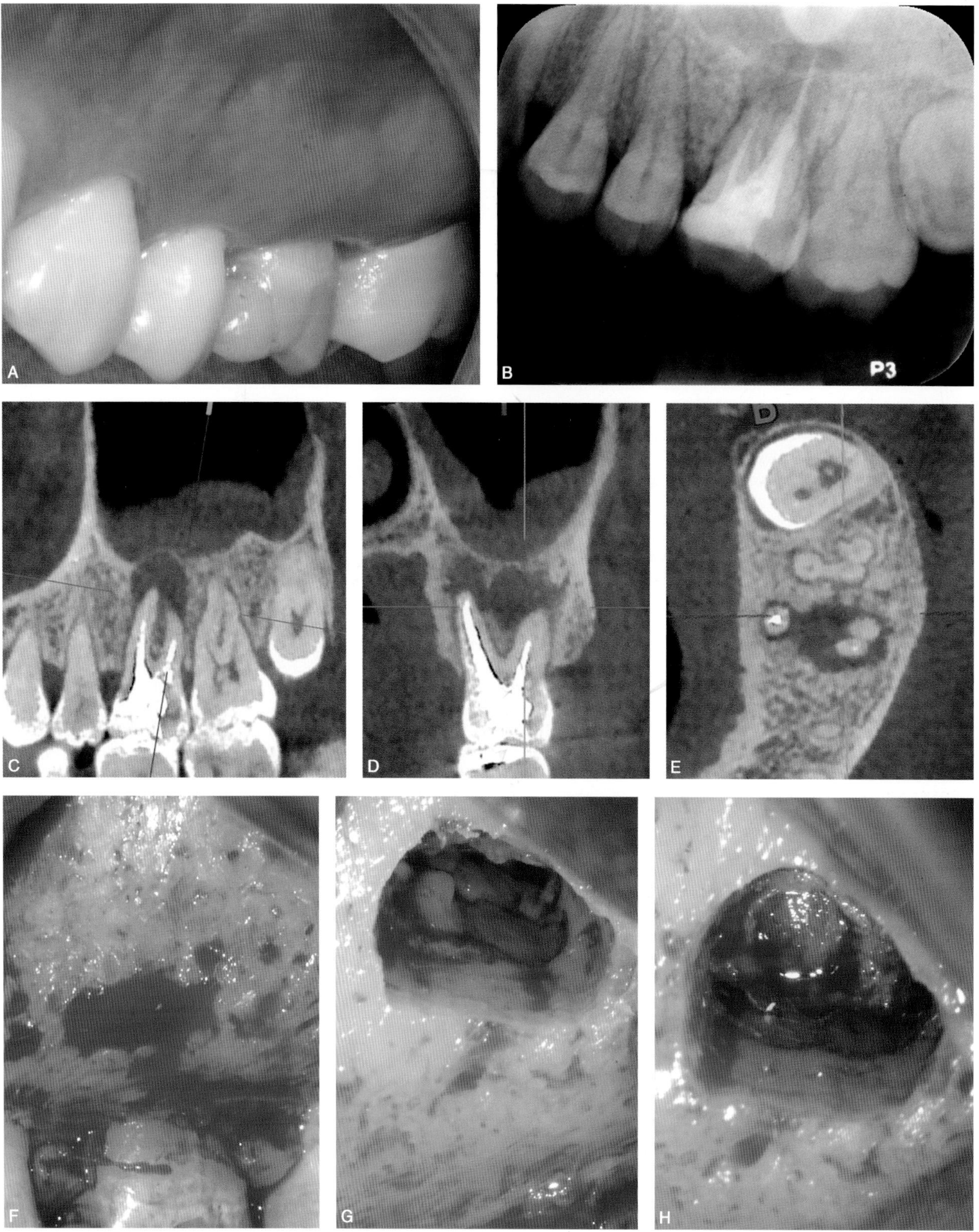

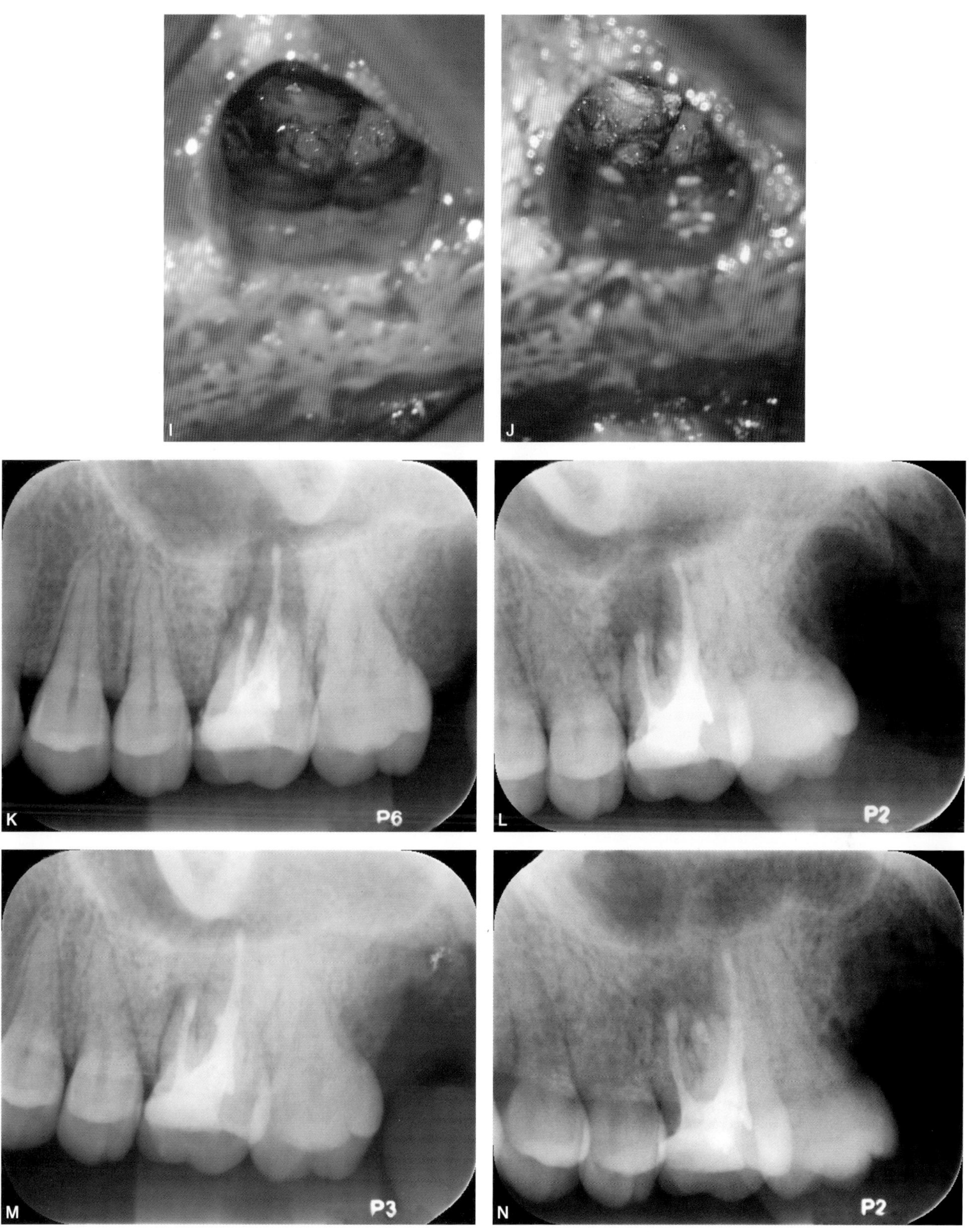
I
J
K
P6
L
P2
M
P3
N
P2

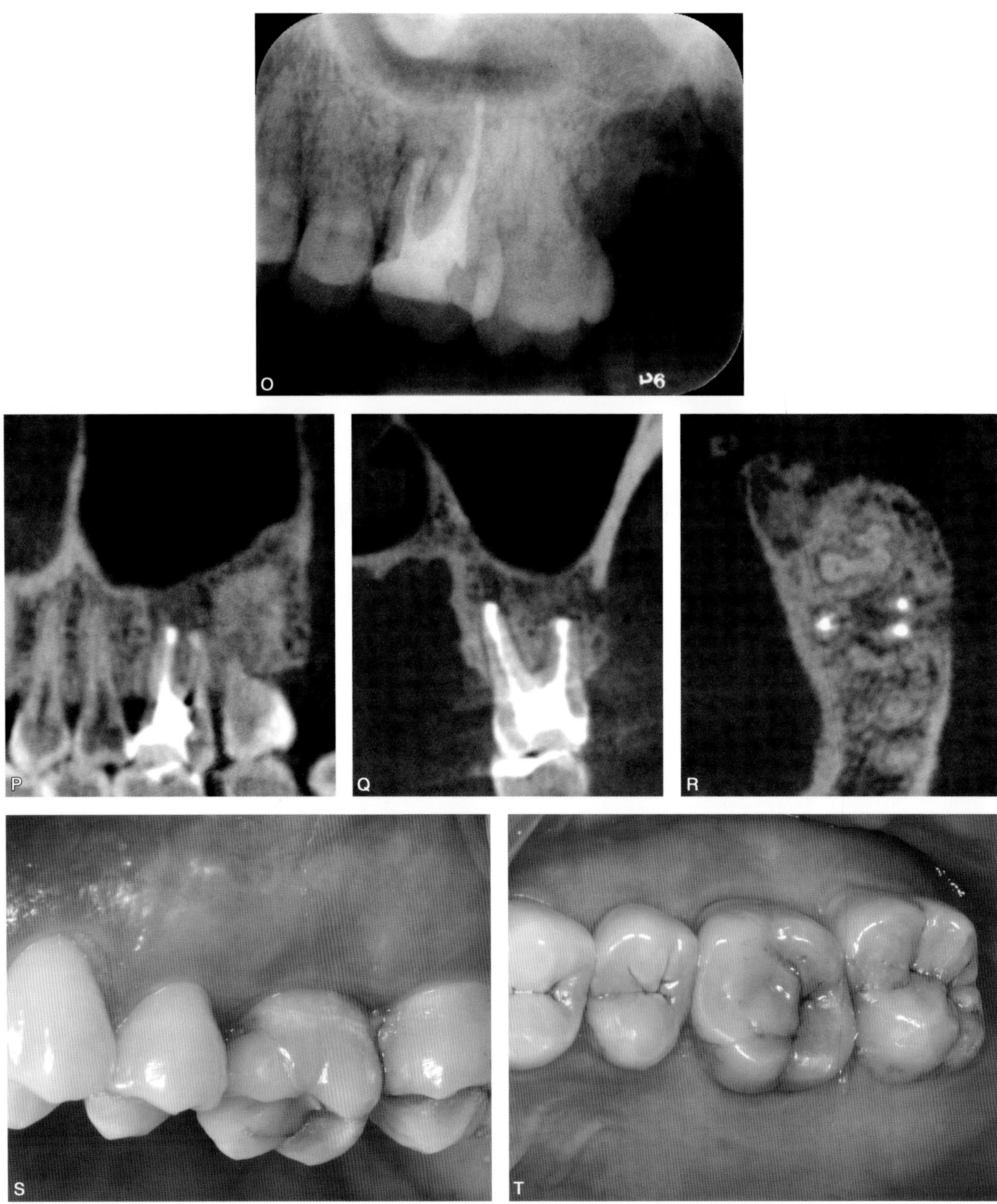
O
P
Q
R
S
T

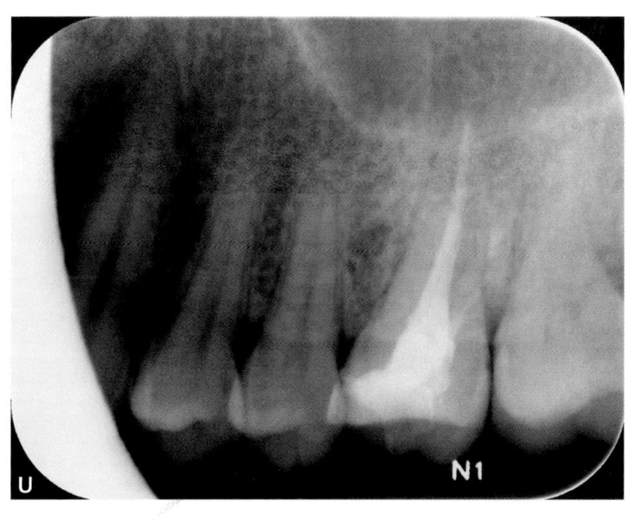

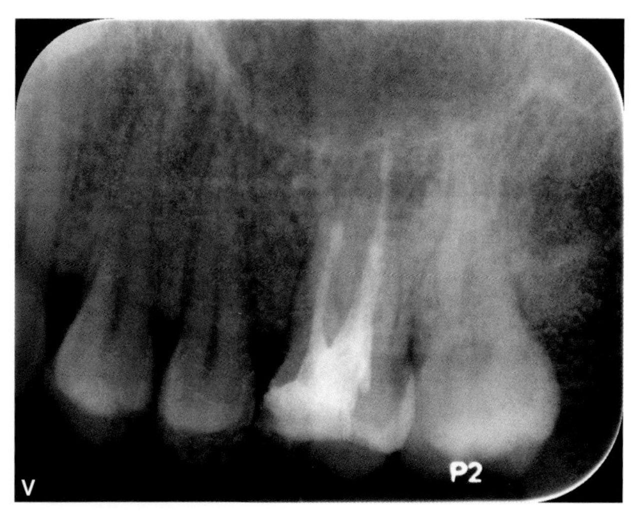

图 3-1-2 左上颌第一磨牙行穿根显微根尖外科手术

A. 术前口内像 B. 术前根尖片 C. CBCT 矢状位 D. CBCT 冠状位 E. CBCT 水平位，示三根根尖周和根分叉区透射影、上颌窦底黏膜增厚 F. 颊侧切开翻瓣牵拉 G. 去骨开窗 H. 近远颊根根尖切除 I. 腭根根尖切除 J. 根管逆行充填 K. 术后根尖片 L. 远中偏角投照根尖片 M. 术后 3 个月随访根尖片 N. 远中偏角投照根尖片 O. 术后 6 个月随访根尖片 P. CBCT 矢状位 Q. CBCT 冠状位 R. CBCT 水平位，示根尖周以及根分叉区完全愈合、上颌窦底黏膜恢复正常 S. 术后 14 个月随访口内像颊侧面观 T. 咬合面观，示牙龈和牙槽黏膜正常 U. 近中偏角投照根尖片 V. 远中偏角投照根尖片，示根尖周完全愈合

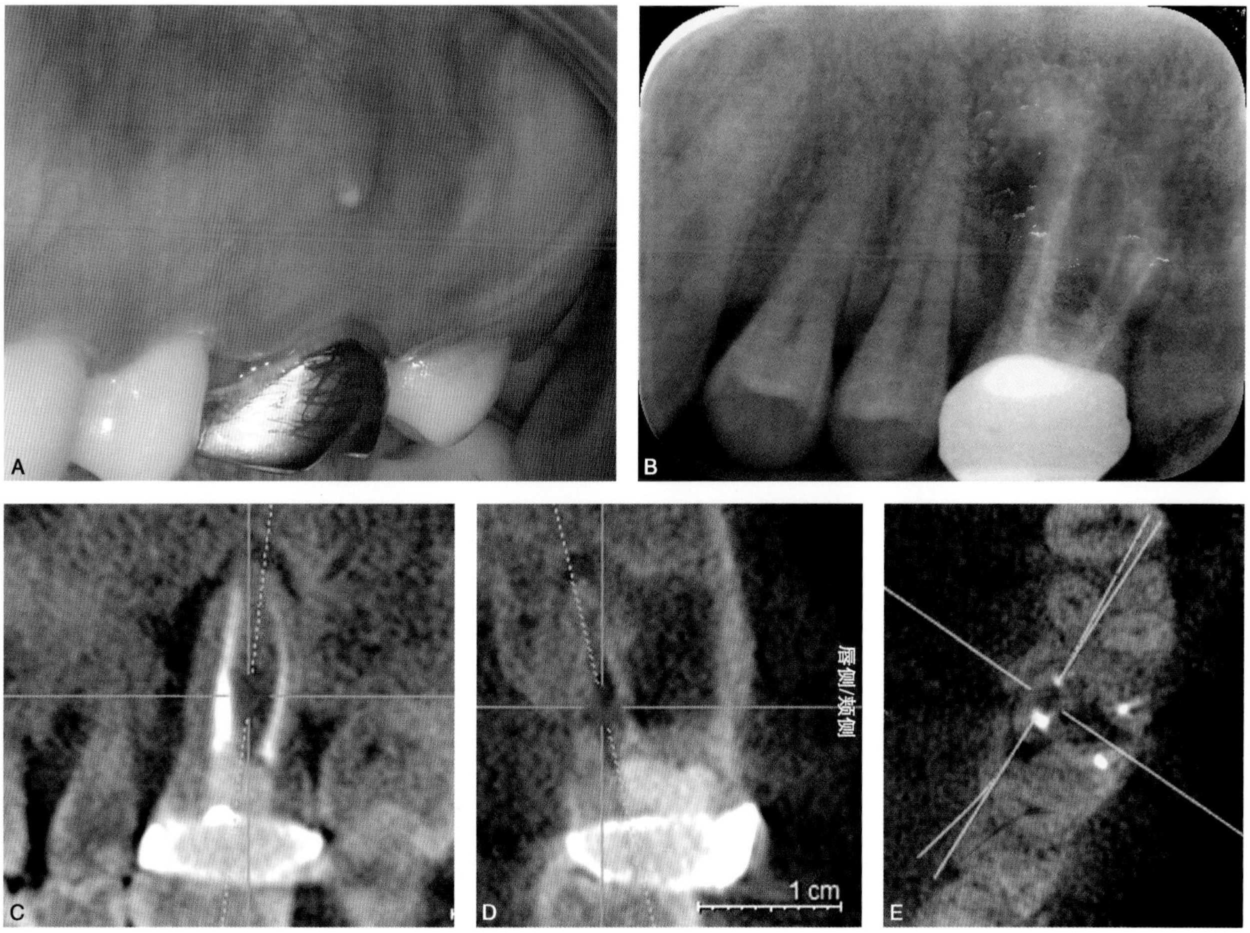

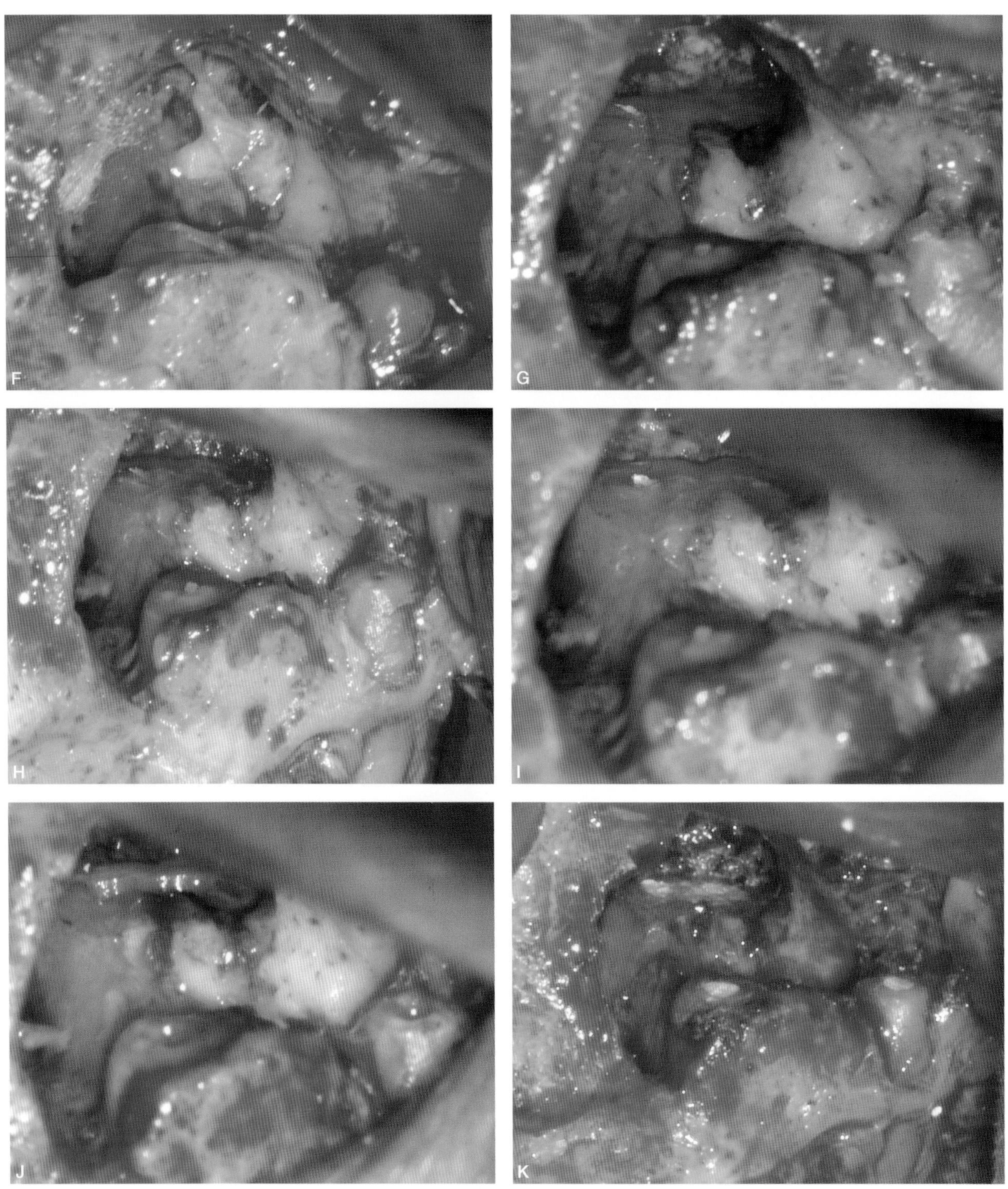
F
G
H
I
J
K

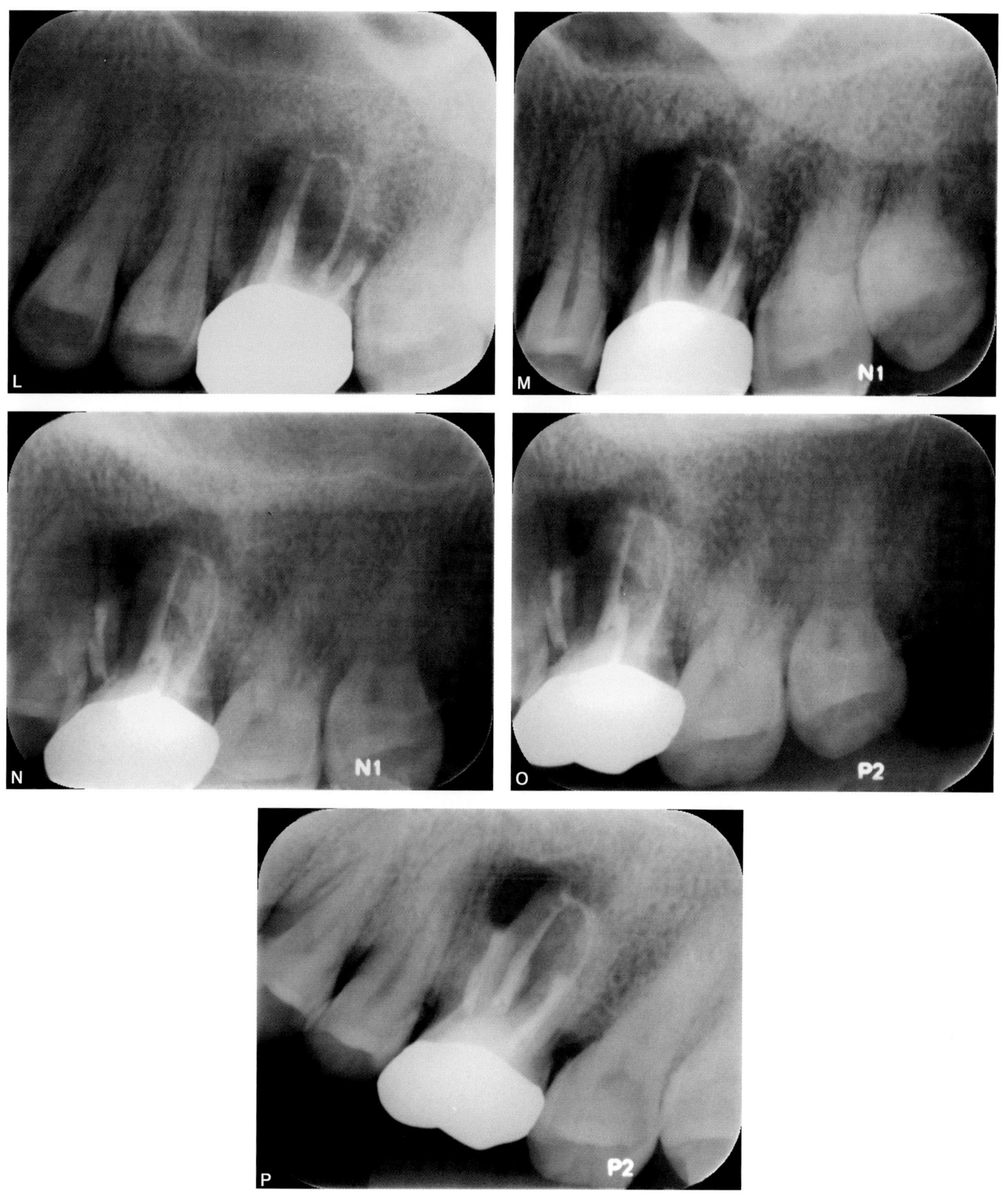

图 3-1-3 左上颌第一磨牙行穿根显微根尖外科手术

A. 术前口内像，示根尖区窦道 B. 术前根尖片 C. CBCT 矢状位 D. CBCT 冠状位 E. CBCT 水平位，示三根根尖周和根分叉区透射影 F. 近远颊根尖切除 G. 腭根根尖切除 H. 腭根根尖进一步切除 I. 探查，见 C 形腭根管 J. 根管逆行预备 K. 根管逆行充填 L. 术后根尖片 M、N. 偏角投照根尖片 O、P. 偏角投照根尖片

二、下颌第一磨牙独立远舌根

具有独立远舌根的三根型下颌第一磨牙，在中国人群中发生率约 25%。先前普遍认为：因为独立远舌根弯曲度大、细小且根尖距颊侧骨板远，难以进行显微根尖外科手术，通常行半切术或拔除。笔者在大量临床资料基础上，根据远舌根管在颊舌向和近远中向的弯曲情况，提出如下的临床分类法以及相应的手术策略。

在两个方向上均无弯曲为第Ⅰ类，仅有颊舌向弯曲为第Ⅱ类，两个方向均有弯曲为第Ⅲ类。第Ⅰ类牙根短、距唇侧骨板远而不宜行根尖手术；第Ⅲ类可行根尖手术，手术入路为近颊根根尖区（图 3-1-4～图 3-1-9）；第Ⅱ类可行根尖手术，手术入路为远颊根根尖区，手术难度较第Ⅲ类更大（图 3-1-10，图 3-1-11）。

术中远舌根定位困难、视野较差，推荐使用全长 30mm 或 32mm 长柄裂钻进行根尖切除。需要注意的是：远舌根根尖段根管壁厚约 1mm、根管直径约 0.3mm，根尖切除 3mm 后根管仍可能存在明显的弯曲度，常规的 3mm 逆行预备深度易发生根管偏移、侧穿甚至根裂。研究表明，远舌根均为 Vertucci Ⅰ型根管，几乎无侧副根管。因此，应该采用个性化弯制超声工作尖进行逆行预备，深度为 2~3mm，可形成良好根尖封闭并避免并发症。

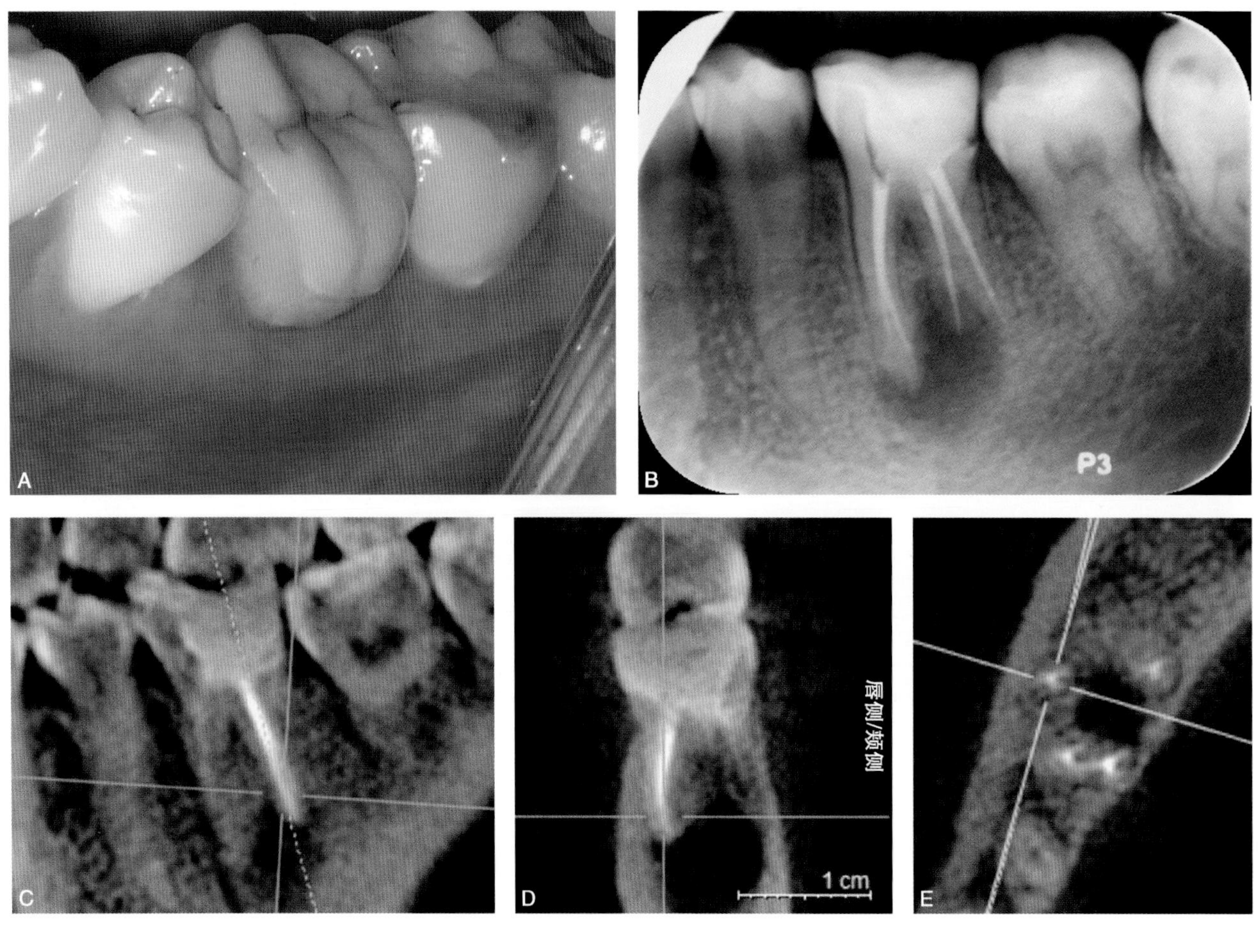

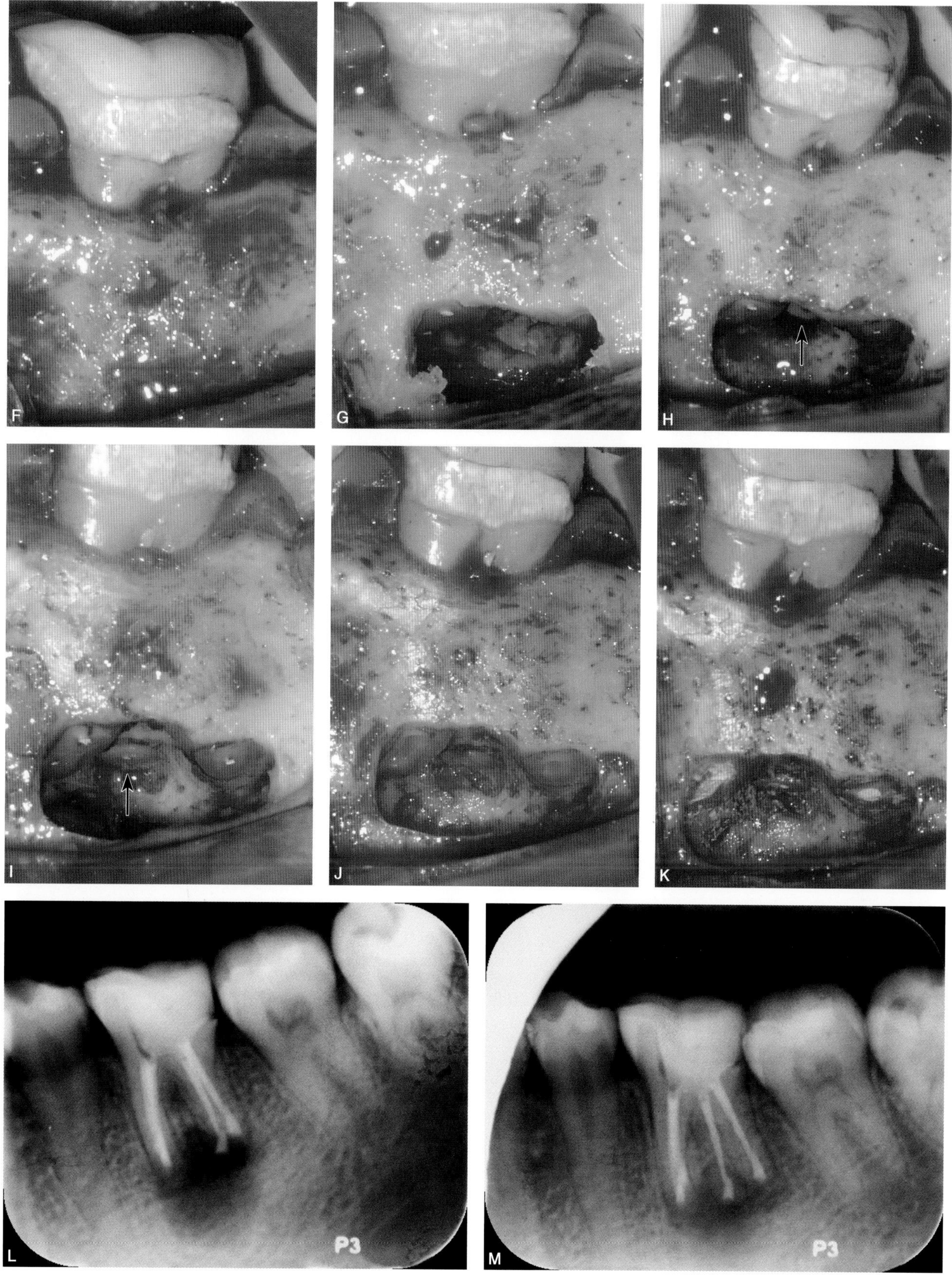
F
G
H
I
J
K
P3
L
P3
M

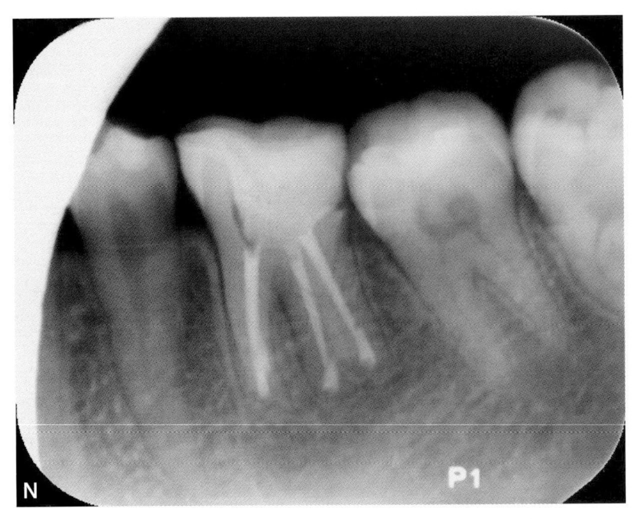

图 3-1-4 **三根型左下颌第一磨牙行显微根尖外科手术**

A. 术前口内像 B. 术前根尖片，示根尖周透射影 C. CBCT 矢状位 D. CBCT 冠状位 E. CBCT 水平位，定位远舌根根尖 F. 切开翻瓣牵拉 G. 去骨开窗，三根根尖位于同一骨窗，近中根和远颊根根尖切除 H. 进一步去骨，暴露远舌根（箭头示） I. 远舌根根尖切除（箭头示） J. 根管逆行预备 K. 根管逆行充填 L. 术后根尖片 M. 术后 2 个月随访根尖片 N. 术后 9 个月随访根尖片，示根尖周完全愈合

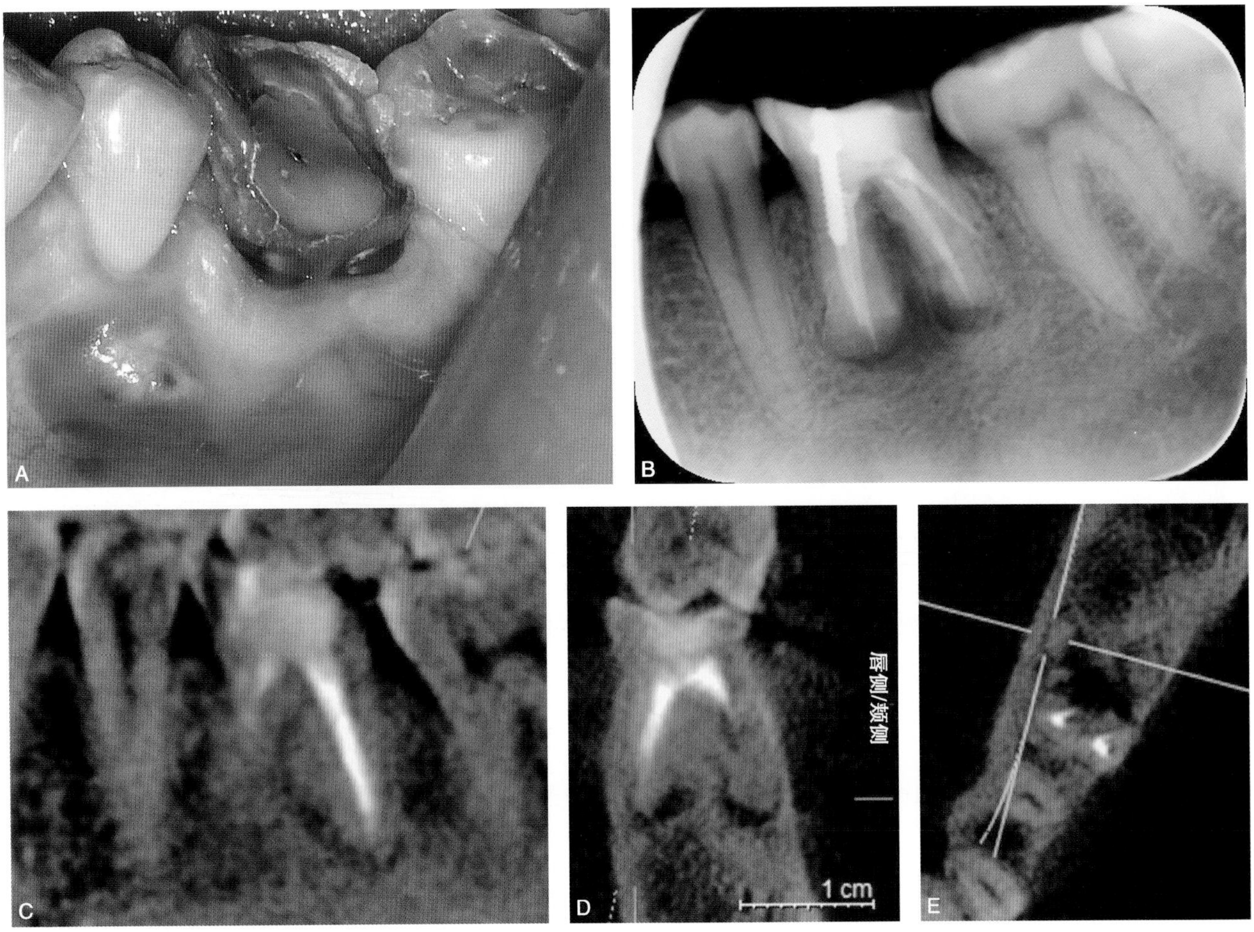

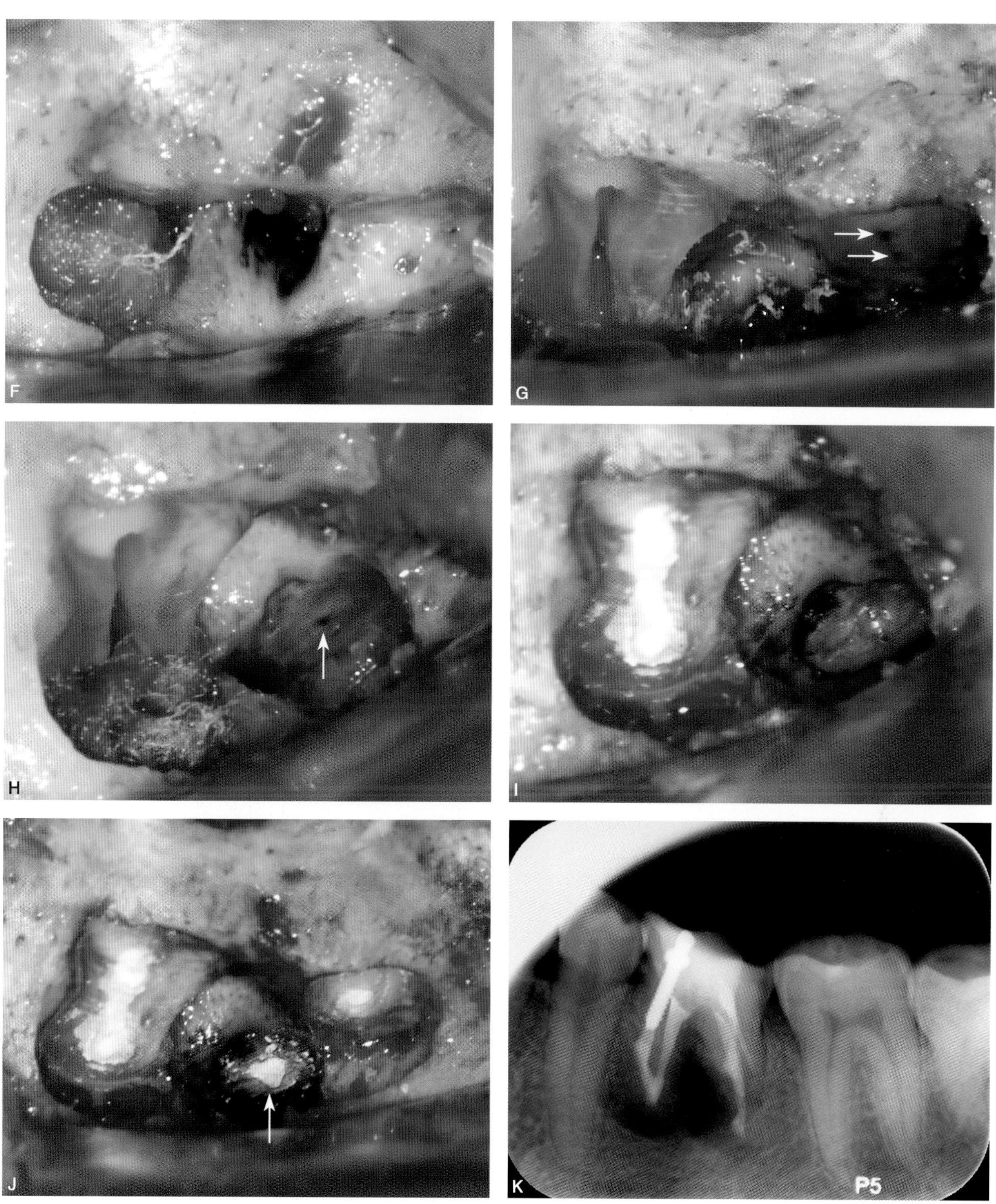
F
G
H
I
J
K
P5

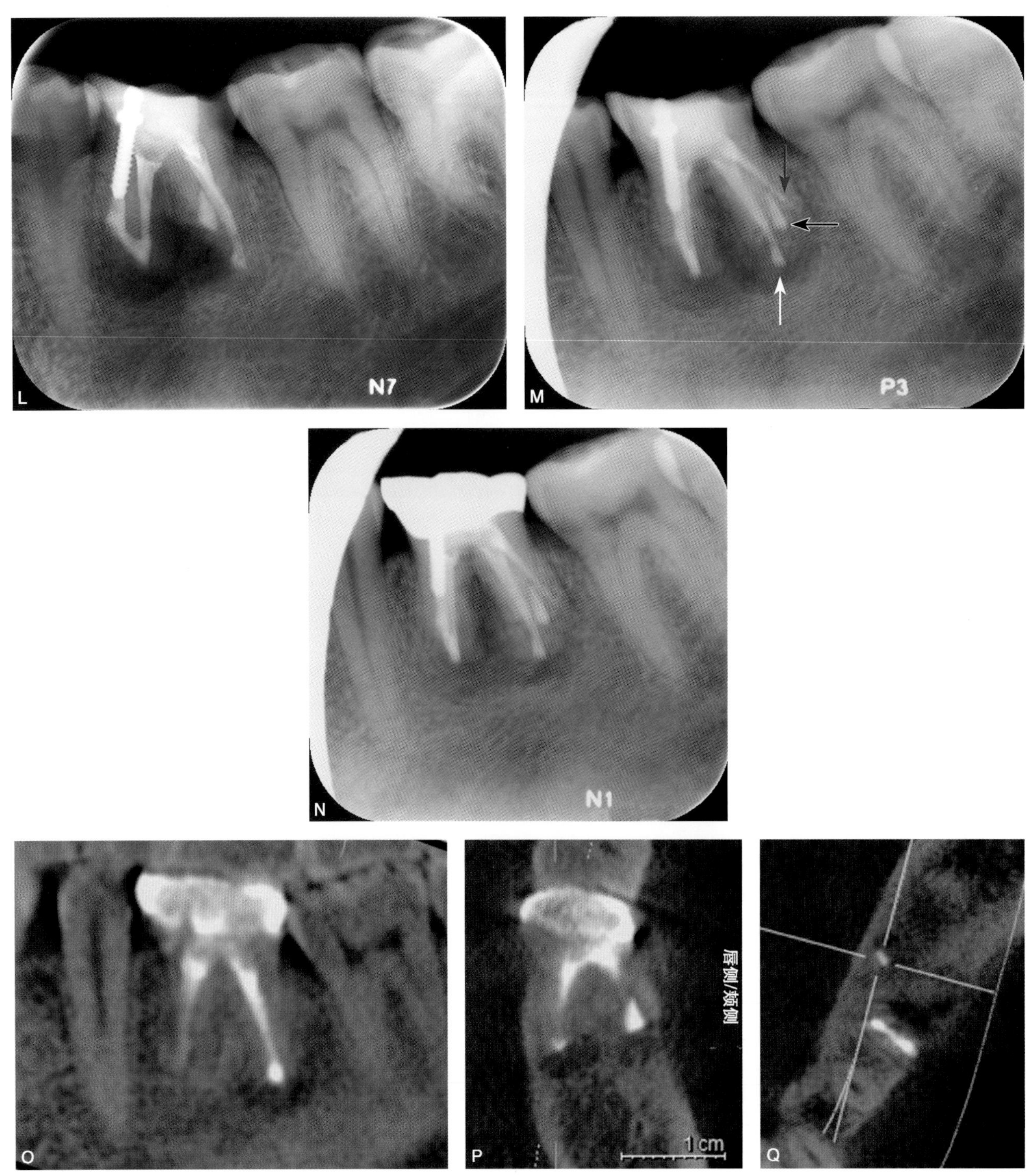

图 3-1-5 三根型左下颌第一磨牙行显微根尖外科手术

A. 术前口内像 B. 术前根尖片，示根尖周透射影 C. CBCT 矢状位 D. CBCT 冠状位 E. CBCT 水平位，定位远舌根根尖 F. 去骨开窗，三根根尖位于同一骨窗，近中根和远颊根根尖切除 G. 近中根管（包括近颊、近舌根管和管间峡区）逆行预备，远颊根染色探查，见远颊双根管以及管间峡区遗漏（箭头示） H. 远舌根根尖切除（箭头示） I. 远舌根管逆行预备，近中根管逆行充填 J. 远颊根管、远舌根管（箭头示）逆行充填 K. 术后根尖片 L. 远中偏角投照根尖片 M. 术后 4 个月随访根尖片，示远颊根管（黑色箭头示）、根管偏移（红色箭头示）以及远舌根管（白色箭头示） N. 术后 6 个月随访根尖片 O. CBCT 矢状位 P. CBCT 冠状位 Q. CBCT 水平位，示根尖周完全愈合

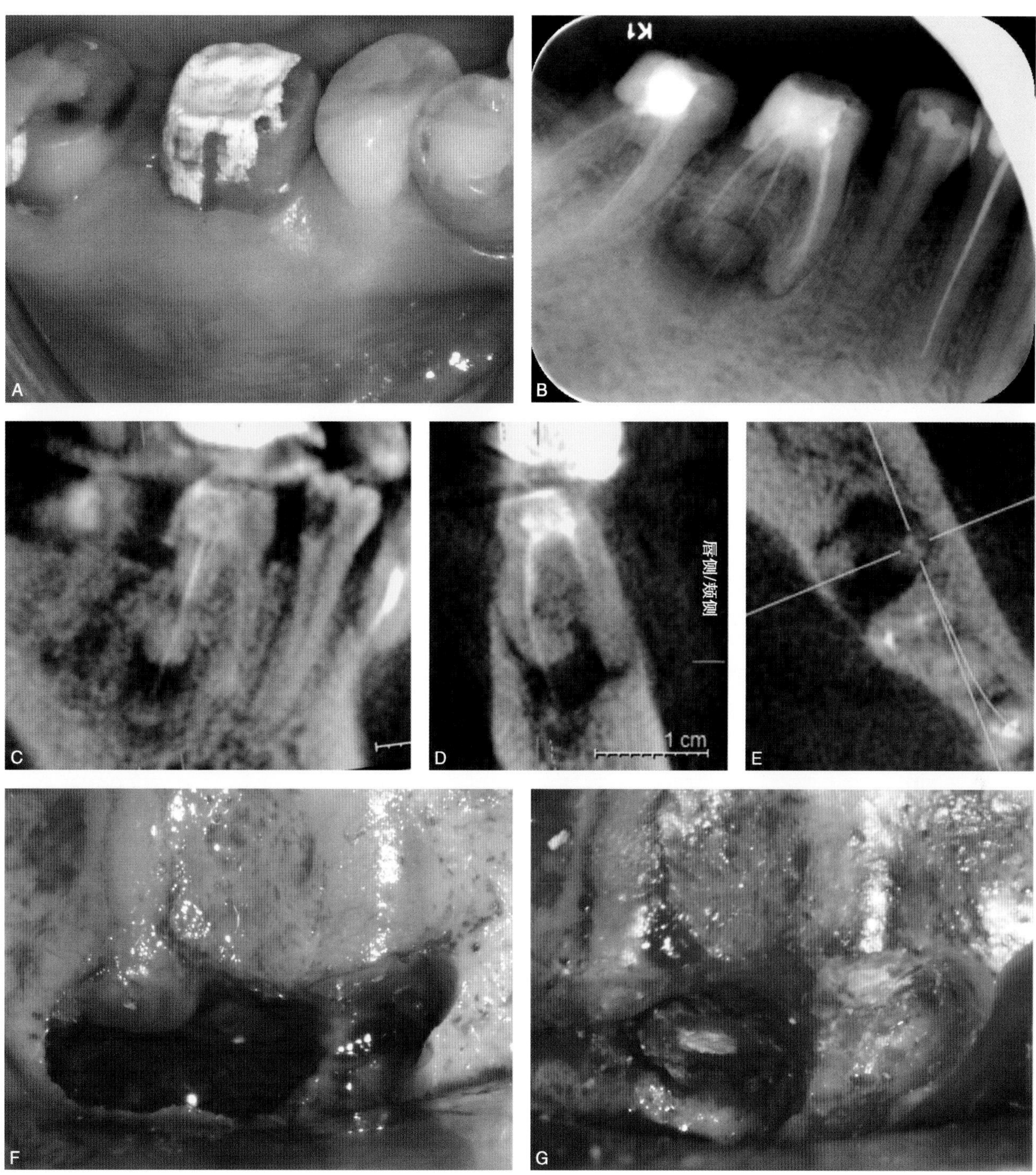
A
B
C
D
唇侧/颊侧
1 cm
E
F
G

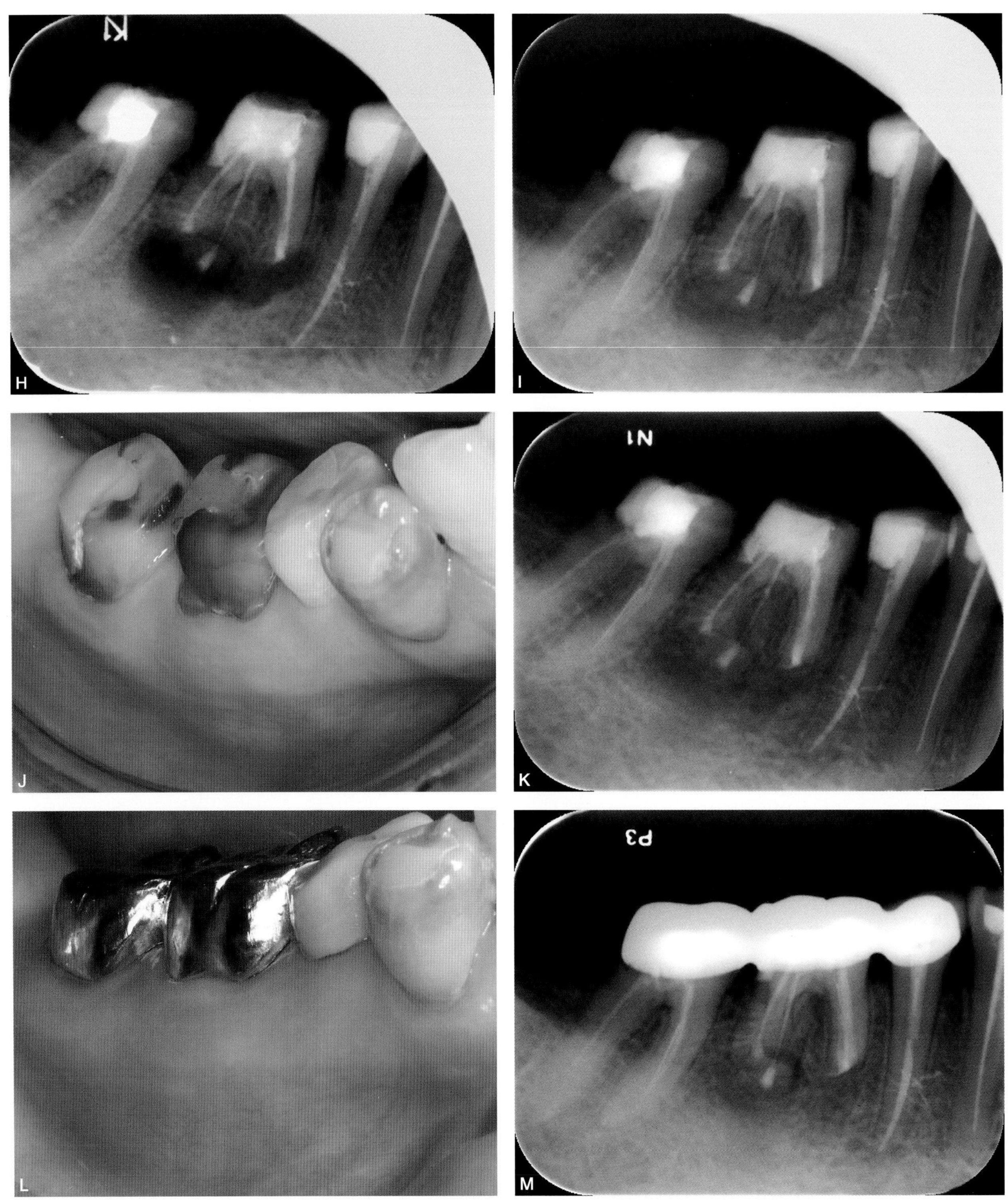

图 3-1-6 **三根型右下颌第一磨牙行显微根尖外科手术**

A. 术前口内像 B. 术前根尖片，示根管超填、根尖周透射影 C. CBCT 矢状位 D. CBCT 冠状位 E. CBCT 水平位，示远舌根管侧穿并超填，定位远舌根根尖 F. 去骨开窗，三根根尖位于同一骨窗，根尖切除 G. 根管逆行充填 H. 术后根尖片 I. 偏角投照根尖片 J. 术后 7 个月随访口内像颊侧面观 K. 根尖片 L. 术后 9 个月随访口内像颊侧面观，示牙龈和牙槽黏膜正常 M. 根尖片，示根尖周完全愈合

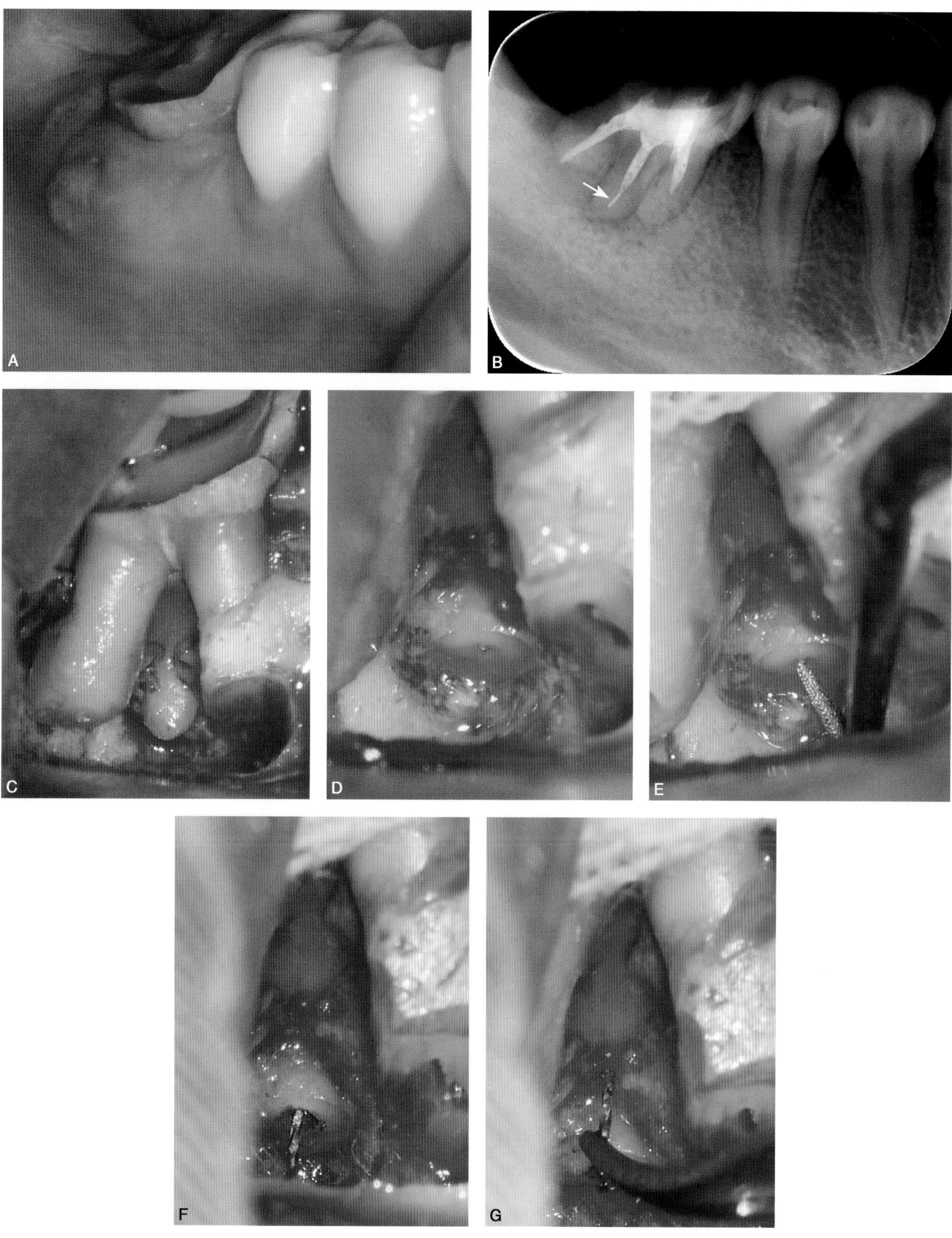
A
B
C
D
E
F
G

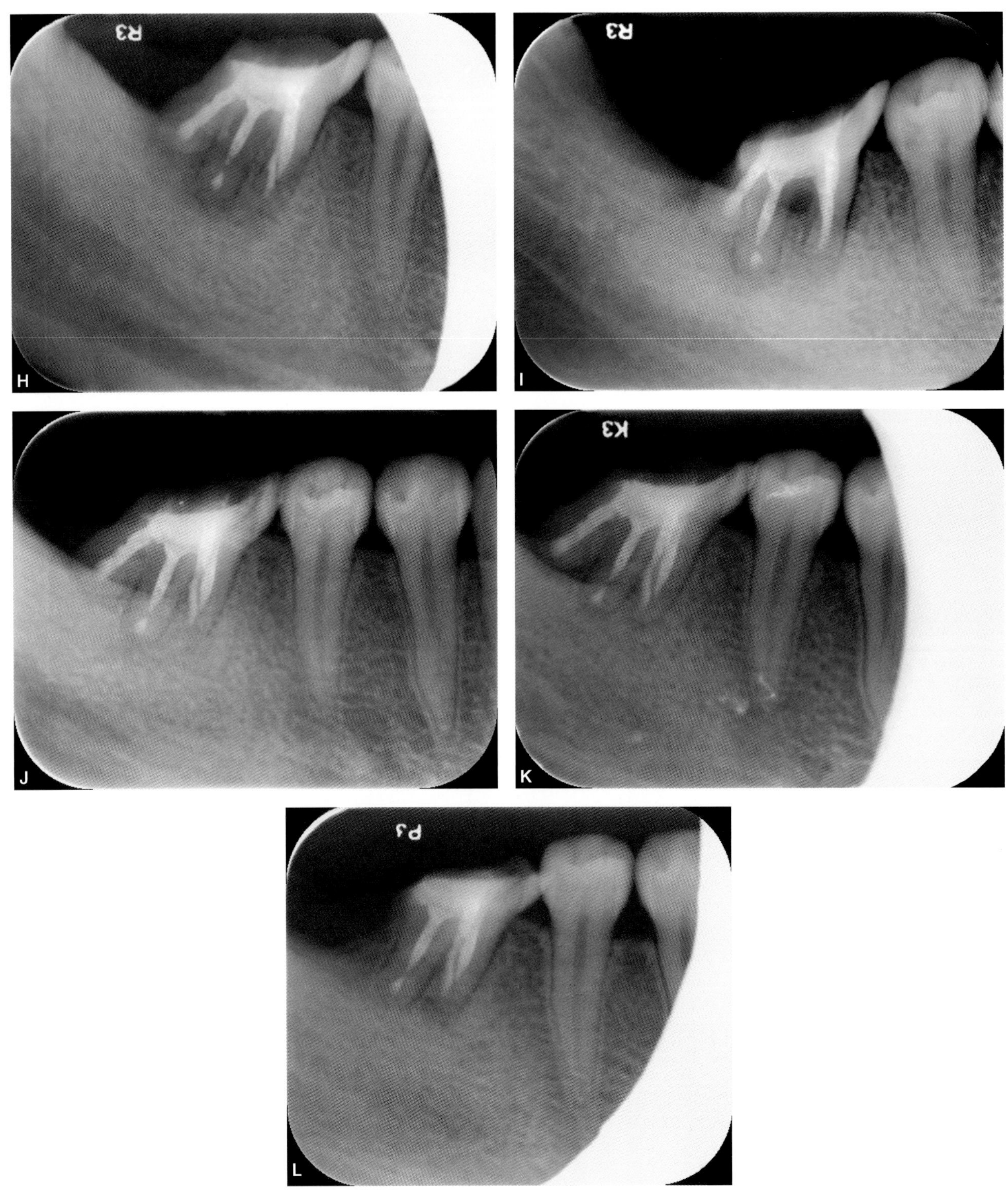

图 3-1-7 三根型右下颌第一磨牙行显微根尖外科手术

A. 术前口内像，示根尖区窦道 B. 术前根尖片，示远舌根管根尖段可疑分离器械（箭头示） C. 去骨开窗，三根根尖位于同一骨窗，暴露远舌根根尖 D. 远舌根根尖切除，暴露分离器械末端 E. 超声工作尖建旁路，震荡分离器械 F. 分离器械根向脱位 G. 显微镊夹取分离器械 H. 术后根尖片 I. 术后 2 个月随访根尖片 J. 术后 5 个月随访根尖片 K. 术后 10 个月随访根尖片 L. 术后 37 个月随访根尖片，示根尖周完全愈合，远颊根因根分叉病变行截根术

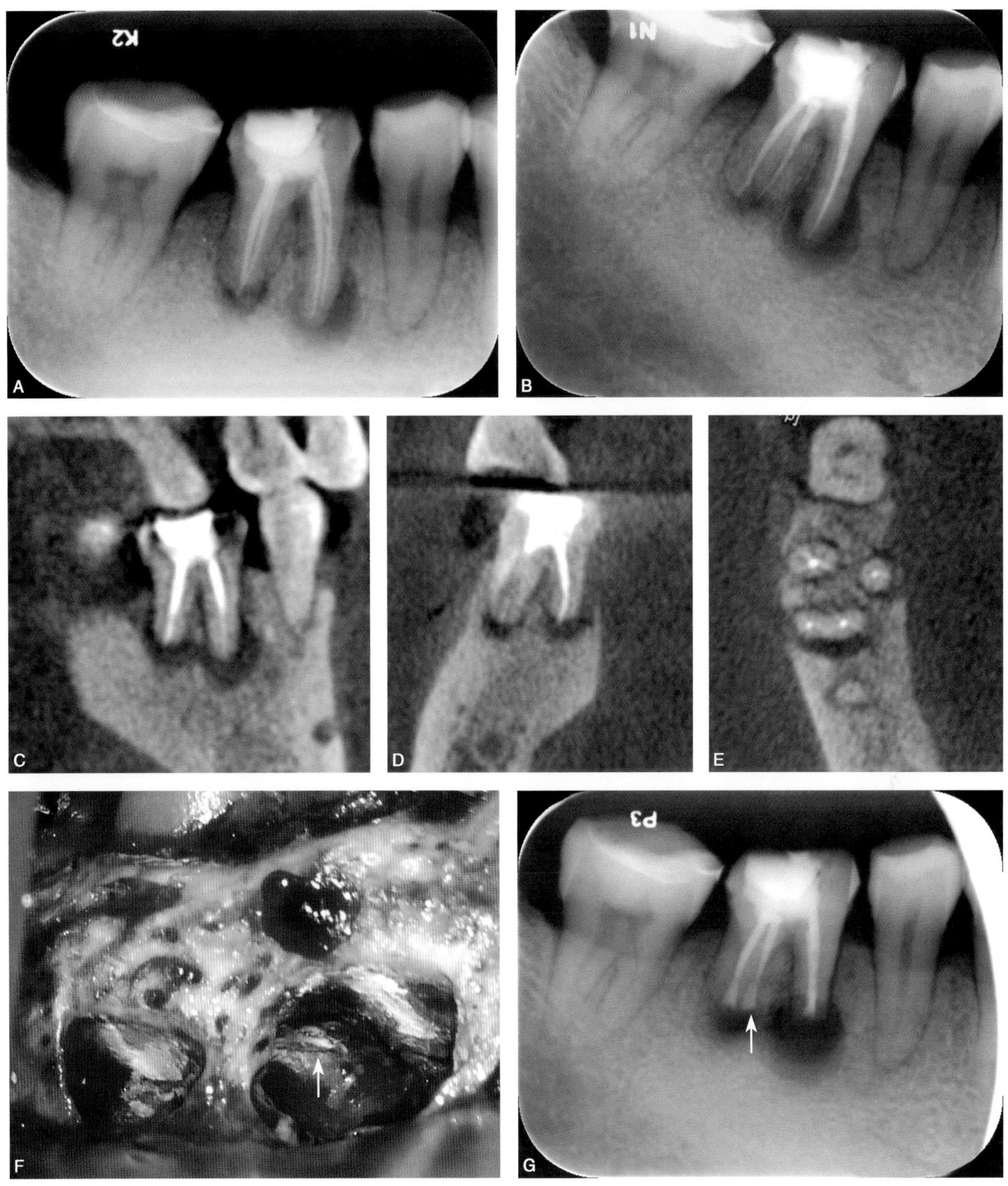
A
B
C
D
E
F
G

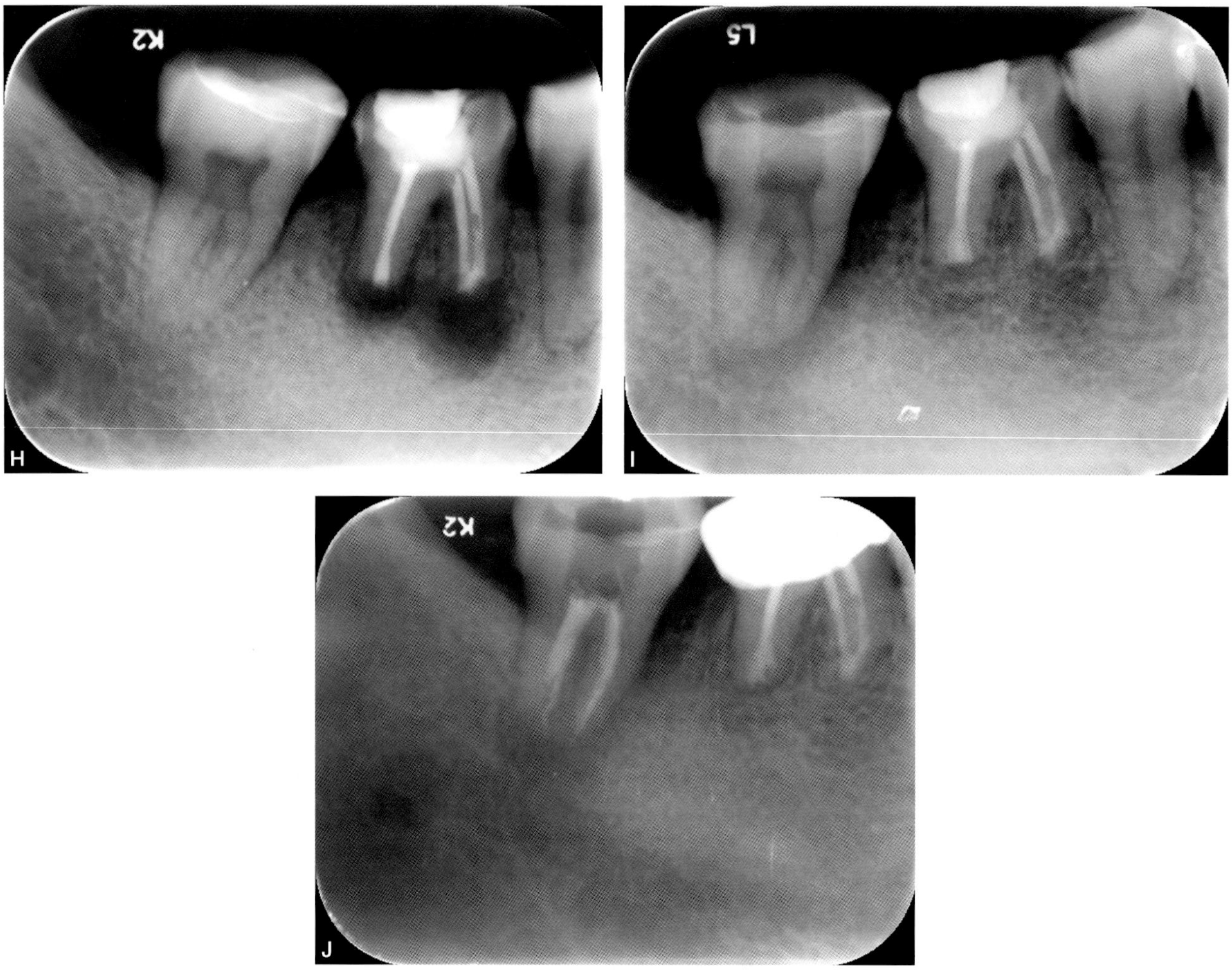

图 3-1-8 三根型右下颌第一磨牙行显微根尖外科手术

A. 术前根尖片 B. 偏角投照根尖片，示根尖周透射影 C. CBCT 矢状位 D. CBCT 冠状位 E. CBCT 水平位，定位远舌根根尖 F. 去骨开窗，远颊根根尖独立骨窗，近中根和远舌根根尖位于同一骨窗，根管逆行充填完成，示远舌根（箭头示） G. 术后根尖片，示远舌根（箭头示） H. 术后 1 个月随访根尖片 I. 术后 10 个月随访根尖片 J. 术后 11 个月随访根尖片，示根尖周完全愈合，已完成冠方修复

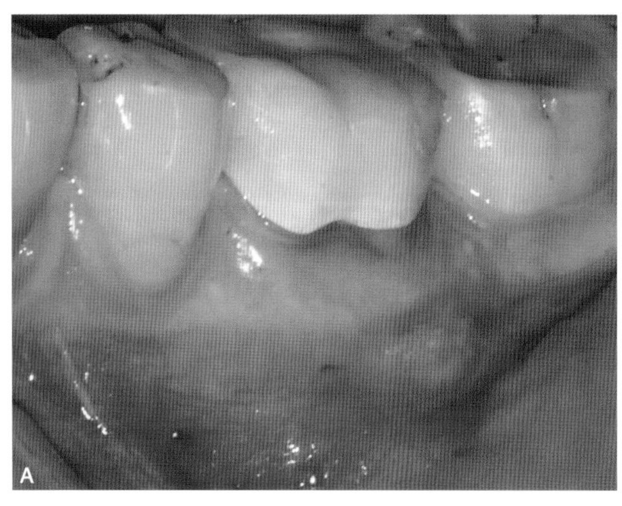

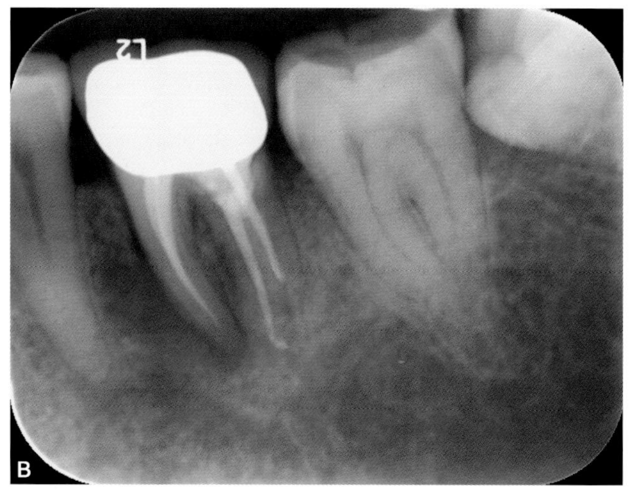

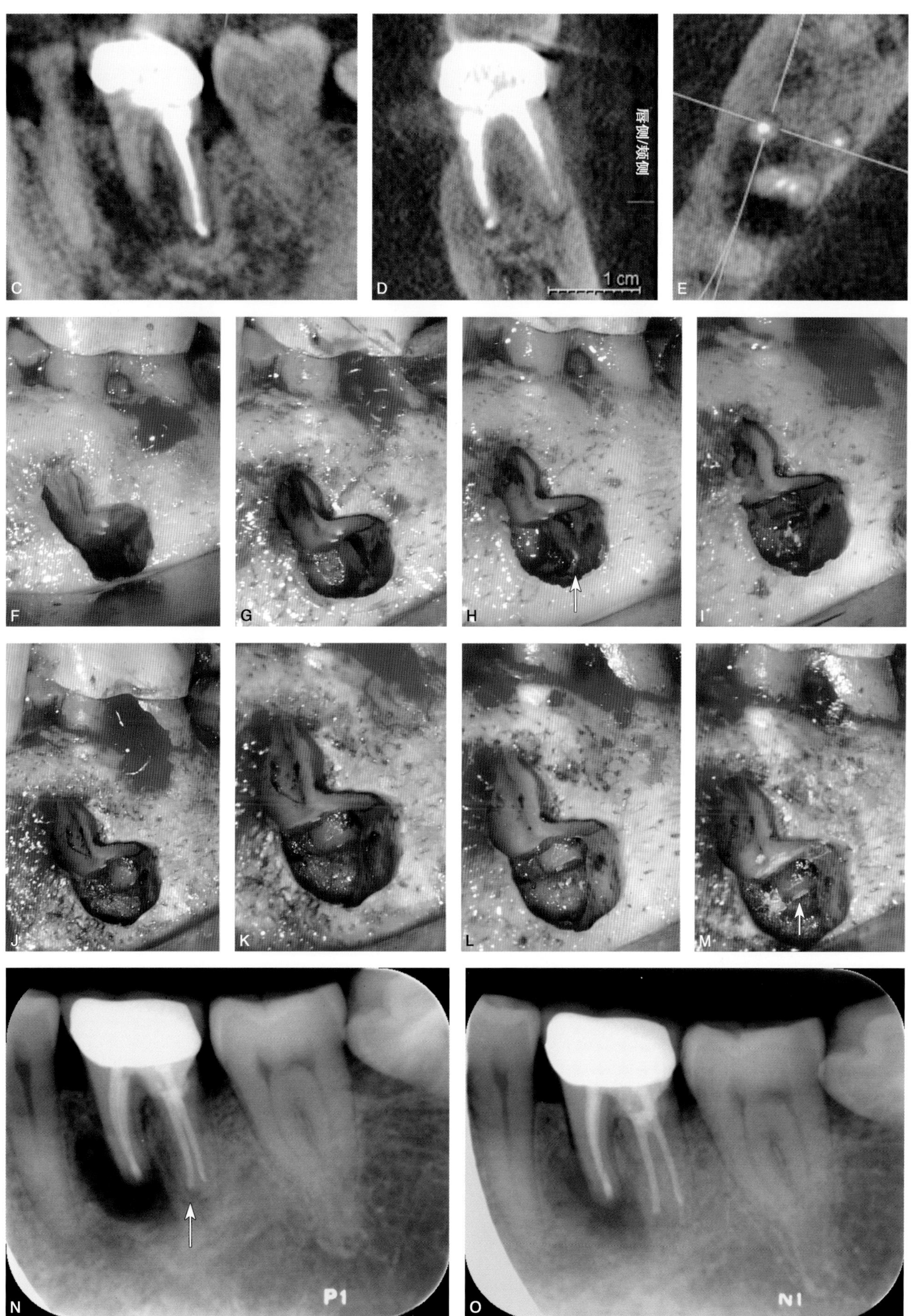
唇侧/颊侧
1 cm
P1
N1

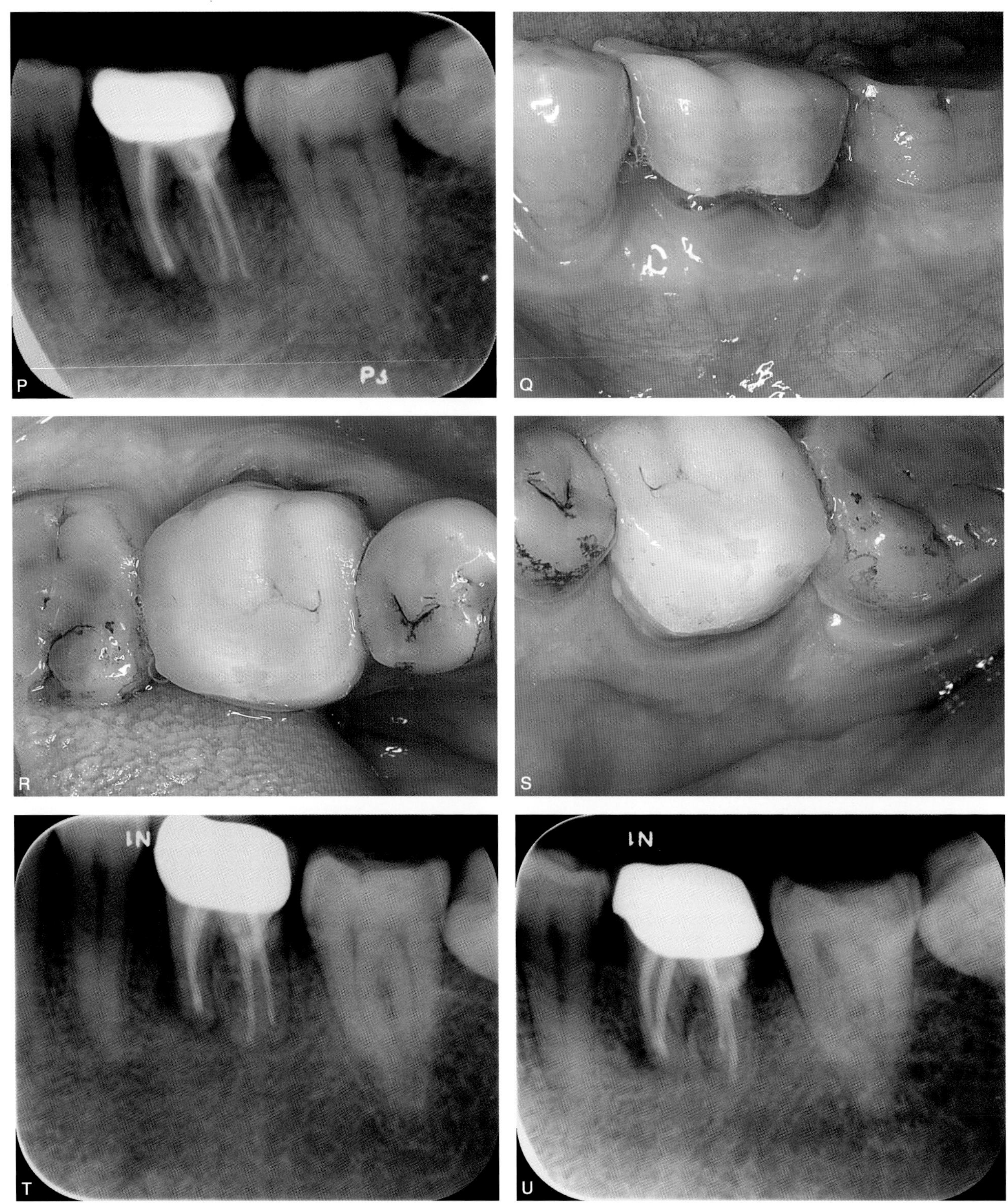

图 3-1-9 **三根型左下颌第一磨牙行显微根尖外科手术**

A. 术前口内像，示尖周区窦道 B. 术前根尖片，示根尖周透射影 C. CBCT 矢状位 D. CBCT 冠状位 E. CBCT 水平位，示远颊根根尖周正常，定位远舌根根尖 F. 去骨开窗，近中根和远舌根根尖位于同一骨窗，近中根根尖切除 G. 进一步去骨，暴露远舌根 H. 暴露远舌根根尖（箭头示） I. 远舌根根尖切除 J. 远舌根根尖切除完成 K. 染色探查 L. 根管逆行预备 M. 根管逆行充填，示远舌根（箭头示） N. 术后根尖片，示远舌根（箭头示） O. 术后 2 个月随访根尖片 P. 术后 7 个月随访根尖片 Q. 术后 24 个月随访口内像颊侧面观 R. 咬合面观 S. 舌侧面观，示牙龈和牙槽黏膜正常 T. 根尖片 U. 远中偏角投照根尖片，示近中根根尖周愈合中、远舌根根尖周完全愈合

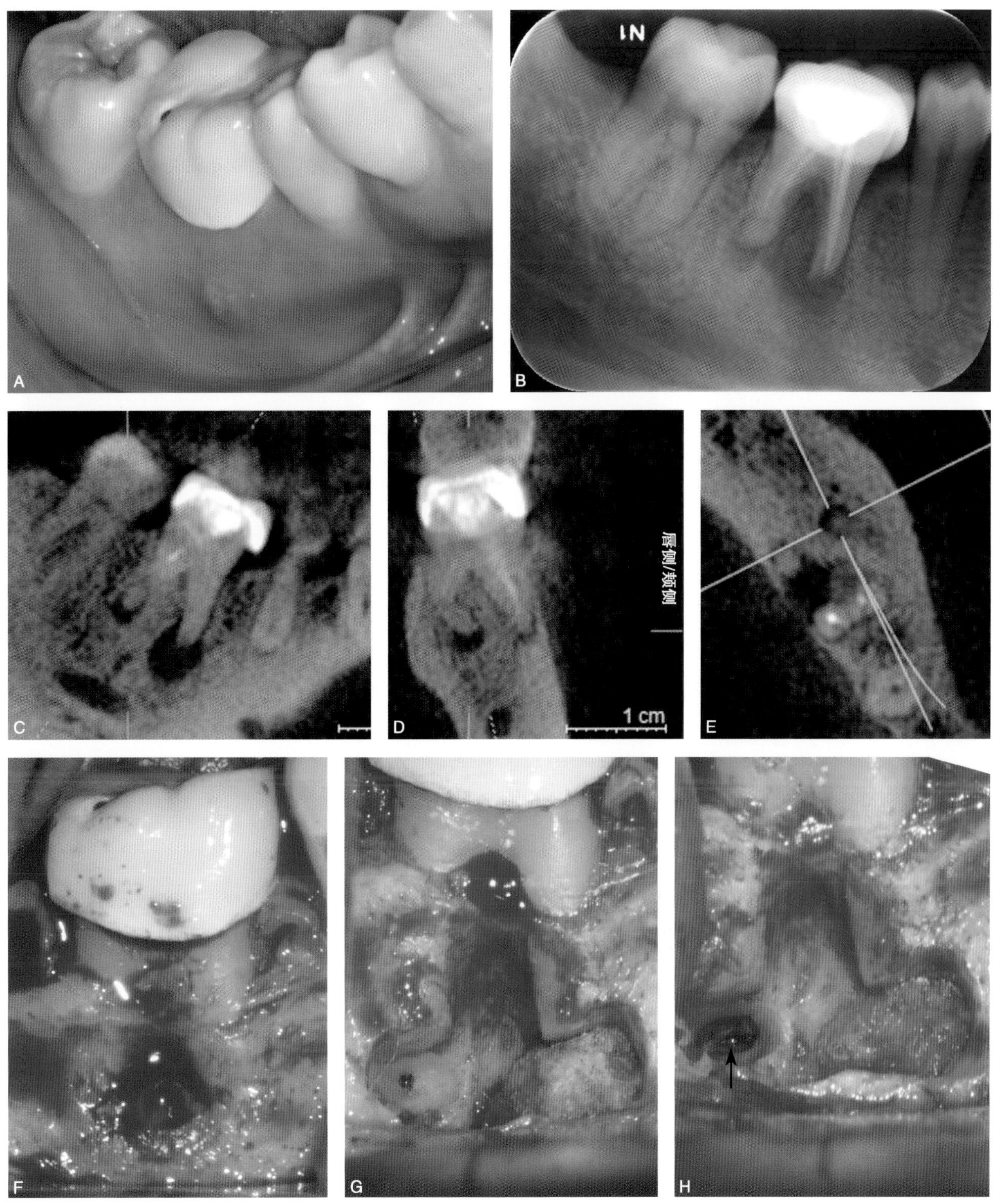
A
B
N1
C
D
唇侧/颊侧
1 cm
E
F
G
H

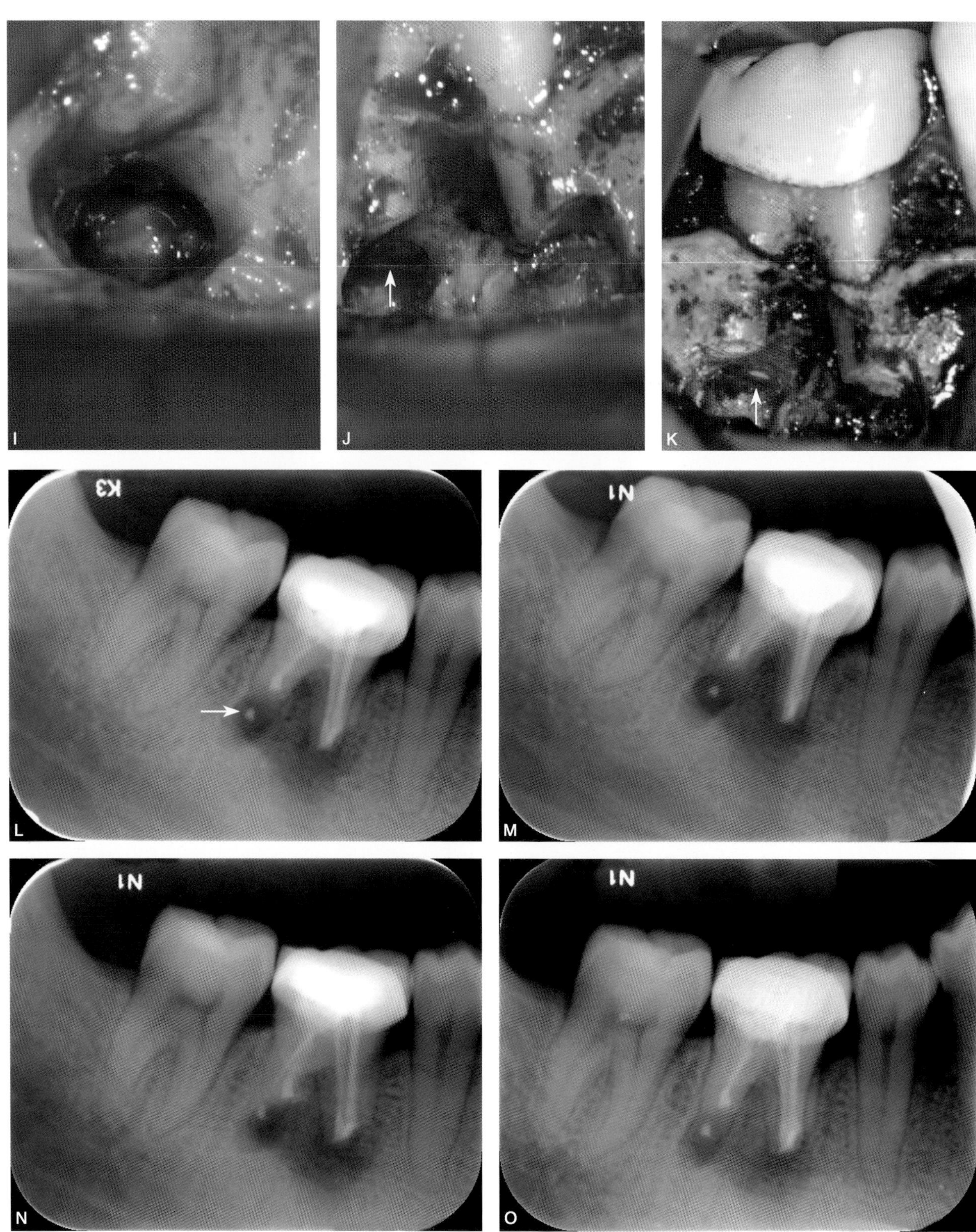
I
J
K
L
M
N
O

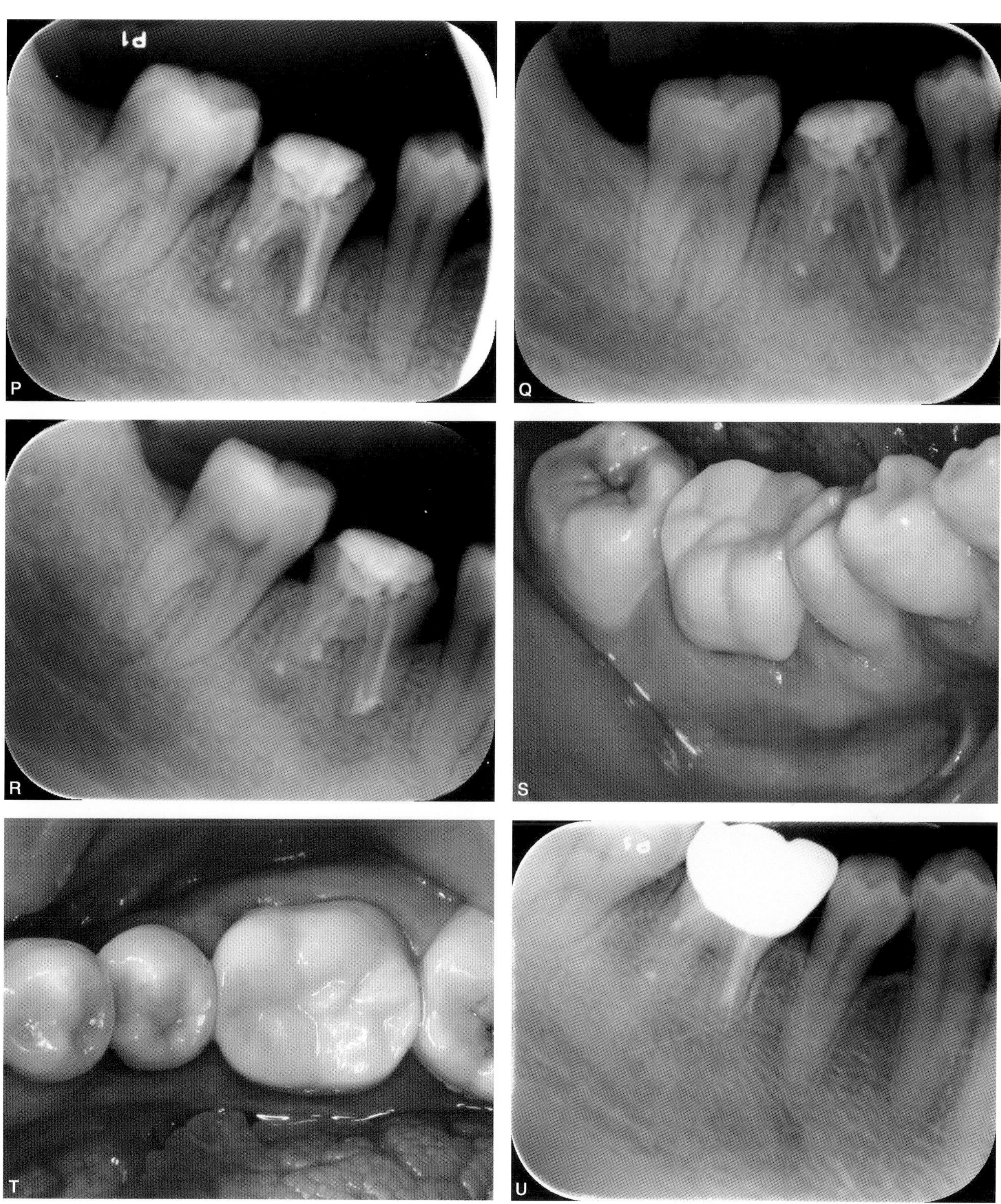
P1
P
Q
R
S
T
P1
U

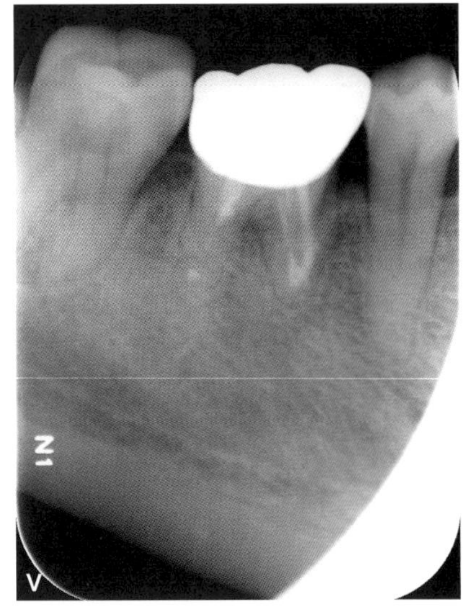

图 3-1-10 三根型右下颌第一磨牙行显微根尖外科手术

A. 术前口内像，示根尖区窦道 B. 术前根尖片，示根尖周透射影 C. CBCT 矢状位 D. CBCT 冠状位 E. CBCT 水平位，定位远舌根根尖，示根尖周牙槽骨基本正常 F. 切开翻瓣牵拉 G. 去骨开窗，三根根尖位于同一骨窗，近中根和远颊根根尖切除 H. 去除远中颊舌根间牙槽骨，探及远舌根尖（箭头示） I. 进一步去骨，暴露远舌根 J. 远舌根根尖切除（箭头示） K. 根管逆行预备和充填，示远舌根（箭头示） L. 术后根尖片，示远舌根（箭头示） M. 近中偏角投照根尖片 N. 远中偏角投照根尖片 O. 术后 2 个月随访根尖片 P. 术后 8 个月随访根尖片 Q. 远中偏角投照根尖片 R. 远中偏角投照根尖片 S. 术后 49 个月随访口内像颊侧面观，已完成冠方修复 T. 咬合面观，示牙龈和牙槽黏膜正常 U. 根尖片 V. 偏角投照根尖片，示根尖周完全愈合

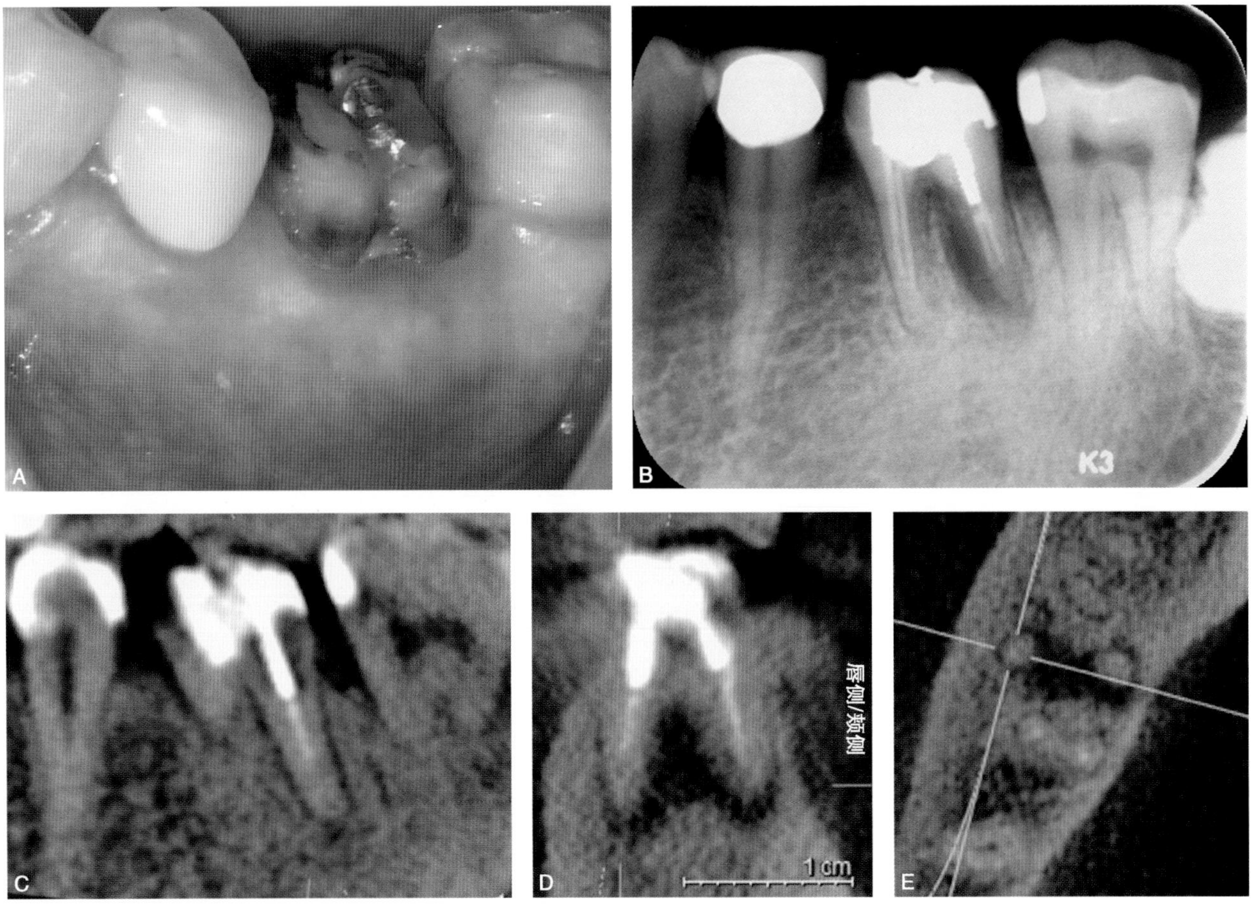

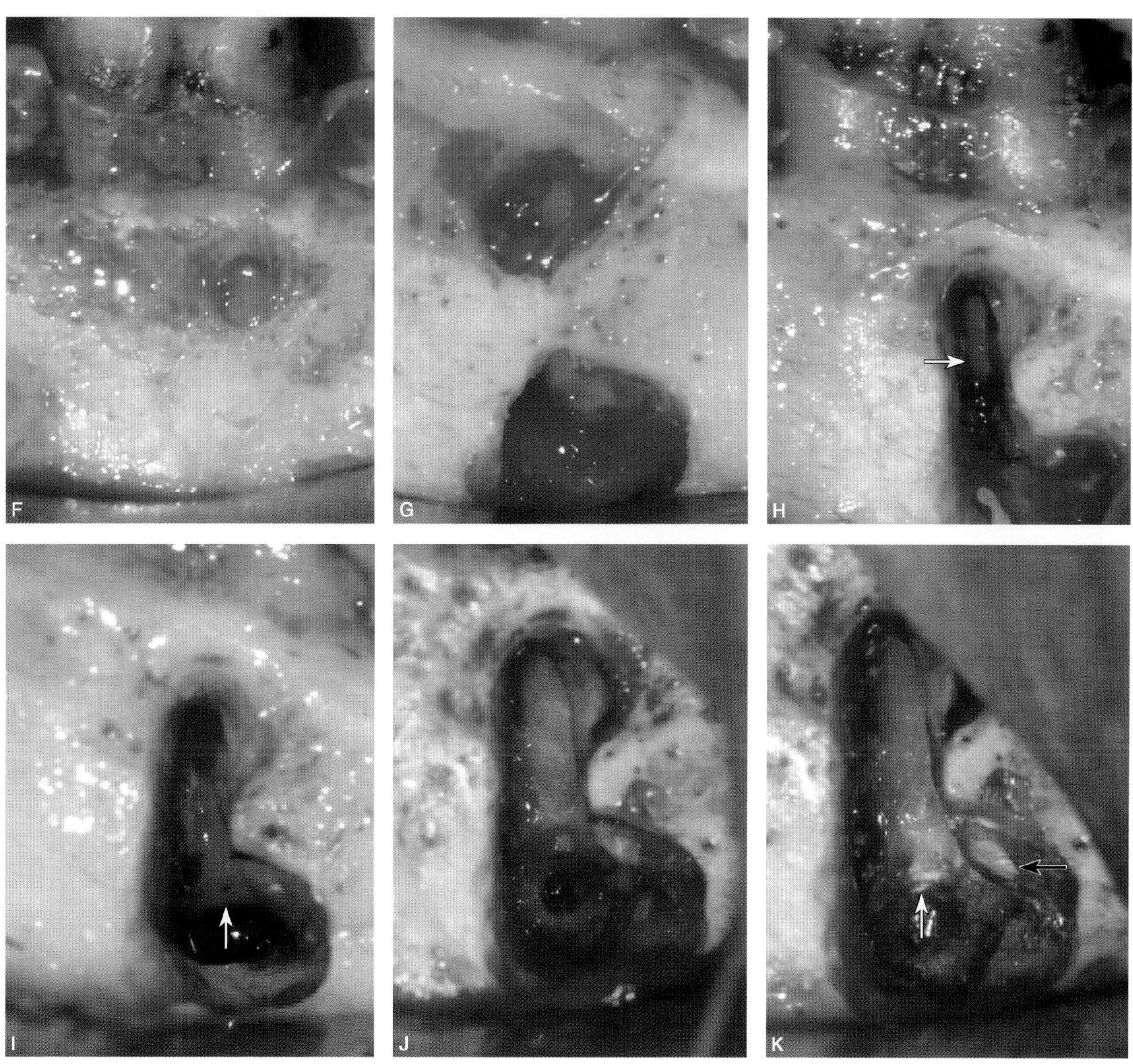
F
G
H
I
J
K

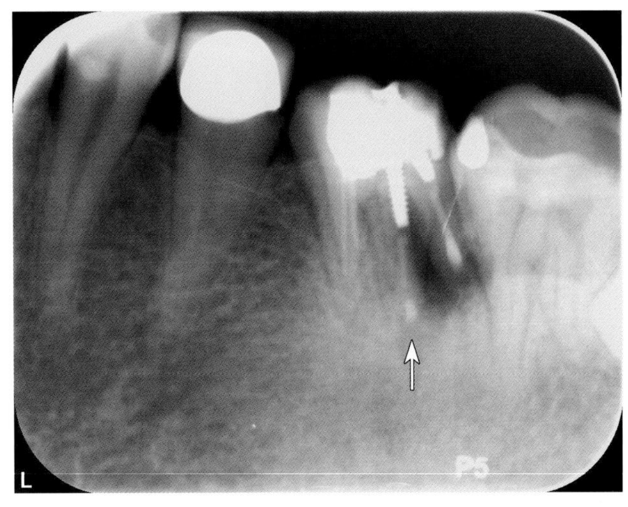

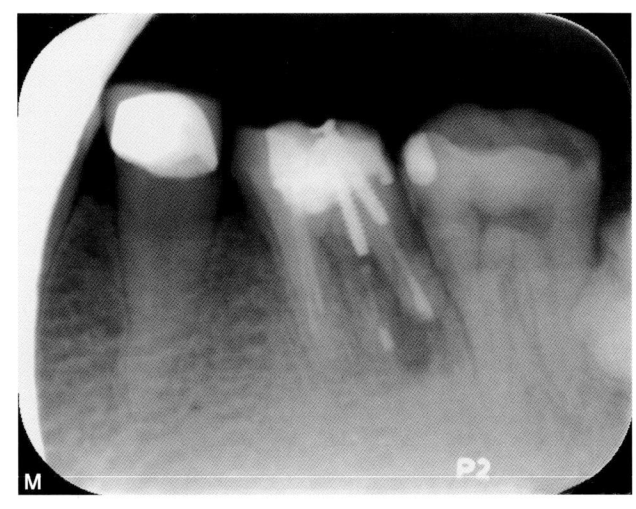

图 3-1-11 三根型左下颌第一磨牙行显微根尖外科手术

A. 术前口内像 B. 术前根尖片，示远中根根尖周透射影 C. CBCT 矢状位 D. CBCT 冠状位 E. CBCT 水平位，示远颊根和远舌根根尖周透射影、近中根根尖周正常，定位远舌根根尖 F. 切开翻瓣牵拉 G. 远中去骨开窗，远颊根和远舌根根尖位于同一骨窗 H. 远颊根根尖切除，见远舌根（箭头示） I. 远舌根根尖切除（箭头示） J. 根管逆行预备 K. 远颊根（黑色箭头示）和远舌根（白色箭头示）根管逆行充填 L. 术后根尖片，示远舌根（箭头示） M. 术后 5 个月随访根尖片，示根尖周愈合中

第二节 疑难牙髓病和根尖周病

显微根尖外科手术是治疗复杂、疑难牙髓病和根尖周病的有效方法，本节主要讨论一些特殊类型疾病的手术治疗，如不完全根裂、根管侧支、外吸收、波及邻牙根尖区的慢性根尖周炎、根管外分离器械等。

一、不完全根裂

对于不完全根裂，当牙根有足够长度或者是多根牙时，可以继续行根尖切除至根裂线完全消失，然后完成显微根尖外科手术，同时去除咬合创伤等可疑病因，预后良好（图 3-2-1～图 3-2-3）。此种方法的长期疗效有待进一步观察，尤其是单根牙。

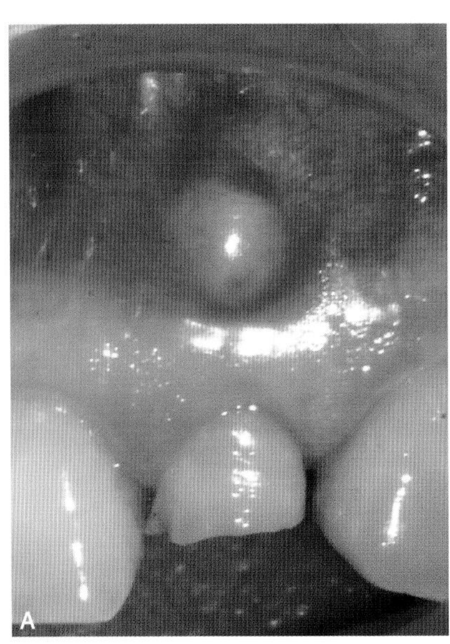

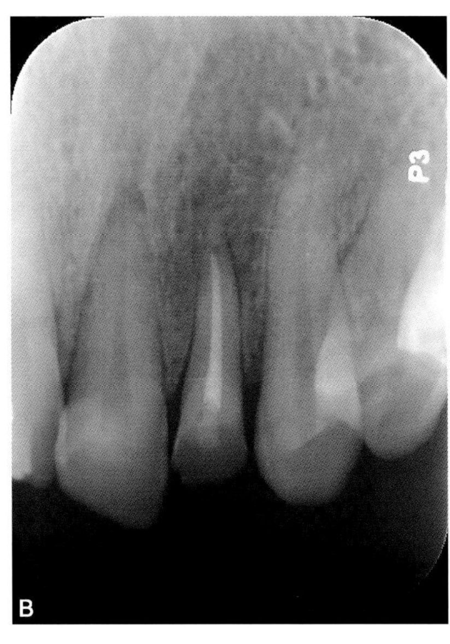

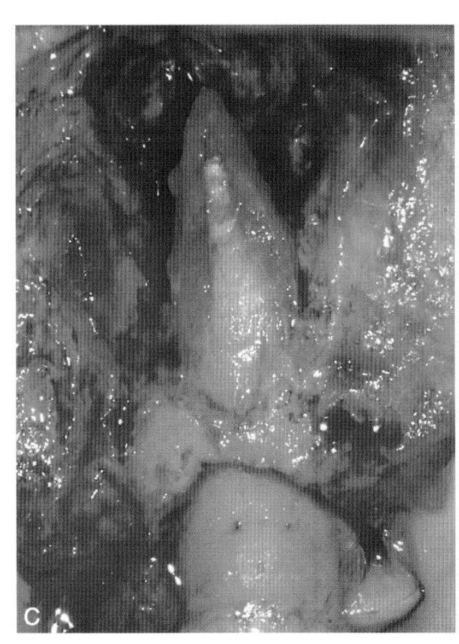

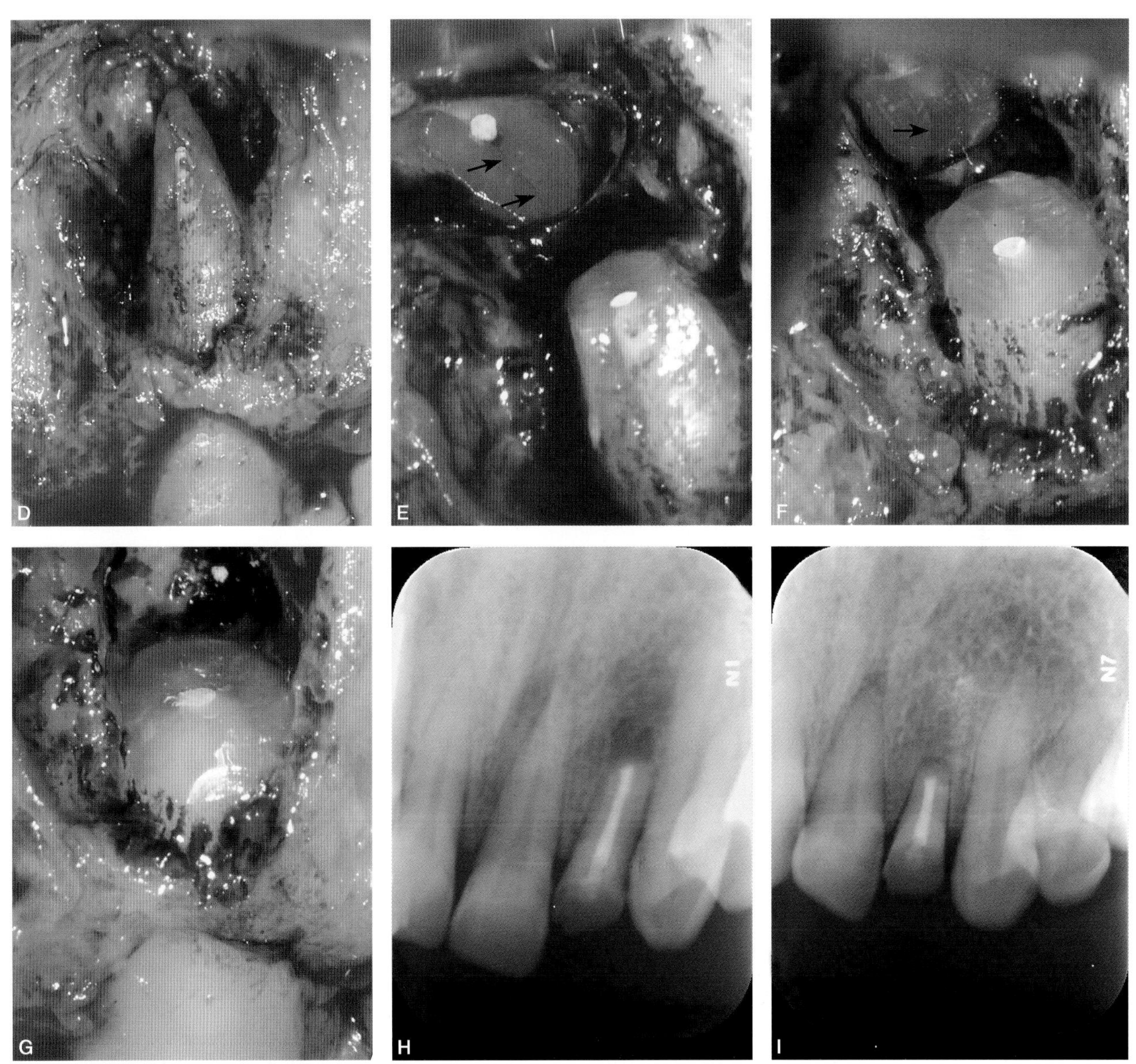

图 3-2-1　左上颌侧切牙不完全根裂显微根尖外科手术治疗

A. 术前口内像唇侧面观，示根尖区肿胀　B. 根尖片　C. 根尖周刮治　D. 染色见根裂线　E. 根尖切除后染色探查，断面见颊舌向根裂线（箭头示）　F. 继续根切，根裂线部分消失（箭头示）　G. 根裂线完全磨除　H. 术后根尖片　I. 术后 6 个月随访根尖片，示根尖周近完全愈合

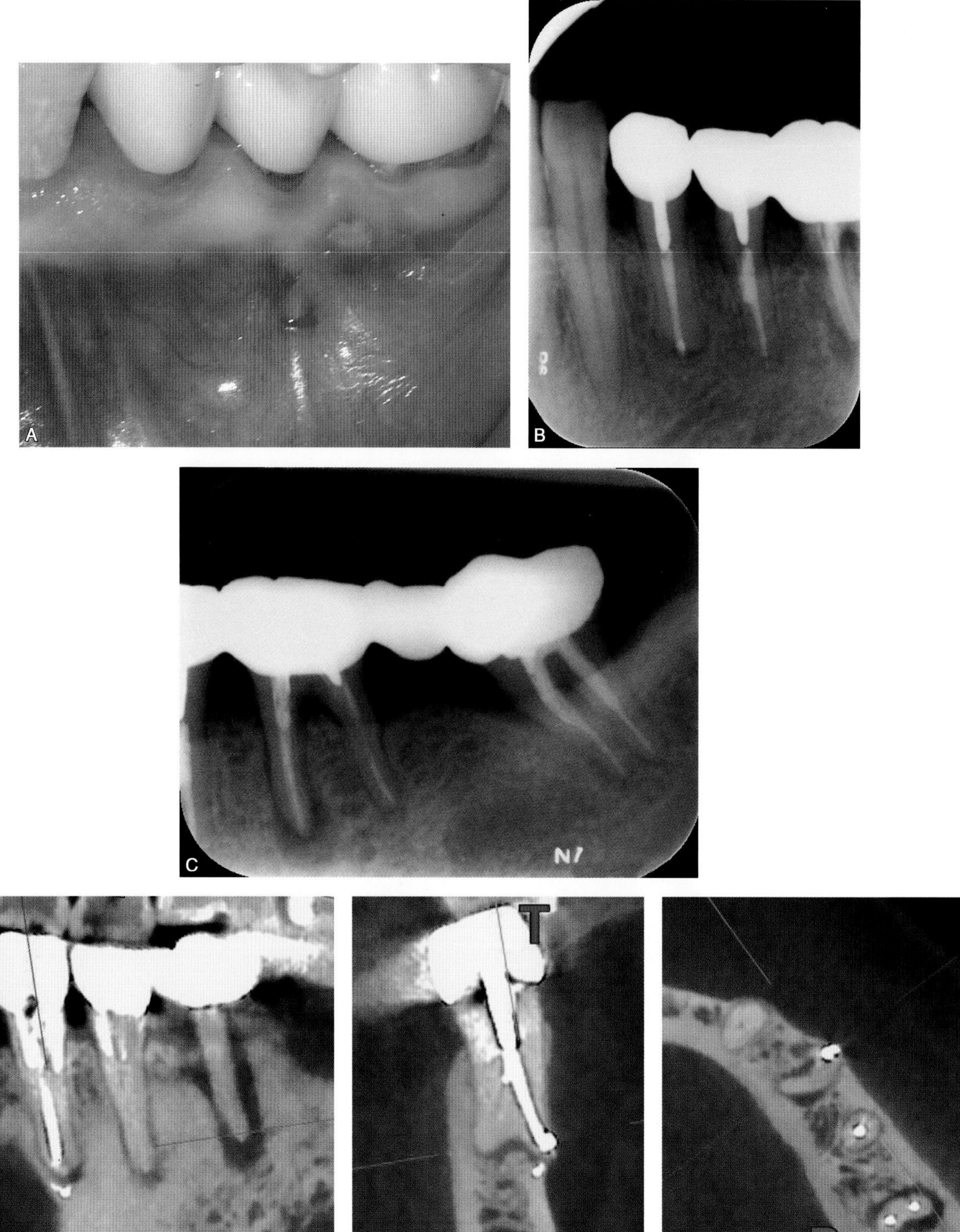
A
B
C
N1
D
E
T
F
P

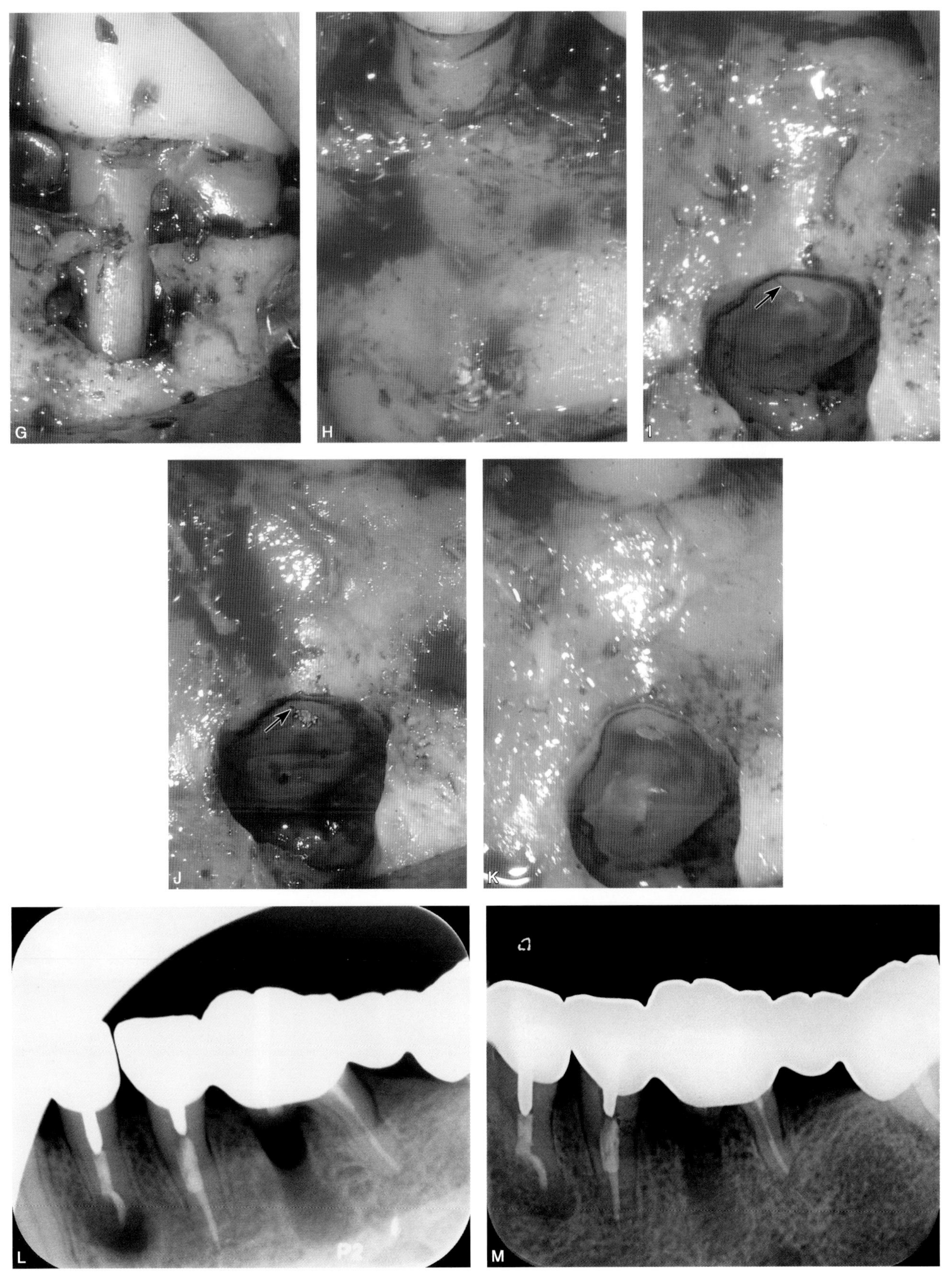
G
H
I
J
K
L
M
P2

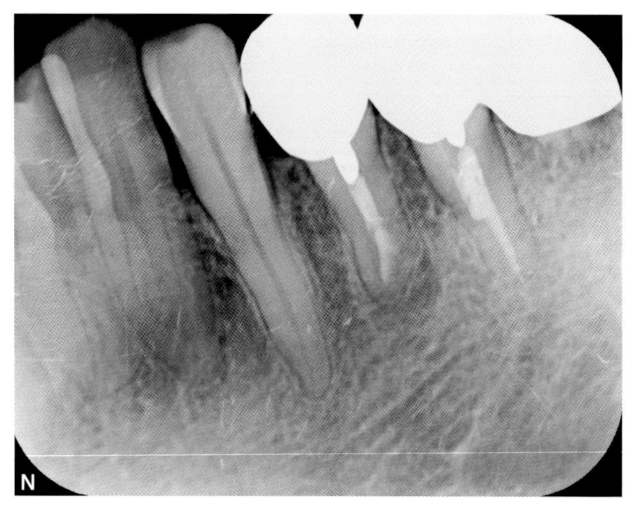

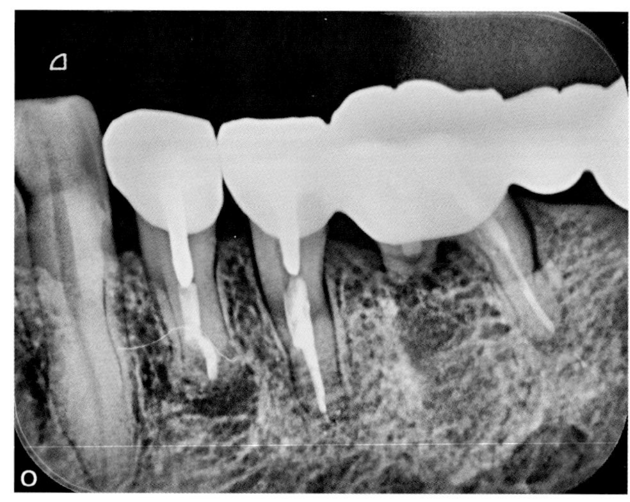

图 3-2-2　**左下颌第一前磨牙不完全根裂显微根尖外科手术治疗**

A. 术前口内像　B. 左下颌前磨牙术前根尖片　C. 左下颌磨牙术前根尖片　D. 左下颌第一前磨牙 CBCT 矢状位　E. CBCT 冠状位　F. CBCT 水平位，示舌侧根管遗漏　G. 切开翻瓣牵拉，见左下颌第一磨牙近中根根裂　H. 左下颌第一前磨牙糊剂超填　I. 染色探查见 C 形根管以及颊侧裂纹（箭头示）　J. 进一步根切，裂纹减短（箭头示）　K. 进一步根切，裂纹消失　L. 术后根尖片（左下颌第一磨牙近中根行截根术）　M. 术后 7 个月随访根尖片　N. 偏角投照根尖片　O. 术后 13 个月随访根尖片，示左下颌第一前磨牙根尖周愈合中

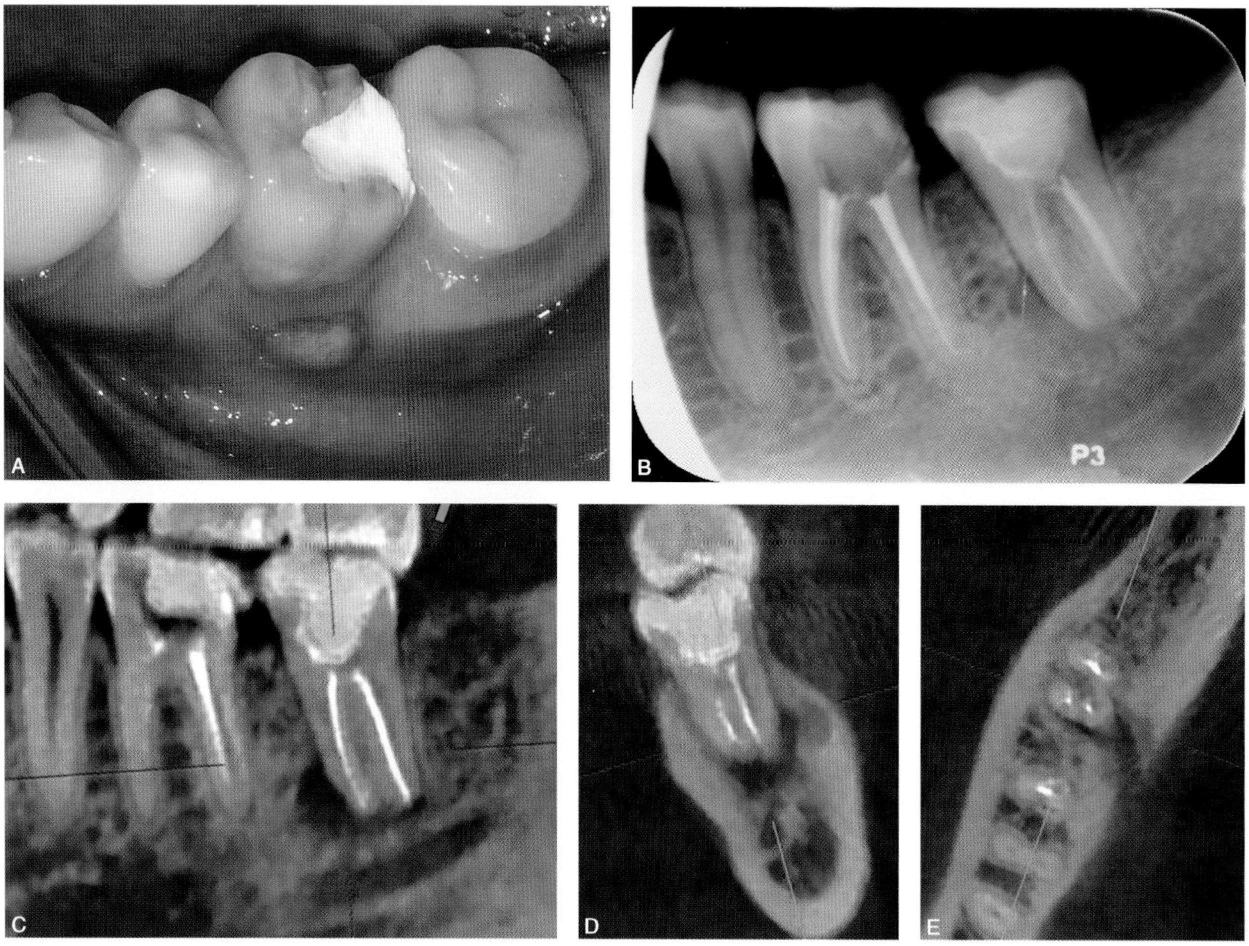

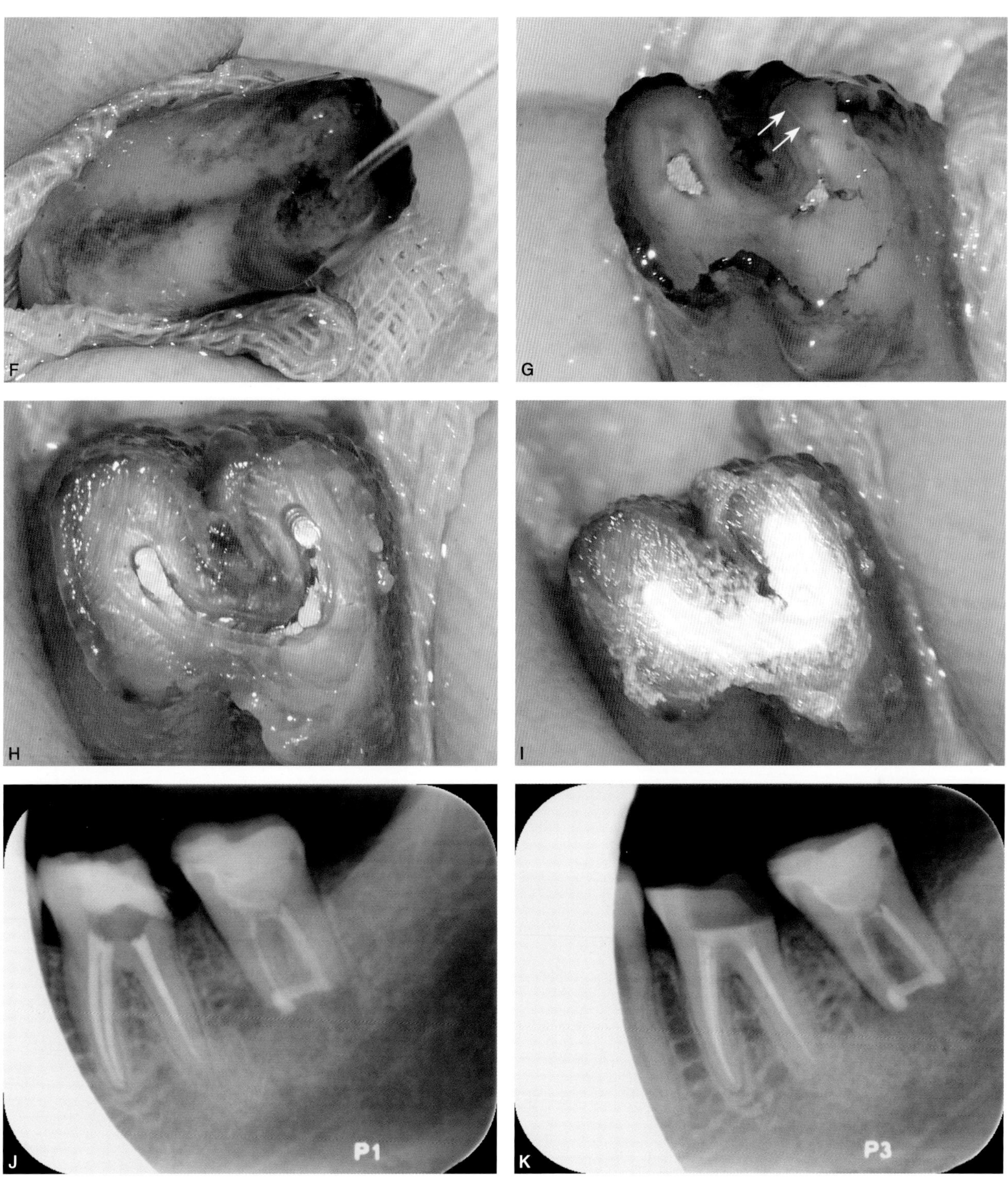
F
G
H
I
J
P1
K
P3

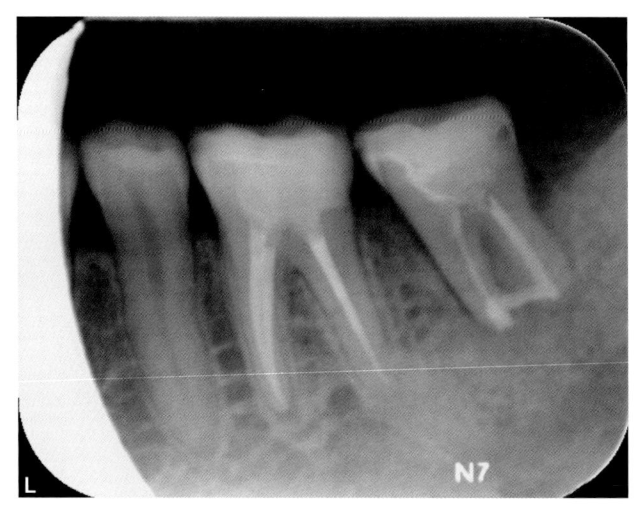

图 3-2-3 **左下颌第二磨牙不完全根裂显微意向再植术治疗**

A. 术前口内像颊侧面观，示窦道位于左下颌第一磨牙根中段牙龈 B. 术前根尖片 C. 左下颌第二磨牙 CBCT 矢状位 D. CBCT 冠状位 E. CBCT 水平位，示左下颌第二磨牙根尖周透射影、左下颌第一磨牙根尖周正常 F. 左下颌第二磨牙行显微意向再植术，微创拔出 G. 根尖切除后染色探查近舌根管见舌侧裂纹（箭头示） H. 磨除裂纹，根管逆行预备 I. 根管逆行充填 J. 术后根尖片 K. 术后 1 个月随访根尖片 L. 术后 3 个月随访根尖片，示根尖周愈合中

二、根管侧支

根管侧支多位于根尖区，根尖切除 3mm 可去除大多数根管侧支。根尖切除后，仔细探查骨质缺损区的对应牙根处是否还有根管侧支。当根管侧支距离根切面小于 1mm 时，继续根尖切除以磨除侧支（图 3-2-4）；大于 1mm 时，侧支按根管对待，行逆行预备和充填。可疑为侧支时，按照侧支处理，因为残留感染的风险大于预备侧支而削弱牙体组织的风险（图 3-2-5）。预备根管侧支时，需要足够的深度和直径，通常应预备至主根管，直径 1mm 以上，否则逆行充填材料可能会结固不良而出现（微）渗漏，封闭性差而导致失败（图 3-2-6）。

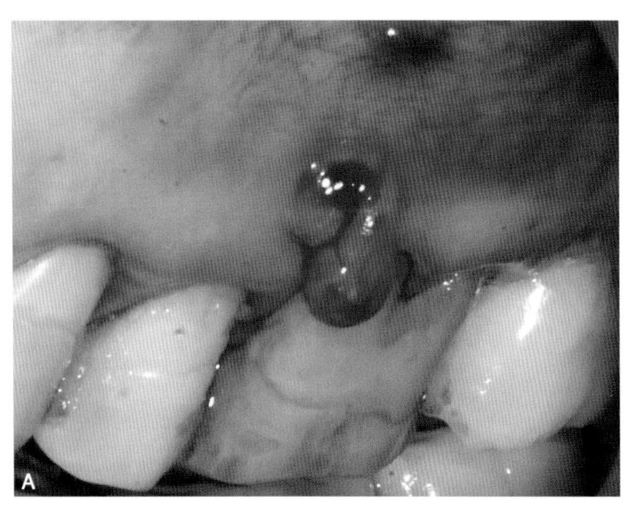

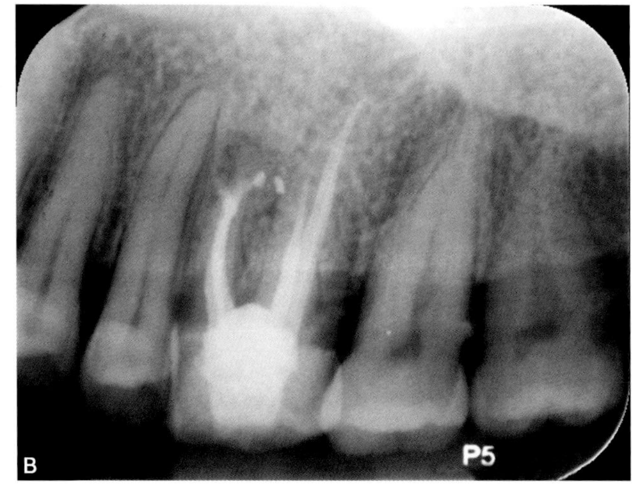

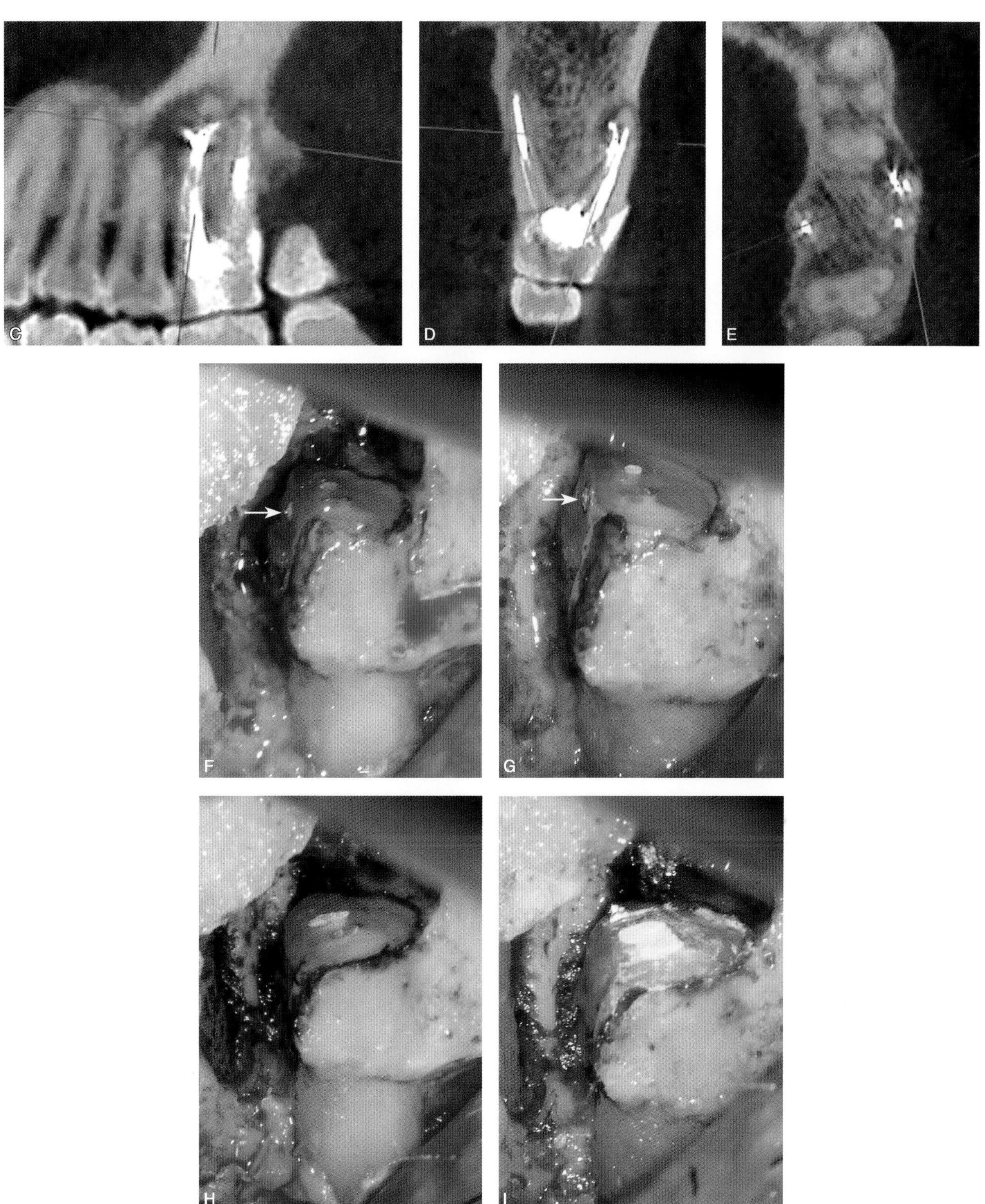
C
D
E
F
G
H
I

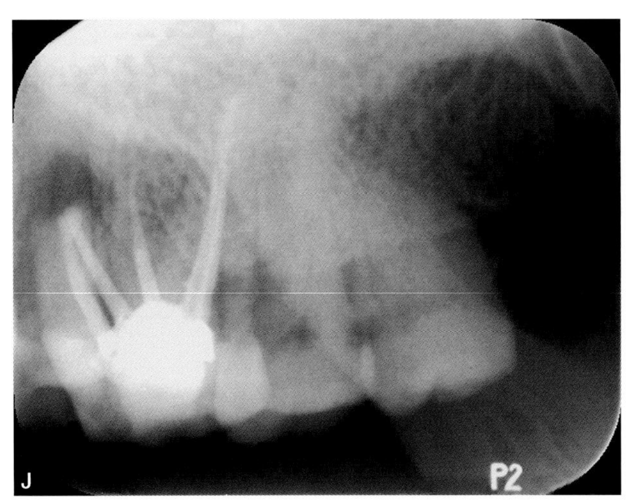

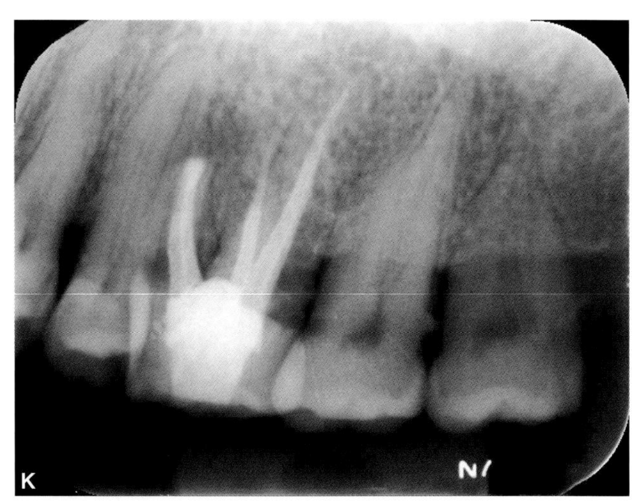

图 3-2-4 左上颌第一磨牙近颊根磨除根管侧支

A. 术前口内像，示根尖区窦道 B. 术前根尖片，示近颊根根尖周透射影 C. CBCT 矢状位 D. CBCT 冠状位 E. CBCT 水平位，示近颊根根尖周透射影和超填 F. 近颊根根尖切除染色探查，见根尖段近中根管侧支（箭头示） G. 修整根切断面，侧支距离根切断面不足 1mm（箭头示） H. 进一步根尖切除，去除根管侧支 I. 根管逆行充填 J. 术后根尖片 K. 术后 3 个月随访根尖片，示根尖周愈合中

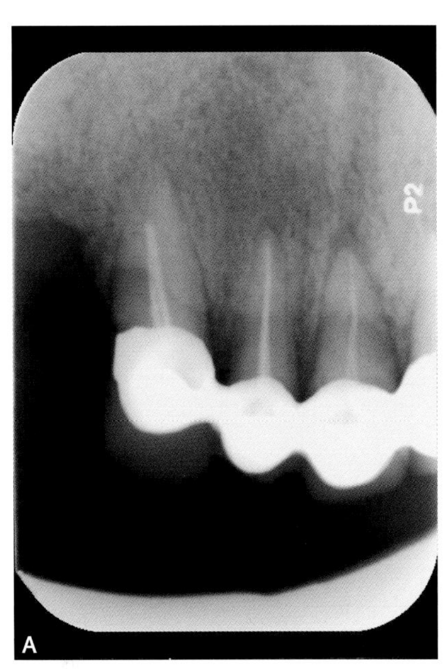

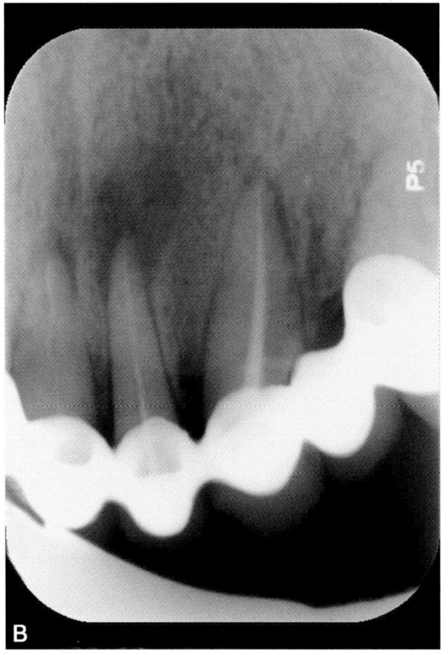

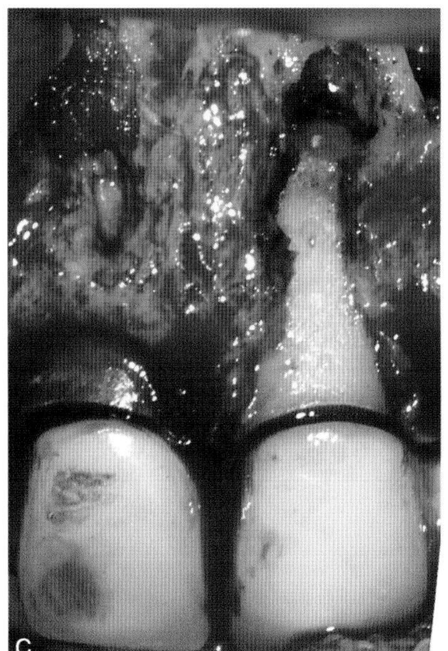

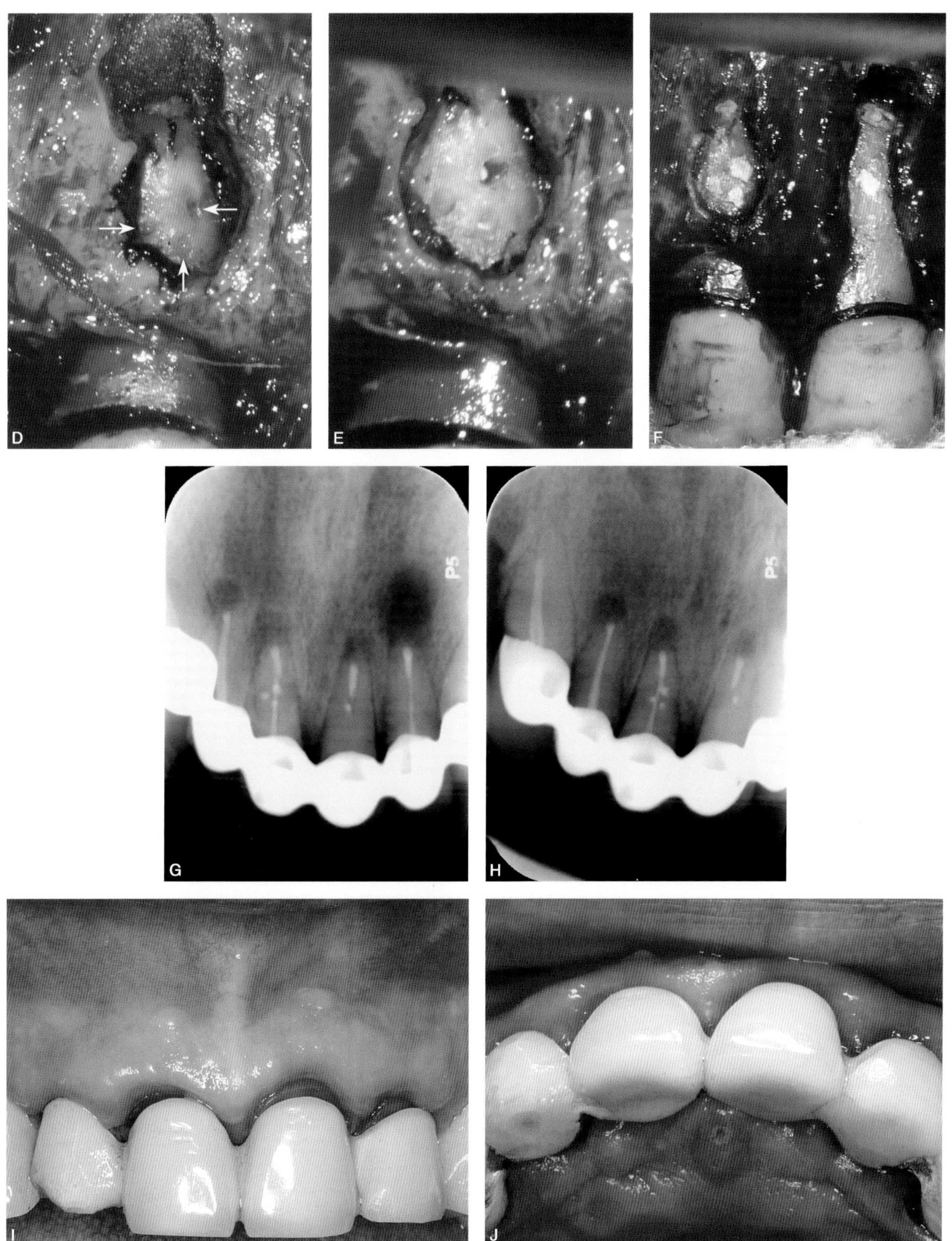
D
E
F
G
H
I
J

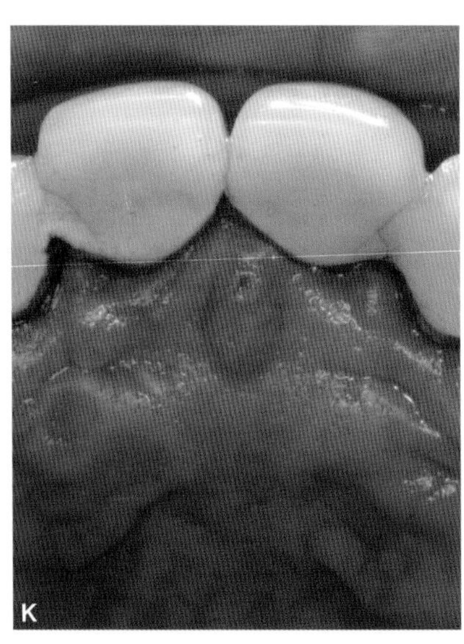

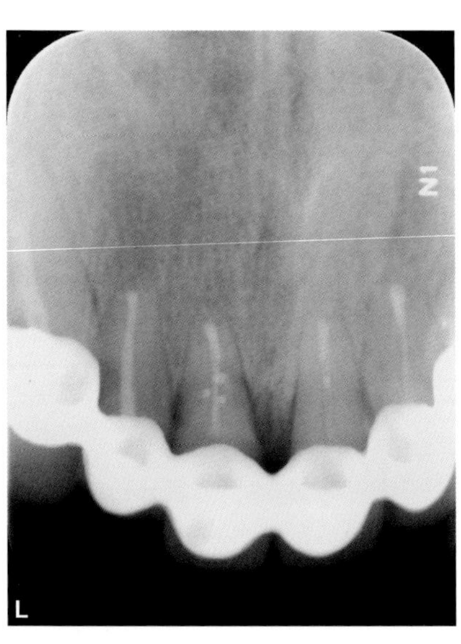

图 3-2-5 右上颌中切牙三处根管侧支行逆行预备和充填

A. 右上颌前牙术前根尖片 B. 左上颌前牙术前根尖片 C. 切开翻瓣牵拉 D. 染色探查见右上颌中切牙颊侧根中段三处根管侧支(箭头示) E. 根管侧支逆行预备 F. 根管侧支逆行充填 G. 术后根尖片 H. 偏角投照根尖片 I. 术后 37 个月随访口内像颊侧面观 J. 咬合面观 K. 腭侧面观，示牙龈和牙槽黏膜正常 L. 根尖片，示上颌中切牙、侧切牙根尖周完全愈合

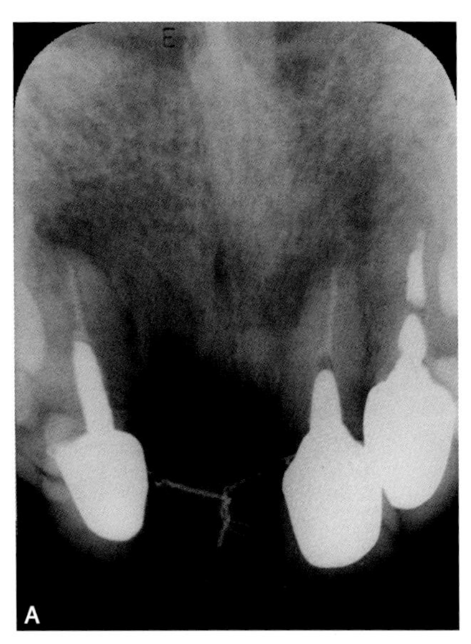

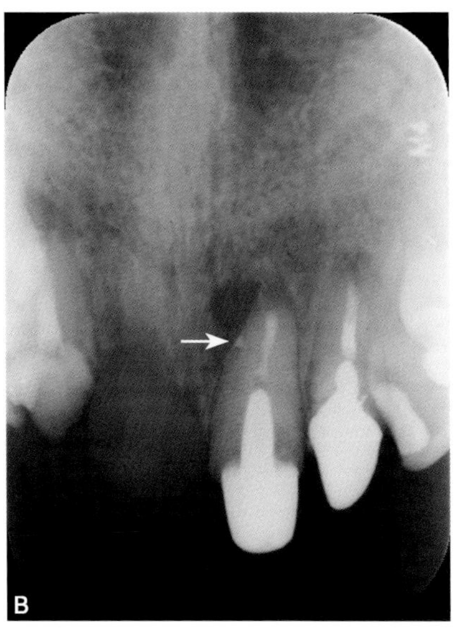

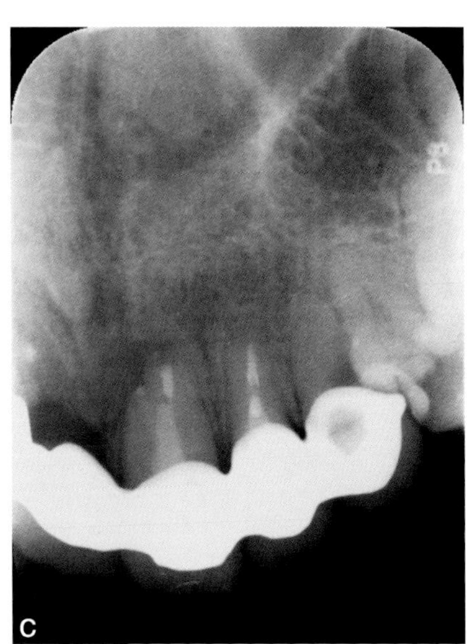

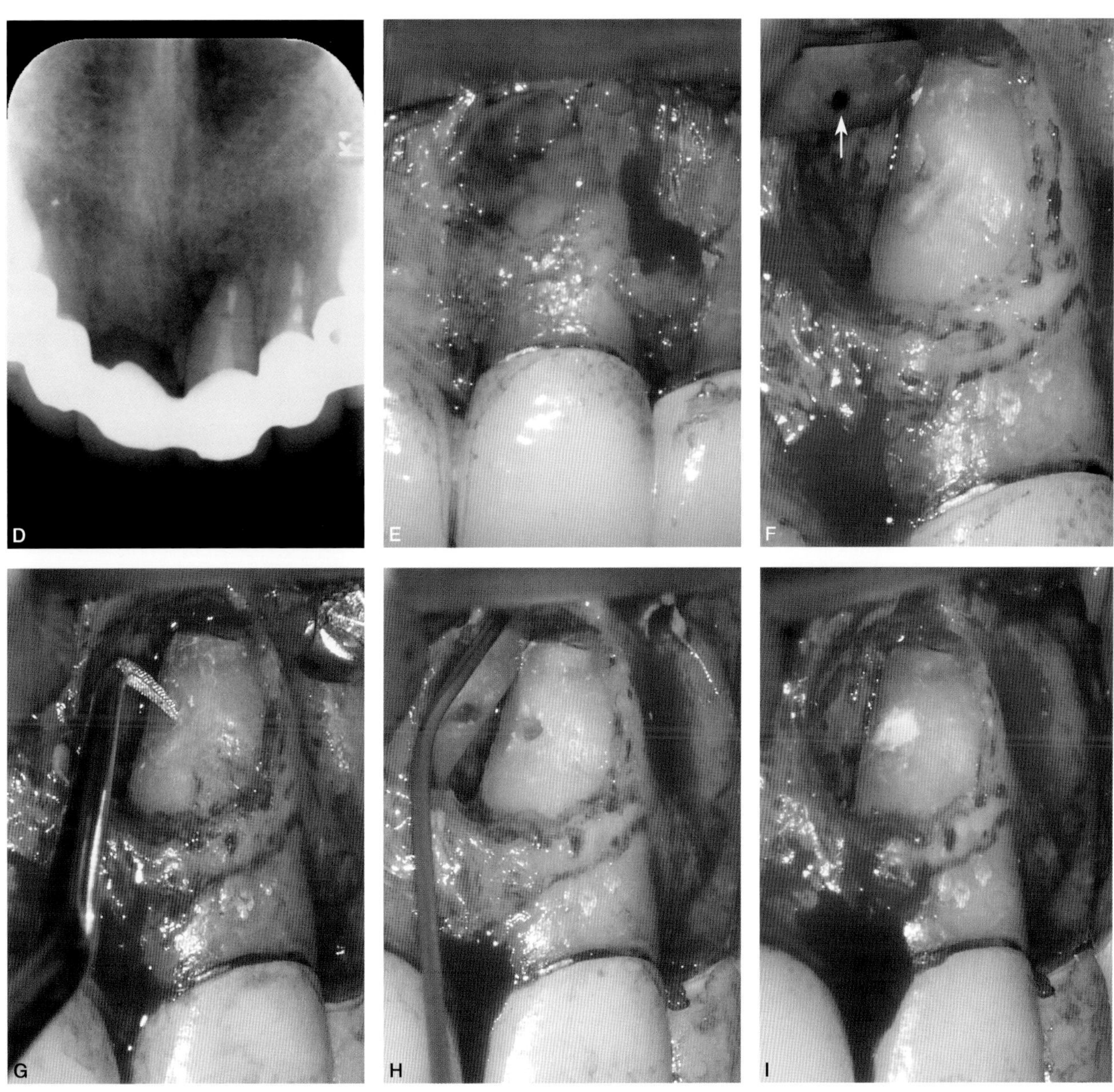
D
E
F
G
H
I

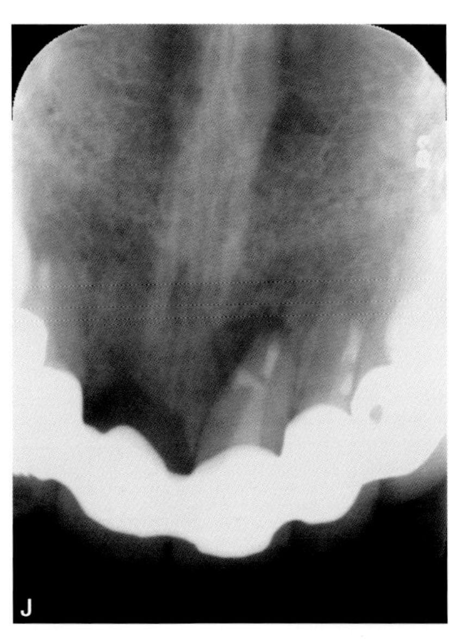

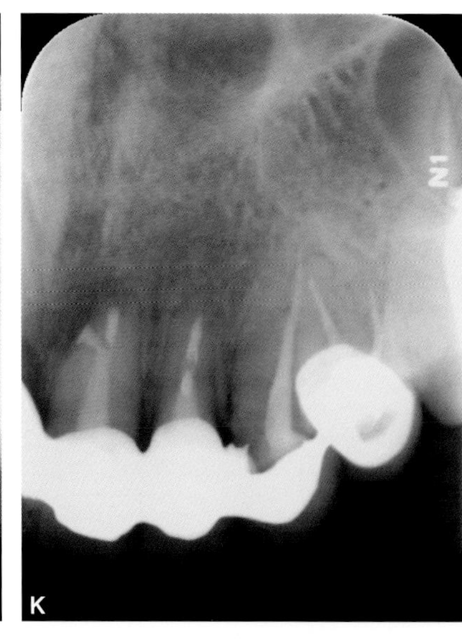

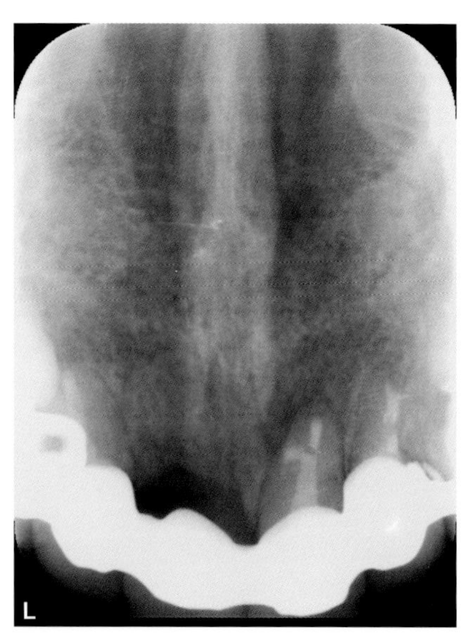

图 3-2-6 左上颌中切牙根管侧支逆行预备足够直径和深度

A. 术前根尖片 B. 术后根尖片，示根管侧支已充填（箭头示） C. 术后 21 个月随访根尖片 D. 术后 24 个月随访根尖片，示近中根周透射影范围变大 E. 窦道重新出现，再次行显微根尖外科手术，切开翻瓣牵拉 F. 染色探查见根管侧支处 MTA 结固不良，有微渗漏（箭头示） G. 根管侧支逆行预备 H. 预备深度至主根管，直径约 1.5mm I. 根管逆行充填 J. 术后根尖片 K. 术后 6 个月随访根尖片 L. 术后 12 个月随访根尖片，示近中根周愈合中

三、外吸收

牙齿完全脱位（撕脱性损伤）等牙外伤再植术后常见牙根炎症性外吸收。广泛、快速进展的炎症性外吸收难以处理，预后不良；局部炎症性外吸收通过显微根尖外科手术，刮除肉芽组织，充分暴露外吸收部位，染色探查，明确病损范围，机械清除被破坏的牙根组织，修补缺损，临床疗效良好（图 3-2-7）。

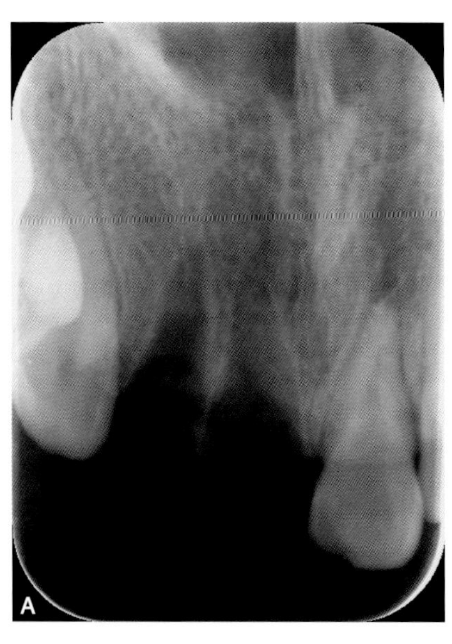

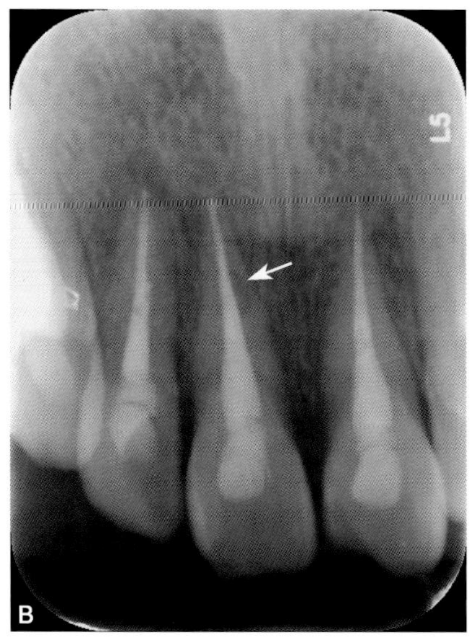

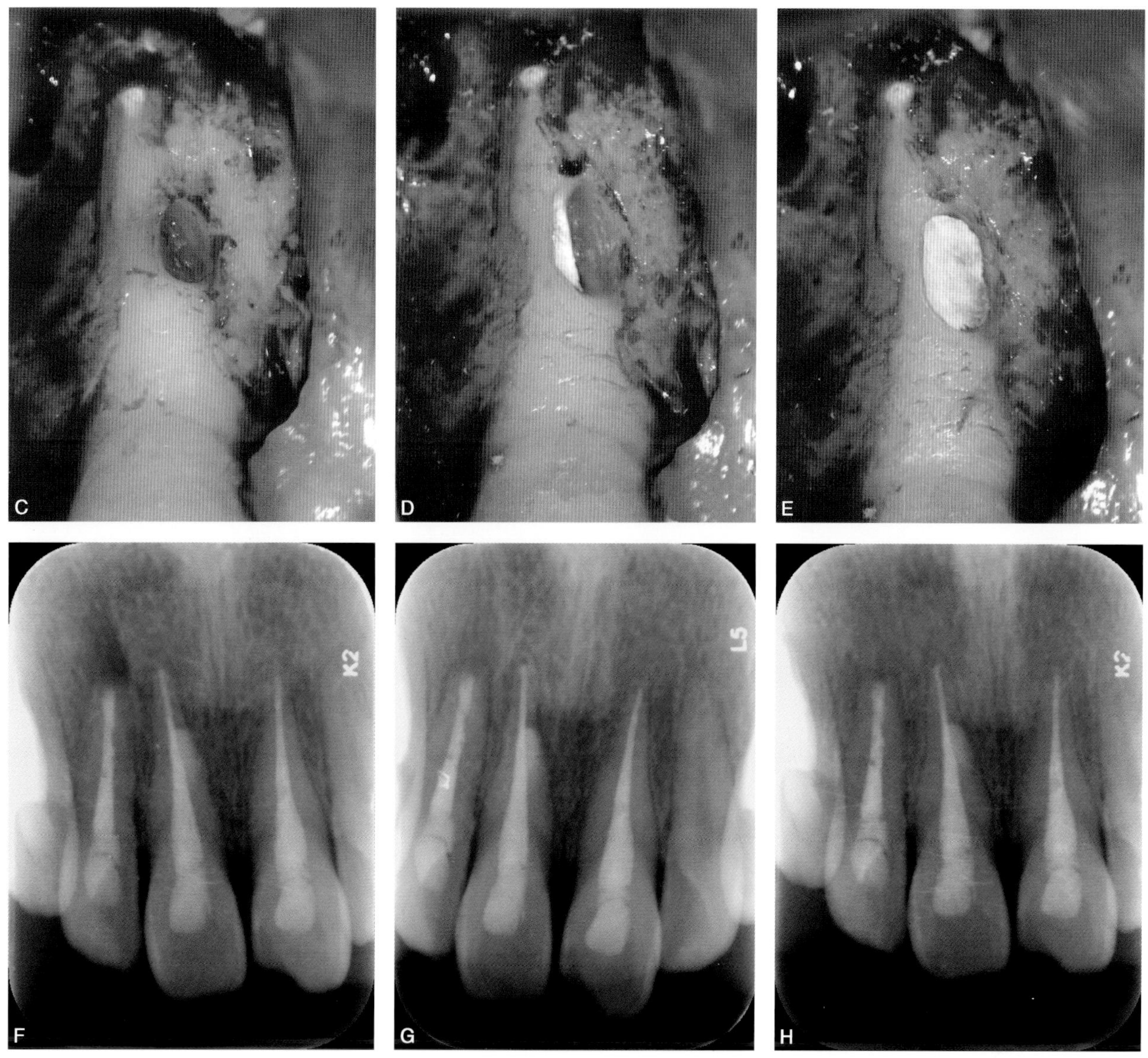

图 3-2-7　采用显微根尖外科手术治疗右上颌中切牙炎症性外吸收（王疆病例）

A. 右上颌中切牙和侧切牙完全脱位　B. 复位再植、根管治疗术后 6 个月随访根尖片，示右上颌中切牙根中段近中外吸收（箭头示）　C. 右上颌中切牙行显微根尖外科手术，染色探查见炎症性外吸收　D. 机械清理外吸收区　E. MTA 充填外吸收区　F. 术后根尖片　G. 术后 6 个月随访根尖片　H. 术后 12 个月随访根尖片，示外吸收充填区完全愈合

四、波及邻牙根尖区的慢性根尖周炎

如第一章第一节所述，慢性根尖周炎可以破坏邻牙根尖周牙槽骨形成根尖周透射影，同时邻牙因根尖神经血管束完整而牙髓组织仍然保持正常。因此，当对患牙采用非手术治疗时，邻牙无须任何处理，若患牙治疗成功则邻牙恢复正常（图 3-2-8，图 5-1-5）；当患牙不能行非手术治疗或者非手术治疗失败时，需采用显微根管外科。

当邻牙为单根牙时，手术中的机械性刮除肉芽组织必定会破坏邻牙根尖神经血管束，导致牙髓坏死，因此通常要求术前完成邻牙的根管治疗。笔者在临床实践中发现：若在术中仅处理患牙而不触及邻牙根尖区，患牙治愈的同时邻牙恢复正常（图 3-2-9，图 3-2-10）。

当邻牙为多根牙时，因为牙髓组织活力来源于多个牙根根尖神经血管束，即使因为手术入路等原因破坏了邻牙部分牙根的根尖神经血管束，患牙治愈的同时邻牙仍可能恢复正常（图3-2-11）。

波及邻牙根尖区的慢性根尖周炎的整体治疗策略见表3-2-1。

表3-2-1 波及邻牙根尖区的慢性根尖周炎治疗策略

患牙治疗方案	邻牙情况	邻牙处理方案
显微根管（再）治疗术	单根牙、多根牙	观察
显微根管外科手术	单根牙	常规：术前行根管治疗 术中彻底刮除肉芽组织 尝试：术前不行根管治疗 术中勿触及根尖区 术后随访，牙髓坏死则行根管治疗
	多根牙	术前不行根管治疗 术中必要时可触及部分牙根根尖区 术后随访，牙髓坏死则行根管治疗

1. 非手术治疗

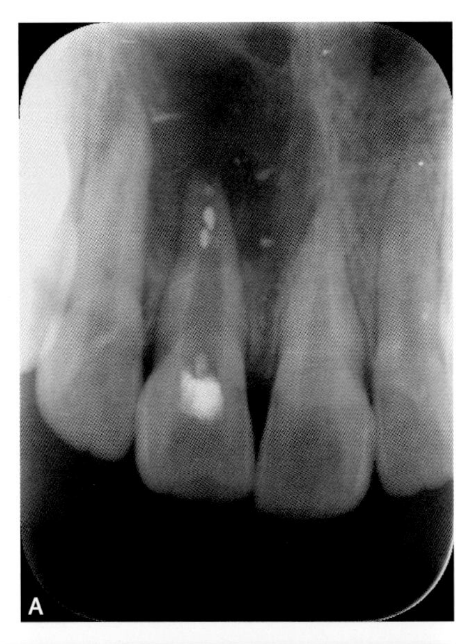

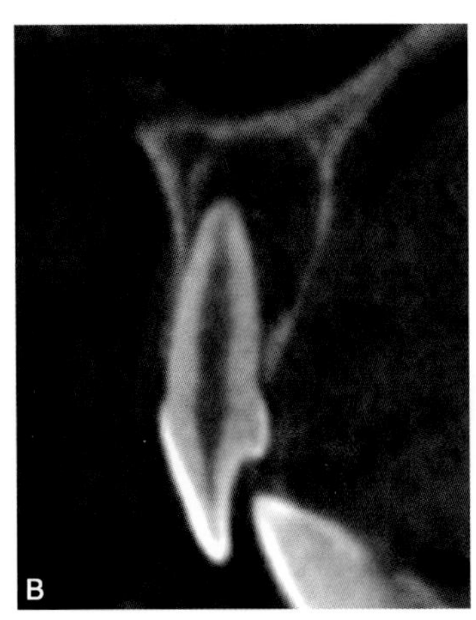

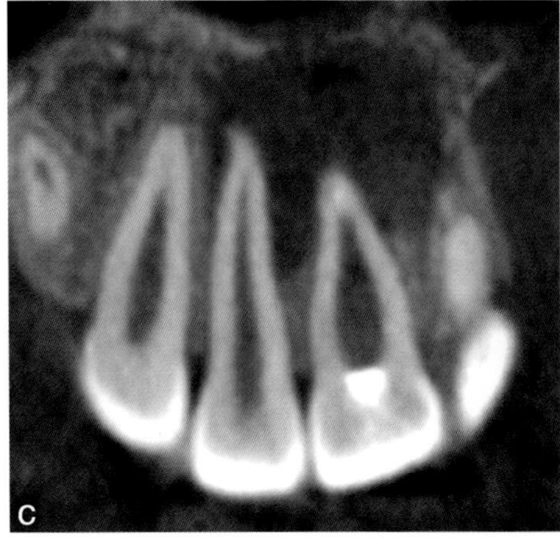

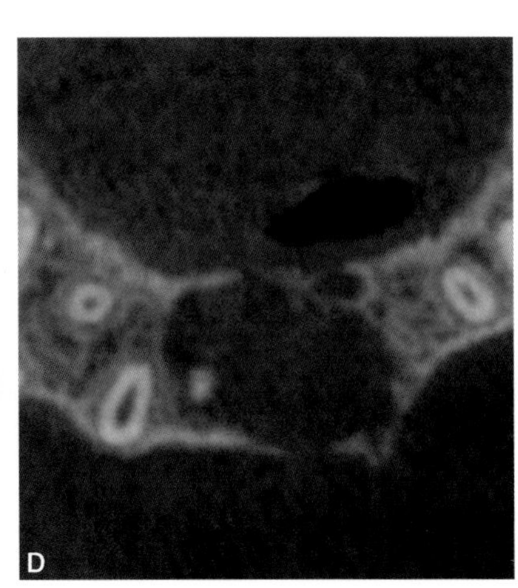

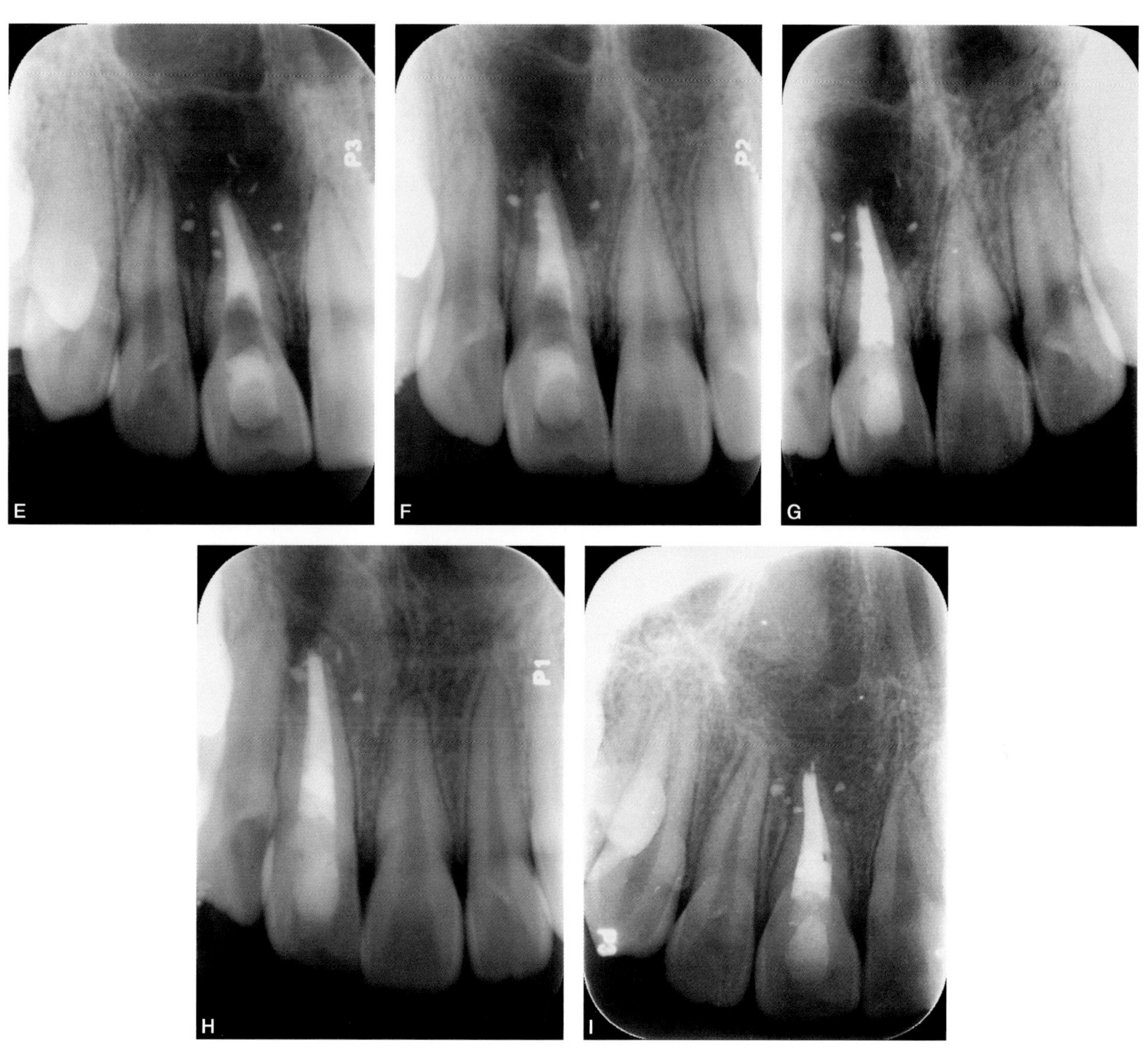
P3
E
P2
F
G
P1
H
I

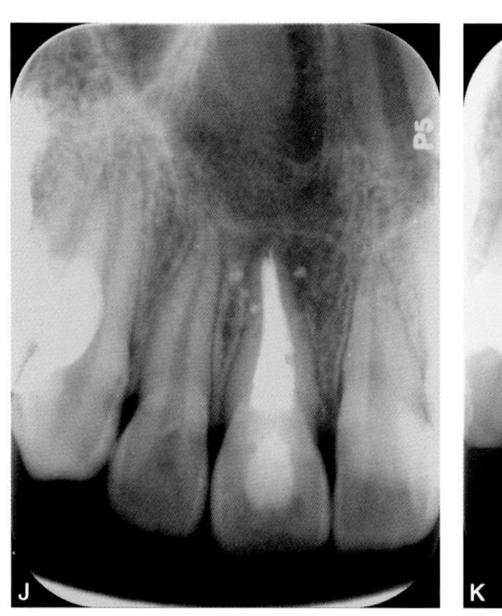

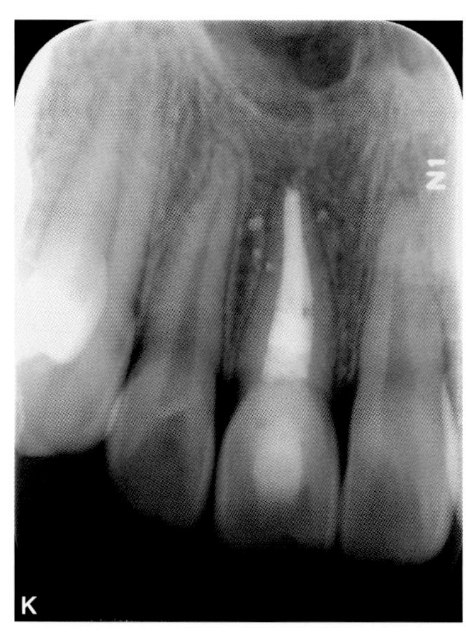

图 3-2-8 **非手术治疗波及右上颌侧切牙的右上颌中切牙慢性根尖周炎**

A. 术前根尖片，示右上颌前牙根尖区透射影、右上颌中切牙已行牙髓治疗 B. CBCT 矢状位 C. CBCT 冠状位 D. CBCT 水平位，示右上颌侧切牙根尖位于右上颌中切牙根尖周透射影内 E. 右上颌中切牙行根管治疗术，根管内封药氢氧化钙 F. 封药 2 个月后复诊根尖片，示根尖周透射影缩小 G. 右上颌中切牙根管充填后根尖片 H. 术后 3 个月随访根尖片 I. 术后 7 个月随访根尖片，示右上颌侧切牙根尖周恢复正常 J. 术后 14 个月随访根尖片 K. 术后 23 个月随访根尖片，示右上颌中切牙根尖周完全愈合，右上颌侧切牙根尖周正常

2. 手术治疗

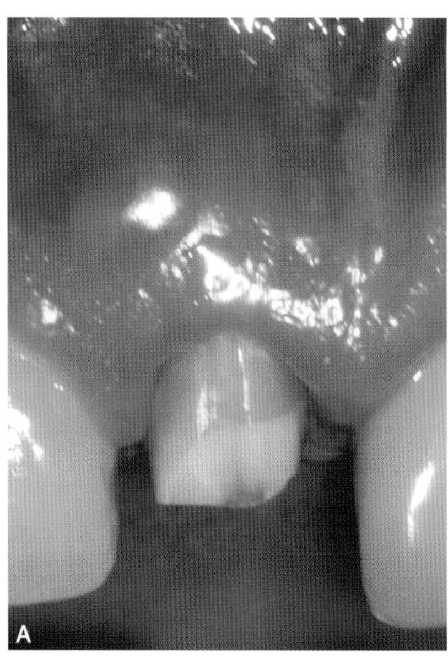

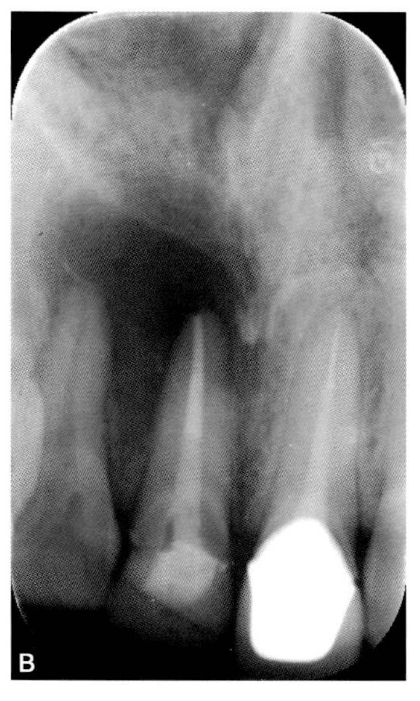

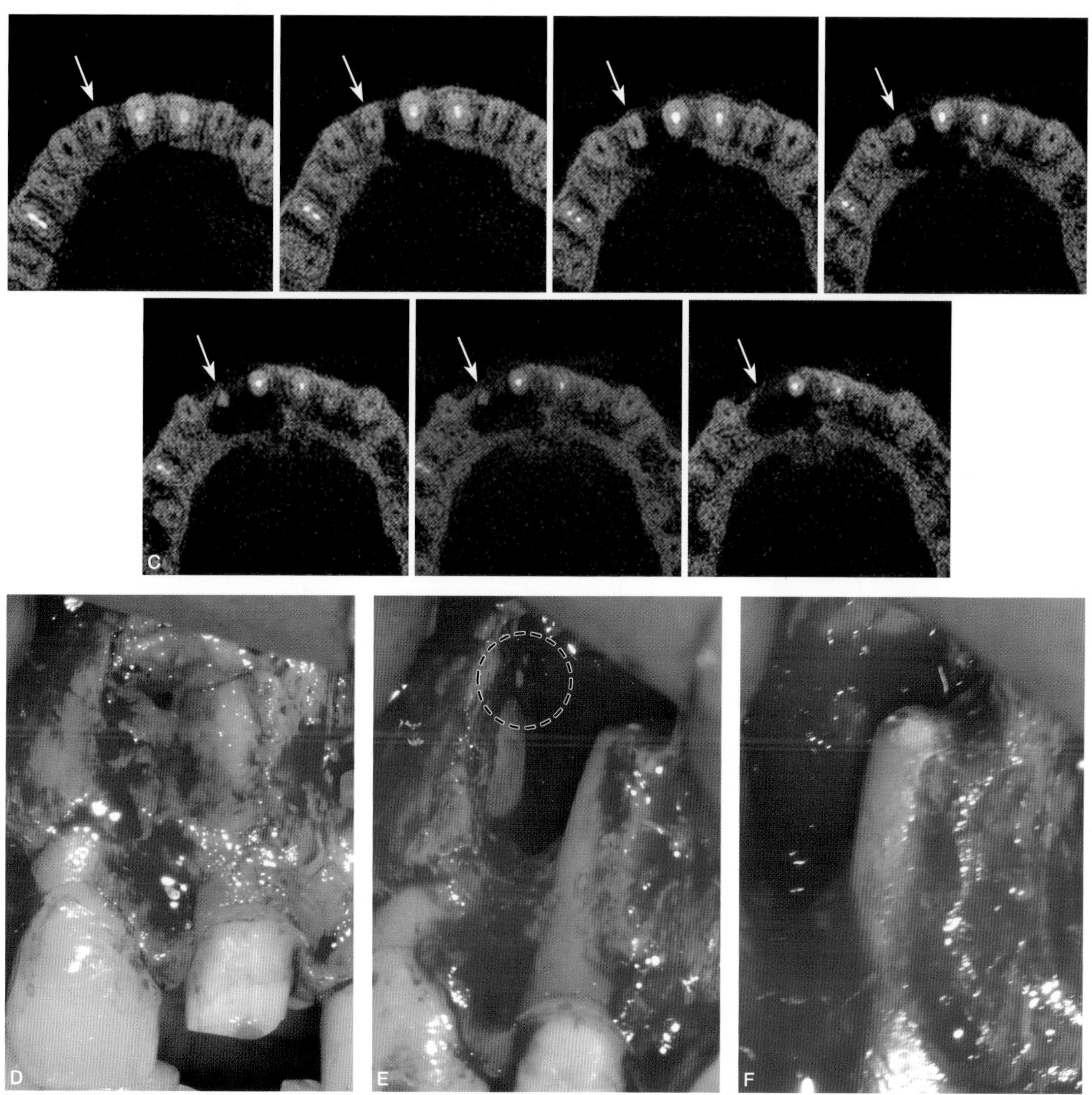
C
D
E
F

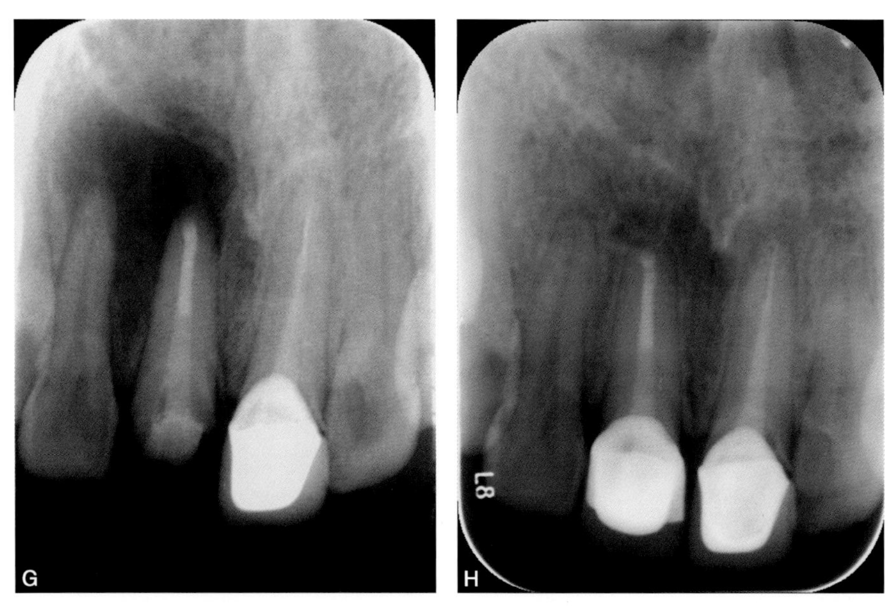

图 3-2-9 **手术治疗波及右上颌侧切牙的右上颌中切牙慢性根尖周炎**

A. 术前口内像，示右上颌中切牙根尖区肿胀、右上颌侧切牙牙髓活力正常 B. 术前根尖片，示右上颌中切牙和侧切牙根尖周透射影、右上颌中切牙已行完善的根管充填 C. CBCT 连续水平位，示右上颌侧切牙根尖位于右上颌中切牙根尖周透射影内 D. 切开翻瓣牵拉 E. 右上颌中切牙根尖周刮治、根尖切除，不触及右上颌侧切牙根尖区（圆圈示） F. 根管逆行预备和充填 G. 术后根尖片 H. 术后 32 个月随访根尖片，示右上颌中切牙根尖周完全愈合，右上颌侧切牙根尖周恢复正常

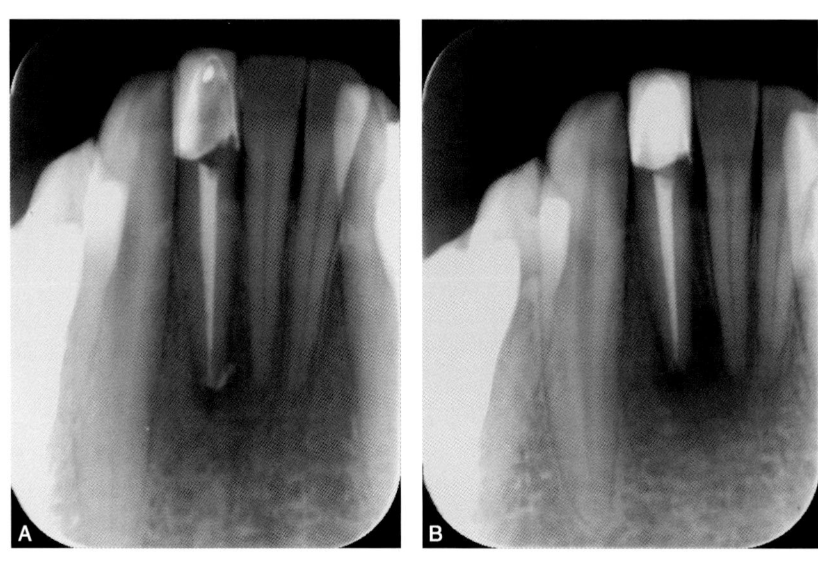

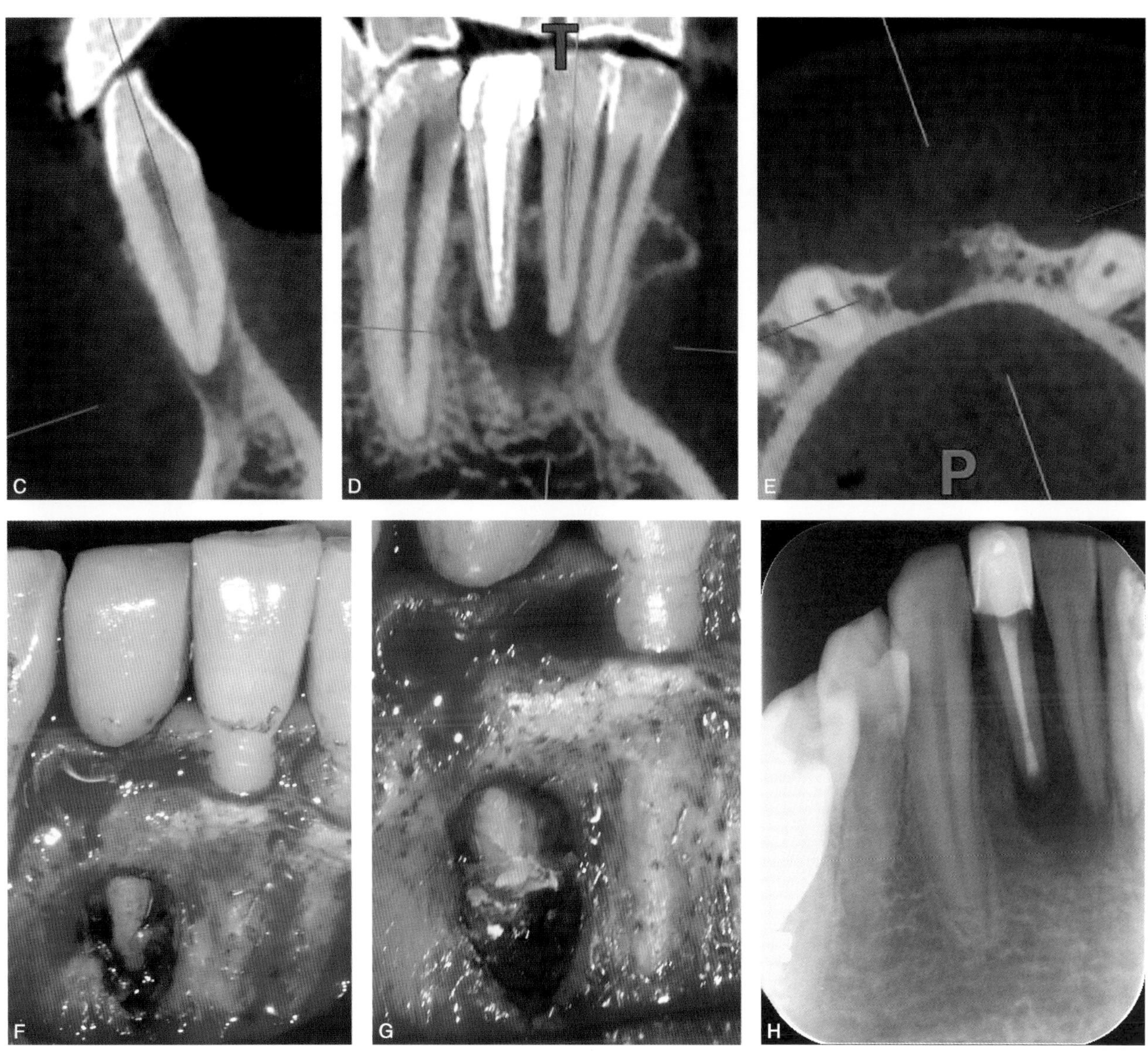
T
P
C
D
E
F
G
H

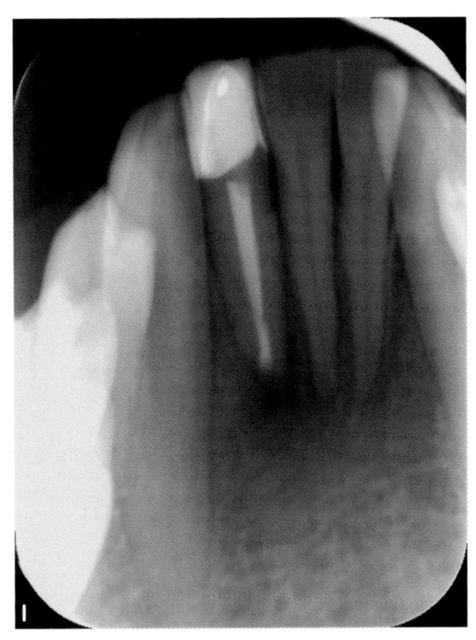
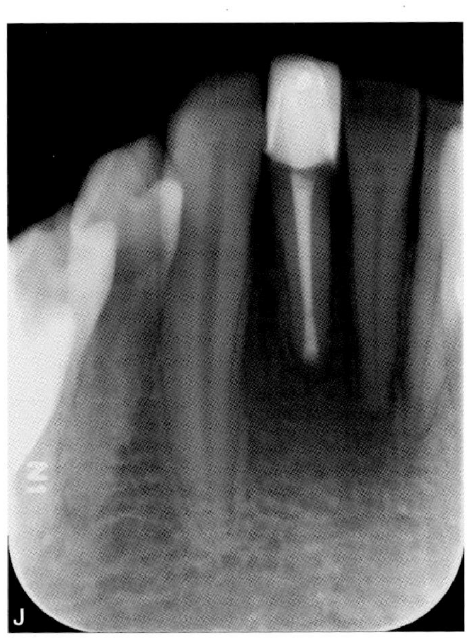

图 3-2-10 **手术治疗波及右下颌中切牙的右下颌侧切牙慢性根尖周炎**

A. 16 个月前根尖片，示右下颌侧切牙因慢性根尖周炎行根管治疗术 B. 术前根尖片，示根尖周透射影范围增大 C. CBCT 矢状位 D. CBCT 冠状位 E. CBCT 水平位，示右下颌中切牙根尖位于右下颌侧切牙根尖周透射影内 F. 右下颌侧切牙根尖周刮治，不触及右下颌中切牙根尖周区 G. 根管逆行预备和充填 H. 术后根尖片 I. 术后 3 个月随访根尖片 J. 术后 16 个月随访根尖片，示右下颌中切牙根尖周恢复正常、右下颌侧切牙根尖周完全愈合

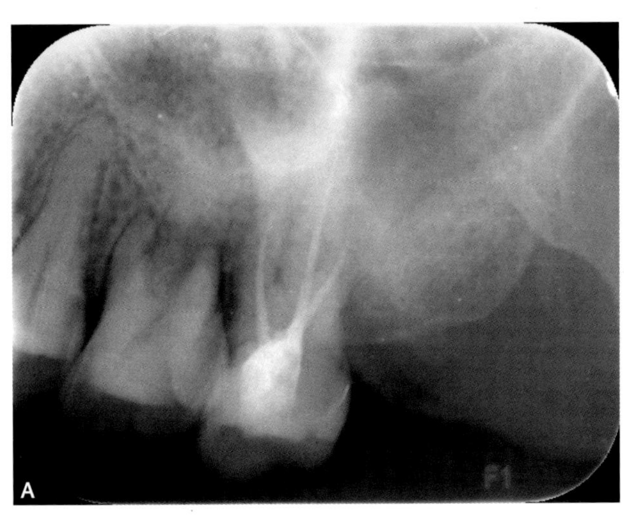
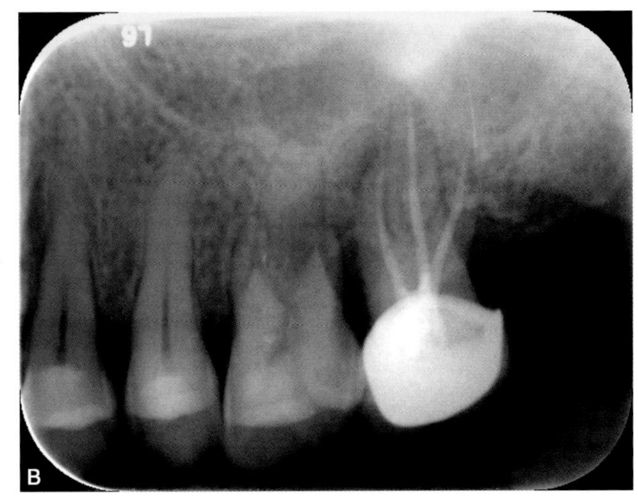

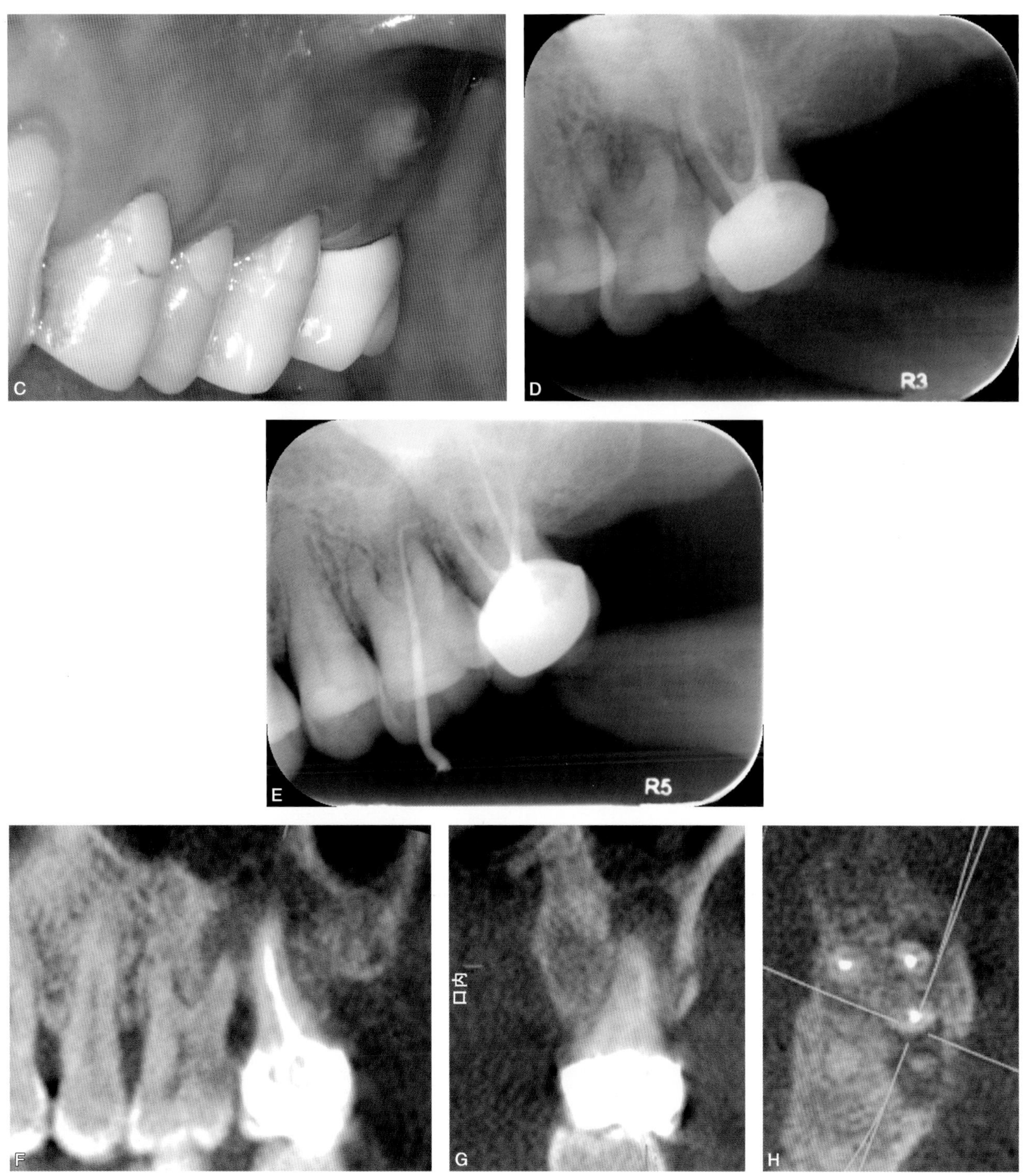
C
D
R3
E
R5
F
G
口内
H

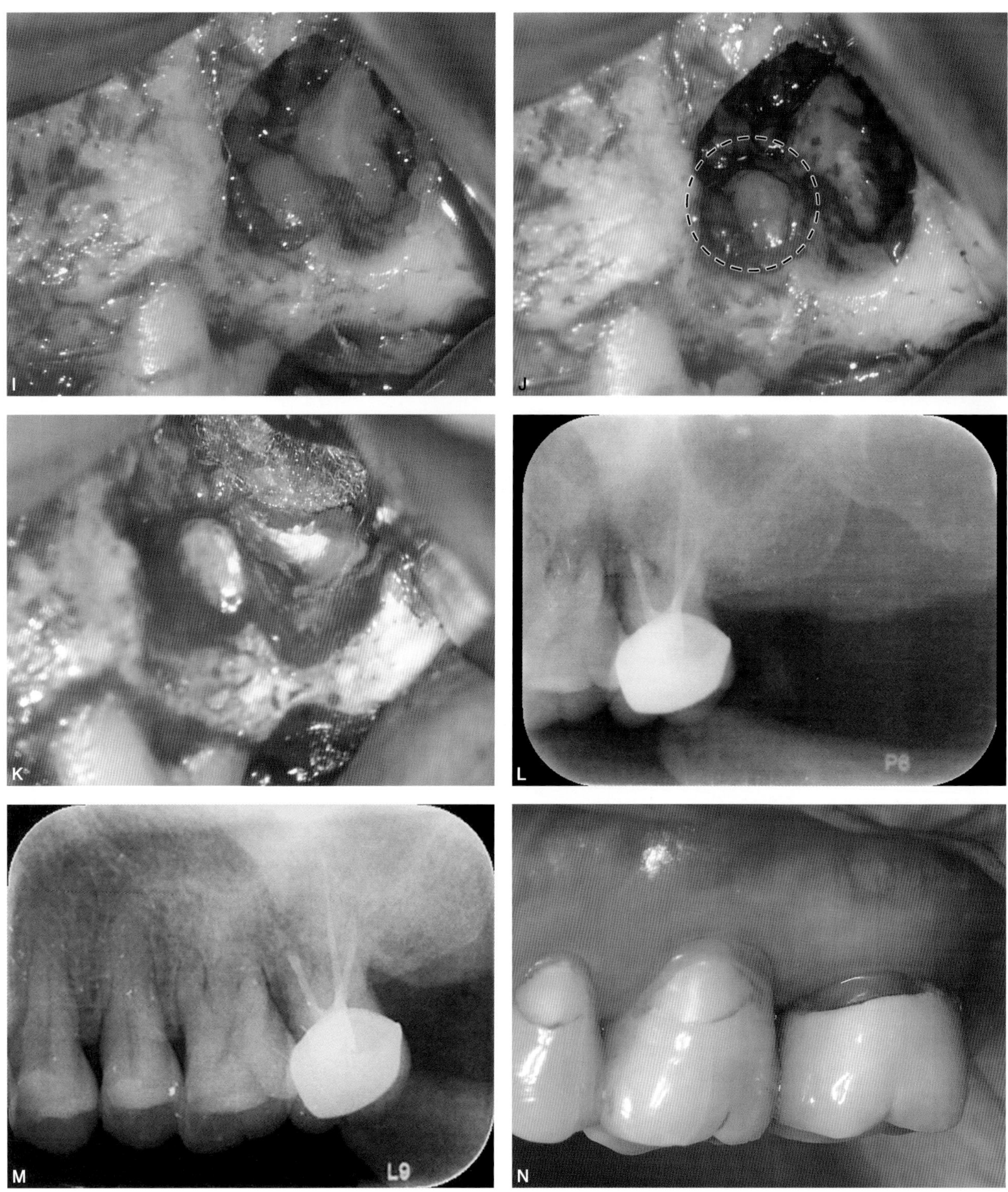
I
J
K
L
P6
M
L9
N

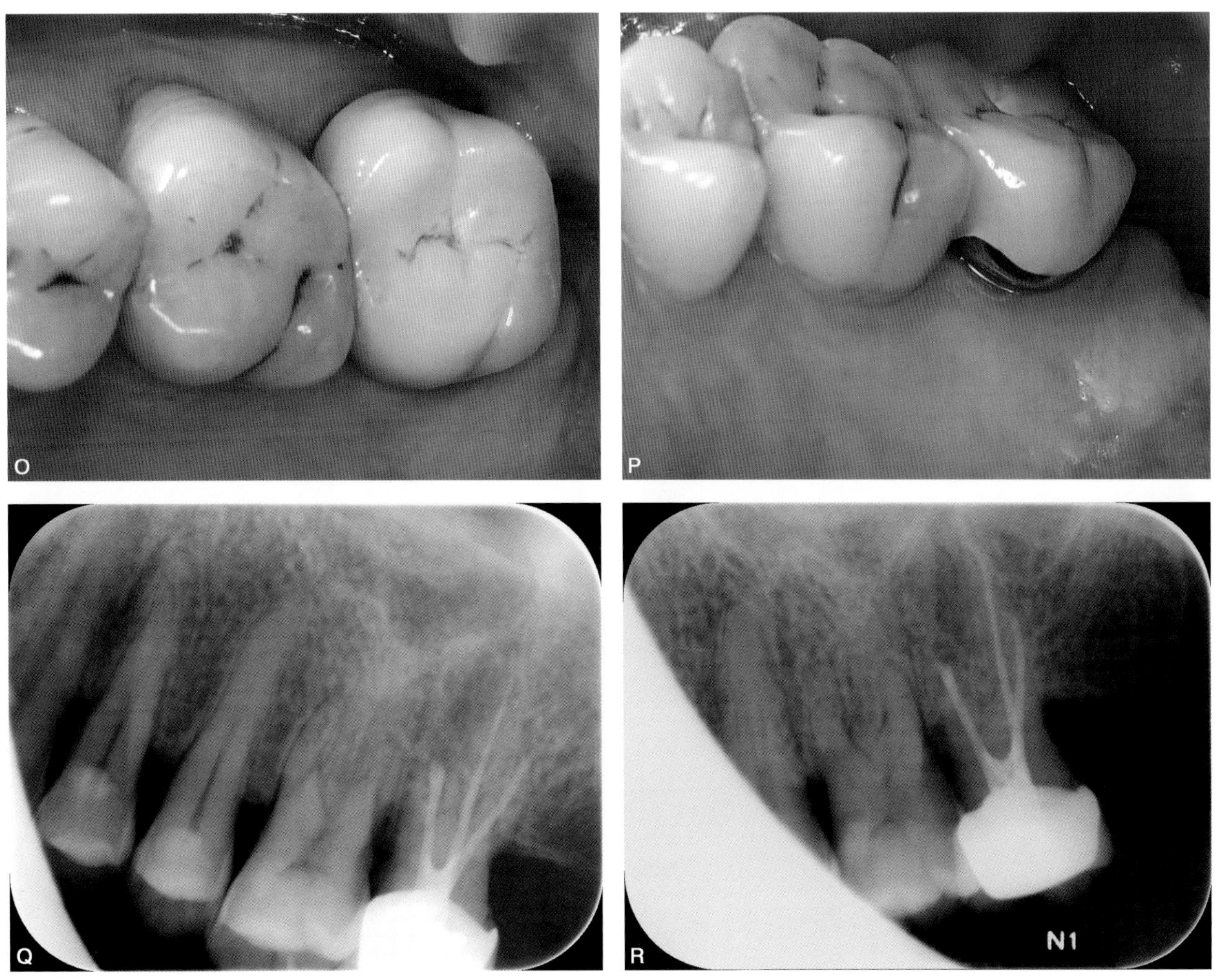

图 3-2-11　手术治疗波及左上颌第一磨牙远颊根的左上颌第二磨牙慢性根尖周炎

A. 24 个月前根尖片，示左上颌第二磨牙因慢性牙髓炎行根管治疗术　B. 6 个月前随访根尖片，近颊根根尖周出现透射影　C. 术前口内像，示左上颌第二磨牙颊侧根尖区窦道，左上颌第一磨牙牙髓活力正常　D. 根尖片　E. 牙胶示踪根尖片，示窦道来源于左上颌第二磨牙近颊根根尖区　F. CBCT 矢状位　G. CBCT 冠状位　H. CBCT 水平位，示左上颌第一磨牙远颊根根尖位于左上颌第二磨牙近颊根根尖周透射影内　I. 左上颌第二磨牙行显微根尖外科手术，近颊根根尖周刮治　J. 染色探查，示左上颌第一磨牙远颊根根尖暴露于骨腔中（圆圈示）　K. 左上颌第二磨牙近颊根根尖切除、根管逆行预备和充填　L. 术后根尖片　M. 术后 3 个月随访根尖片　N. 术后 57 个月随访口内像颊侧面观　O. 咬合面观　P. 腭侧面观，示牙龈和牙槽黏膜正常　Q. 根尖片　R. 偏角投照根尖片，示左上颌第二磨牙近颊根根尖周完全愈合、左上颌第一磨牙远颊根根尖周正常

五、根管外分离器械

根管外分离器械是根管治疗术中并不少见的并发症，通常是根管内器械分离后处理不当，将分离器械通过根尖孔或侧穿处推出至根管外，需要手术方法直接取出。手术要点是术前采用 CBCT 准确定位分离器械，显微根尖外科术中使用尖端细小的车针（如锥形金刚砂车针）和显微器械，精确暴露分离器械并夹持取出（图 3-2-12～图 3-2-15）。另外，当骨板完整且分离器械较短时，直接法比较困难（图 3-2-15），可以在导板引导下采用环钻完整取出

（图 3-2-16）。

1. 直接法

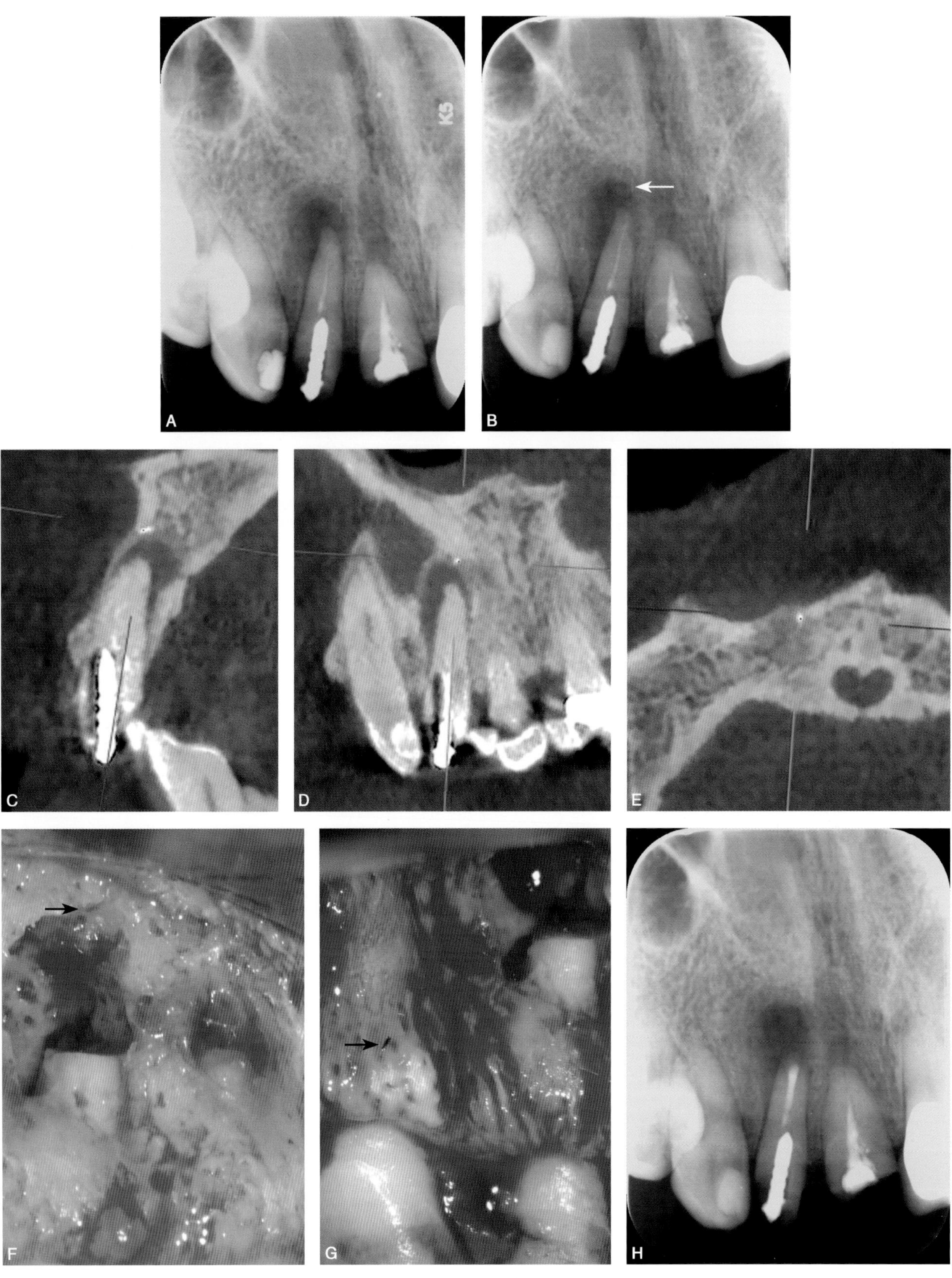

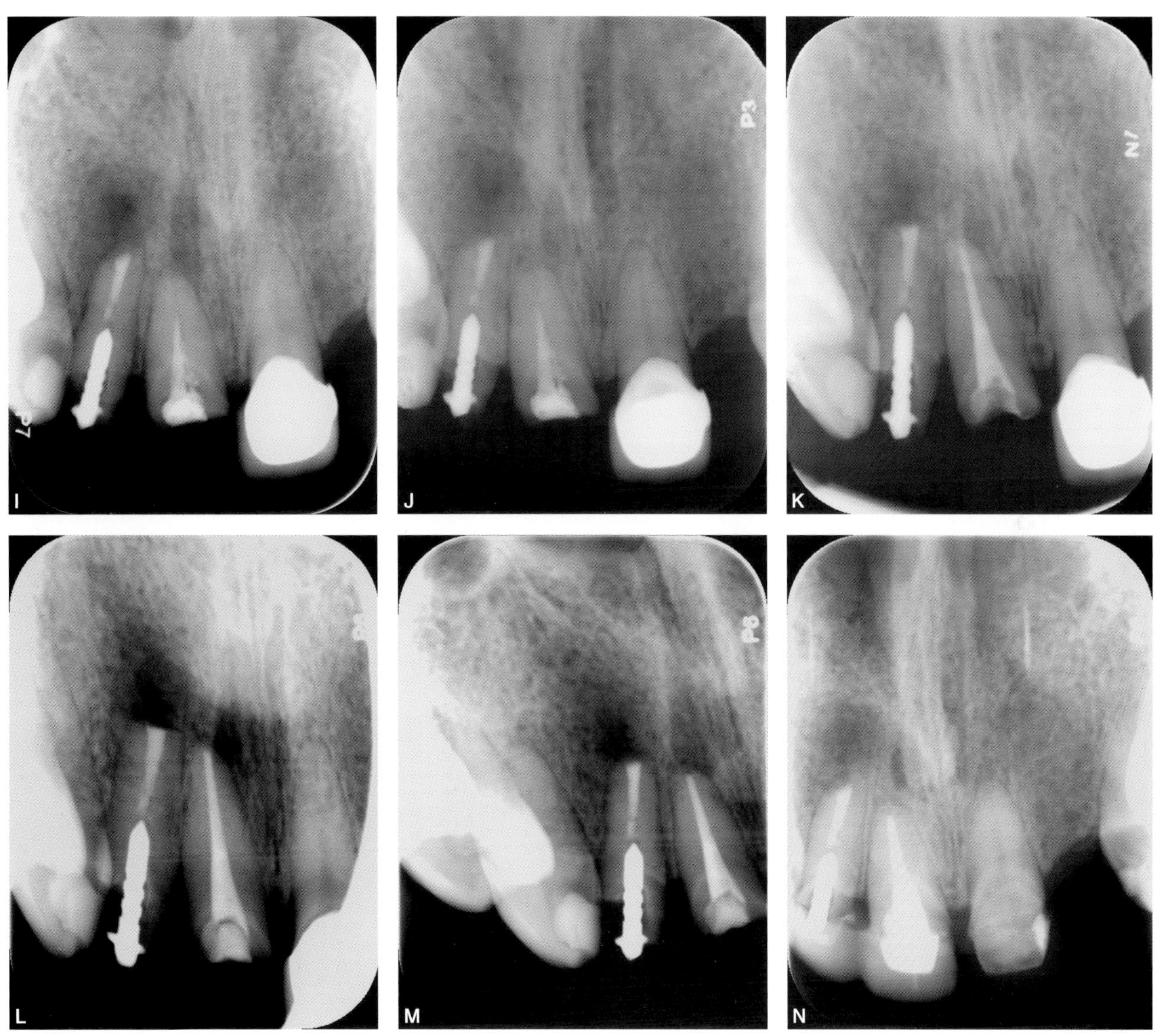

图 3-2-12 **直接法取出右上颌侧切牙根管外分离器械**

A. 术前根尖片 B. 偏角投照术前根尖片，示可疑根管外分离器械（箭头示） C. CBCT 矢状位 D. CBCT 冠状位 E. CBCT 水平位，定位高密度影像位于根尖周牙槽骨内 F. 根尖周刮治，见分离器械（箭头示） G. 取出分离器械（箭头示） H. 术后根尖片 I. 术后 2 个月随访根尖片 J. 术后 3 个月随访根尖片 K. 术后 4 个月随访根尖片 L. 术后 5 个月随访根尖片 M. 偏角投照根尖片 N. 术后 10 个月随访根尖片，示根尖周完全愈合

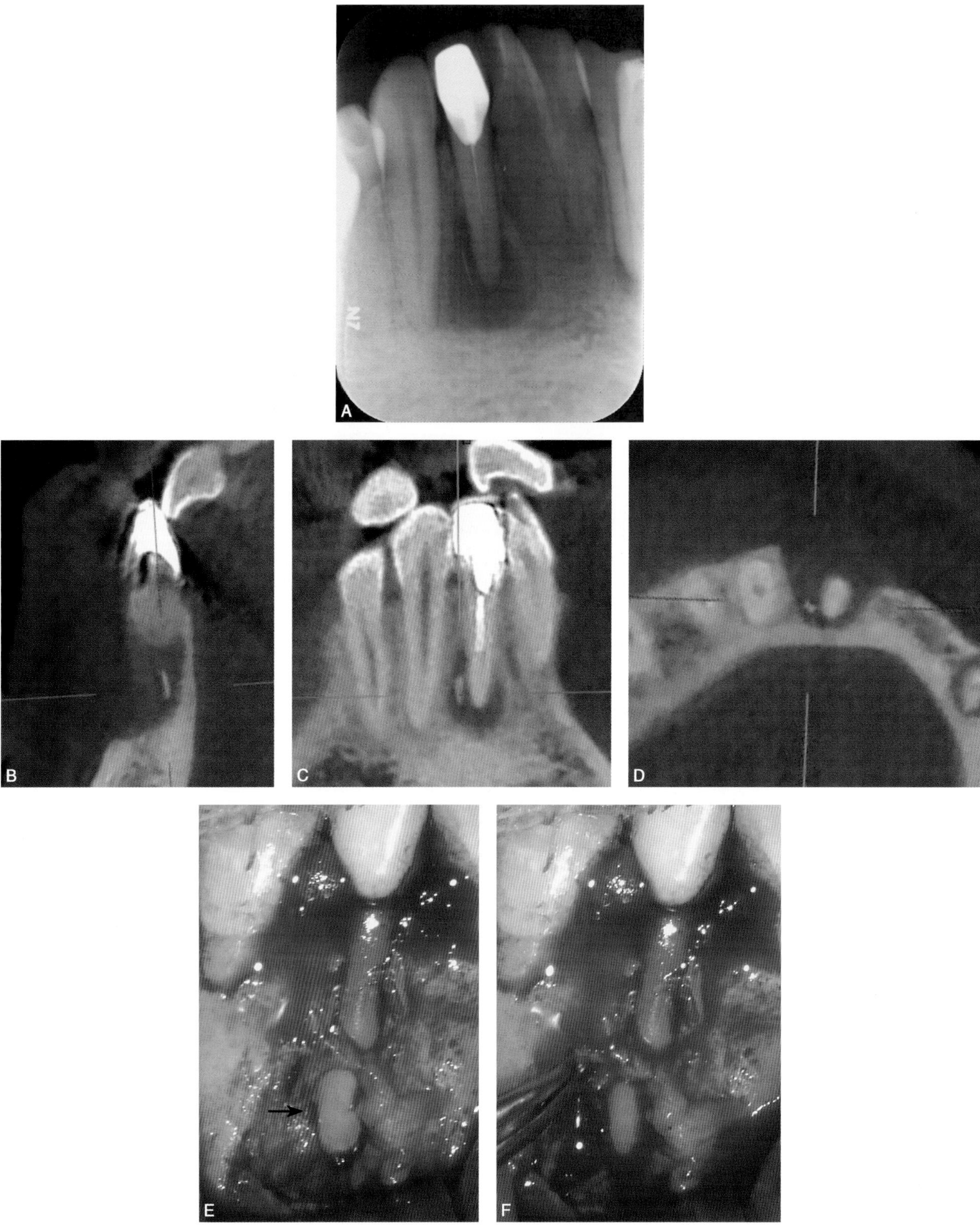
A
B
C
D
E
F

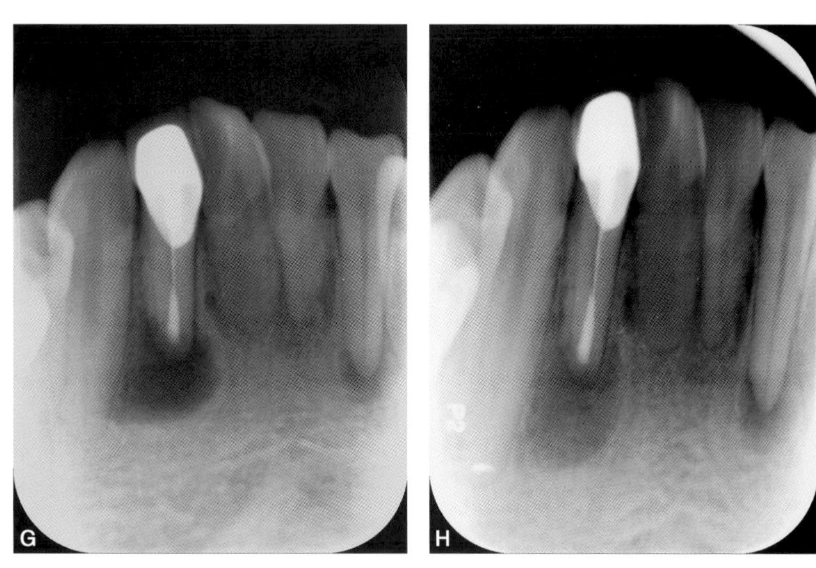

图 3-2-13　**直接法取出右下颌侧切牙根管外分离器械**

A. 术前根尖片　B. CBCT 矢状位　C. CBCT 冠状位　D. CBCT 水平位，示分离器械位于右下颌侧切牙根尖远中偏舌侧　E. 根尖周刮治后见分离器械（箭头示）　F. 显微镊夹取分离器械　G. 术后根尖片　H. 术后 4 个月随访根尖片，示根尖周愈合中

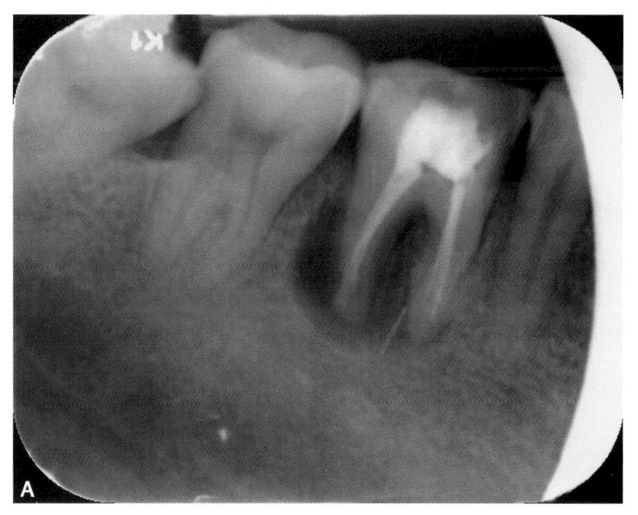

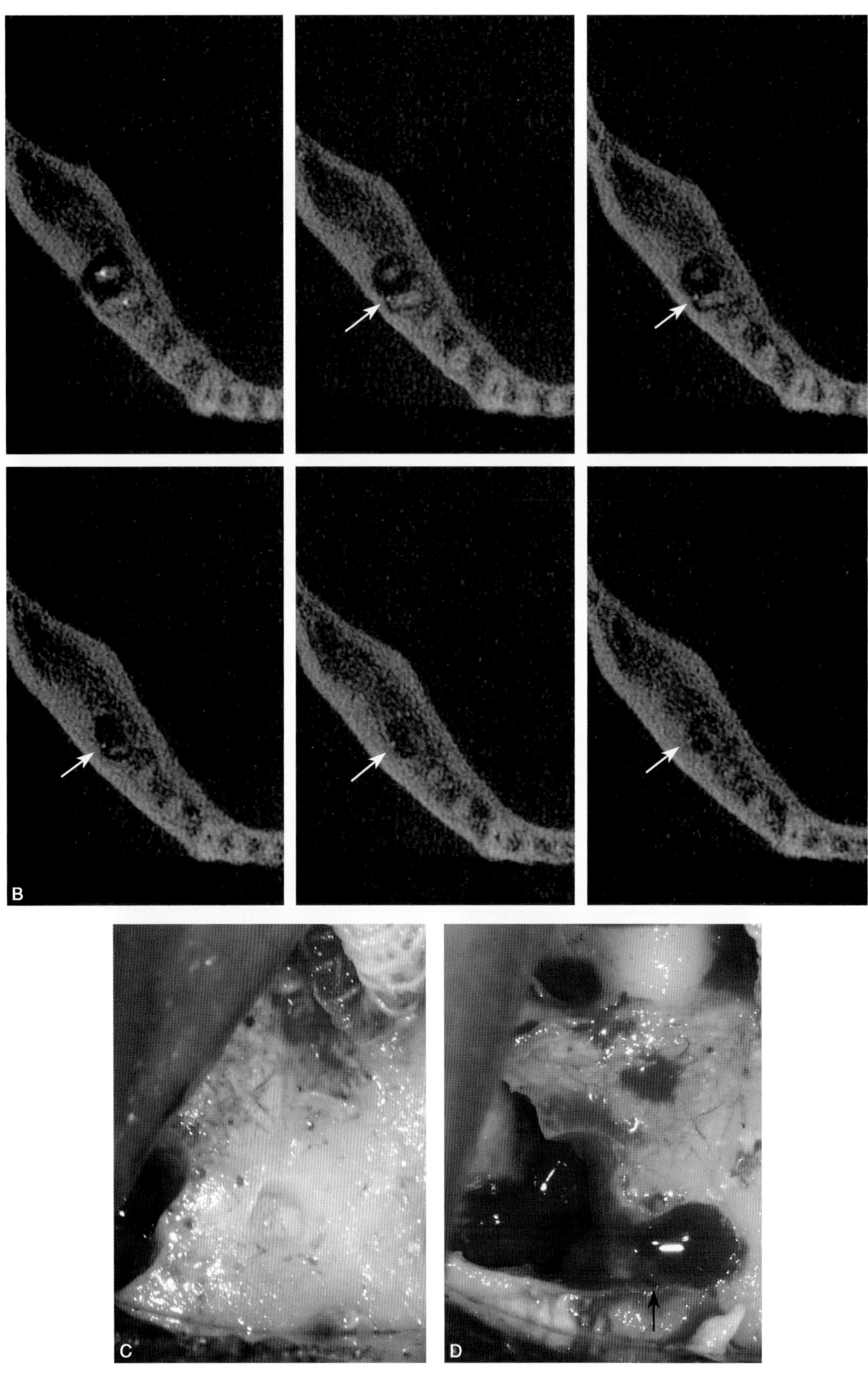
B
C
D

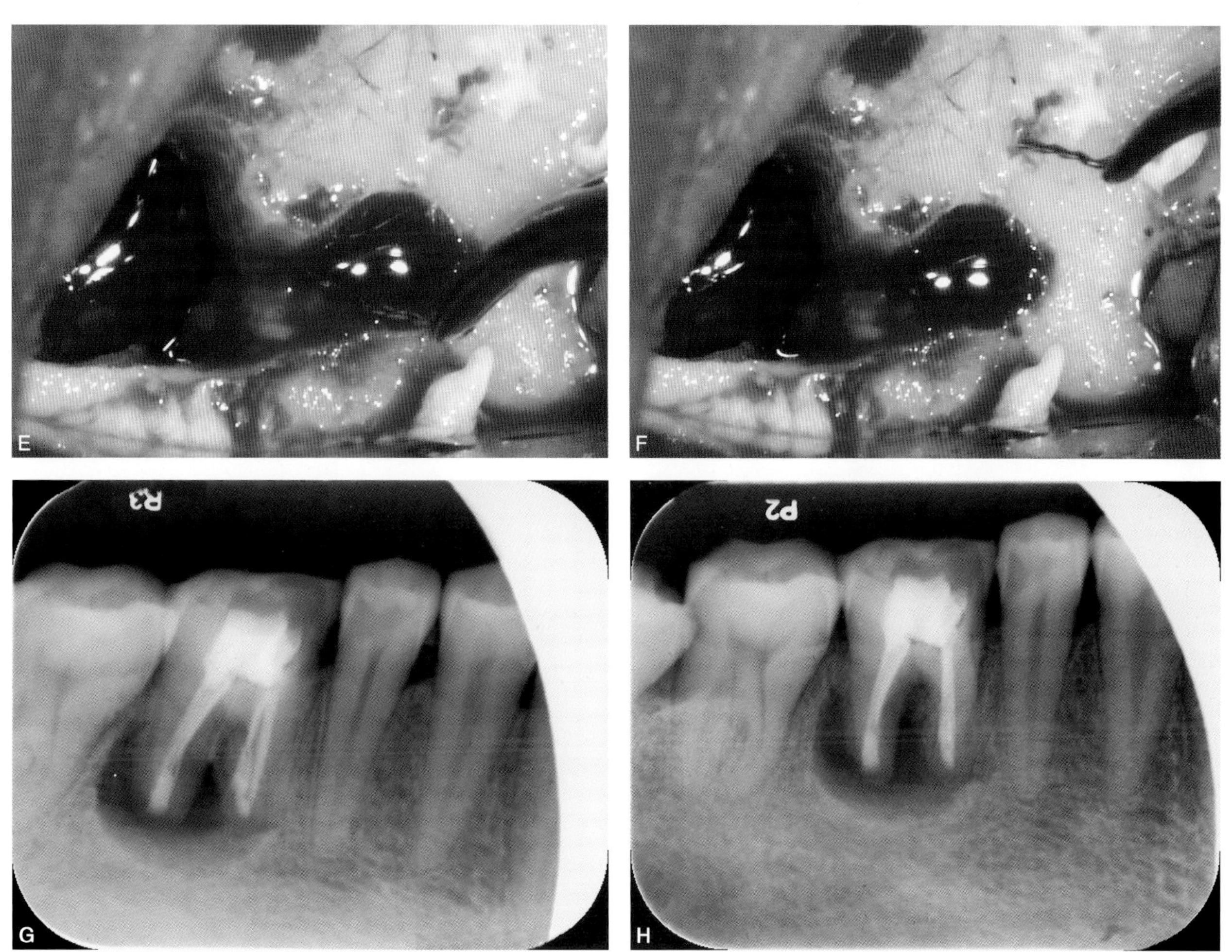

图 3-2-14　**直接法取出右下颌第一磨牙根管外分离器械**

A. 术前根尖片　B. CBCT 连续水平位，示分离器械位于近中根根尖远颊轴面角处　C. 根尖定位　D. 去骨开窗，暴露分离器械（箭头示）　E. 显微镊夹取分离器械　F. 取出分离器械　G. 术后根尖片　H. 术后 2 个月随访根尖片，示根尖周愈合中

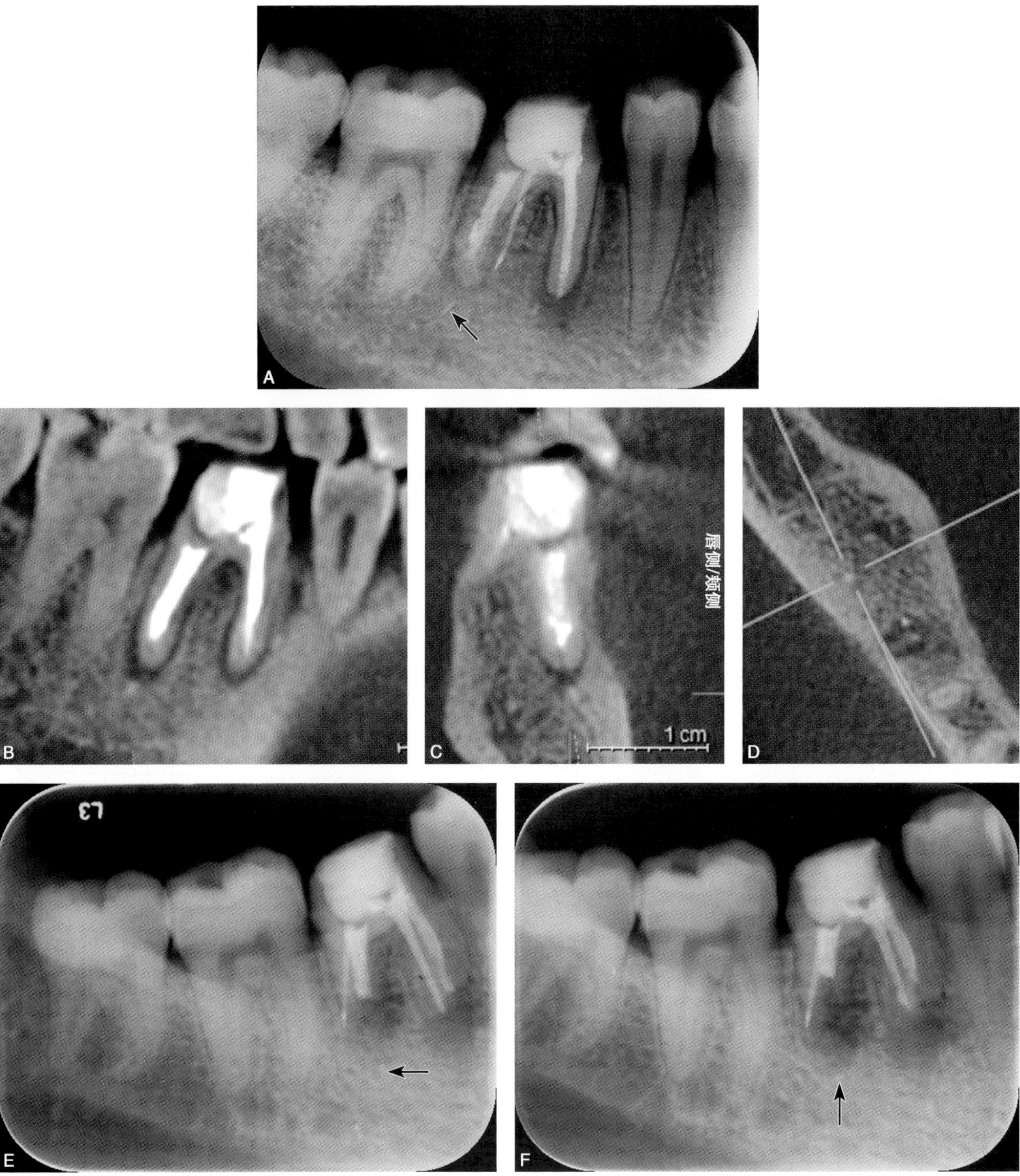
A
B
C
唇侧/颊侧
1 cm
D
E
F

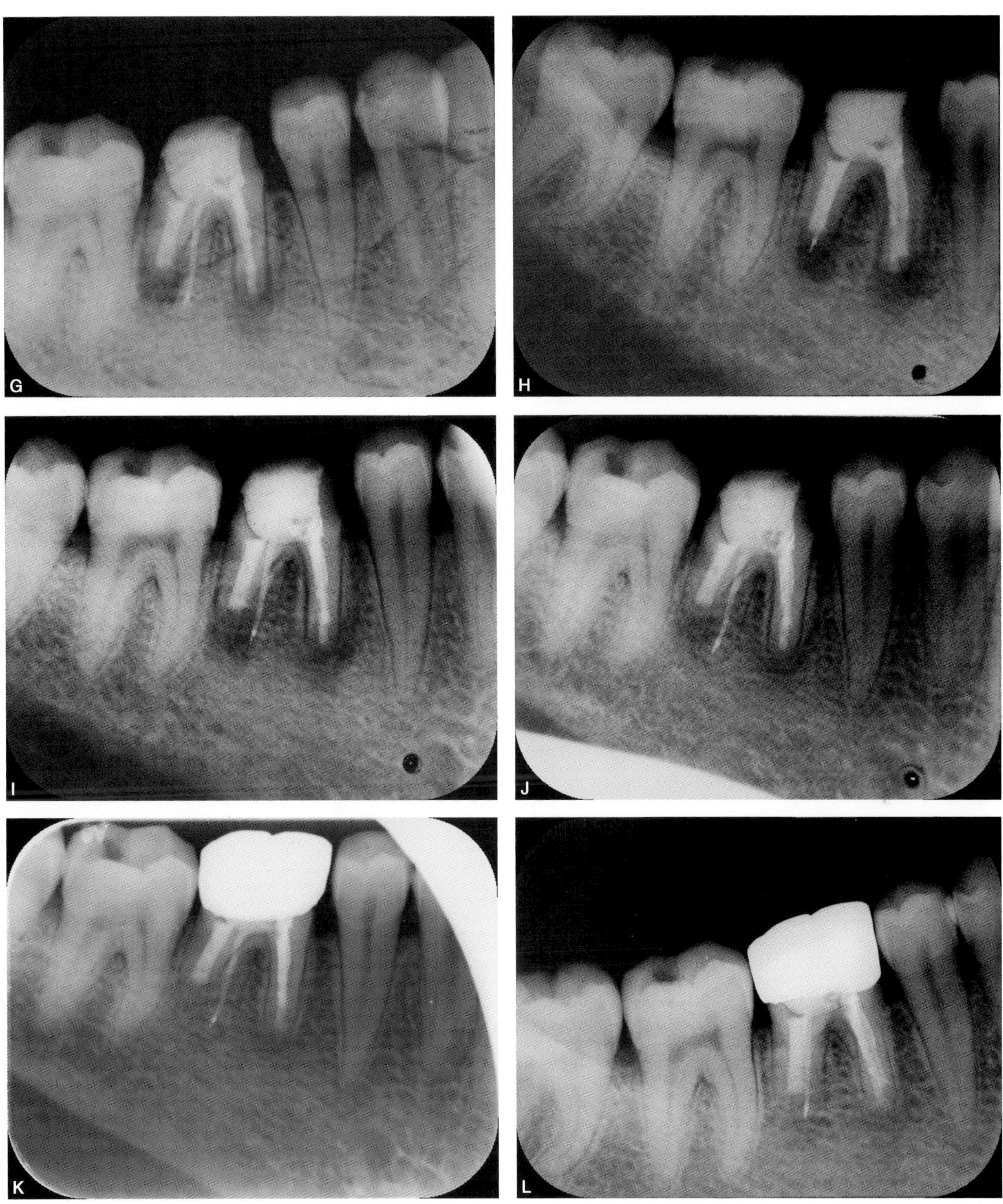
G
H
I
J
K
L

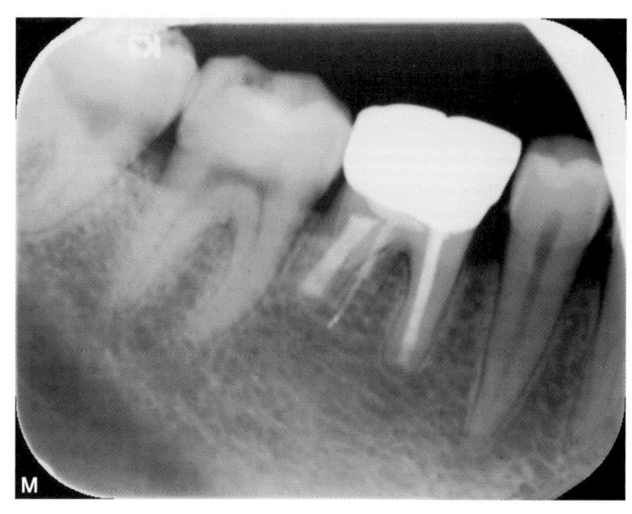

图 3-2-15 **直接法取出右下颌第一磨牙根管外分离器械**

A. 术前根尖片，示远中根根管外分离器械（箭头示） B. CBCT 矢状位 C. CBCT 冠状位 D. CBCT 水平位，示分离器械位于远颊根根尖根方 E. 显微根尖外科手术中取分离器械，因为长度不足 2mm，术中根尖片示分离器械发生移位（箭头示） F. 术中根尖片，示分离器械发生移位（箭头示） G. 取出分离器械术后根尖片 H. 术后 1 个月随访根尖片 I. 术后 3 个月随访根尖片 J. 术后 6 个月随访根尖片 K. 术后 12 个月随访根尖片 L. 术后 24 个月随访根尖片 M. 术后 48 个月随访根尖片，示根尖周完全愈合

2. 导板法

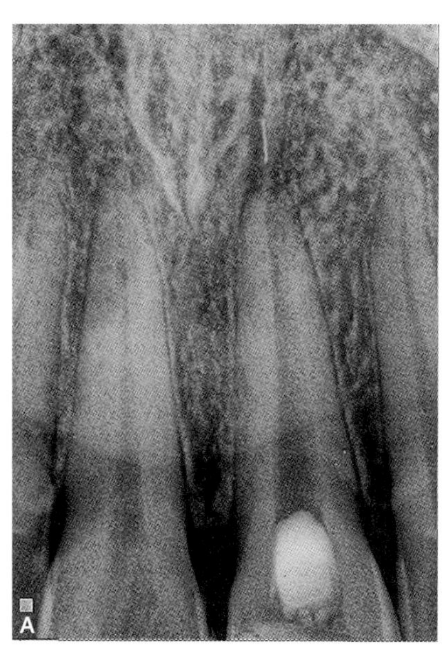

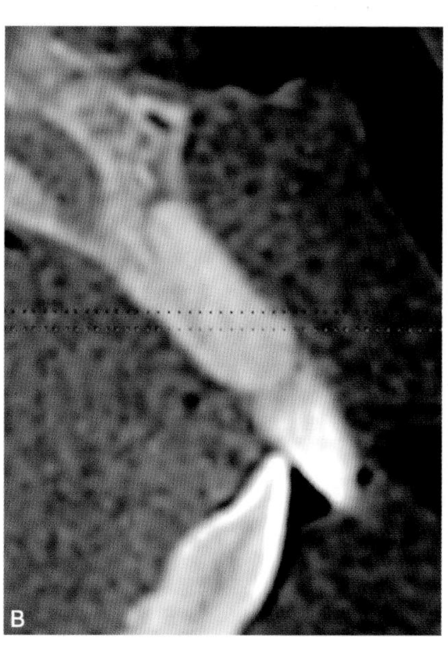

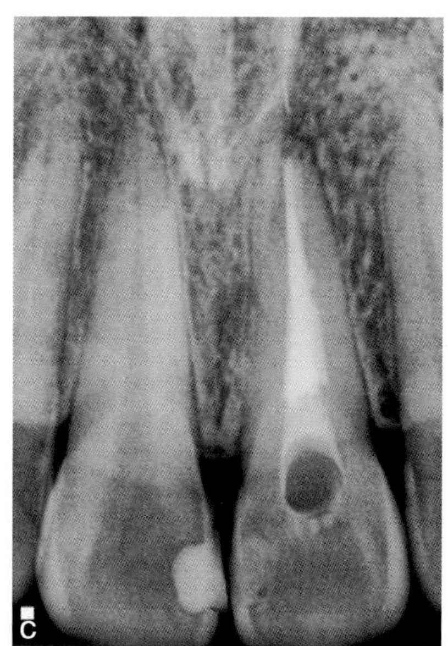

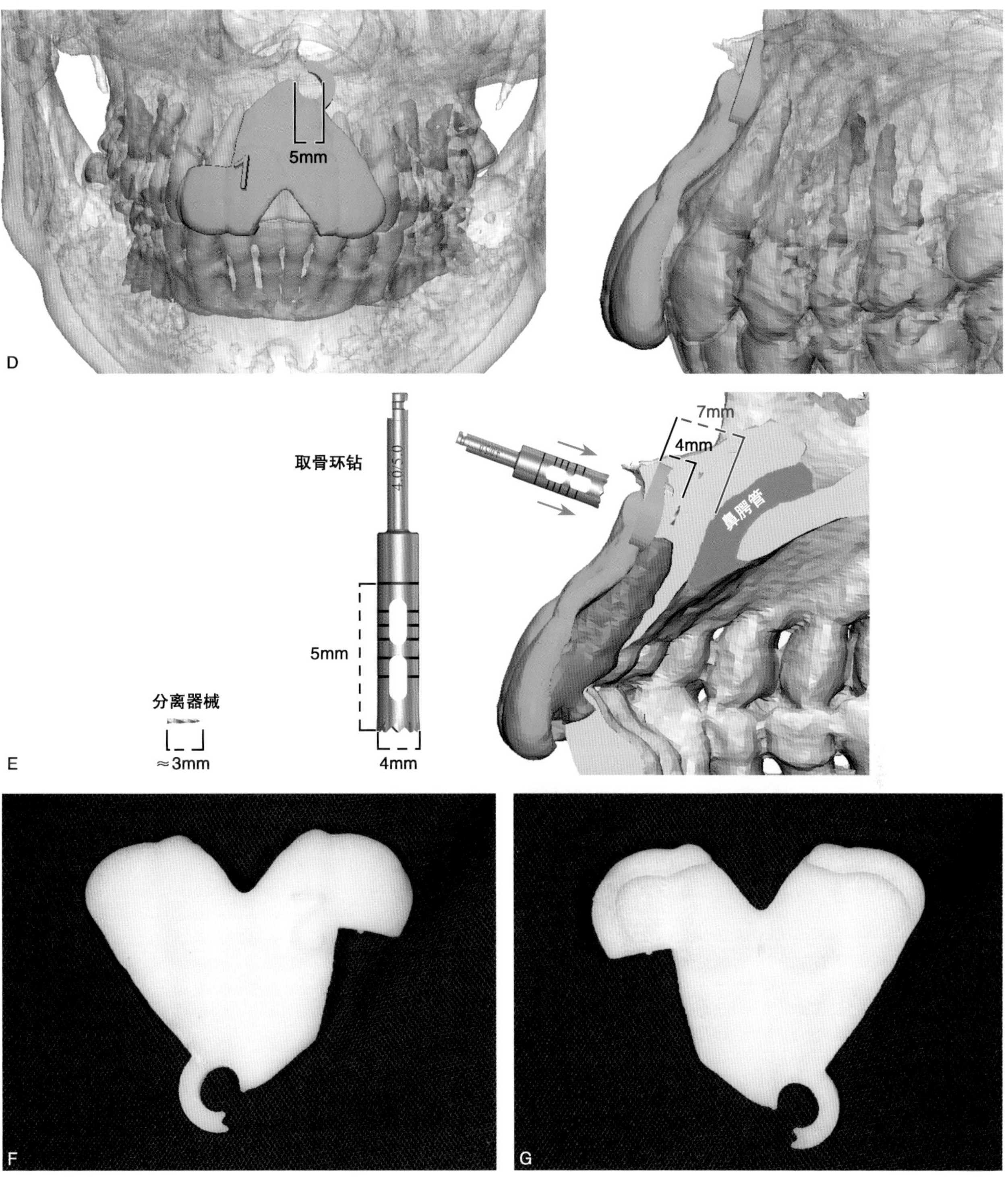
5mm
D
7mm
4mm
鼻腭管
取骨环钻
5mm
分离器械
≈3mm
E
4mm
F
G

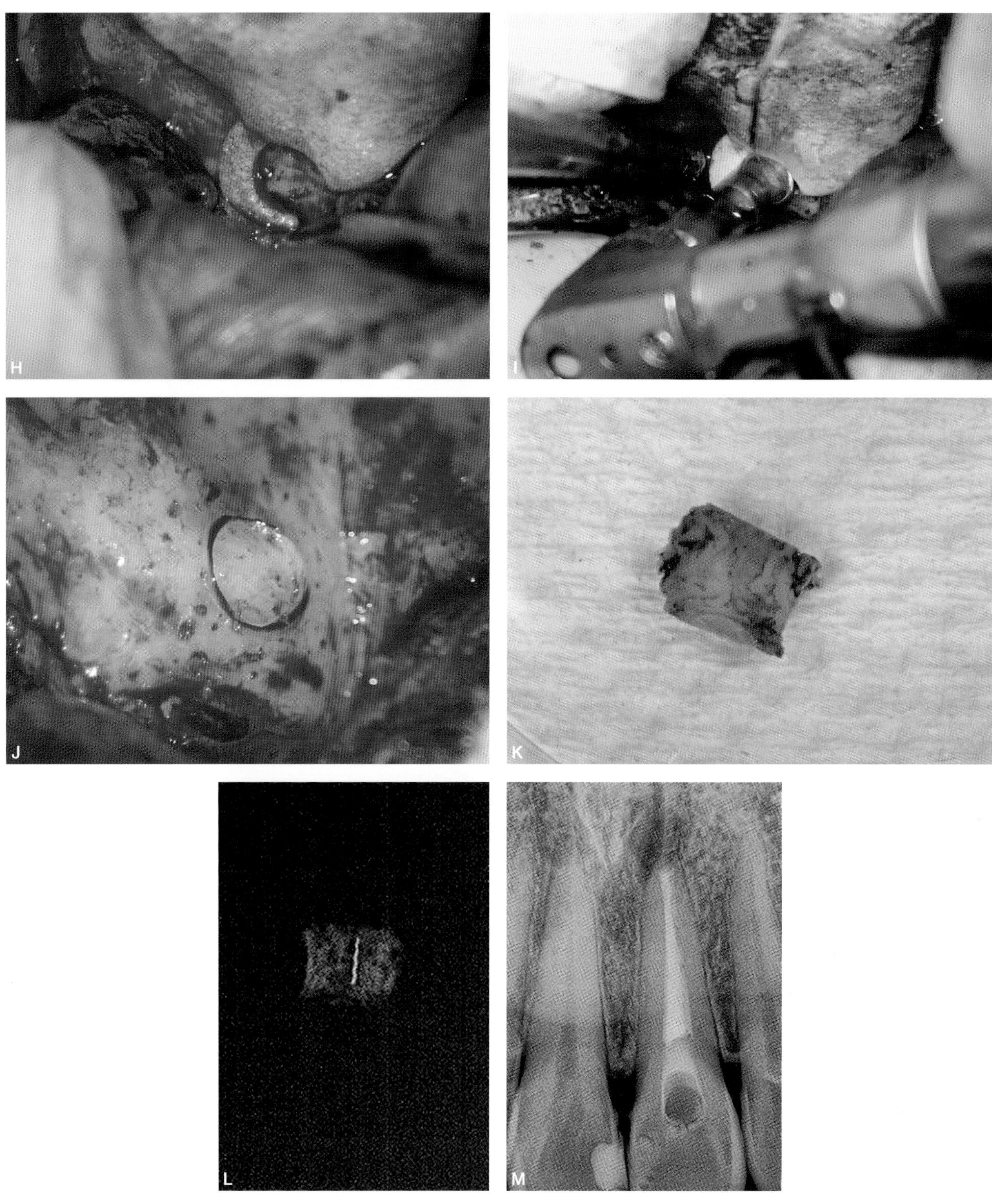
H
I
J
K
L
M

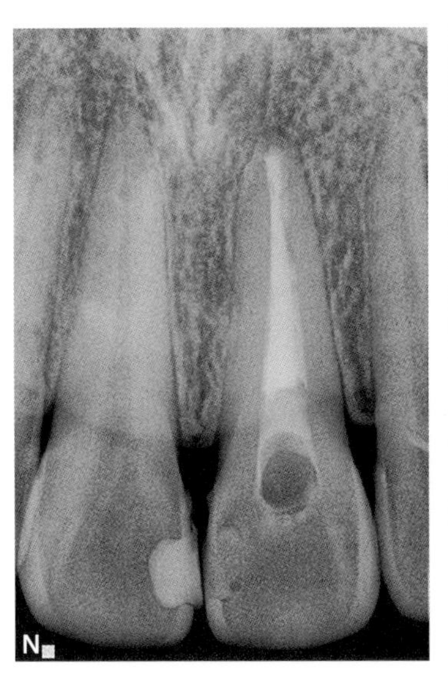

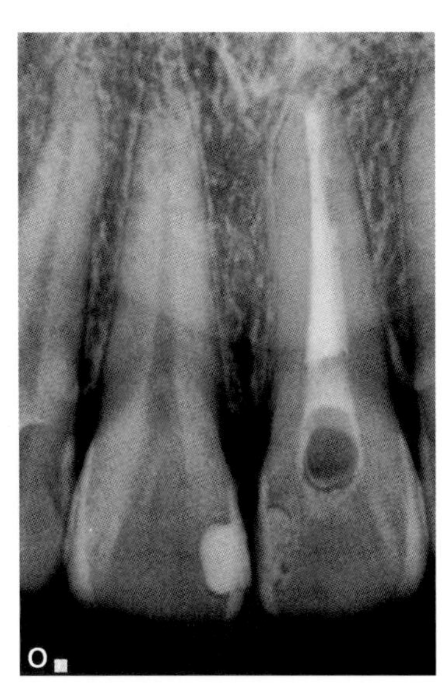

图 3-2-16 **导板 - 环钻法取出左上颌中切牙根管外分离器械**（陈亮病例）

A. 术前根尖片，示左上颌中切牙根管外分离器械 B. CBCT 矢状位，示分离器械位于根尖周牙槽骨内，长约 3mm C. 根管充填后根尖片 D. 在 CBCT 基础上设计外科手术导板（正向、侧向） E. 确定环钻直径为 4mm、深度为 7mm 以及进入方向 F. 导板唇面观 G. 腭面观 H. 切开翻瓣牵拉后导板就位 I. 环钻就位 J. 去骨开窗 K. 取出根尖周骨块 L. 骨块拍摄根尖片，确认分离器械完整取出 M. 术后根尖片 N. 术后 3 个月随访根尖片 O. 术后 12 个月随访根尖片，示根尖周完全愈合

第四章　手术方案选择二——显微意向再植术

确定手术方案时，因手术入路限制（如上下颌第二磨牙、特定部位的侧穿和外吸收、畸形根面沟等）或者邻近重要解剖结构（如根尖进入上颌窦的上颌后牙、根尖接近颏孔的下颌前磨牙），需要采用显微意向再植术。

第一节　手术入路限制

一、上下颌第二磨牙

上颌第二磨牙由于位置靠后，手术入路困难，直接行显微根尖外科手术易损伤上颌第一磨牙远颊根（图 4-1-1）；下颌第二磨牙不仅位置靠后，而且颊侧骨板厚、邻近下颌管，通常也不能行显微根尖外科手术。因此，上下颌第二磨牙通常行显微意向再植术（图 3-2-3，图 4-1-2~ 图 4-1-5）。

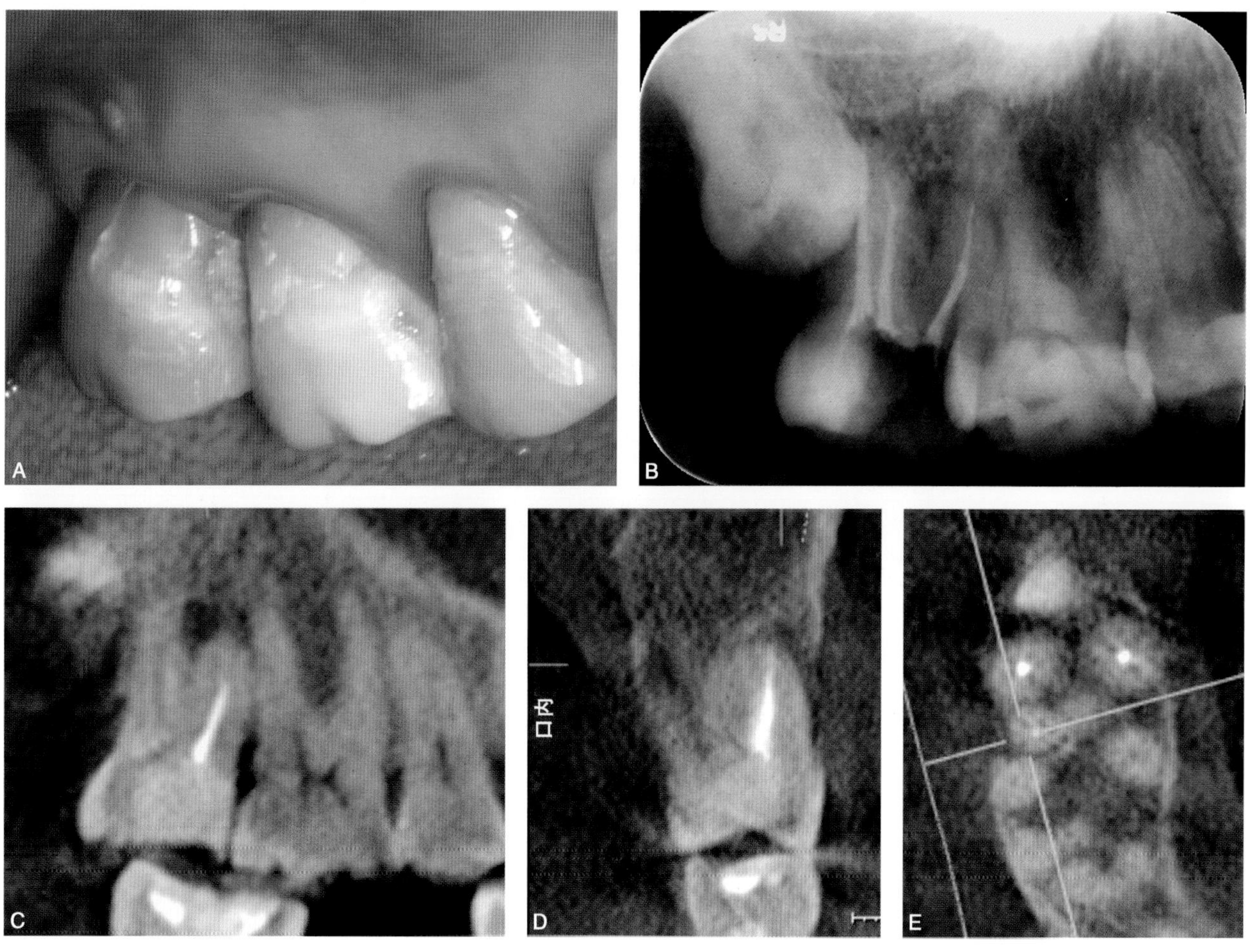

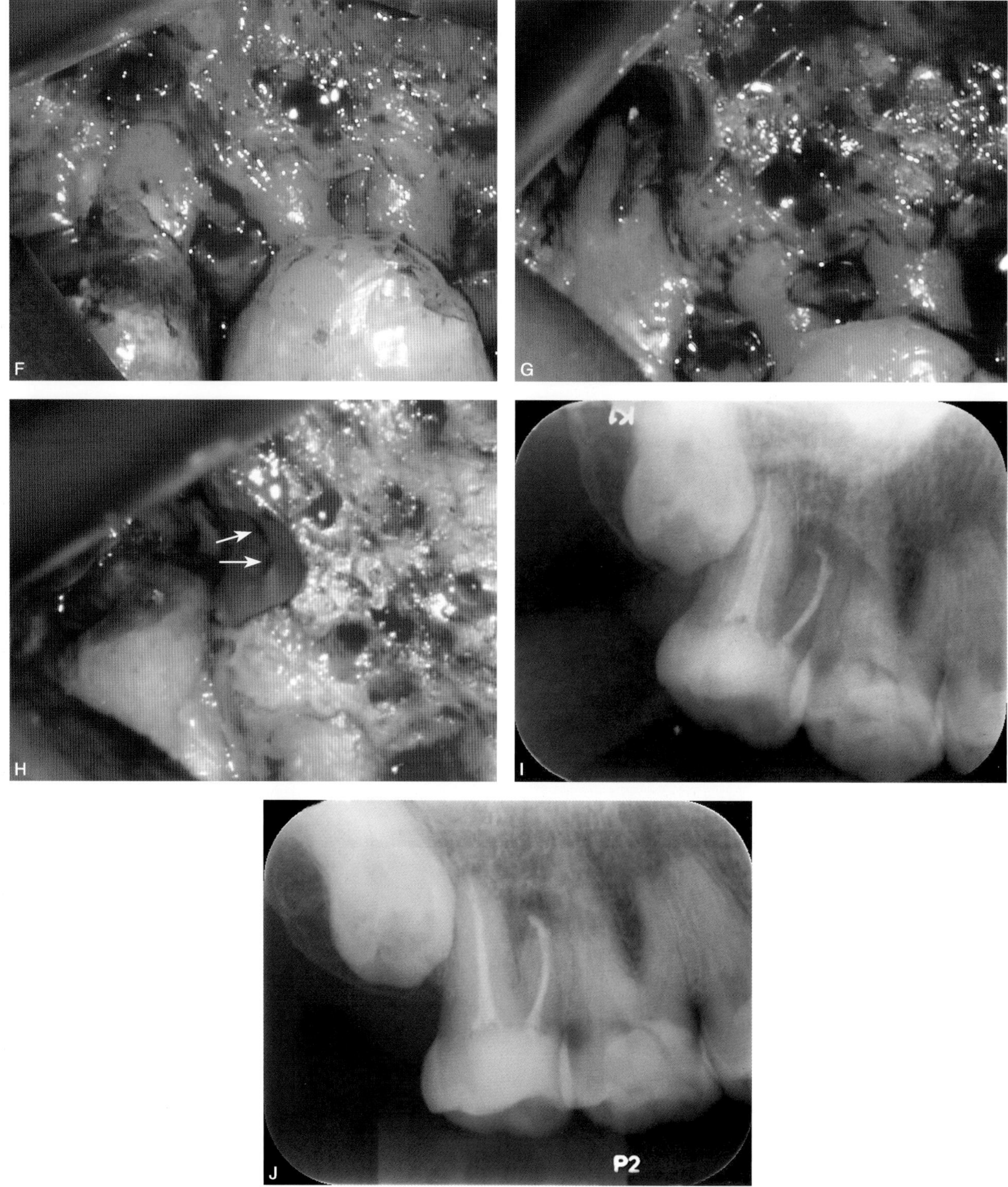

图 4-1-1 **右上颌第二磨牙近颊根显微根尖外科手术损伤右上颌第一磨牙远颊根**

A. 术前口内像，示右上颌第二磨牙根尖区窦道 B. 术前根尖片 C. CBCT 矢状位 D. CBCT 冠状位 E. CBCT 水平位，示右上颌第二磨牙近颊根根尖周透射影、紧邻右上颌第一磨牙远颊根 F. 切开翻瓣牵拉 G. 右上颌第二磨牙近颊根根尖周刮治，见超填牙胶 H. 根尖切除，染色探查见右上颌第一磨牙远颊根被损伤露髓（箭头示） I. 术后根尖片 J. 术后 2 个月随访根尖片，示右上颌第二磨牙近颊根根尖周愈合中、右上颌第一磨牙远颊根根尖周正常

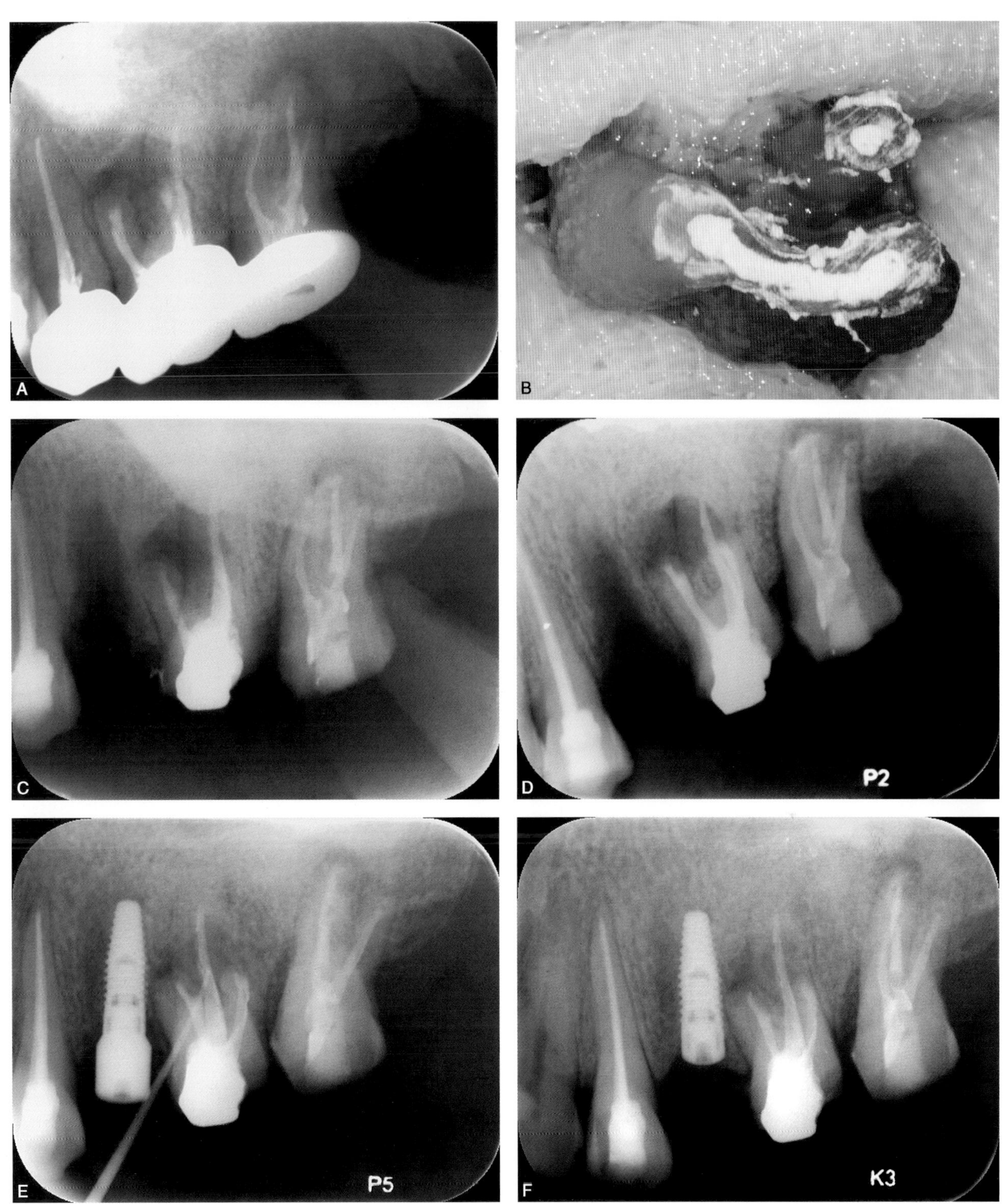

图 4-1-2　**左上颌第二磨牙行显微意向再植术**

A. 术前根尖片，示左上颌第二磨牙根尖周透射影　B. 微创拔出、根尖切除、根管逆行预备和充填　C. 术后根尖片　D. 术后 2 个月随访根尖片　E. 术后 11 个月随访根尖片　F. 偏角投照根尖片，示根尖周愈合中

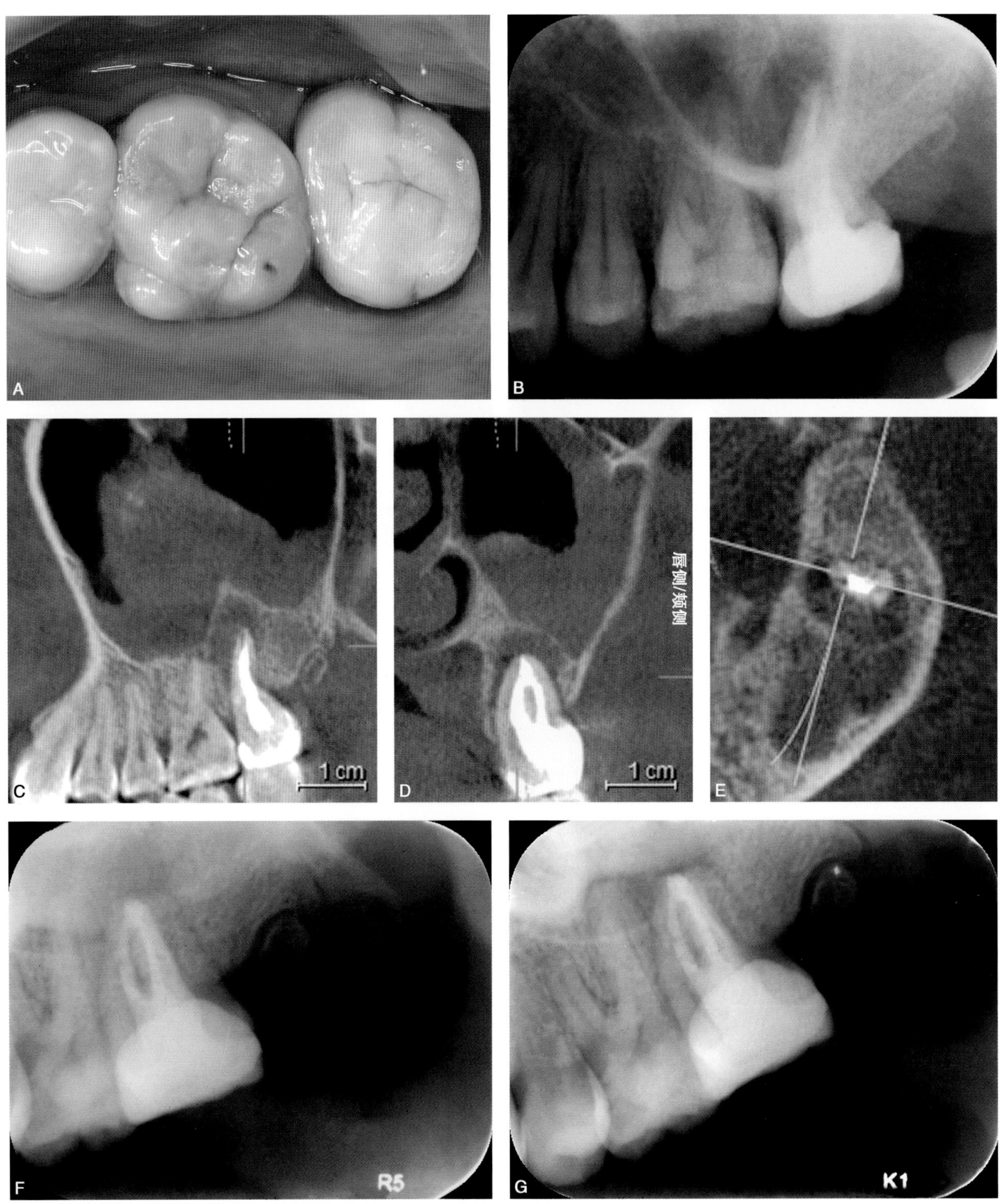
A
B
C
1 cm
D
1 cm
唇侧/颊侧
E
F
R5
G
K1

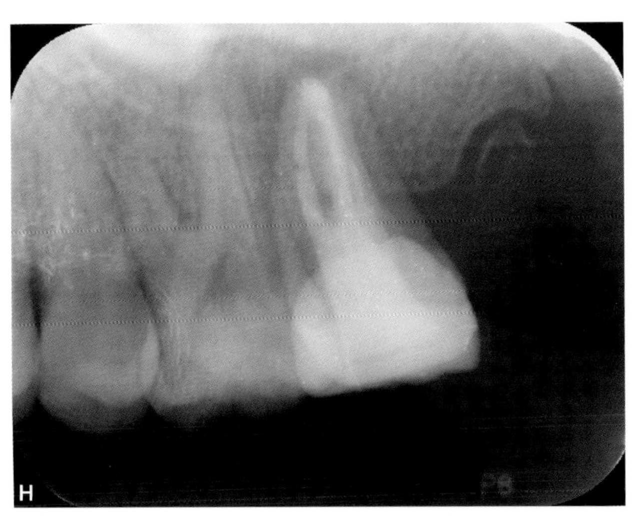

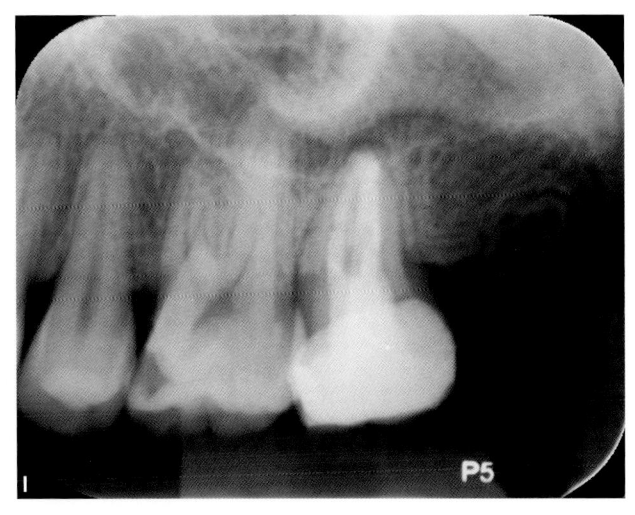

图 4-1-3　左上颌第二磨牙行显微意向再植术

A. 术前口内像咬合面观　B. 根尖片，示根尖周透射影　C. CBCT 矢状位　D. CBCT 冠状位　E. CBCT 水平位，示牙髓源性上颌窦炎（根尖周黏膜炎）　F. 显微意向再植术后根尖片　G. 偏角投照根尖片　H. 术后 1 个月随访根尖片　I. 术后 41 个月随访根尖片，示根尖周完全愈合

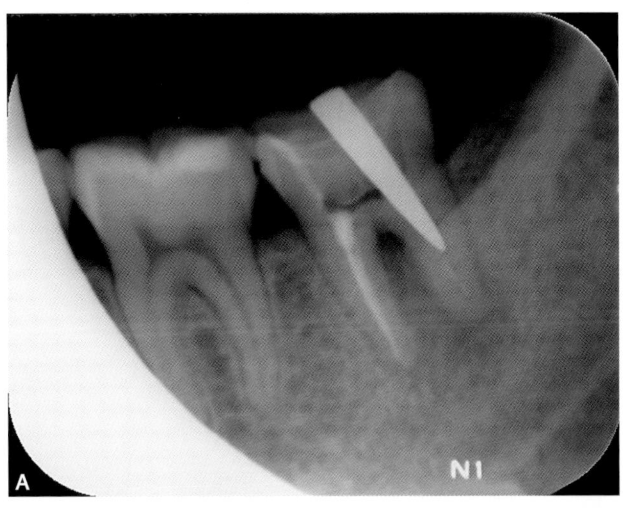

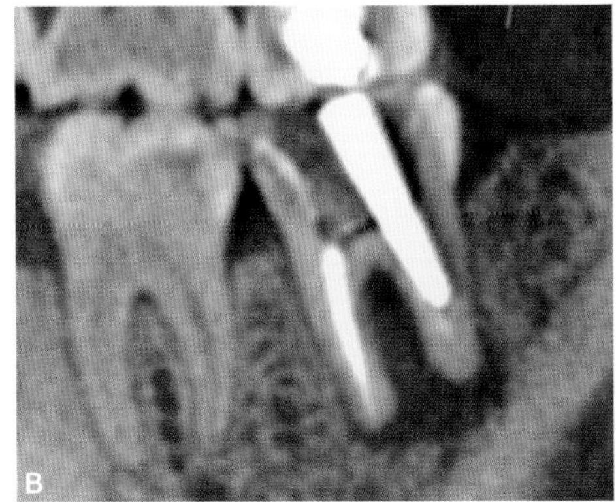

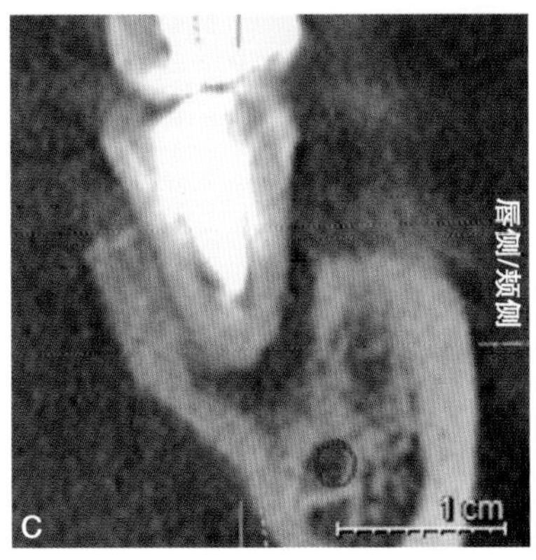

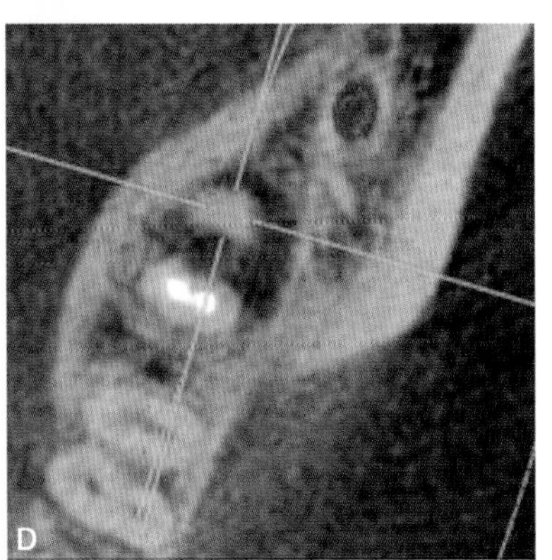

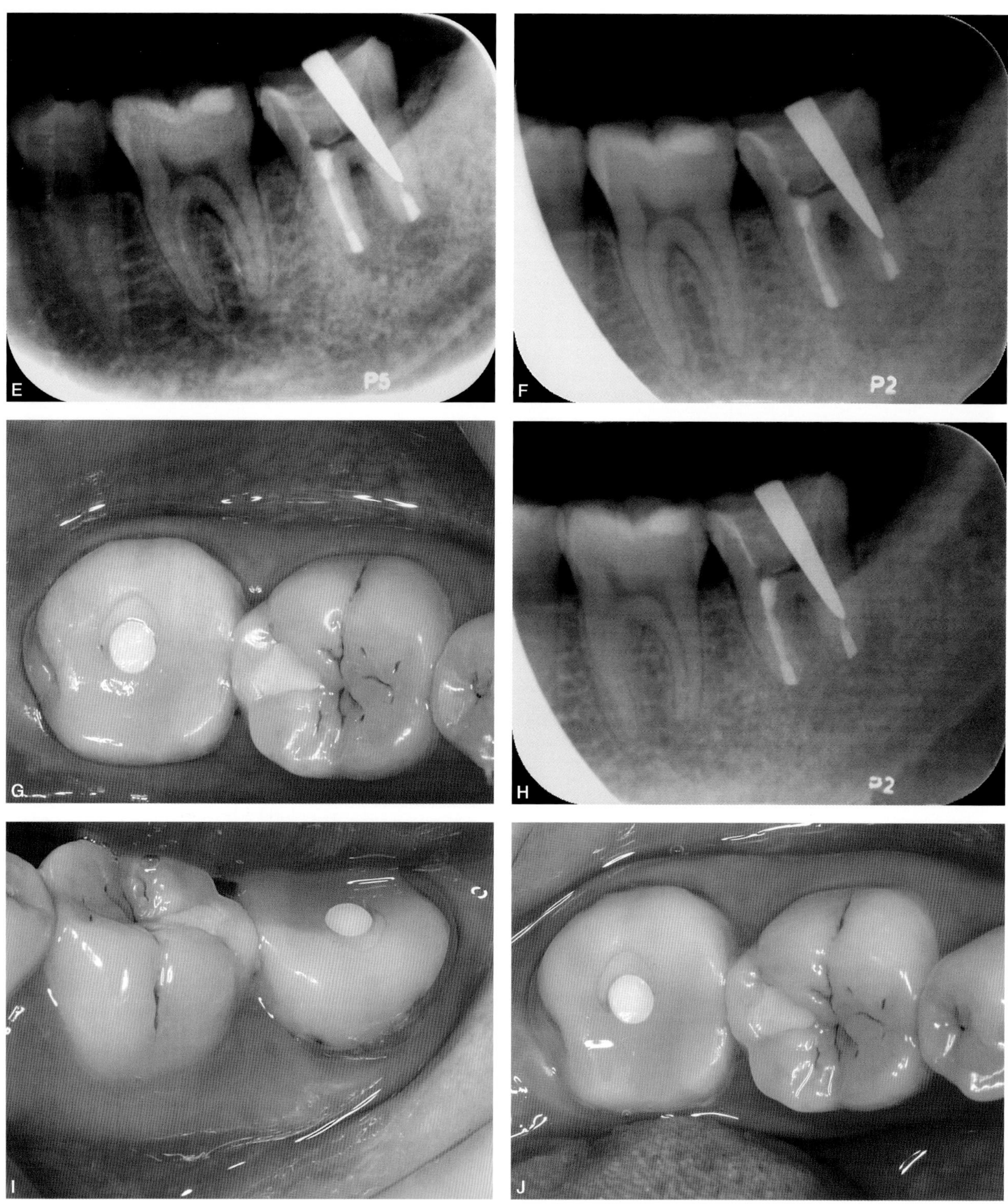
P5
E
P2
F
G
P2
H
I
J

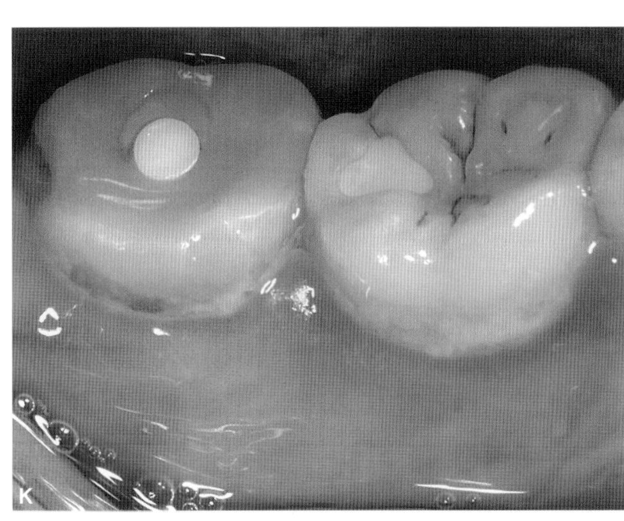

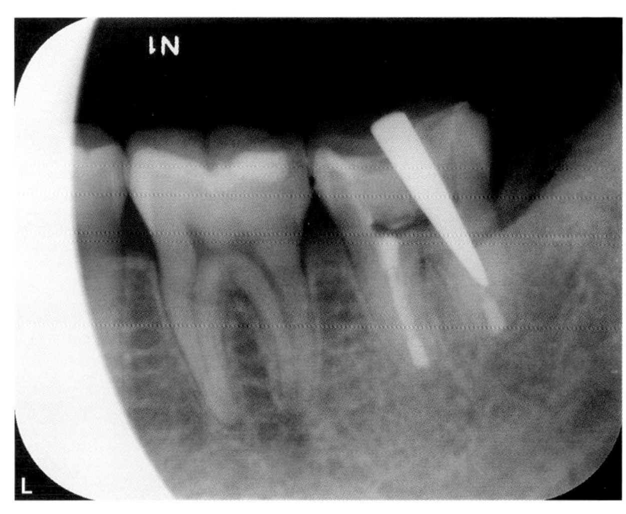

图 4-1-4　左下颌第二磨牙行显微意向再植术

A. 术前根尖片，示根尖周透射影　B. CBCT 矢状位　C. CBCT 冠状位　D. CBCT 水平位，示根尖距离颊侧骨板远　E. 显微意向再植术后根尖片　F. 术后 3 个月随访根尖片　G. 术后 7 个月随访口内像咬合面观　H. 根尖片，示根尖周完全愈合　I. 术后 24 个月随访口内像颊侧面观　J. 咬合面观　K. 舌侧面观，示牙龈和牙槽黏膜正常　L. 根尖片，示根尖周正常

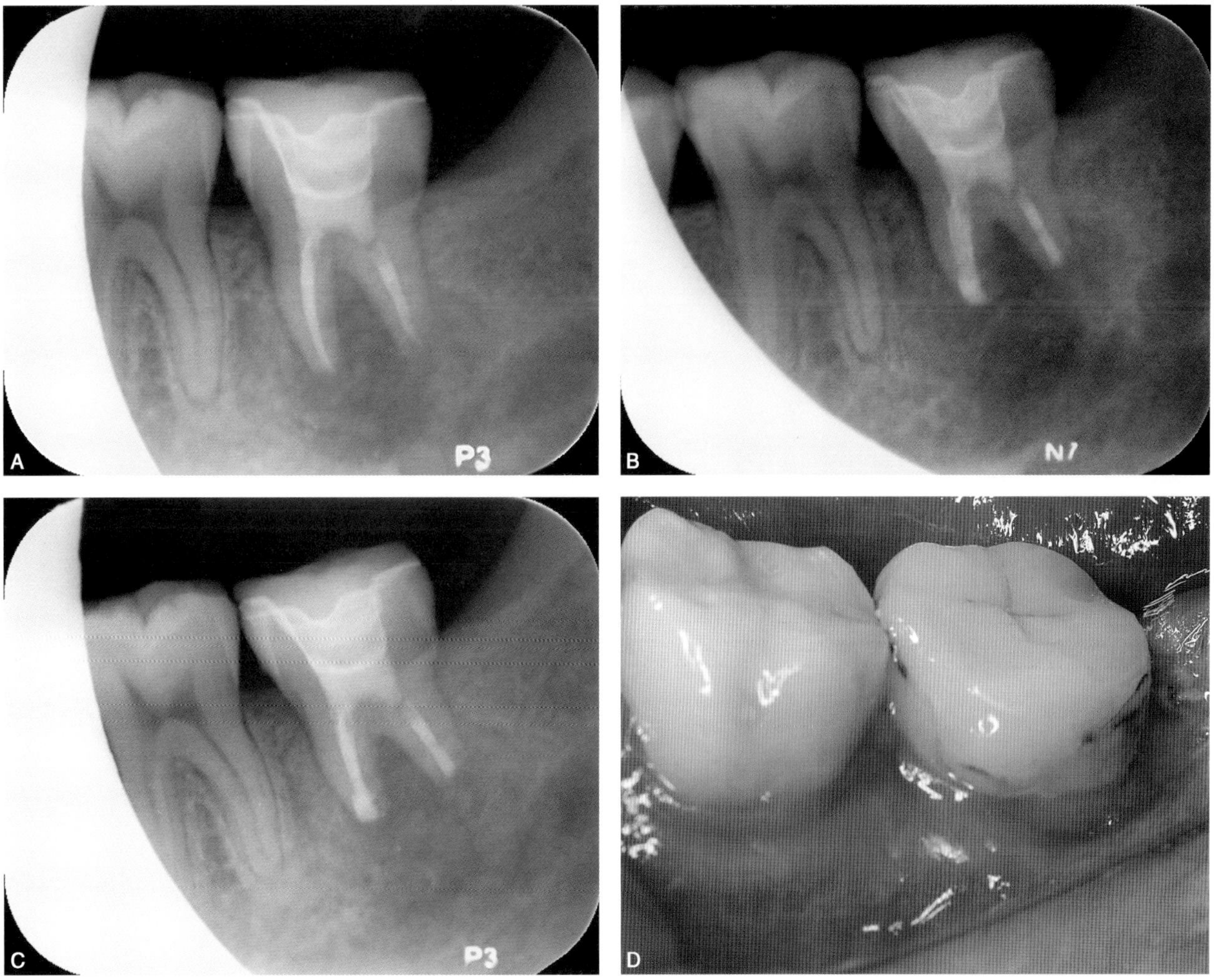

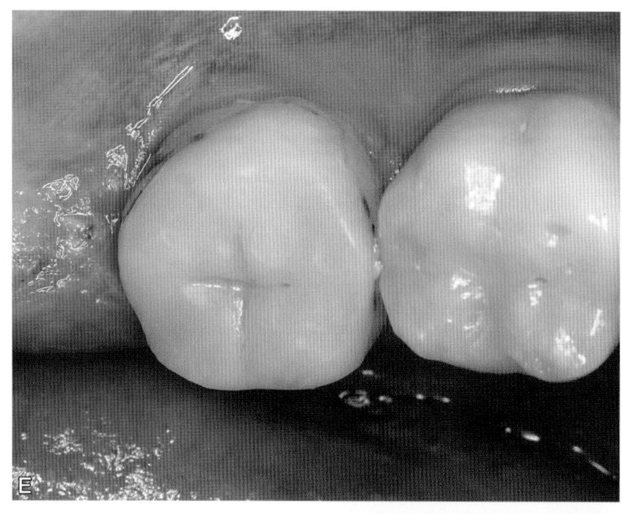

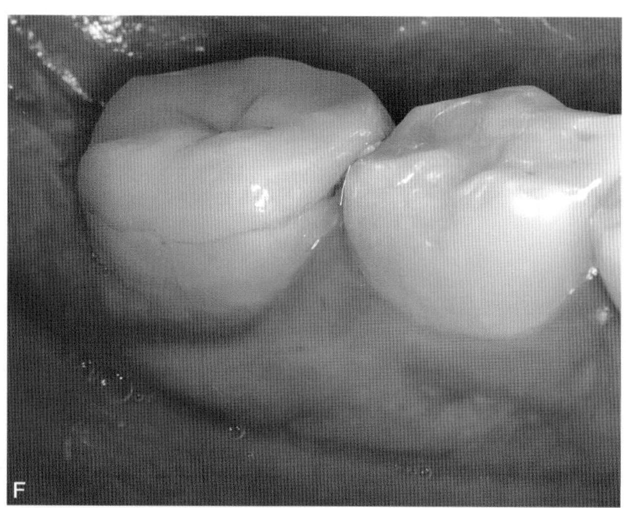

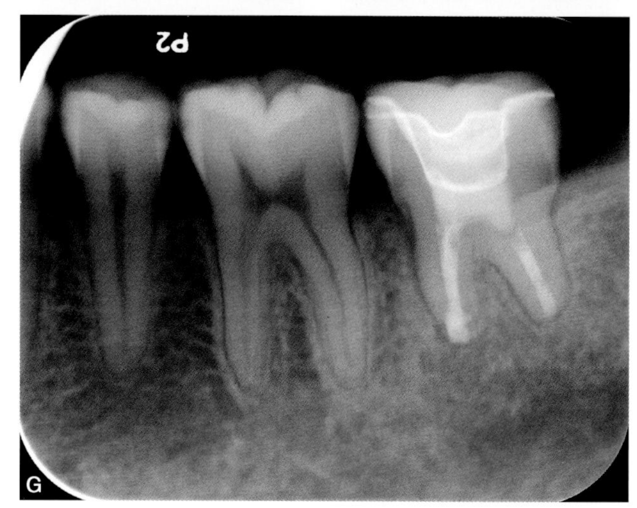

图 4-1-5 左下颌第二磨牙行显微意向再植术

A. 术前根尖片，示根尖周透射影 B. 显微意向再植术后根尖片 C. 术后 2 个月随访根尖片 D. 术后 9 个月随访口内像颊侧面观 E. 咬合面观 F. 舌侧面观，示牙龈和牙槽黏膜正常 G. 根尖片，示根尖周完全愈合

二、特定部位的侧穿或根面沟

当侧穿或根面沟位于牙根近远中邻面或者舌腭侧时，采用显微根尖外科手术进行修补比较困难，需要磨除较多骨组织，甚至可能会损伤邻牙牙根，应该采用显微意向再植术，视野清晰、操作简便、微创、疗效好（图 4-1-6）。下颌第二磨牙常见 C 形根和 C 形根管，其凹陷部位在根管治疗术中易发生侧穿，或者是存在局限性根面沟，肉芽组织充填而无牙周组织覆盖。若行显微意向再植术，清除肉芽组织后，采用生物陶瓷材料将侧穿处、根面沟和 / 或 C 形根凹陷处一并充填，封闭死腔，阻断感染途径，临床效果良好（图 4-1-7，图 4-1-8）。

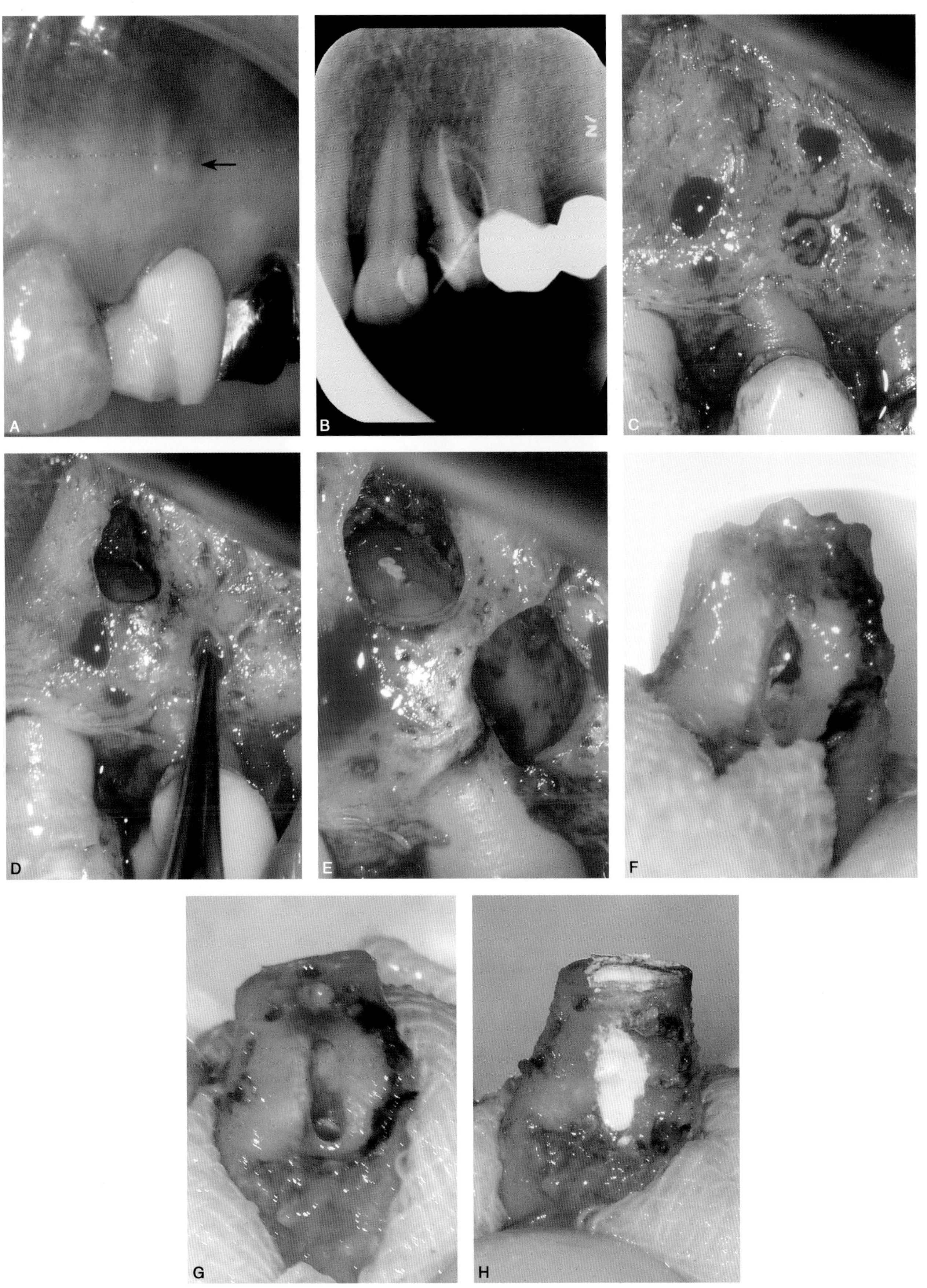
A
B
C
D
E
F
G
H

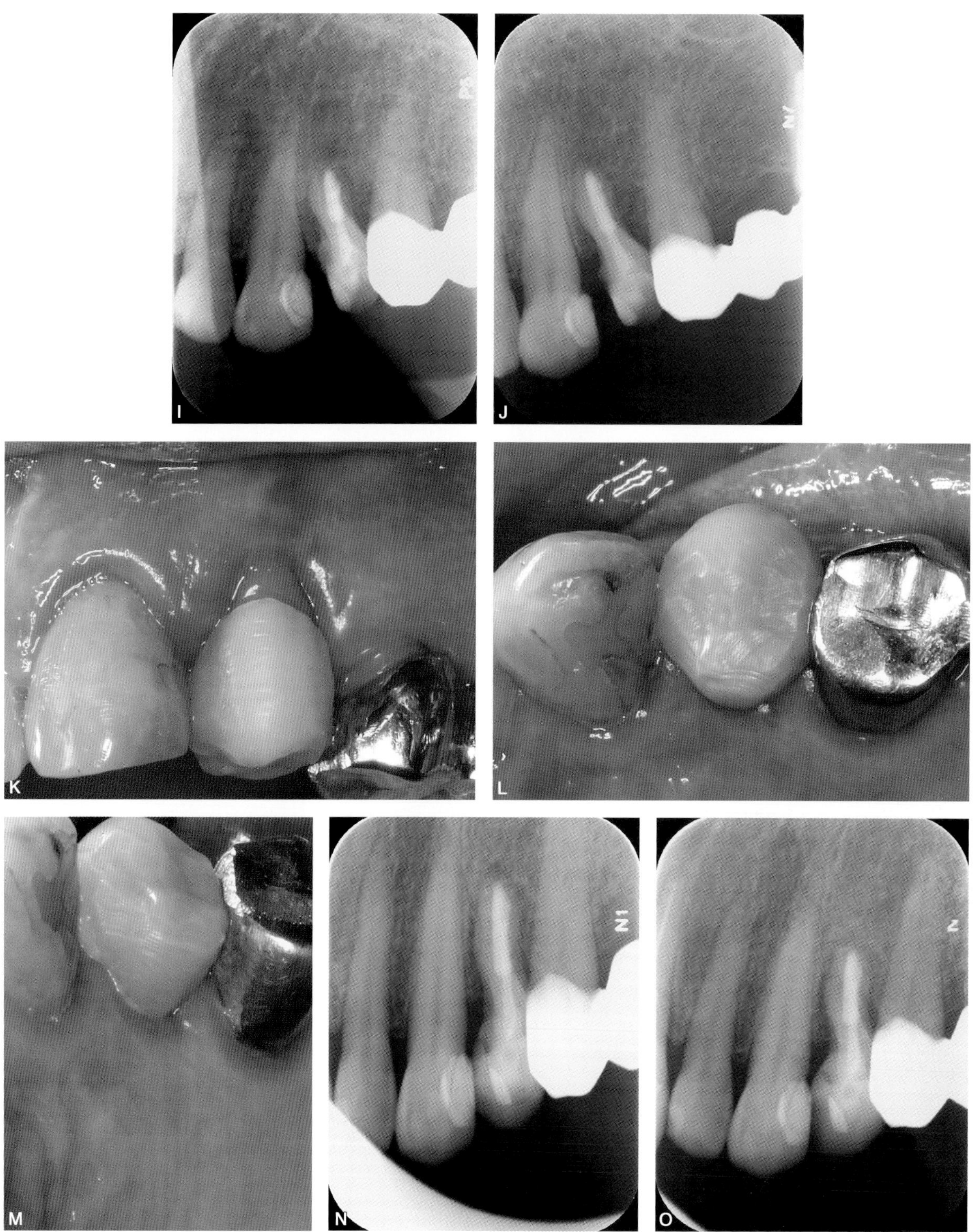

图 4-1-6 左上颌第一前磨牙远中邻面根面沟行显微意向再植术

A. 术前口内像，示根中段窦道（箭头示） B. 牙胶示踪根尖片，示窦道来源于左上颌第一前磨牙牙根中段 C. 切开翻瓣牵拉 D. 显微探诊探查窦道处骨质破坏，与根尖区不连通 E. 刮除根旁肉芽组织，见局限性根面沟，且可疑侧穿，无法在体修补 F. 改行显微意向再植术，微创拔出，染色探查见根面沟 G. 清理根面沟内肉芽组织，同时行根管逆行预备 H. iRoot BP 充填根面沟以及根管 I. 术后根尖片 J. 术后 1 个月随访根尖片 K. 术后 7 个月随访口内像颊侧面观 L. 咬合面观 M. 腭侧面观，示牙龈和牙槽黏膜正常 N. 根尖片 O. 术后 8 个月随访根尖片，示根尖周完全愈合、根周愈合中

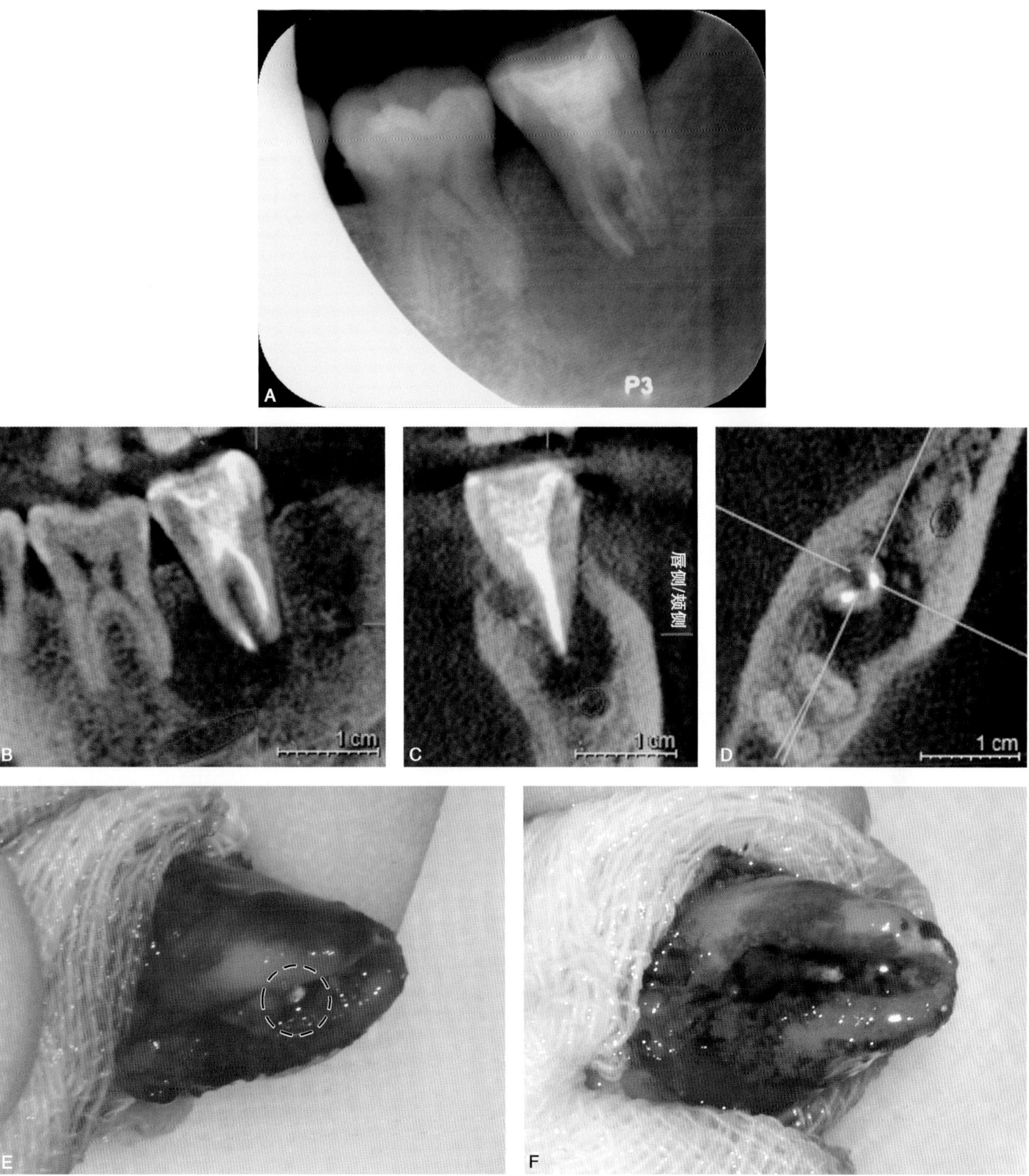

P3
1 cm
1 cm
唇侧/颊侧
1 cm

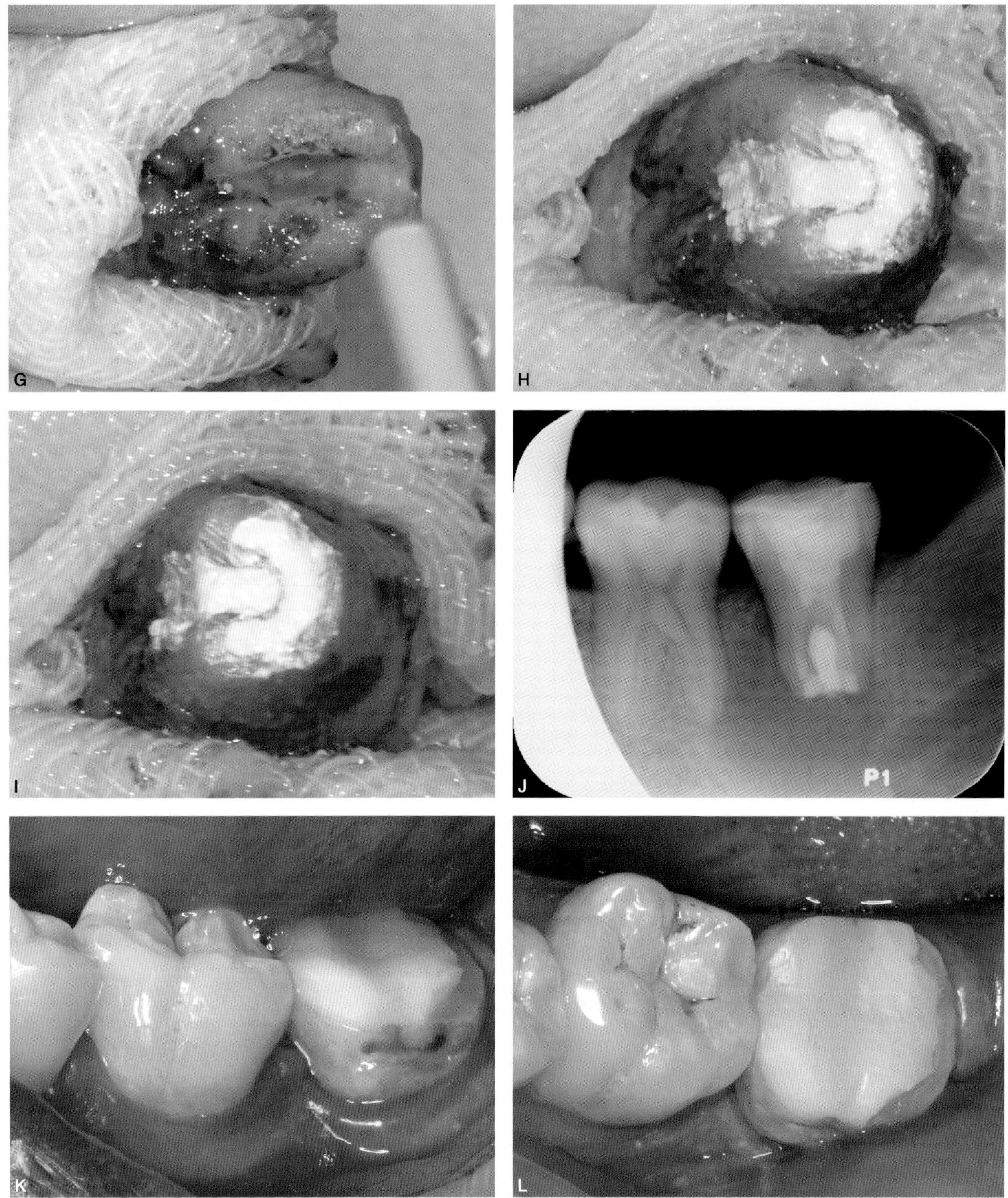
G
H
I
J
P1
K
L

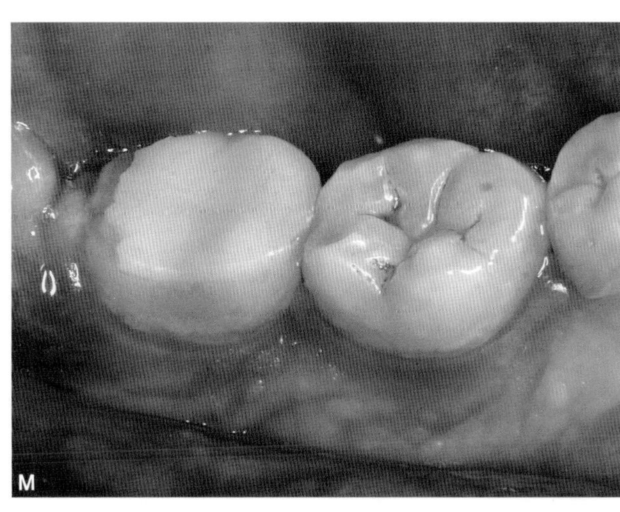

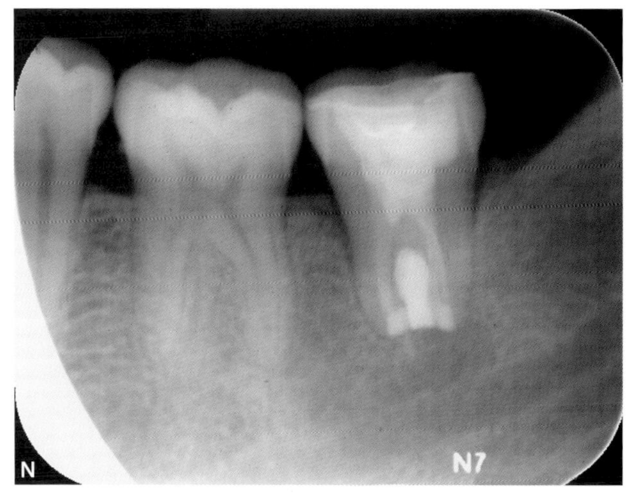

图 4-1-7 左下颌第二磨牙侧穿行显微意向再植术

A. 术前根尖片，示根尖周透射影 B. CBCT 矢状位 C. CBCT 冠状位 D. CBCT 水平位 E. 微创拔出，见超填牙胶（圆圈示） F. 染色探查见根面沟和侧穿 G. 清理根面沟内肉芽组织和超填牙胶 H. iRoot BP 逆行充填根管，同时充填根面沟和侧穿 I. 根面沟充填完成 J. 术后根尖片 K. 术后 9 个月随访口内像颊侧面观 L. 咬合面观 M. 舌侧面观，示牙龈和牙槽黏膜正常 N. 根尖片，示根尖周完全愈合

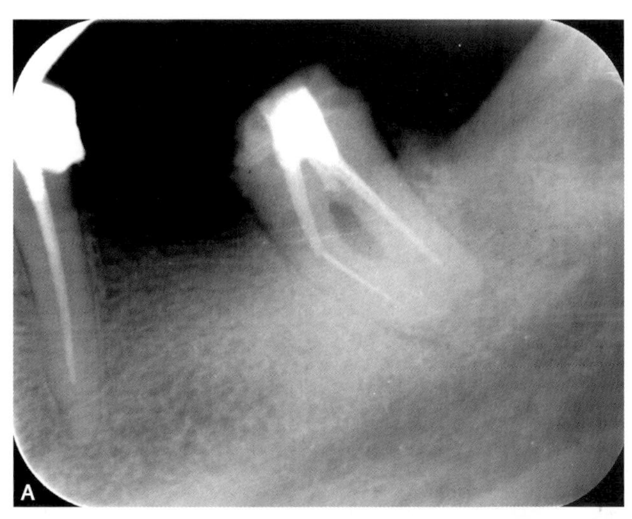

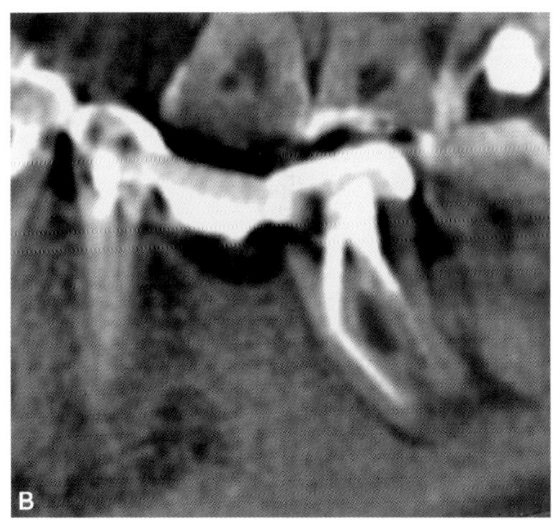

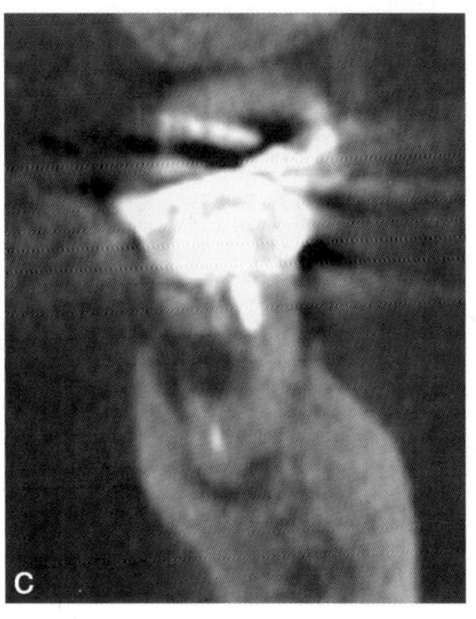

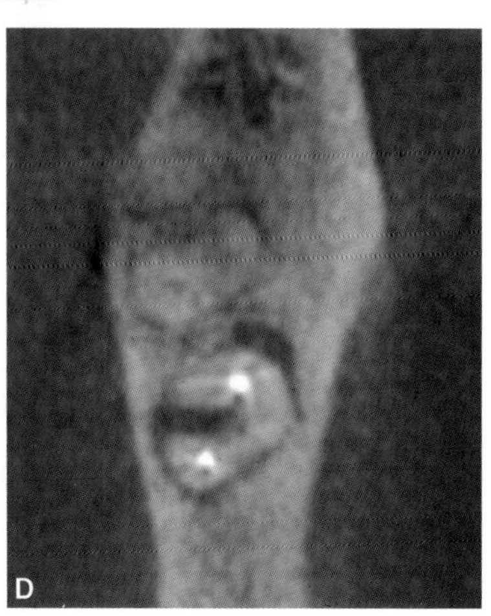

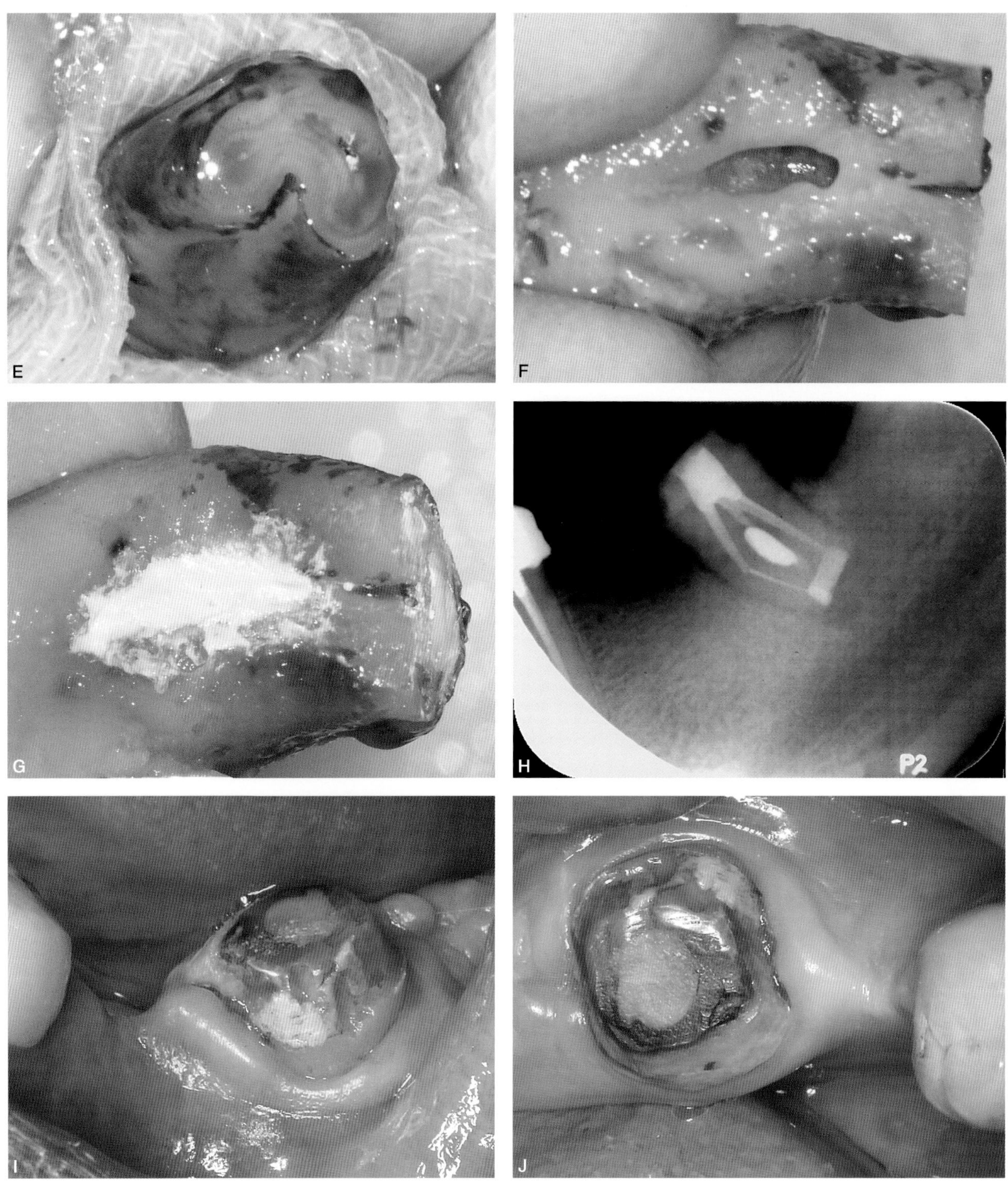
E
F
G
H
P2
I
J

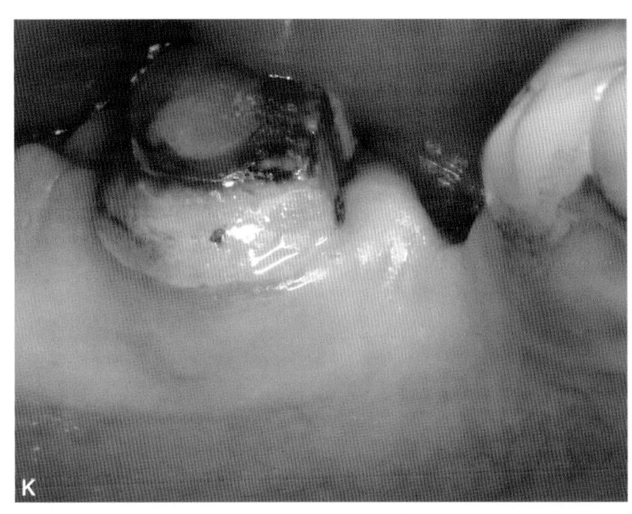

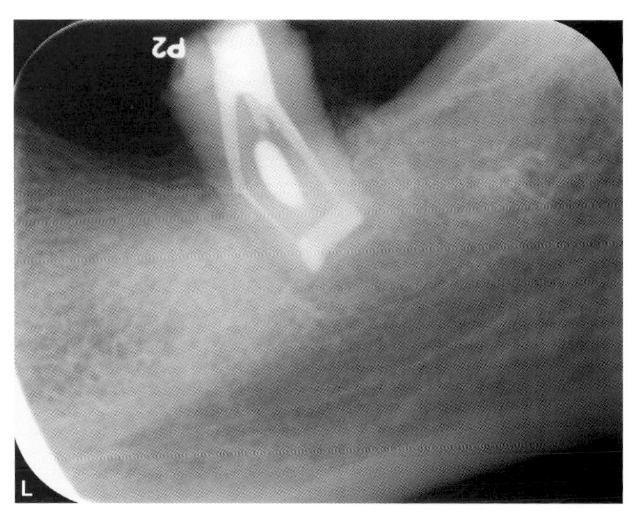

图 4-1-8　左下颌第二磨牙根面沟行显微意向再植术

A. 术前根尖片　B. CBCT 矢状位　C. CBCT 冠状位　D. CBCT 水平位，示左下颌第二磨牙 C 形根管、根面沟、近中根管内分离器械　E. 微创拔出，染色探查见 C 形根管　F. 牙根舌侧中段见根面沟　G. iRoot BP 逆行充填根管和根面沟（分离器械未取）　H. 术后根尖片　I. 术后 10 个月随访口内像颊侧面观　J. 咬合面观　K. 舌侧面观，示牙龈和牙槽黏膜正常　L. 根尖片，示根尖周完全愈合

三、特定部位的外吸收

与侧穿类似，当外吸收位于牙根近远中邻面或者舌腭侧时，采用显微根尖外科手术进行修补比较困难，需要磨除较多骨组织，甚至会伤及邻牙牙根，应该采用意向再植术方法，视野清晰、操作简便、微创、疗效好（图 4-1-9）。

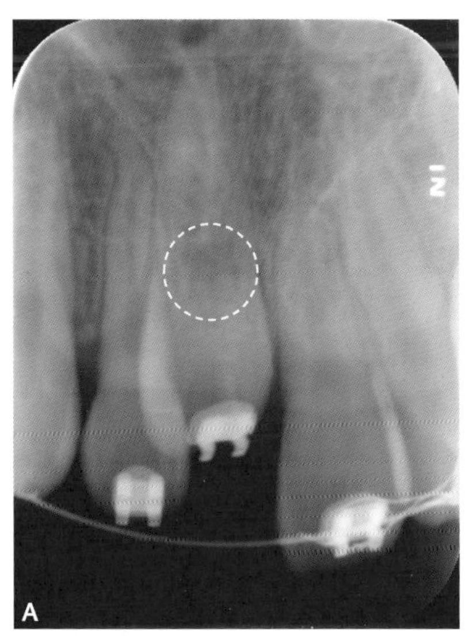

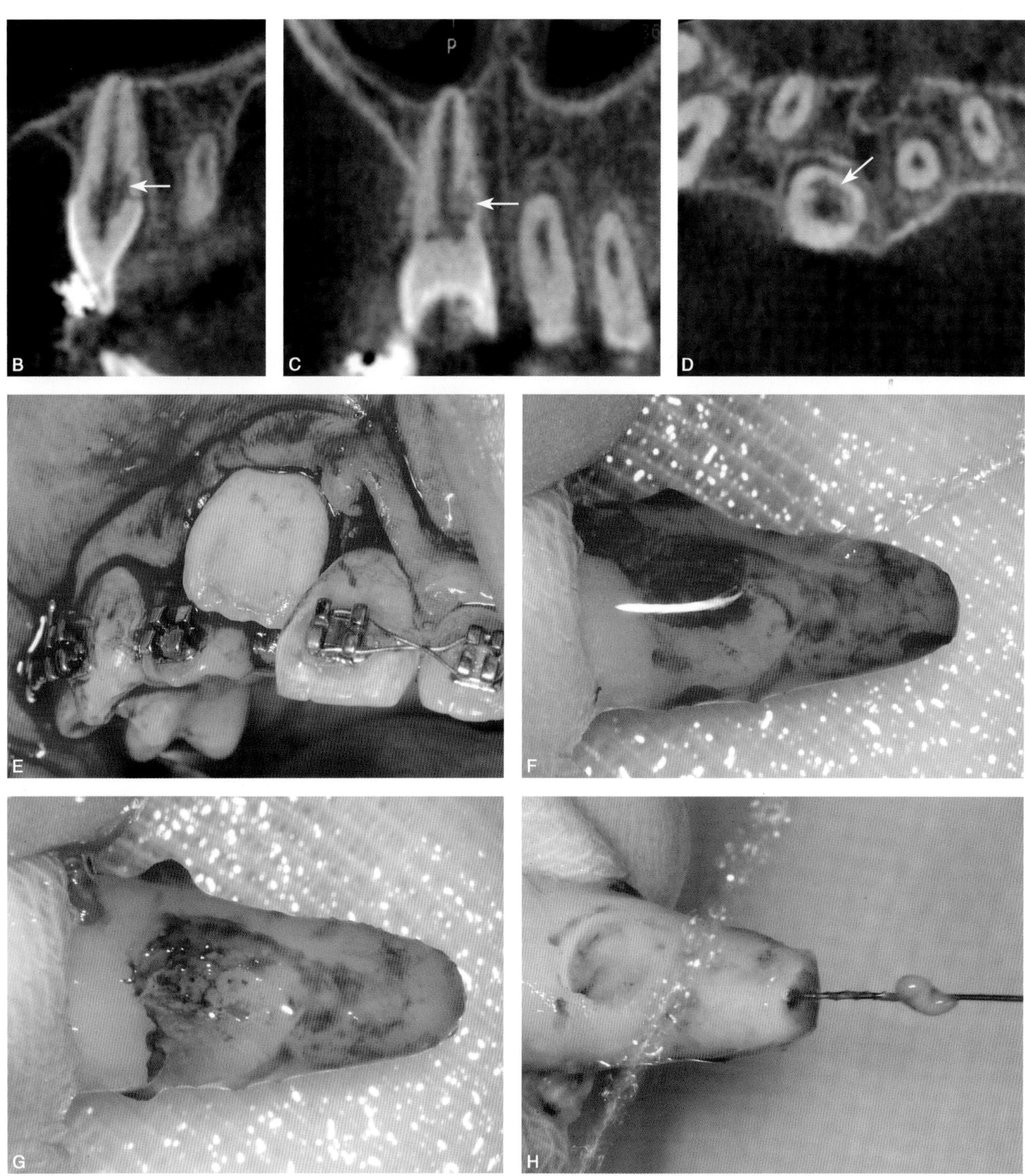
B
C
D
E
F
G
H

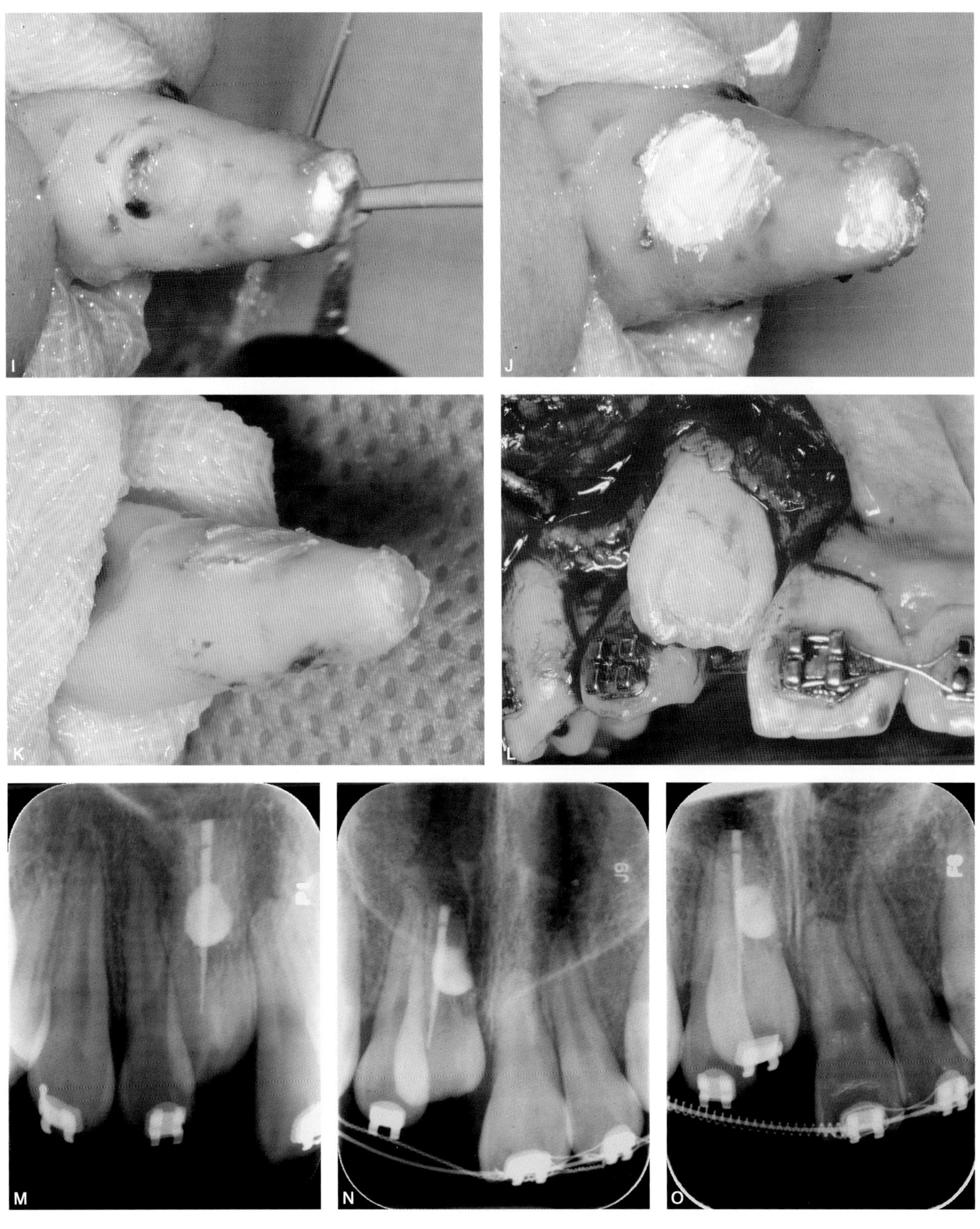
I
J
K
L
M
N
O

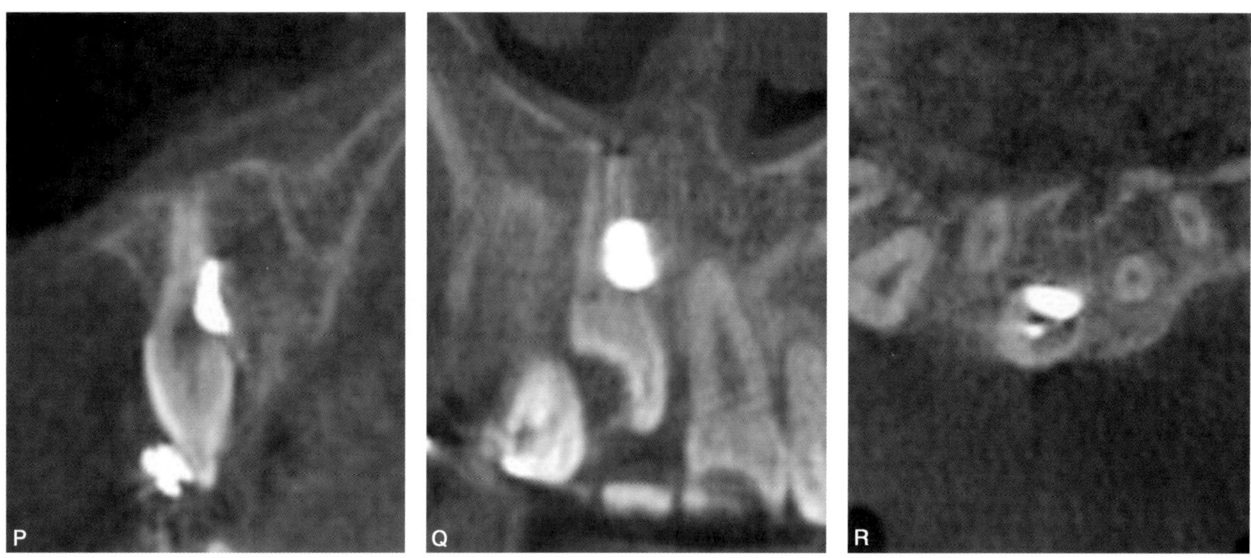

图 4-1-9 右上颌中切牙腭侧根中段炎症性外吸收行显微意向再植术（侯锐、王捍国病例）

A. 右上颌中切牙正畸牵引失败，根尖片示可疑外吸收（圆圈示） B. CBCT 矢状位 C. CBCT 冠状位 D. CBCT 水平位，示腭侧根中段外吸收（箭头示），无根尖手术入路 E. 计划同期行牙槽窝内移植，切开翻瓣 F. 微创拔出 G. 染色探查见炎症性外吸收 H. 涡轮机球状彻底磨除外吸收牙体组织，根尖切除后拔髓针逆行去除牙髓组织 I. iRoot SP 和牙胶逆行充填根管 J. iRoot BP 逆行充填根尖段根管，同时修补外吸收部位 K. 调换角度观察，确认充填完整密合 L. 牙槽窝内移植，患牙复位 M. 术后根尖片 N. 术后 1 个月随访根尖片 O. 术后 4 个月随访根尖片 P. 术后 6 个月随访 CBCT 矢状位 Q. CBCT 冠状位 R. CBCT 水平位，示外吸收处完全愈合

四、重度畸形根面沟

牙内陷按照发生部位分为冠部牙内陷（即牙中牙）和根部牙内陷（即畸形根面沟）。牙内陷分类和治疗策略见表 4-1-1。牙中牙除Ⅲ型外，通常采用非手术方法治疗。畸形根面沟多见于上颌侧切牙腭侧，多呈对称性发生。畸形根面沟可延伸至根尖，甚至将牙根分开，形成近远中双根。根面沟不易清洁，菌斑容易聚集，可导致严重的牙周牙髓联合病变。对于畸形根面沟贯穿牙根全长的患牙，目前普遍认为需行意向再植术，采用树脂或生物陶瓷材料充填根面沟，但前者的生物相容性较差难以引导牙周组织再生（图 4-1-10），后者充填根面沟冠部结固过程中易被唾液冲刷脱落、美观性能不佳，两种方法疗效均不够理想。笔者在国际上提出意向再植术两段充填法，即磨除根面沟并与根管逆行预备洞型相连形成“Ⅱ类洞”，以釉牙骨质界区分，其冠方采用流动树脂充填，根方采用生物陶瓷材料 iRoot BP 充填，可结合两种材料的优点，在彻底清除感染的基础上，获得良好的封闭、冠部美观以及可能的牙周组织再生，临床效果良好（图 4-1-11～图 4-1-16）。

表 4-1-1　**牙内陷分类和治疗策略**

分类			非手术	手术
冠部	Ⅰ	局限于牙冠内	√	
	Ⅱ	延伸至牙根内	√	
	Ⅲ	延伸至根尖部，形成假“根管”	√	√
根部	Ⅰ	局限于牙根冠 1/3		翻瓣：刮治、磨除、充填
	Ⅱ	延伸至根尖，简单根管系统		意向再植术：两段法修补
		延伸至根尖，复杂根管系统		
	Ⅲ	双根双根管		根尖手术 + 牙周治疗
		额外牙根		截根术 +GTR+ 牙周植骨术

注：额外牙根处理参见图 5-2-11。

1. 一段充填法

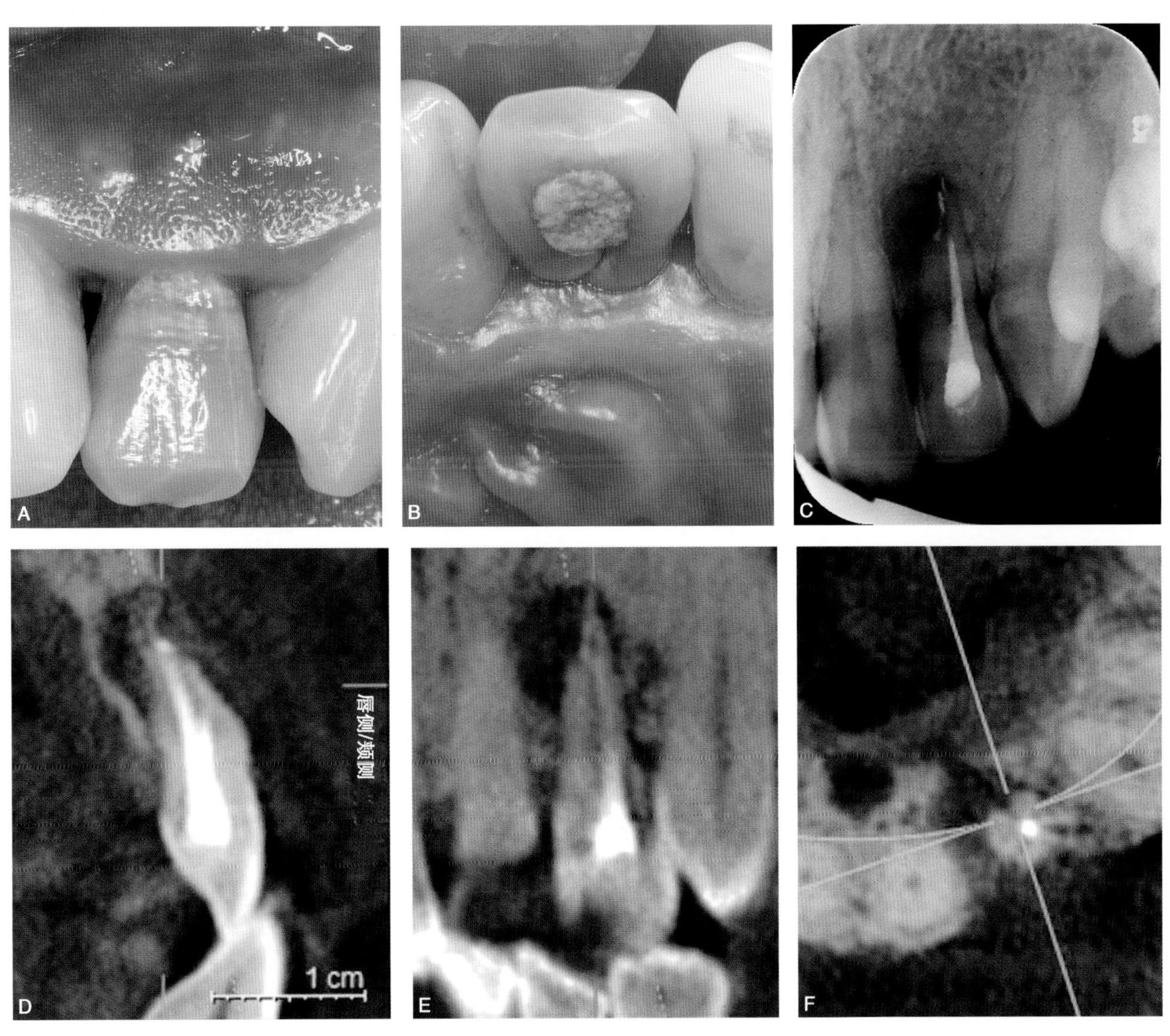

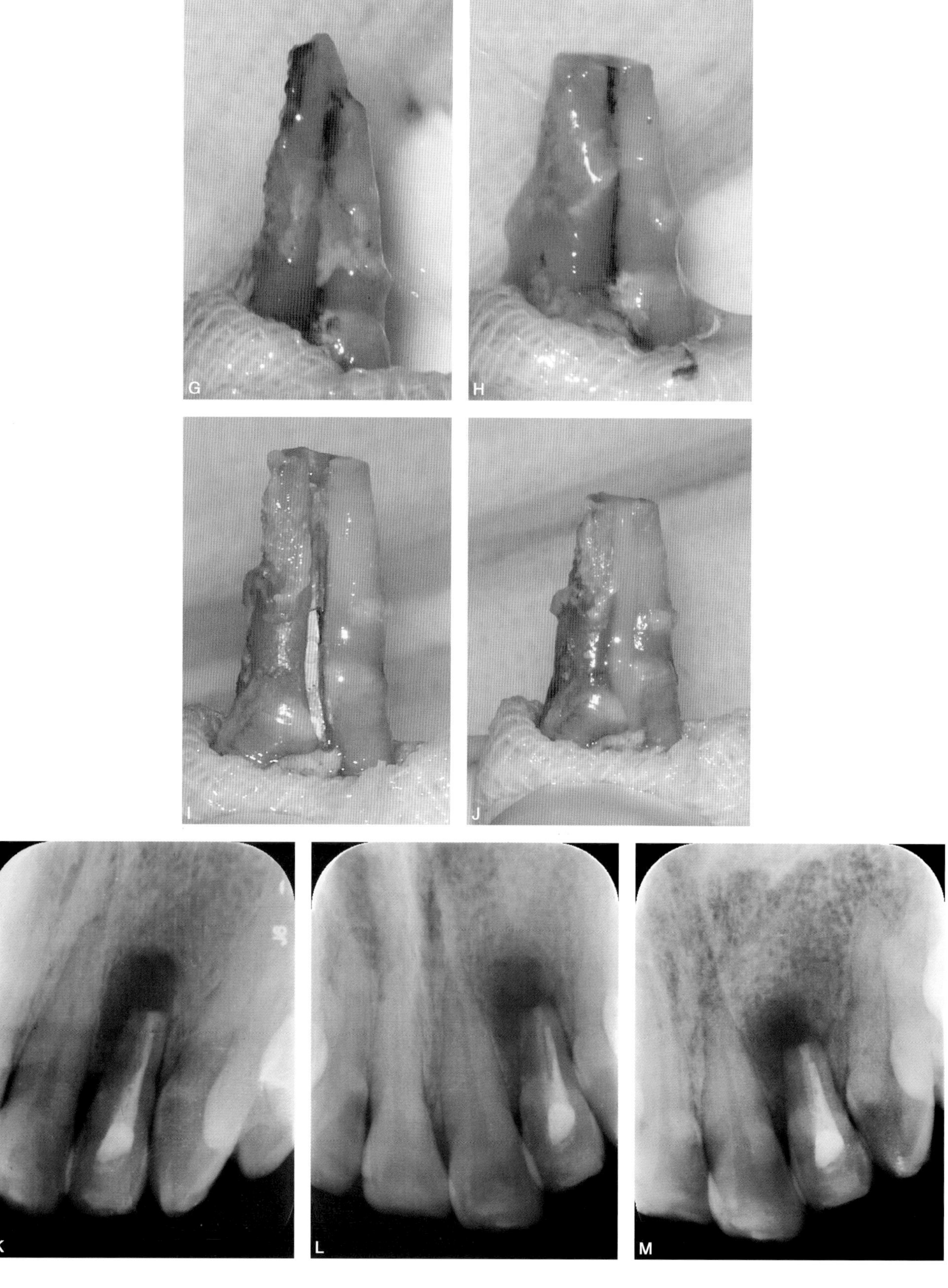
G
H
I
J
K
L
M

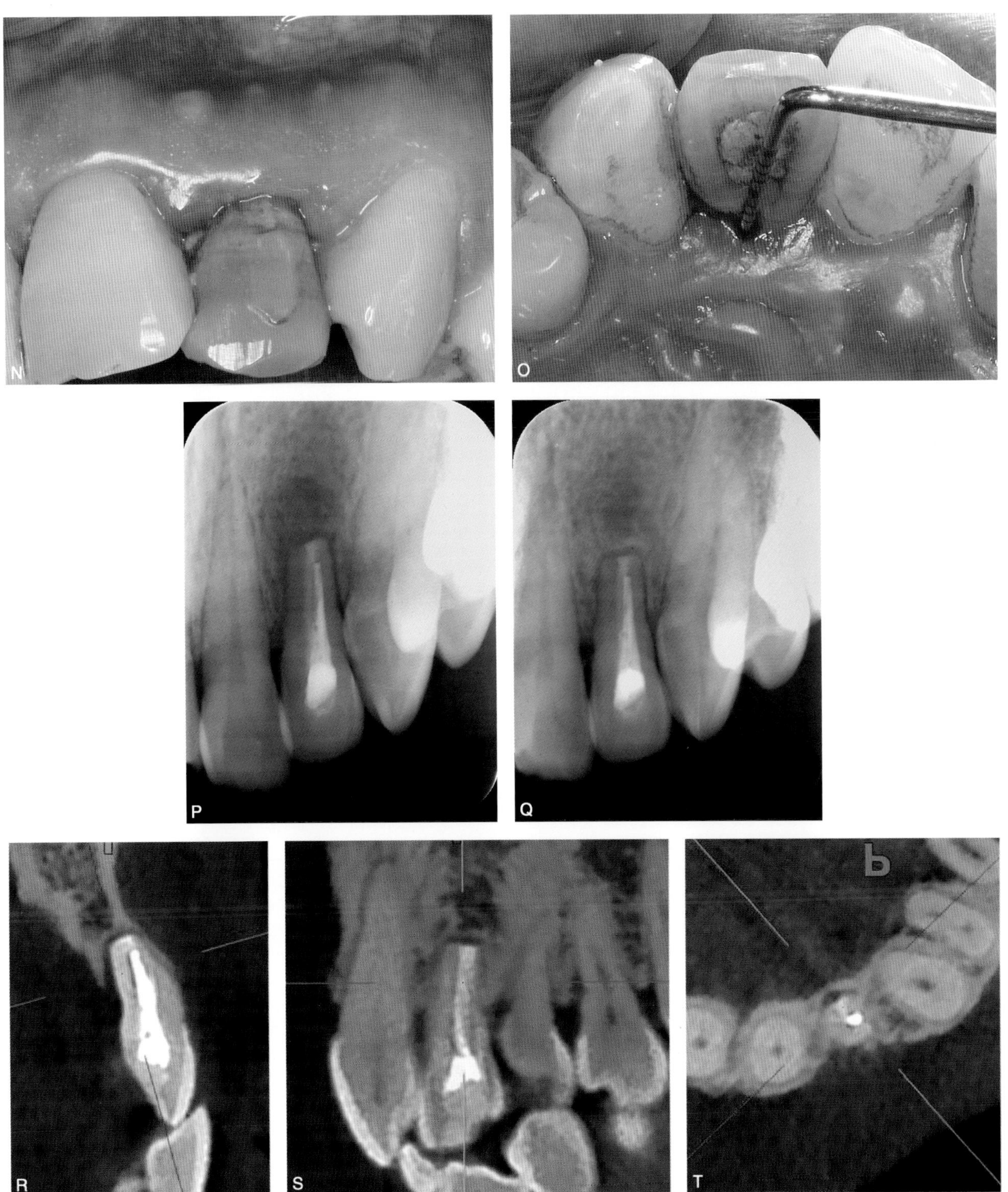

图 4-1-10 显微意向再植术树脂充填一段法治疗左上颌侧切牙重度畸形根面沟

A. 术前口内像唇侧面观，见牙龈肿胀 B. 腭侧面观，见畸形根面沟 C. 根尖片，示根尖周透射影 D. CBCT 矢状位 E. CBCT 冠状位 F. CBCT 水平位，示根面沟贯穿牙根全长 G. 微创拔出，见根面沟 H. 根尖切除 I. 700# 裂钻预备根面沟和根尖段根管，形成“Ⅱ类洞” J. 流动树脂 Z350 粘接充填根面沟和根尖段根管 K. 术后根尖片 L. 偏角投照根尖片 M. 术后 1 个月随访根尖片 N. 术后 6 个月随访口内像唇侧面观，示牙龈和牙槽黏膜正常 O. 腭侧面观，示腭侧牙周探诊深度约 4mm P. 根尖片 Q. 术后 36 个月随访根尖片 R. CBCT 矢状位 S. CBCT 冠状位 T. CBCT 水平位，示根尖周完全愈合，牙周膜腔略增宽

2. 两段充填法

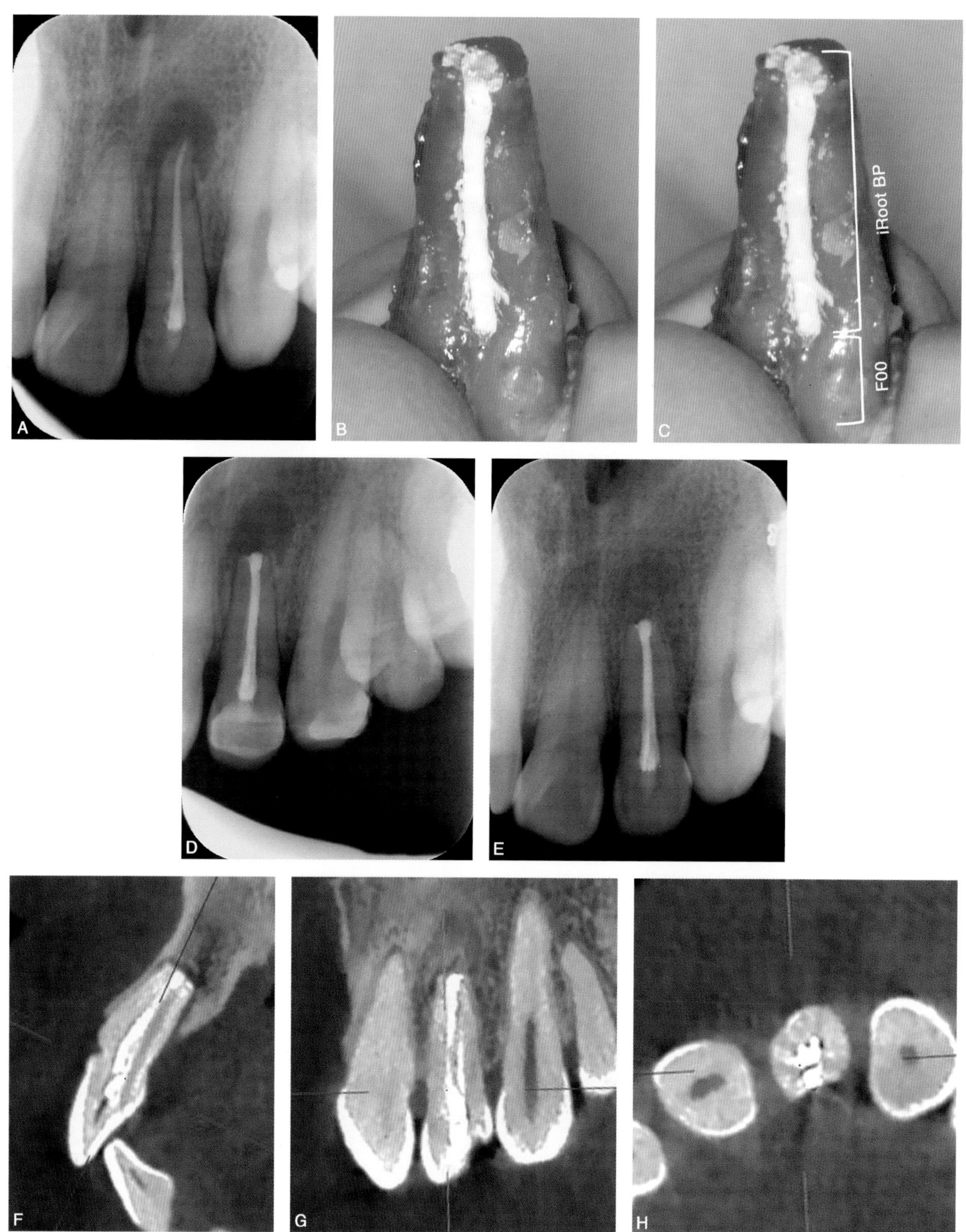

图 4-1-11 **显微意向再植术两段法治疗左上颌侧切牙重度畸形根面沟**

A. 术前根尖片，示根尖周透射影 B. 两段法预备、充填根面沟和根尖段根管 C. 标记，示不同充填材料，流动树脂 F00 粘接充填釉牙骨质界冠方根面沟，iRoot BP 充填釉牙骨质界根方根面沟和根尖段根管 D. 术后根尖片 E. 术后 26 个月随访根尖片，示根尖周完全愈合 F. CBCT 矢状位 G. CBCT 冠状位 H. CBCT 水平位，示根尖周完全愈合

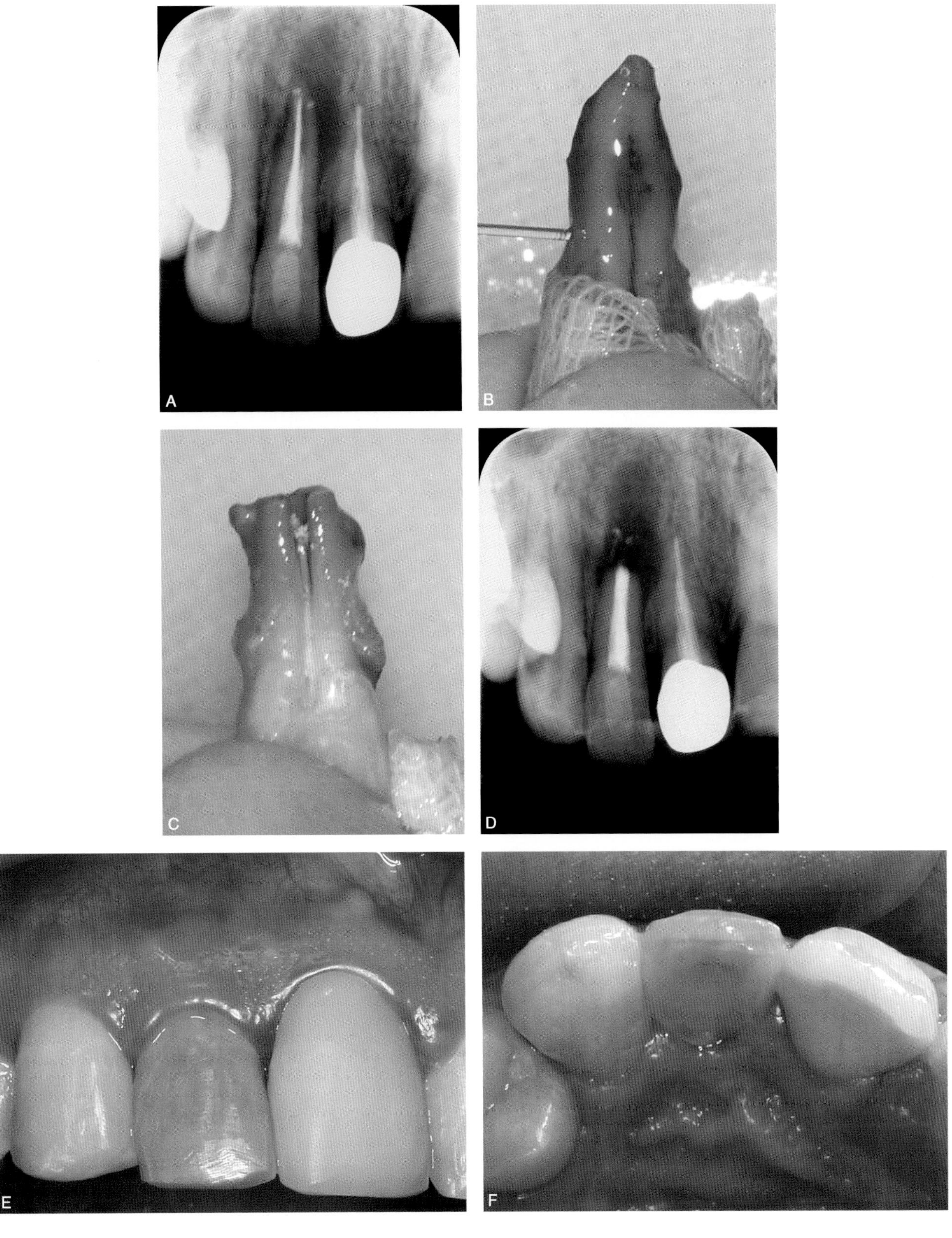
A
B
C
D
E
F

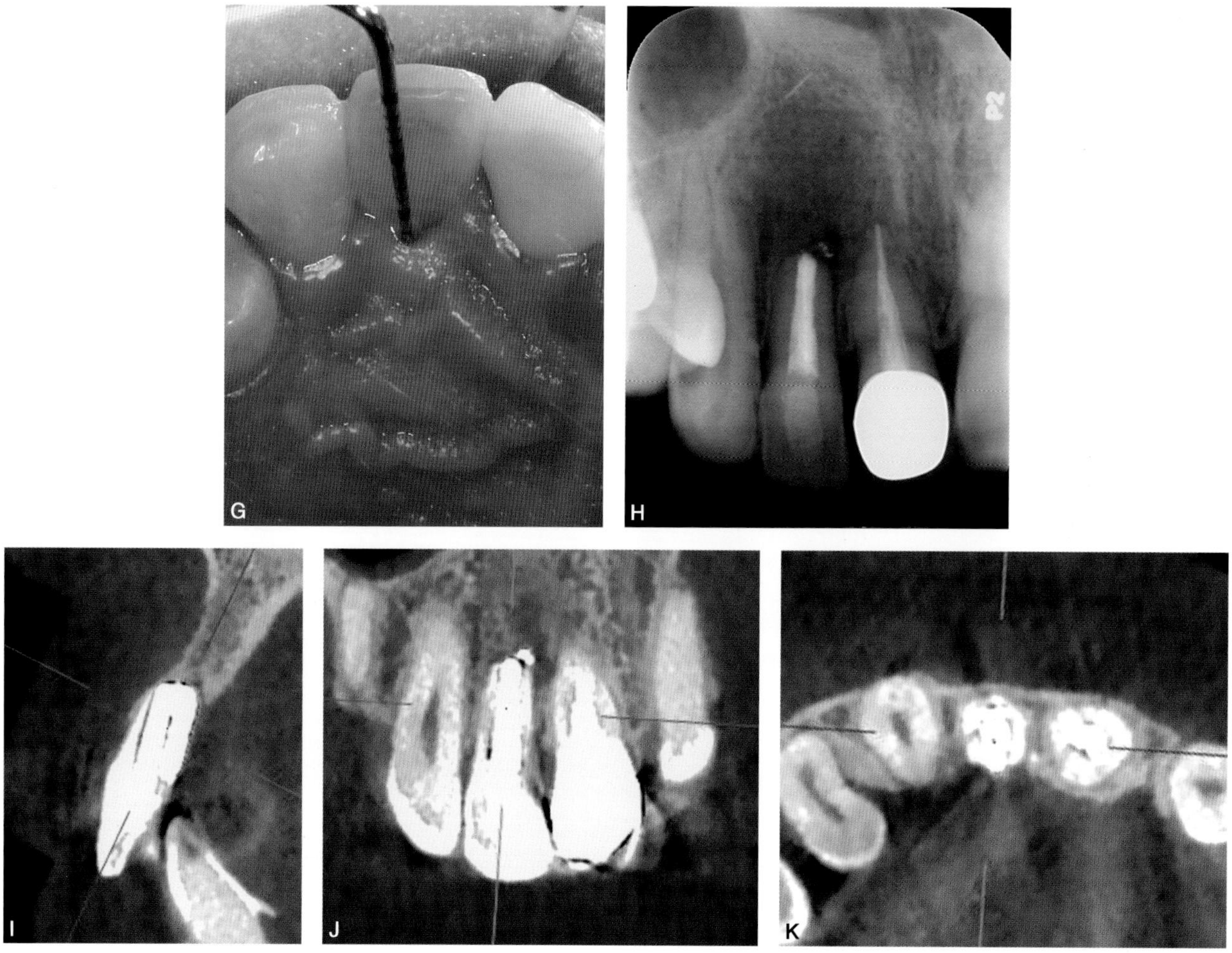

图 4-1-12 **显微意向再植术两段法治疗右上颌侧切牙重度畸形根面沟**

A. 术前根尖片，示根尖周透射影 B. 微创拔出，示根面沟延伸至根尖三分之一 C. 根尖切除，预备根面沟和根尖段根管 D. 两段法充填根面沟和根尖段根管，术后根尖片 E. 术后 11 个月随访口内像唇侧面观 F. 咬合面观 G. 腭侧面观，示腭侧牙周探诊深度约 2mm H. 根尖片 I. CBCT 矢状位 J. CBCT 冠状位 K. CBCT 水平位，示根尖周完全愈合

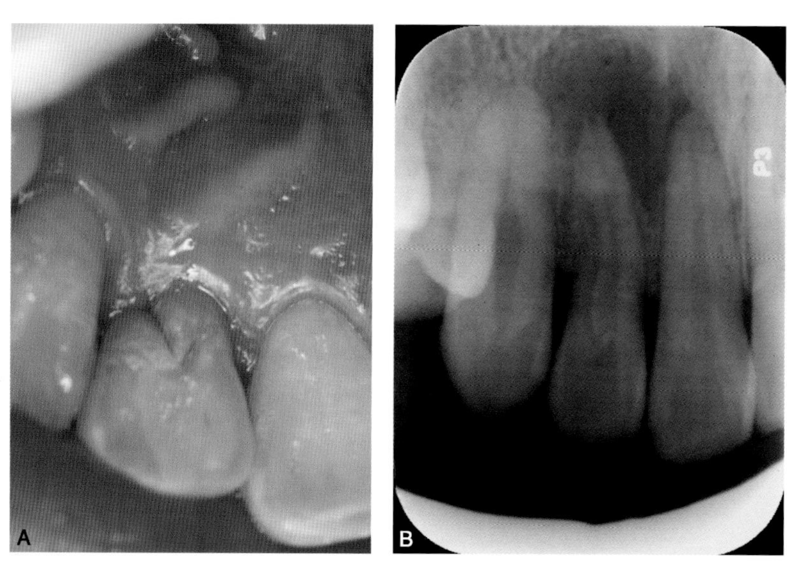

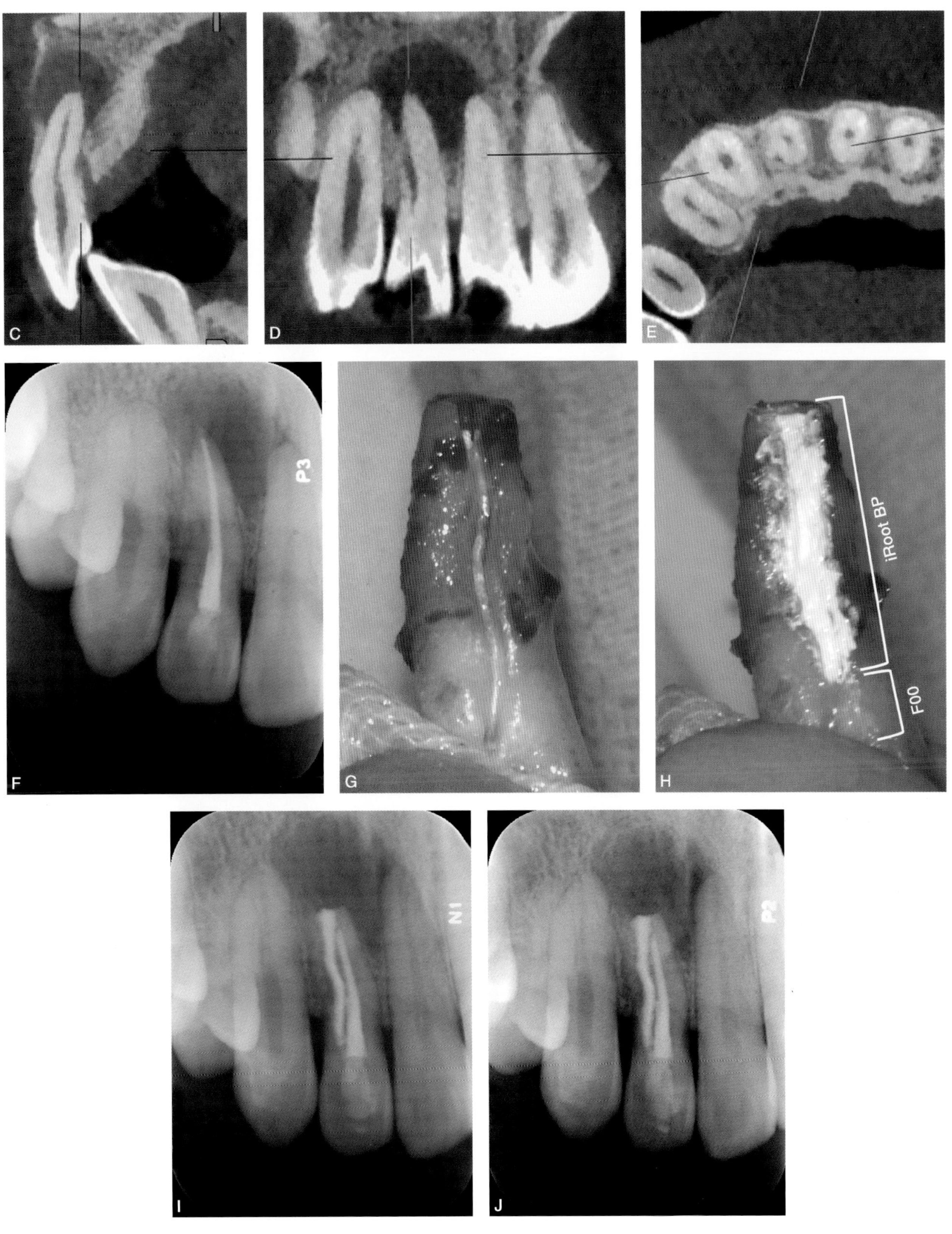
C
D
E
F
P3
G
H
iRoot BP
F00
I
N1
J
P2

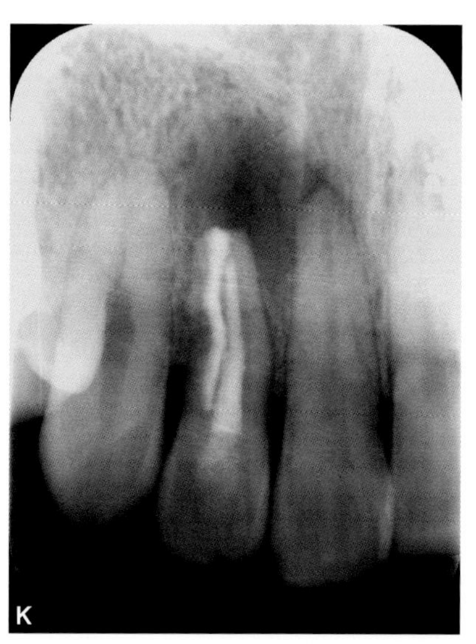
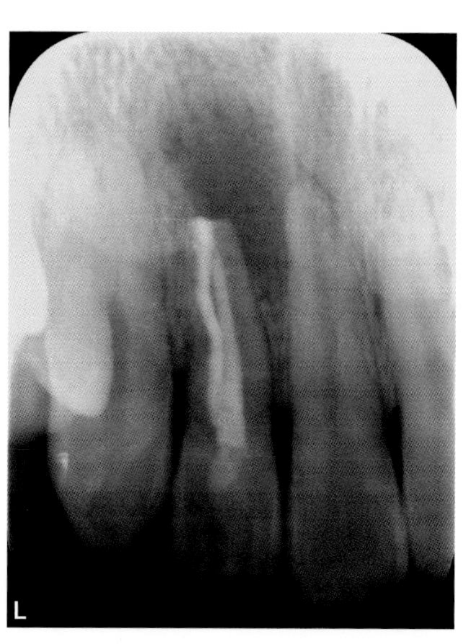

图 4-1-13 **显微意向再植术两段法治疗右上颌侧切牙重度畸形根面沟**
A. 术前口内像腭侧面观，示根面沟 B. 根尖片，示根尖周透射影 C. CBCT 矢状位 D. CBCT 冠状位 E. CBCT 水平位，示根面沟贯穿牙根全长 F. 根管治疗术完成根尖片 G. 根尖切除，700# 裂钻预备根面沟和根尖段根管 H. 两段法充填根面沟和根尖段根管 I. 术后根尖片 J. 偏角投照根尖片 K. 术后 1 个月随访根尖片 L. 偏角投照根尖片，示根尖周愈合中

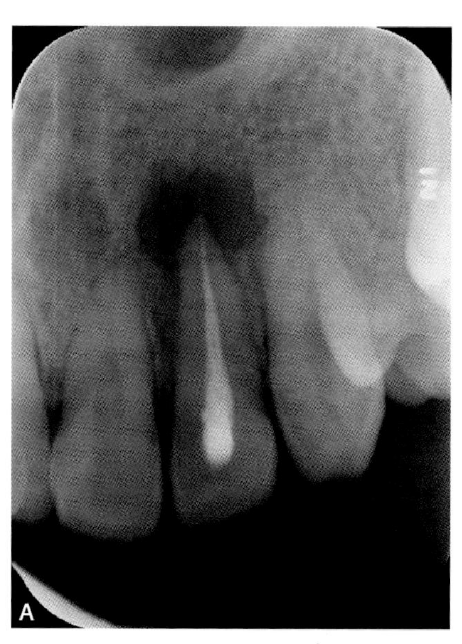
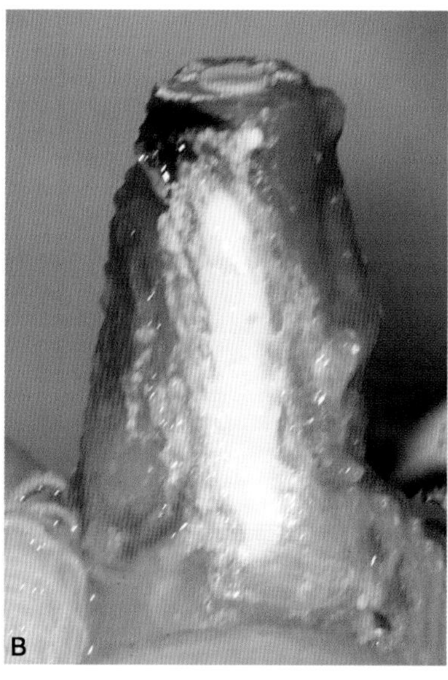
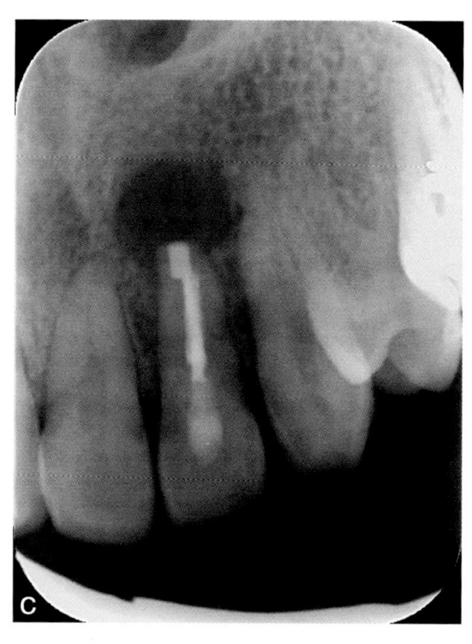

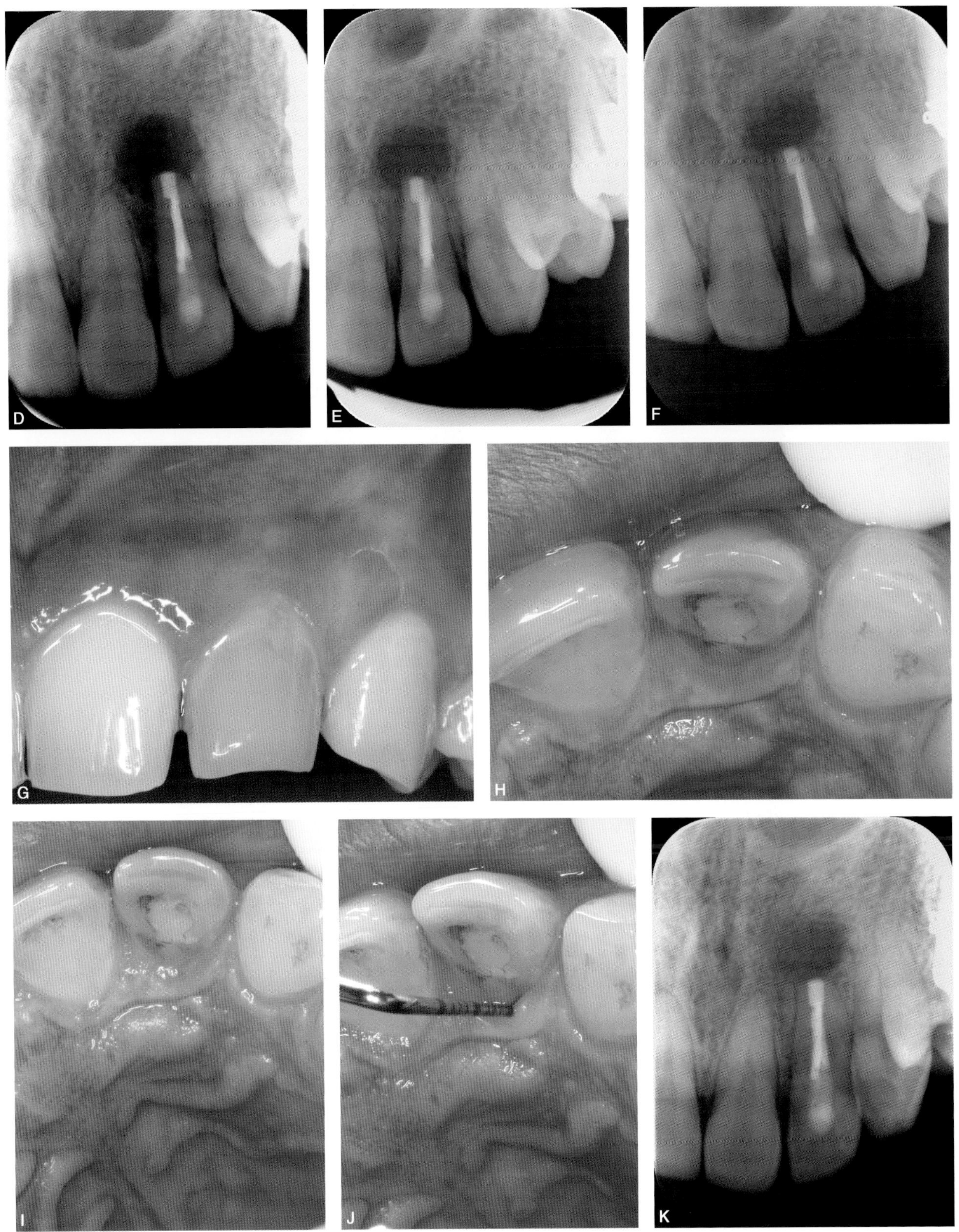

图 4-1-14 **显微意向再植术两段法治疗左上颌侧切牙重度畸形根面沟**

A. 术前根尖片，示根尖周透射影 B. 两段法充填根面沟和根尖段根管 C. 术后根尖片 D. 术后 1 个月随访根尖片 E. 术后 3 个月随访根尖片 F. 术后 6 个月随访根尖片 G. 术后 24 个月随访口内像唇侧面观 H. 咬合面观 I. 腭侧面观 J. 腭侧面观，示腭侧探诊深度约 4mm K. 根尖片，示根尖周愈合中

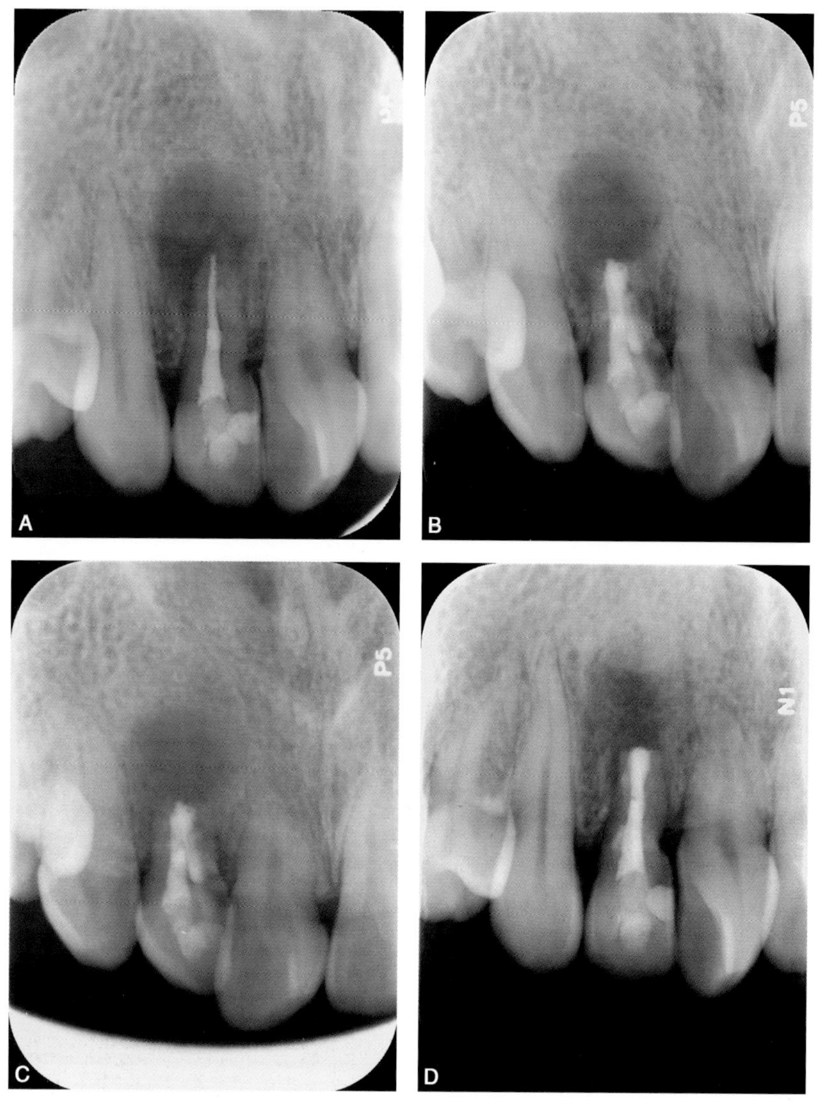

图 4-1-15 **显微意向再植术两段法治疗右上颌侧切牙重度畸形根面沟**（徐宁病例）
A. 术前根尖片 B. 两段法充填根面沟和根尖段根管，术后根尖片 C. 术后 1 个月随访根尖片 D. 术后 8 个月随访根尖片，示根尖周愈合中

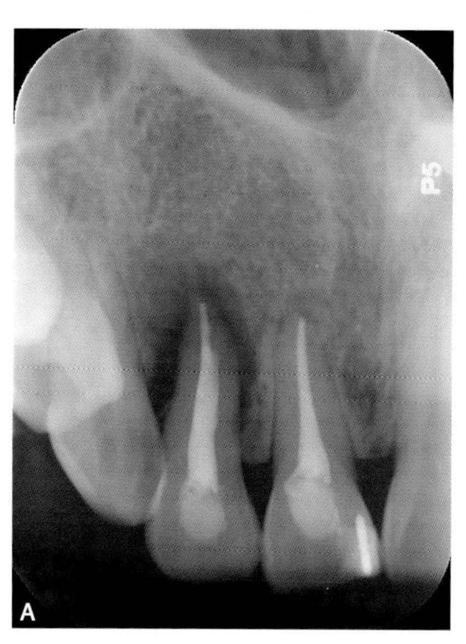

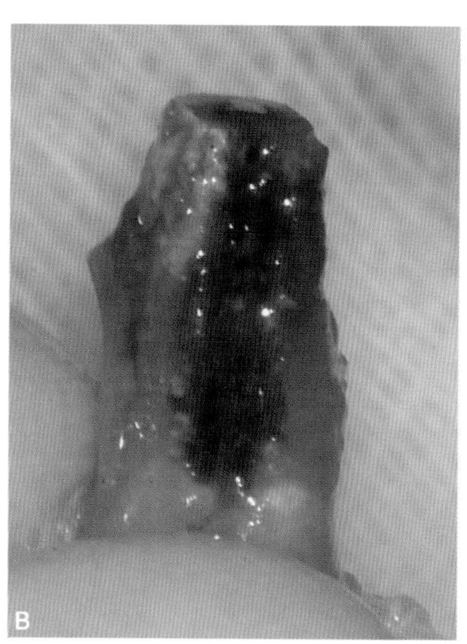

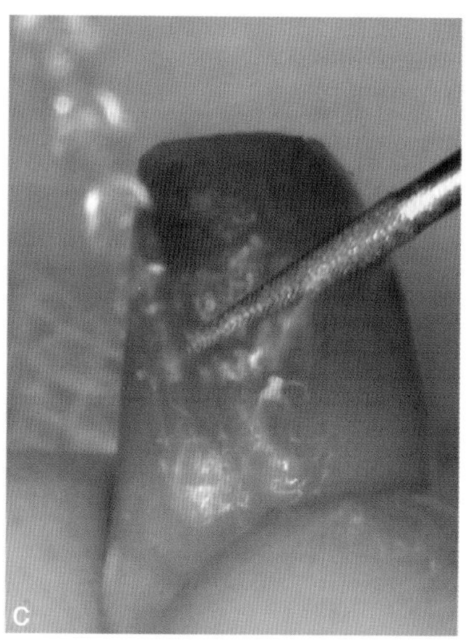

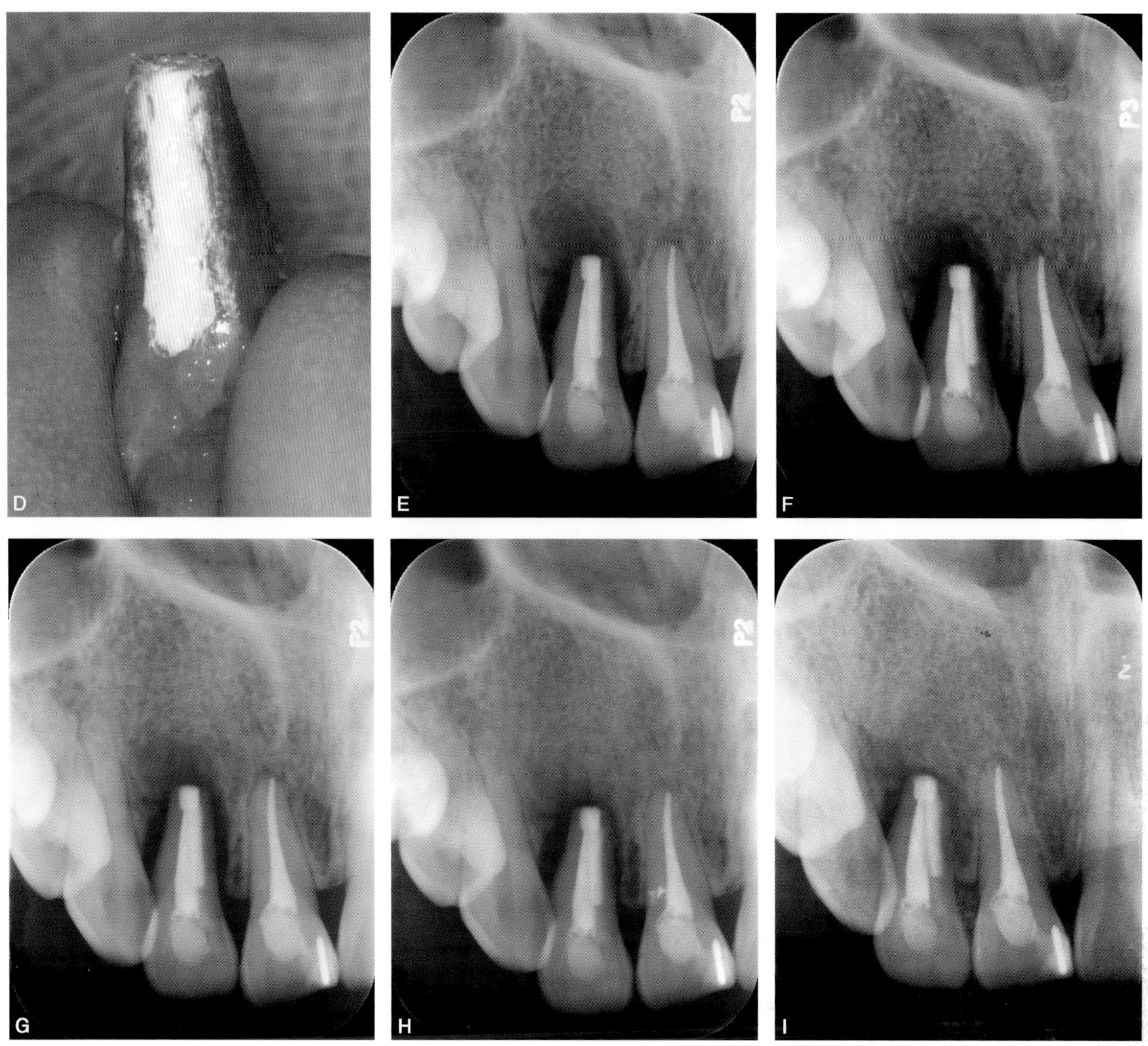

图 4-1-16　显微意向再植术两段法治疗右上颌侧切牙重度畸形根面沟合并严重牙周炎
A. 术前根尖片，示根尖周和根周透射影　B. 微创拔出，见牙根表面广泛覆盖牙结石，根面沟处更为严重　C. 超声工作尖机械清除牙结石　D. 两段法充填根面沟和根尖段根管　E. 术后根尖片　F. 术后 1 个月随访根尖片　G. 术后 2 个月随访根尖片　H. 术后 5 个月随访根尖片　I. 术后 11 个月随访根尖片，示根尖周和根周愈合中

五、广泛牙骨质撕裂

牙骨质撕裂（cemental tear）是指牙骨质片自根面撕裂，可导致快速的附着丧失，可能病因有牙骨质发育缺陷、增龄性变化、咬合创伤、牙周炎和牙外伤等。彻底清除撕裂牙骨质碎片及感染组织是治疗要点。对于广泛性牙骨质撕裂，需要采用意向再植术的方法，彻底清除牙根表面的牙骨质碎片以及遗留在牙槽窝内的感染组织，同时去除咬合创伤等可能病因（图 4-1-17）。需要注意的是：术后牙根表面基本无存活牙周膜组织，理想的愈合方式是替代性外吸收（骨性愈合），可以保留牙槽嵴高度和宽度，患牙保持一定的咬合功能和美观。因此，这是一种姑息治疗方案，一旦发现炎症性外吸收，拔除患牙。

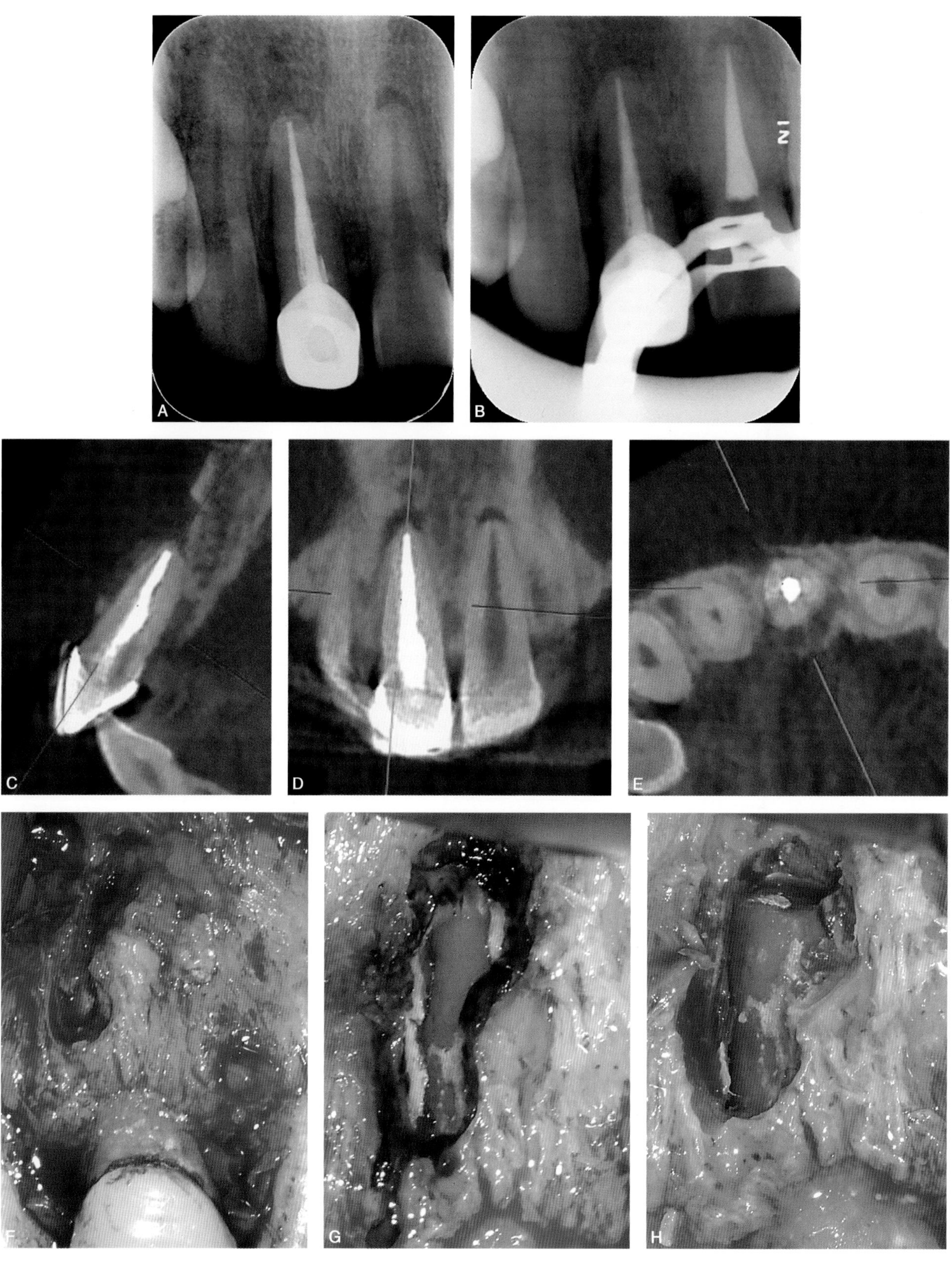
A
B
C
D
E
F
G
H

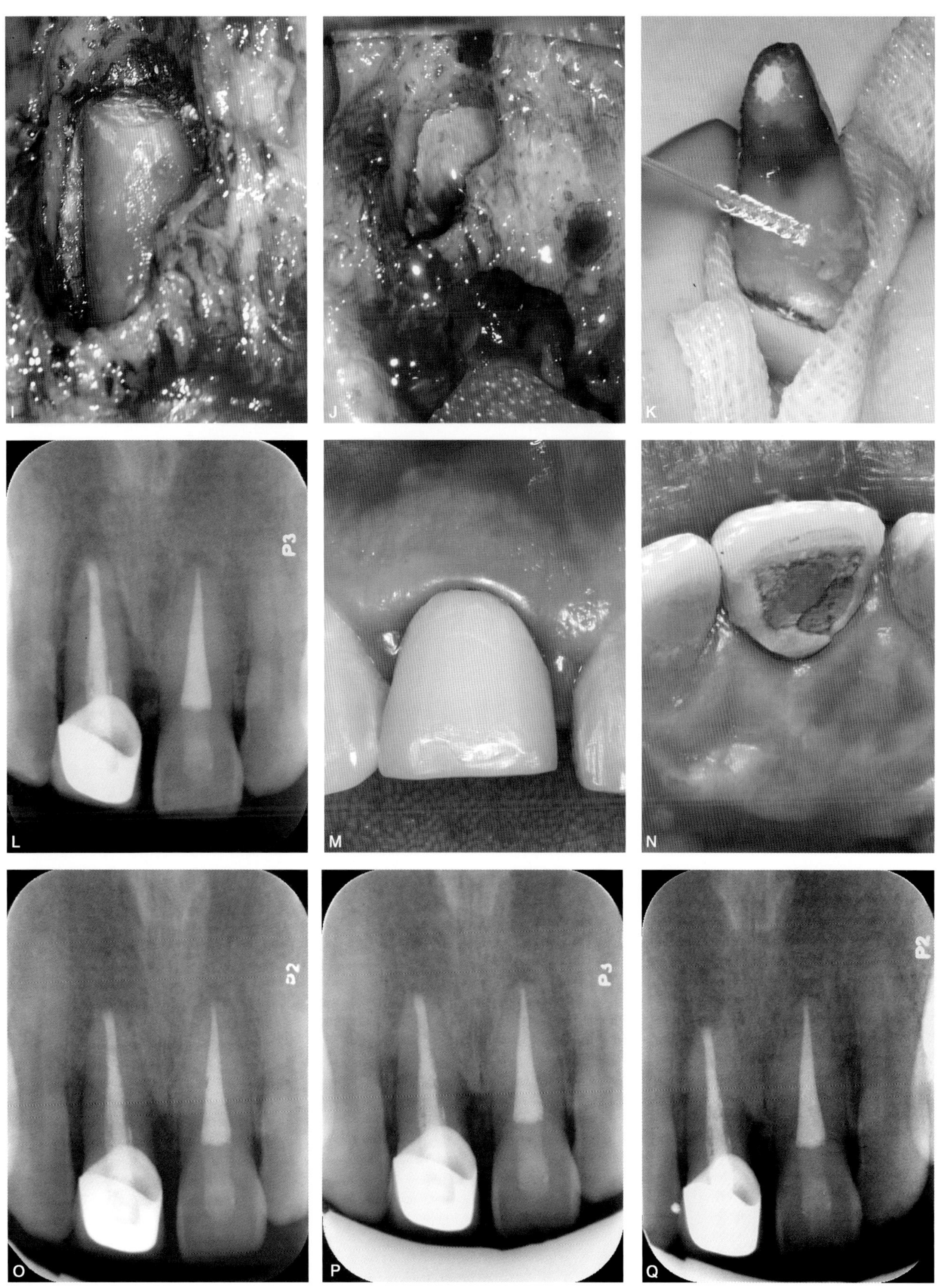
I
J
K
L
M
N
O
P
Q

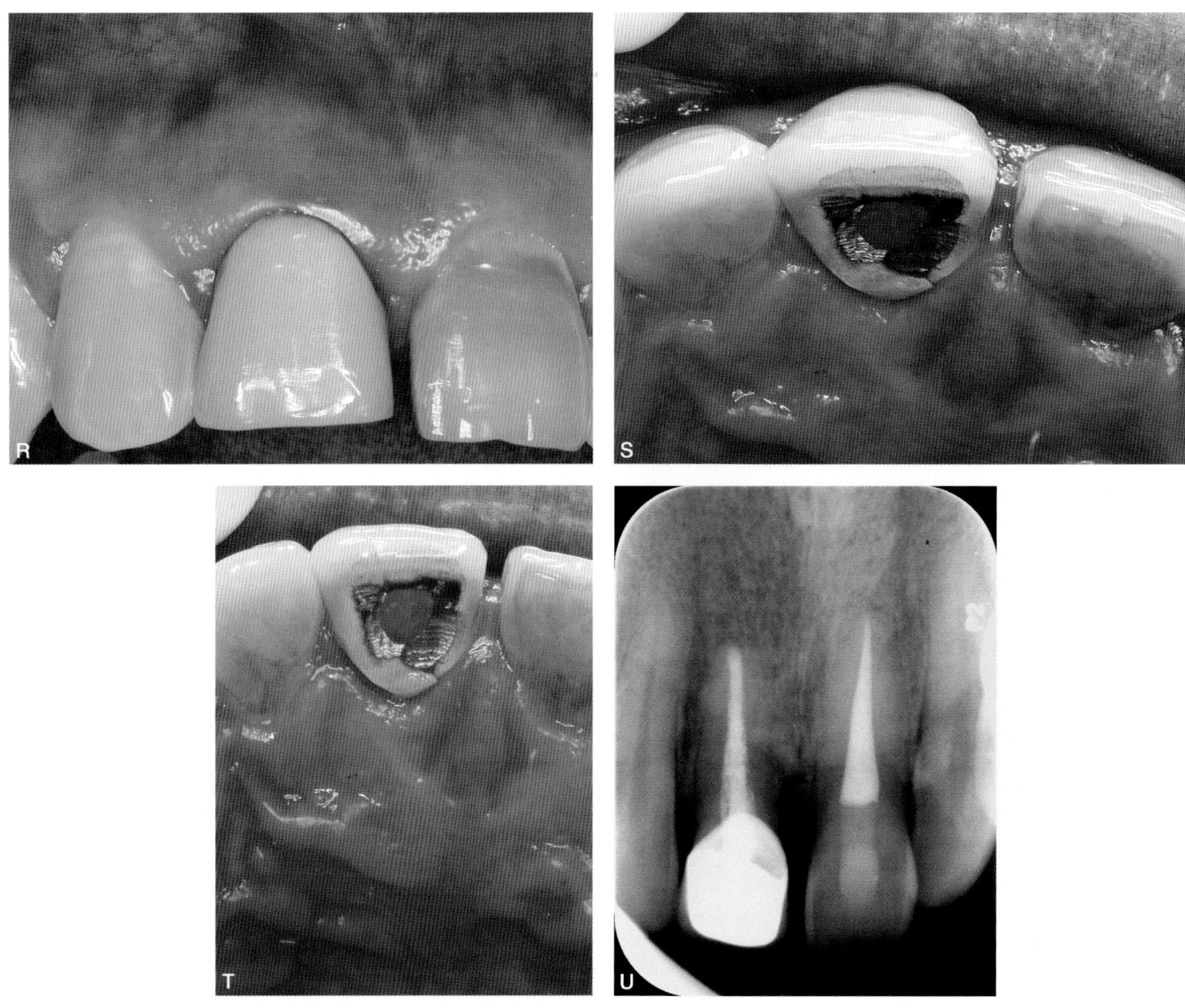

图 4-1-17 **右上颌中切牙广泛性牙骨质撕裂行显微意向再植术**

A. 术前根尖片 B. 左上颌中切牙完成根管治疗术后根尖片 C. CBCT 矢状位 D. CBCT 冠状位 E. CBCT 水平位 F. 切开翻瓣牵拉 G. 染色探查见广泛牙骨质撕脱 H. 清除颊侧以及远中部分牙骨质，其余部位无法清除 I. 完成根管逆行预备和充填 J. 微创拔出，见剥脱牙骨质残留于牙槽窝中，彻底清除 K. 彻底清除离体牙剥脱牙骨质，复位 L. 术后根尖片 M. 术后 3 个月随访口内像唇侧面观 N. 腭侧面观 O. 根尖片 P. 术后 6 个月随访根尖片 Q. 术后 13 个月随访根尖片 R. 术后 21 个月随访口内像唇侧面观 S. 咬合面观 T. 腭侧面观，示牙龈和牙槽黏膜正常 U. 根尖片，示根尖周和远中根周清晰牙周膜腔和硬骨板、近中根周无明显牙周膜影像（骨性愈合），未见明显炎症性外吸收

第二节 邻近重要解剖结构

一、上颌窦

上颌后牙与上颌窦关系密切，有时根尖距离上颌窦底较近，甚至无骨板间隔、根尖仅覆盖上颌窦黏膜而突入上颌窦腔内（图 1-1-2，参见第五章第一节）。上颌后牙行根管治疗术时，若出现根管超填，可能穿破上颌窦底黏膜至窦腔内。因为入路困难、易发生上颌窦黏膜穿孔和

异物进入窦腔，导致牙源性上颌窦炎，因此，此类情况不宜行显微根尖外科手术，通常采用显微意向再植术（图 4-2-1，图 4-2-2）。

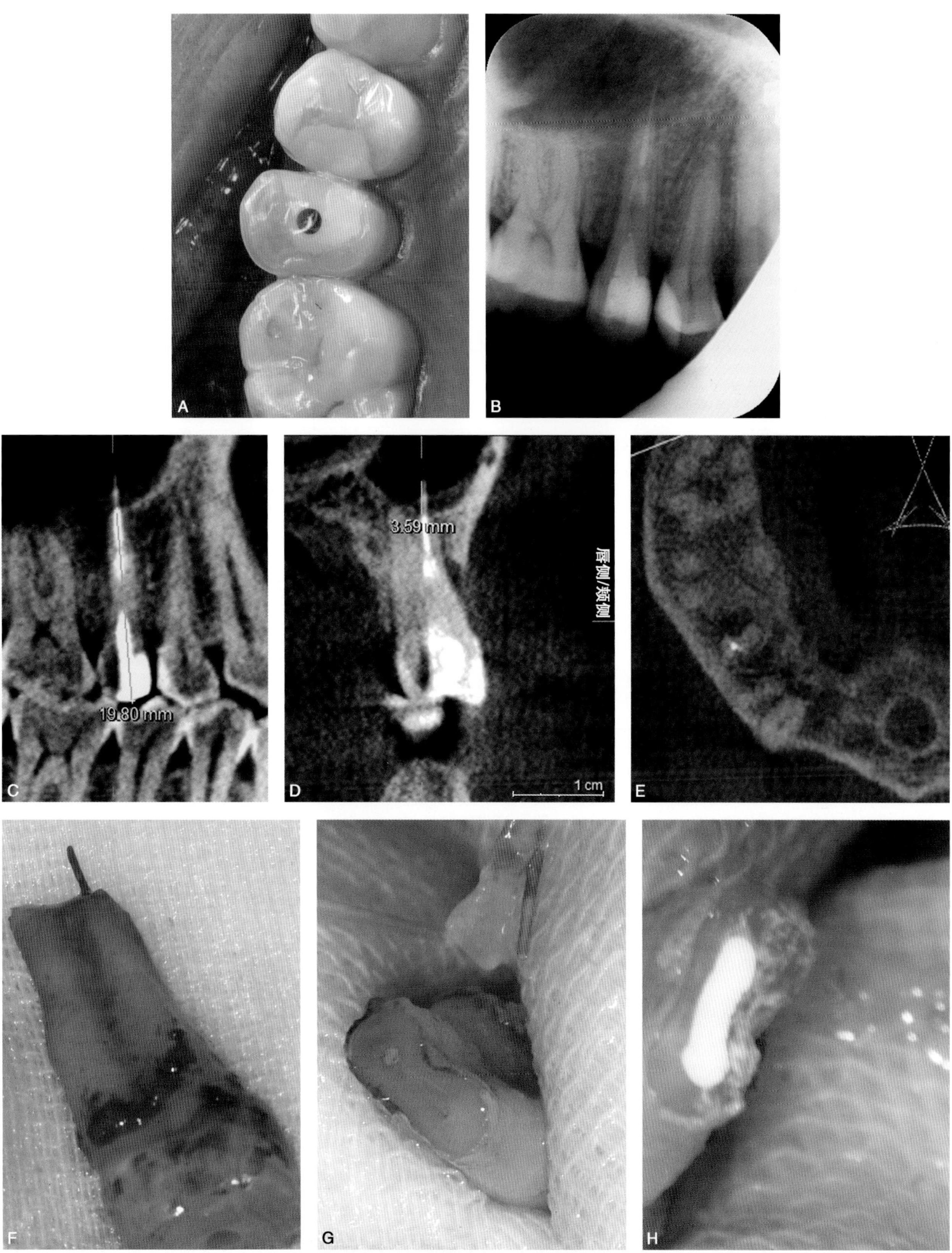

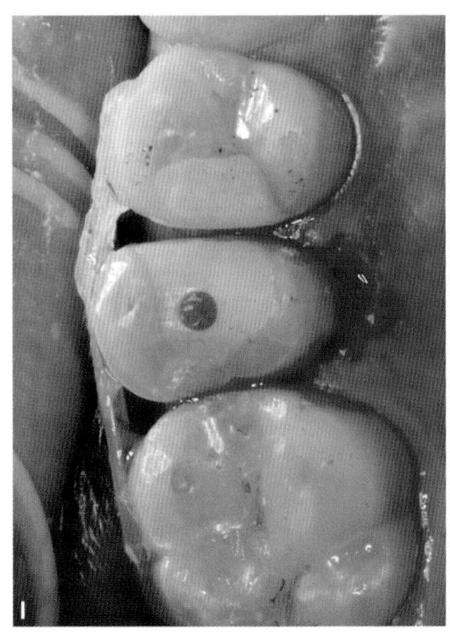

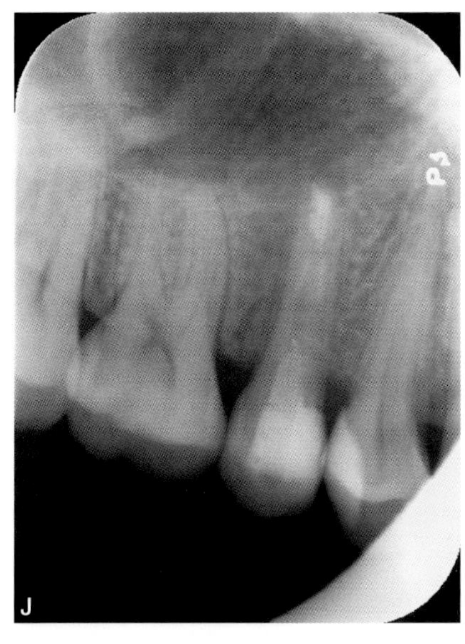

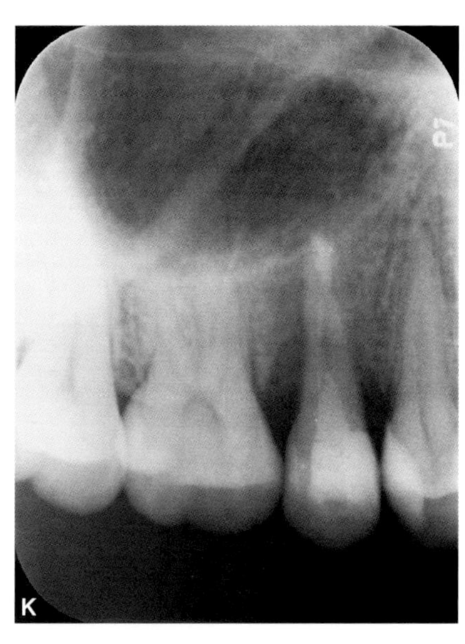

图 4-2-1 **右上颌第二前磨牙根管超填至上颌窦行显微意向再植术**（姜永病例）

A. 术前口内像咬合面观，示纤维根管桩，叩痛（+）、尖周区压痛（+） B. 根尖片，示根管超填 C. CBCT 矢状位 D. CBCT 冠状位 E. CBCT 水平位，示腭侧根管遗漏，颊侧根管牙胶超填至上颌窦内 F. 微创拔出（由口腔外科周宏志教授完成），见牙胶超出根尖孔外约 4mm G. 根尖切除 3mm，染色探查 H. 根管逆行预备和充填 I. 复位，纤维带固定 J. 术后根尖片 K. 术后 3 个月随访，无症状和阳性体征，根尖片根尖周正常、牙颈部牙槽骨可疑吸收

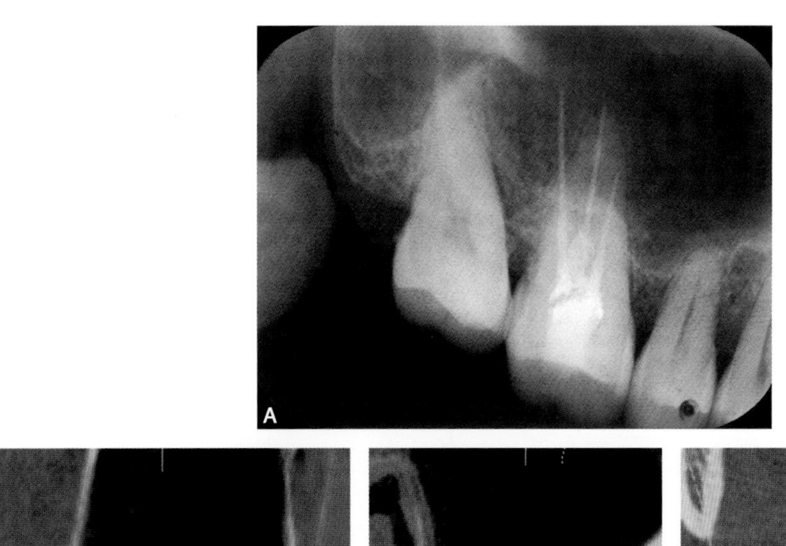

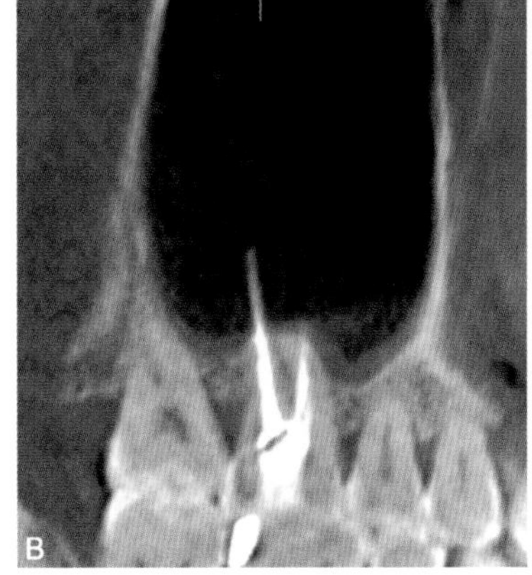

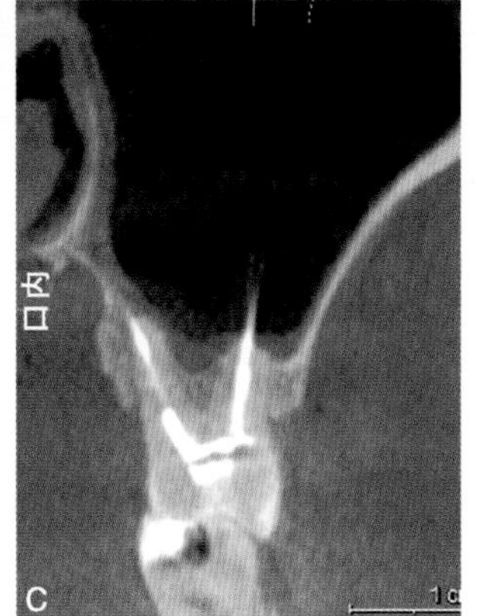

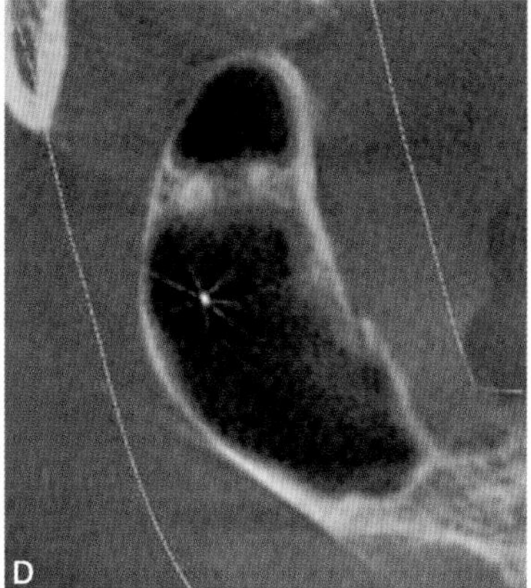

图 4-2-2 **右上颌第一磨牙远颊根超填至上颌窦拟行显微意向再植术**

A. 根尖片，示右上颌第一磨牙根管超填 B. CBCT 矢状位 C. CBCT 冠状位 D. CBCT 水平位，示远颊根根管超填至上颌窦内

二、颏孔

颏孔通常位于下颌前磨牙根尖的根方区域，当患牙根尖距离颏孔较远时，显微根尖外科手术切开翻瓣牵拉时可以不显露颏孔；当患牙根尖距离颏孔较近时，或者患牙根尖区肉芽组织形成条索状物似神经血管束时，应进一步翻瓣，显露颏孔并保护颏神经血管束（图 4-2-3）；当患牙根尖距离颏孔很近或者位于颏孔同一水平面甚至在颏孔的根方，显微根尖外科手术损伤颏神经血管束的风险大，应行显微意向再植术（图 4-2-4，图 4-2-5）。

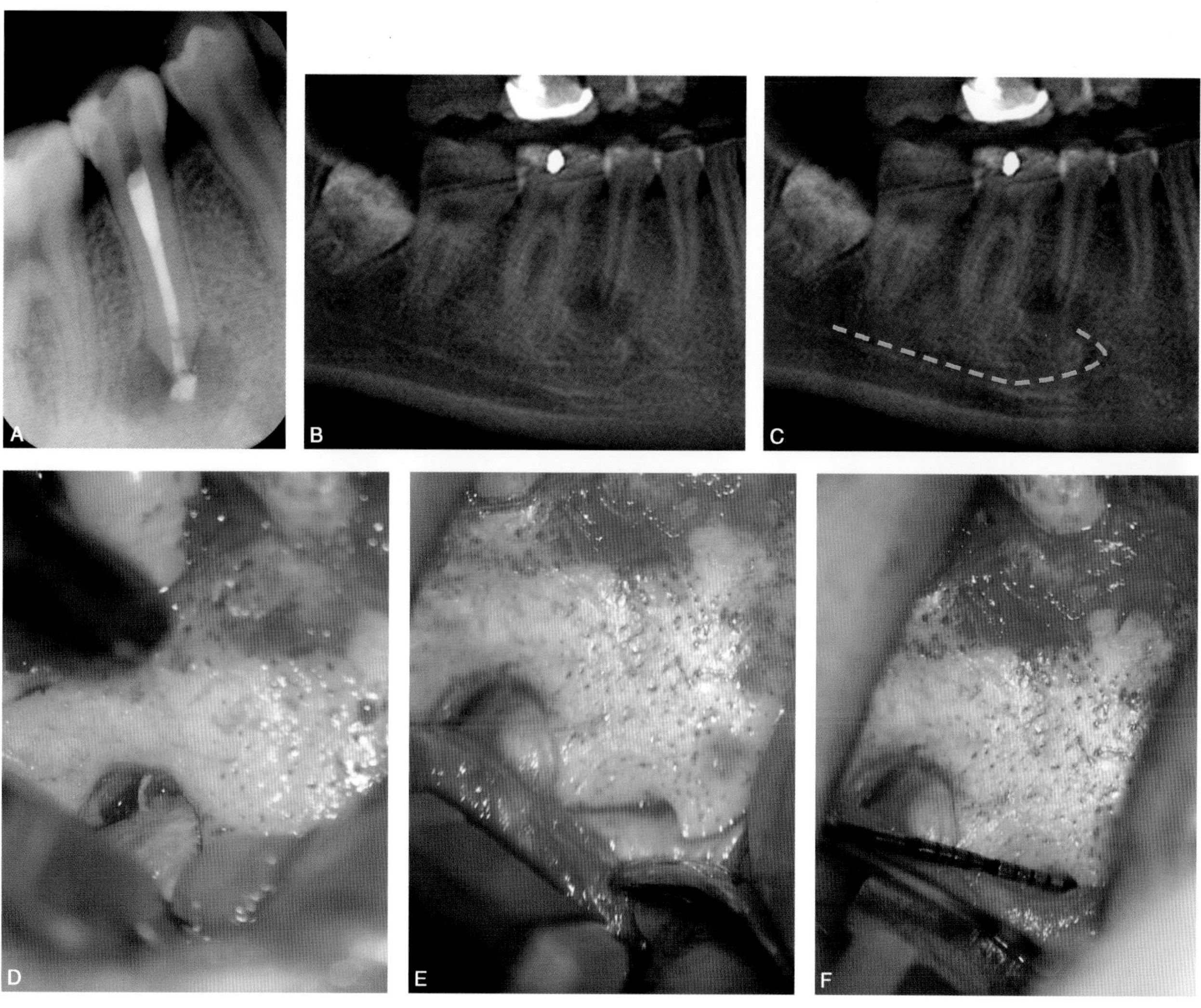

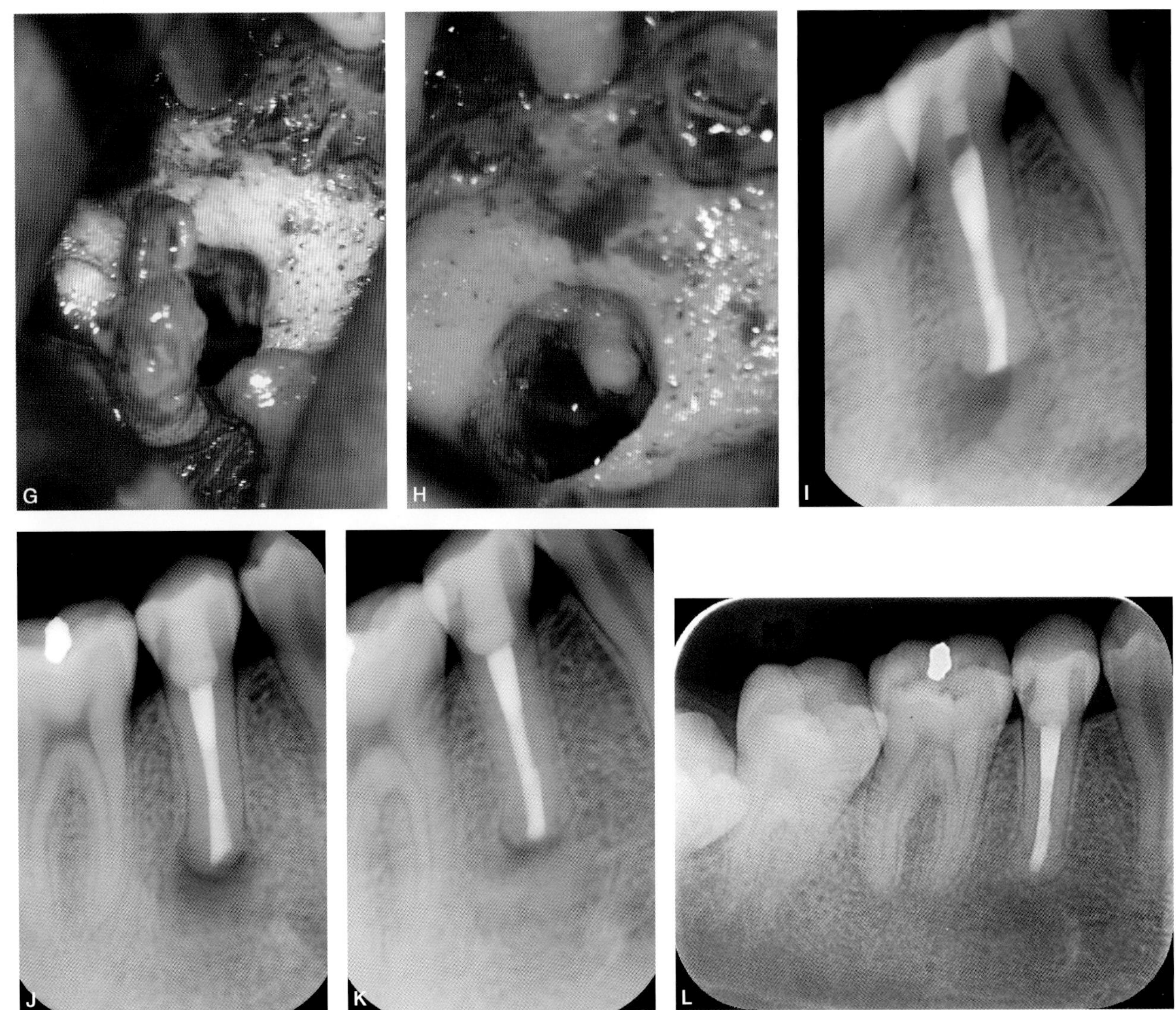

图 4-2-3 右下颌第二前磨牙显微根尖外科手术颏孔的显露和鉴别（王莹病例）

A. 术前根尖片，示右下颌第二前磨牙超填、根尖周透射影 B. 曲面体层片（局部），示根尖周透射影邻近颏孔 C. 标记下颌管和颏孔 D. 切开翻瓣牵拉，见根尖处条索状组织，疑似颏神经血管束 E. 继续根方翻瓣，见颏孔 F. 圆钝探针探查，从神经血管束走行方向上确认为颏孔 G. 刮除根尖周条索状肉芽组织 H. 暴露根尖，根尖周刮治 I. 术后根尖片 J. 术后 2 个月随访根尖片 K. 术后 4 个月随访根尖片 L. 术后 12 个月随访根尖片，示根尖周完全愈合

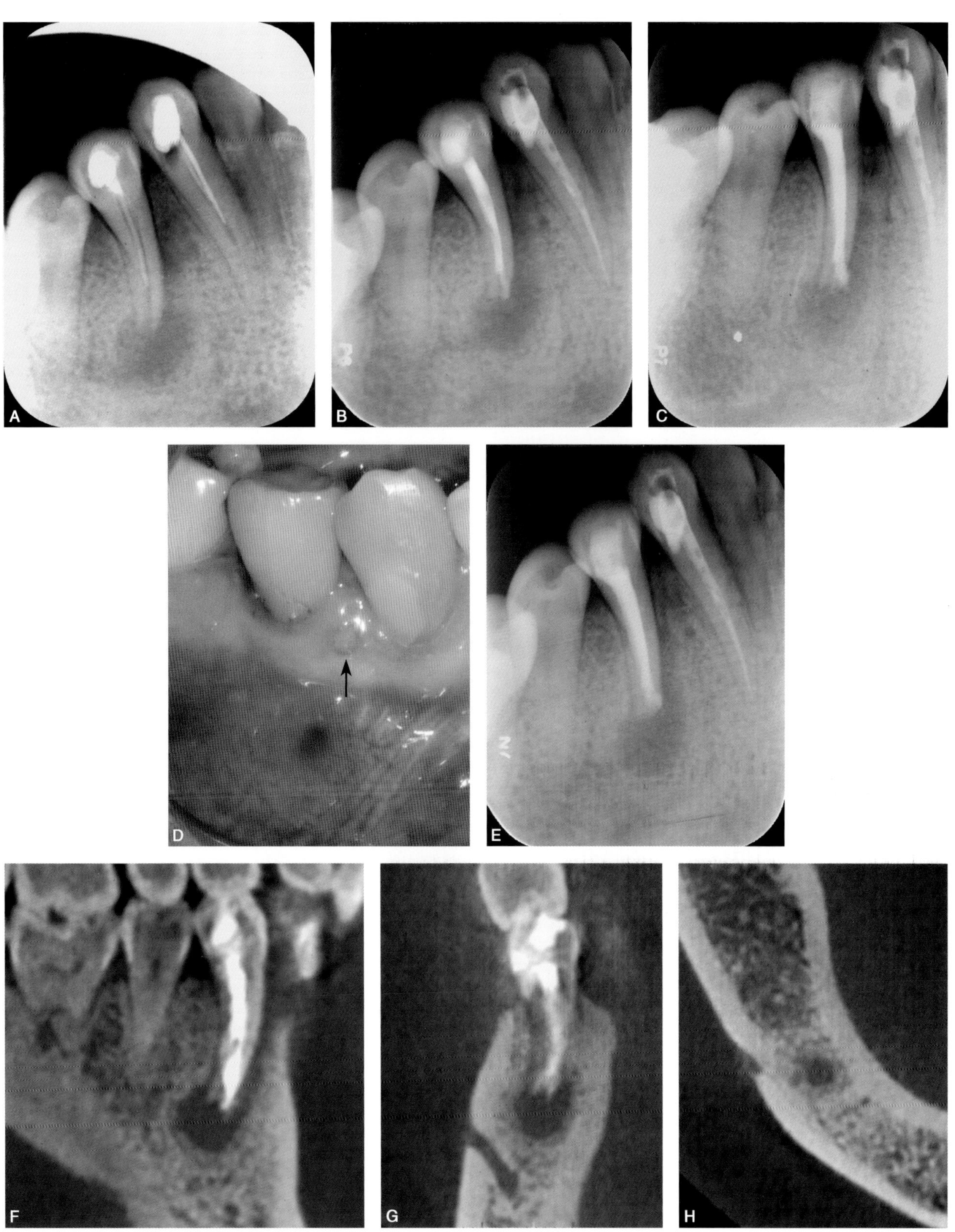

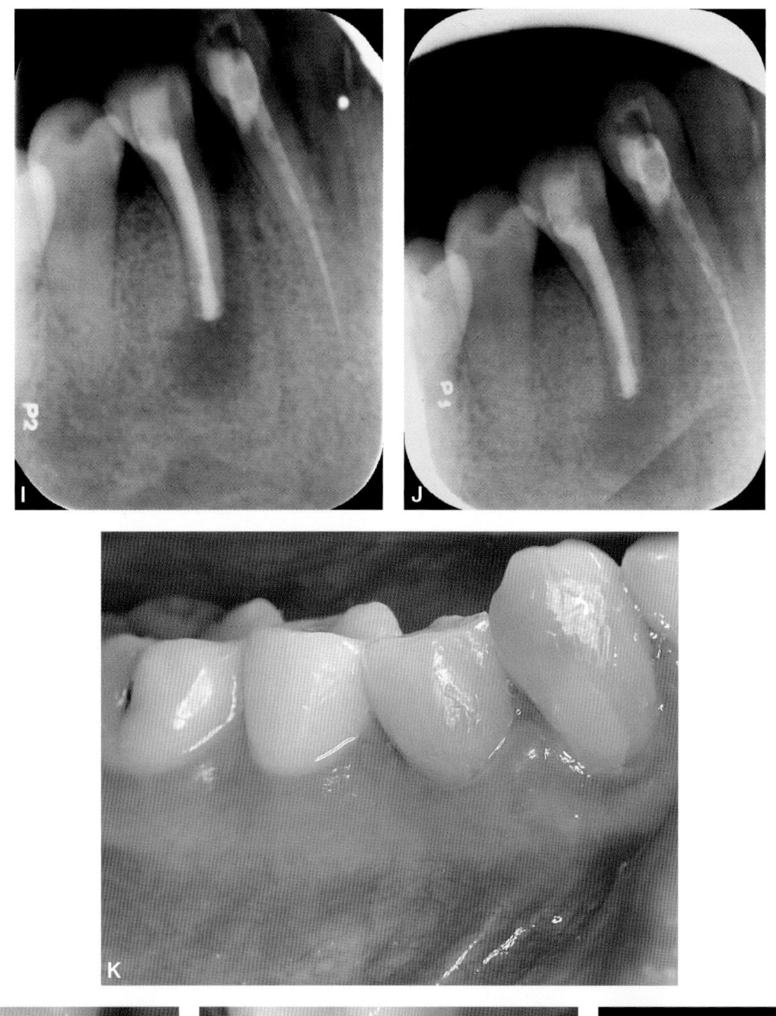

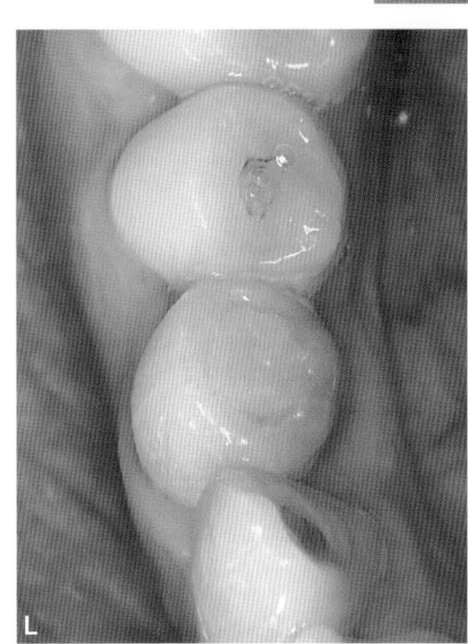

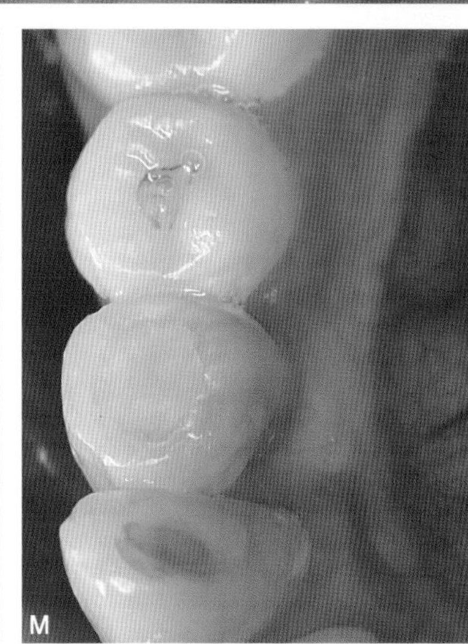

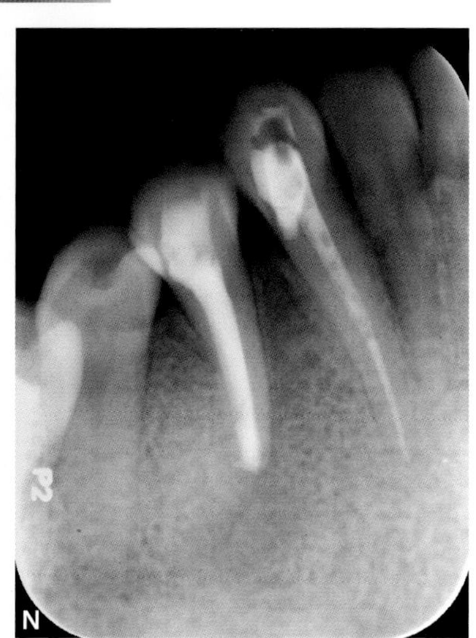

图 4-2-4 **右下颌第一前磨牙行显微意向再植术**

A.9 个月前根尖片，示右下颌第一前磨牙根管充填不完善 B. 根管再治疗术后根尖片，窦道未闭合 C. 再次行根管再治疗术，根管偏移，行根尖屏障术 D. 术后 1 个月随访口内像颊侧面观，窦道未闭合(箭头示)，拟行手术再治疗 E. 根尖片 F. CBCT 矢状位 G. CBCT 冠状位 H. CBCT 水平位，示根尖与颏孔位于同一水平面，且颊侧骨板完整、厚，计划行显微意向再植术 I. 术后根尖片 J. 术后 1 个月随访根尖片，根尖周愈合中 K. 术后 6 个月随访口内像颊侧面观 L. 咬合面观 M. 舌侧面观，示牙龈和牙槽黏膜正常 N. 根尖片，示根尖周完全愈合

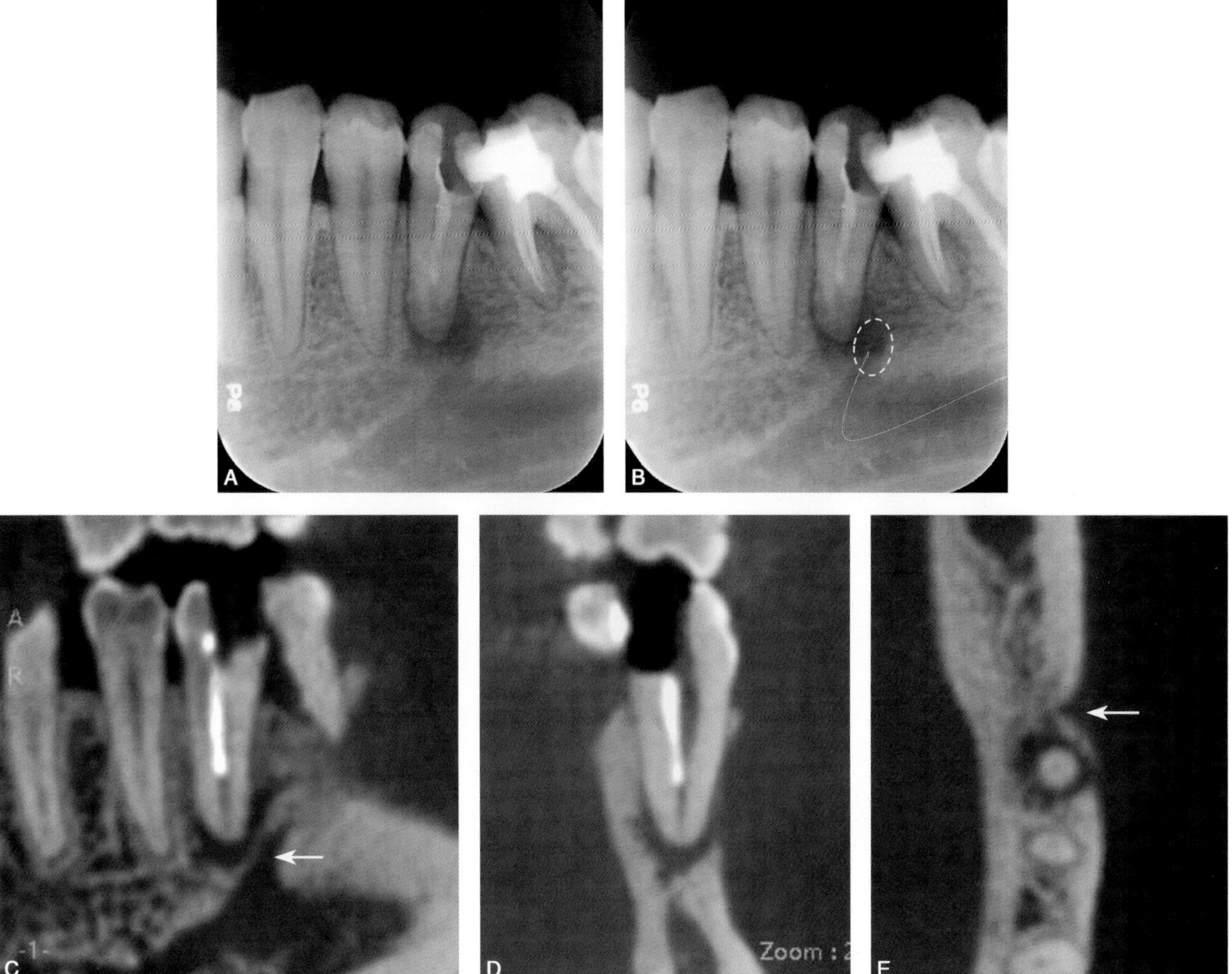

图 4-2-5 **左下颌第一前磨牙根尖近颏孔拟行显微意向再植术**

A. 术前根尖片，示根尖周透射影 B. 根尖片标记，示颏孔（圆圈示）和下颌神经管（实线示） C. CBCT 矢状位 D. CBCT 冠状位 E. CBCT 水平位，示根尖紧邻颏孔（箭头示），拟行根管再治疗术，若失败则行显微意向再植术

第五章　多学科合作

第一节 牙髓源性上颌窦炎的诊断、鉴别诊断和治疗

上颌后牙牙根与上颌窦关系密切，牙齿和上颌窦可相互影响，与牙髓病学相关的情况可以分为以下三类：非牙源性上颌窦炎或囊肿，可导致自发痛、放散痛等，类似“牙髓炎”症状，易误诊为牙髓炎；上颌窦正常的牙髓病、根尖周病，易诊断；牙髓源性上颌窦炎（maxillary sinusitis of endodontic origin，MSEO）是牙源性上颌窦炎（odontogenic maxillary sinusitis，由牙齿疾病导致的上颌窦炎）中的一种类型，病因为根尖周炎或者牙髓治疗中牙胶、糊剂、器械等异物进入上颌窦，患牙牙髓病、根尖周病症状不典型，患者因上颌窦炎症状就诊于耳鼻喉科时，易漏诊牙齿疾病。根据上颌窦炎波及范围，可以分为局限性和弥散性两类，呈现出不同程度的上颌窦炎症状和体征（表 5-1-1）。

表 5-1-1 牙髓源性上颌窦炎的诊断、鉴别诊断和治疗

类型	诊断		治疗	
	牙齿	上颌窦	治疗方案	操作要点
非牙源性上颌窦炎、囊肿	持续性胀痛；牙体正常、牙髓活力正常，叩痛(+)	头痛、鼻塞/单侧流涕、体位变化加重牙痛、上颌窦前壁压痛	抗感染(抗生素)	有效、足量
			穿刺冲洗、鼻内镜手术	/
上颌窦正常的牙髓病、根尖周病	龋坏、隐裂、牙折等；牙髓活力(+/–)	无症状和阳性体征	显微根管治疗术	控制工作长度，防超填至上颌窦
			显微根管外科手术	勿穿通上颌窦底，防异物进入
牙髓源性上颌窦炎	龋坏、隐裂、牙折等；牙髓活力(–)	根据炎症的范围和性质呈现不同程度的上颌窦炎症状和阳性体征	显微根管治疗术	控制工作长度，封药时间长
			显微根管外科手术	勿穿通上颌窦，防异物进入
			拔牙	防口腔上颌窦瘘
其他类型的牙源性上颌窦炎	牙周炎、拔牙、种植体、牙科异物等		对应牙科治疗	/

一、非牙源性上颌窦炎和囊肿

当上颌后牙根尖接近上颌窦底时，其牙髓神经在走行过程中可能先经过上颌窦底或侧壁，再进入根尖孔。因此，上颌窦急性炎症可牵涉相应的上颌后牙的牙髓神经而引发自发性“牙痛”，也可放散至头面部而易误诊为“牙髓炎”。临床检查可发现牙齿除叩诊疼痛外无阳性体征，同时有上颌窦炎的典型体征，CBCT 可见上颌窦底黏膜增厚甚至出现“液平面”（图 5-1-1）。非牙源性上颌窦炎由耳鼻喉科医师治疗，主要是全身抗感染治疗、局部穿刺冲洗和鼻内镜手术等。上颌窦黏膜囊肿伴感染出现急性炎症时，同样易误诊为患侧上颌后牙“牙髓炎”（图 5-1-2）。

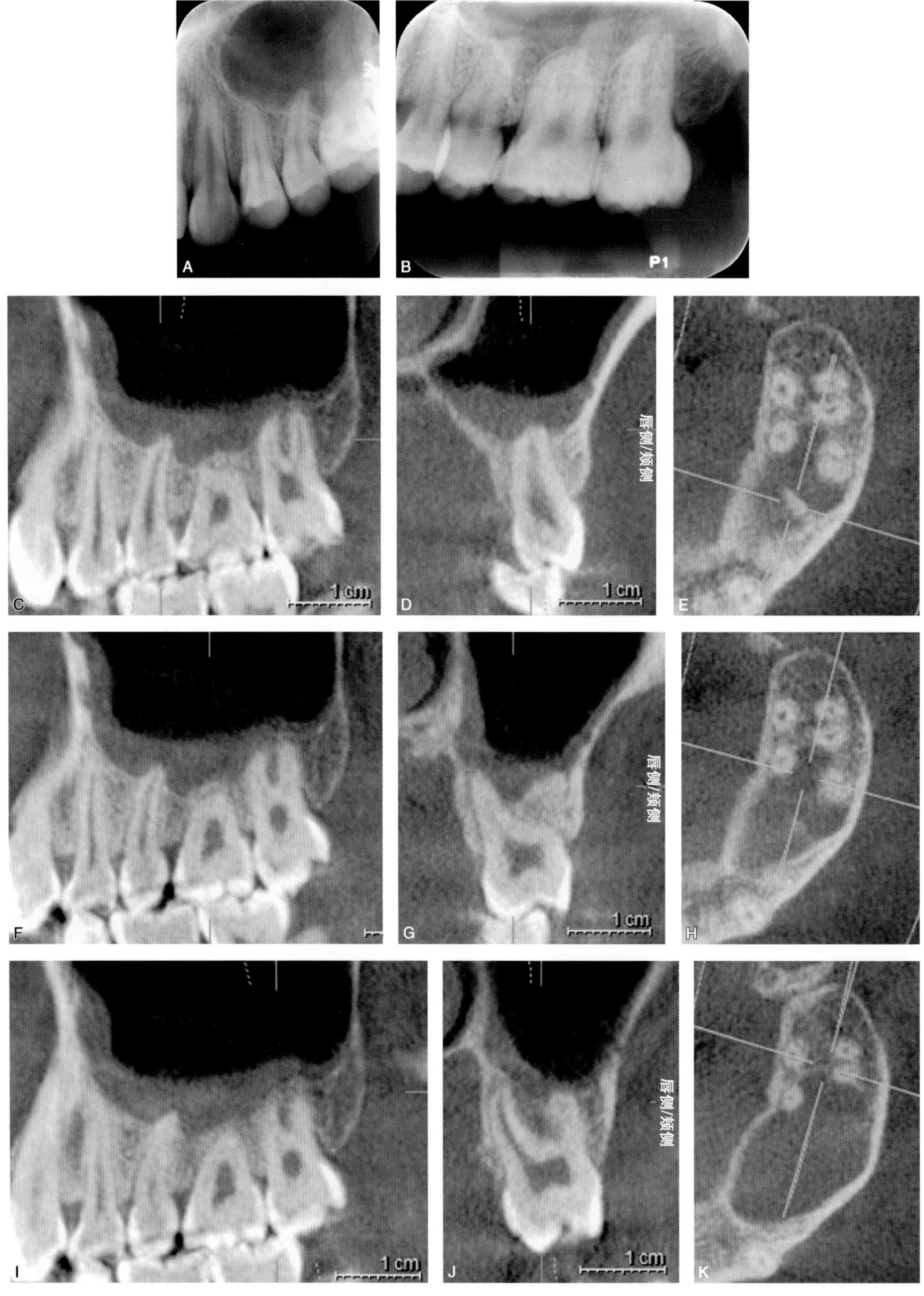
A
B
P1
C
1 cm
D
1 cm
唇侧/颊侧
E
F
G
1 cm
唇侧/颊侧
H
I
1 cm
J
1 cm
唇侧/颊侧
K

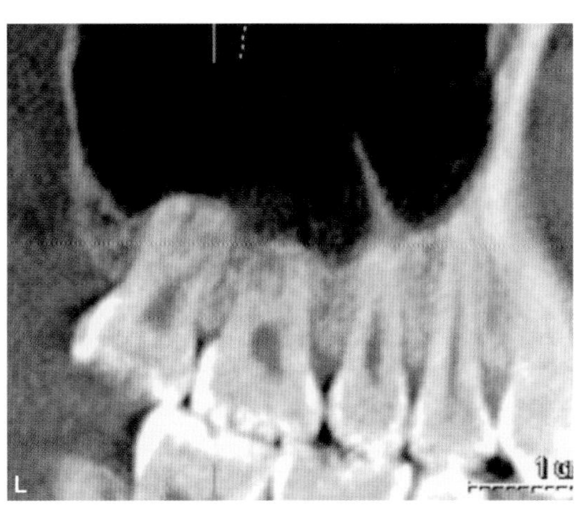

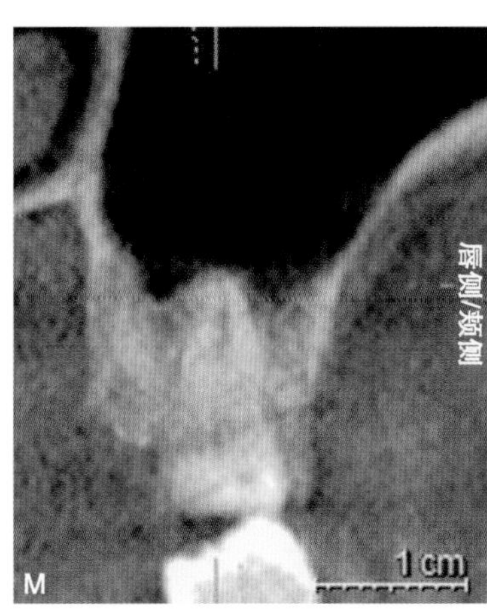

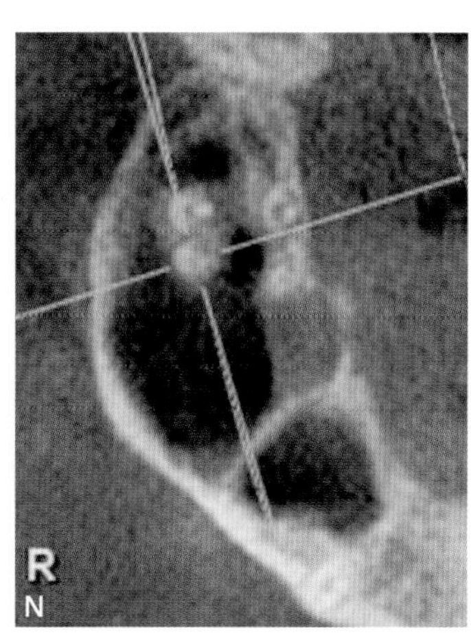

图 5-1-1　**左侧上颌窦炎导致左上颌后牙自发痛，似“牙髓炎”**

A. 左上颌前磨牙根尖片，未见明显异常　B. 左上颌磨牙根尖片，未见明显异常　C. 左上颌第二前磨牙 CBCT 矢状位　D. CBCT 冠状位　E. CBCT 水平位，示左侧上颌窦底黏膜增厚　F. 左上颌第一磨牙 CBCT 矢状位　G. CBCT 冠状位　H. CBCT 水平位，示左侧上颌窦底黏膜增厚　I. 左上颌第二磨牙 CBCT 矢状位　J. CBCT 冠状位　K. CBCT 水平位，示左侧上颌窦底黏膜增厚　L. 右上颌第二磨牙 CBCT 矢状位　M. CBCT 冠状位　N. CBCT 水平位，示右侧上颌窦底黏膜正常

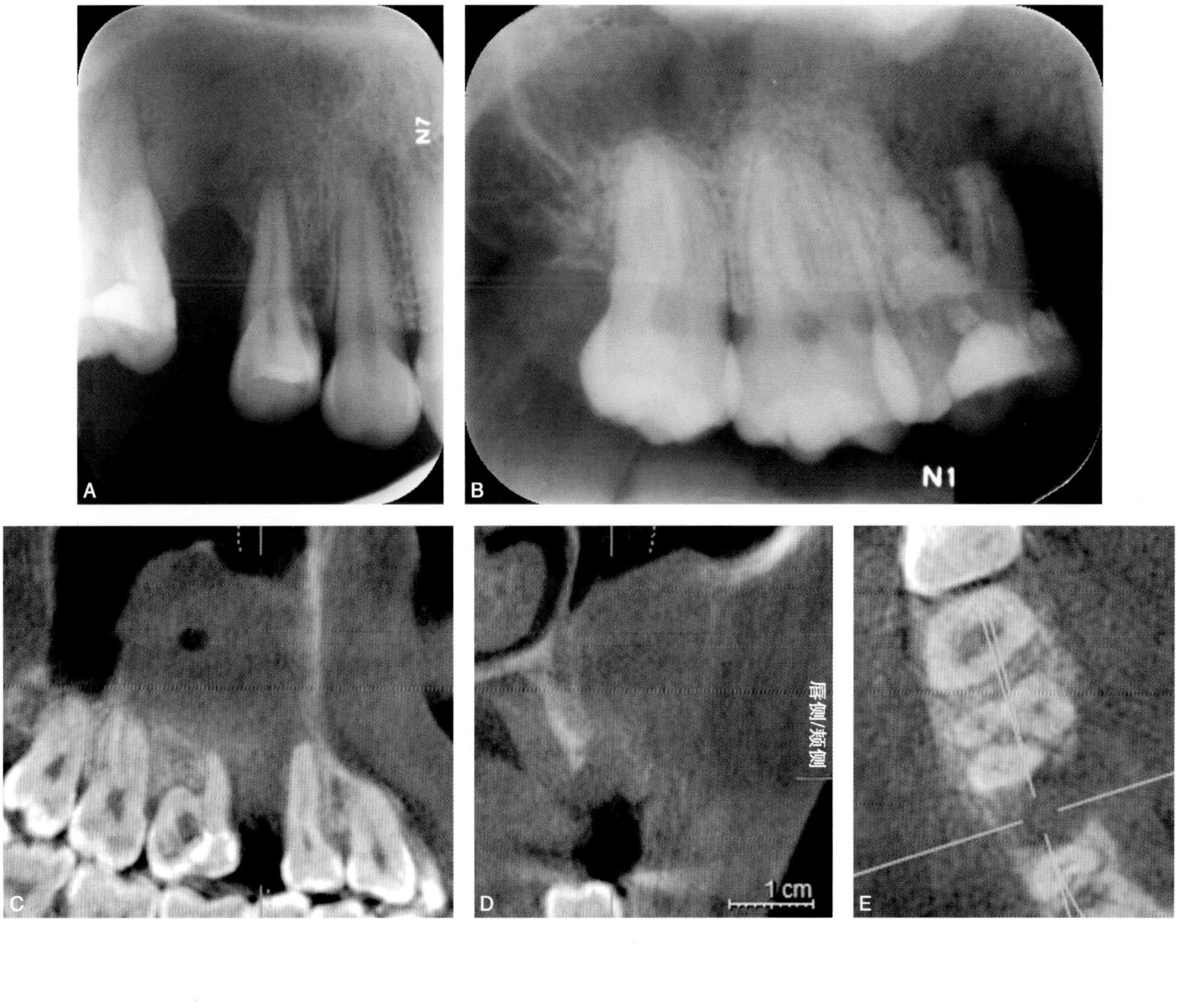

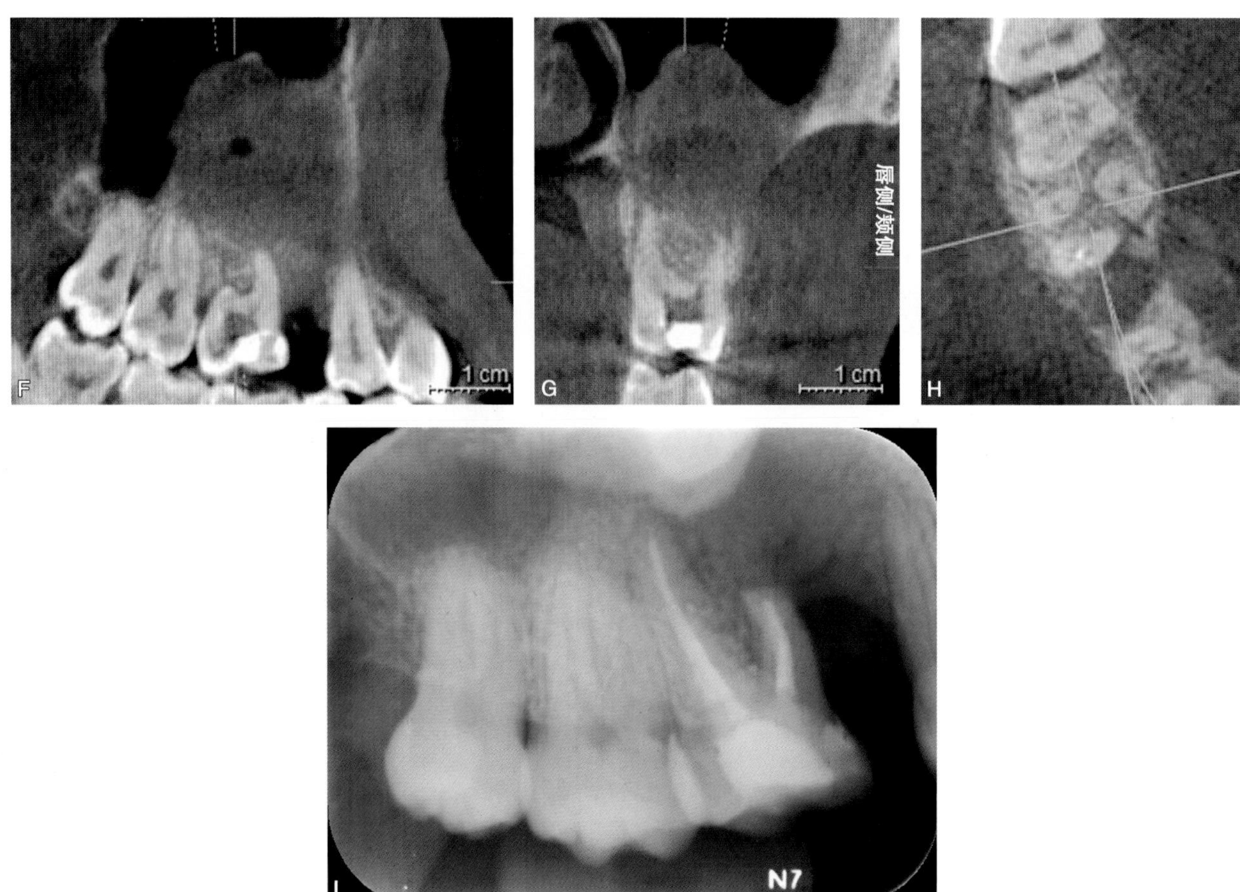

图 5-1-2 右侧上颌窦囊肿伴感染被误诊为右上颌第二前磨牙和第一磨牙牙髓炎

A. 右侧上颌窦囊肿伴感染，在外院误诊为右上颌第二前磨牙和第一磨牙牙髓炎，行根管治疗术，反复清理封药症状未见缓解，后拔除右上颌第二前磨牙。右上颌前磨牙根尖片，示右上第二前磨牙已拔除 B. 右上颌磨牙根尖片，示右上颌第一磨牙髓腔内封药 C. 右上颌第二前磨牙 CBCT 矢状位 D. CBCT 冠状位 E. CBCT 水平位，示右侧上颌窦底黏膜囊性病变 F. 右上颌第一磨牙 CBCT 矢状位 G. CBCT 冠状位 H. CBCT 水平位，示右侧上颌窦底黏膜囊性病变 I. 经耳鼻喉科会诊，诊断为右侧上颌窦囊肿伴感染。右上颌第一磨牙根管治疗术后根尖片，示根管充填良好。转耳鼻喉科行鼻内镜下上颌窦囊肿摘除术。

二、上颌窦正常的牙髓病和根尖周病

对于上颌窦正常的上颌后牙牙髓病、根尖周病，若行非手术治疗（显微根管治疗术或再治疗术），需准确测定工作长度，避免超预备和超填，切勿将感染的牙本质碎屑、牙胶、糊剂等带入上颌窦而导致上颌窦炎（图 5-1-3）。若行手术治疗（显微根尖外科手术或显微意向再植术），因为上颌窦底正常而骨密质完整，规范化操作可有效避免上颌窦底穿通（图 5-1-4，图 4-2-1，图 4-2-2）。

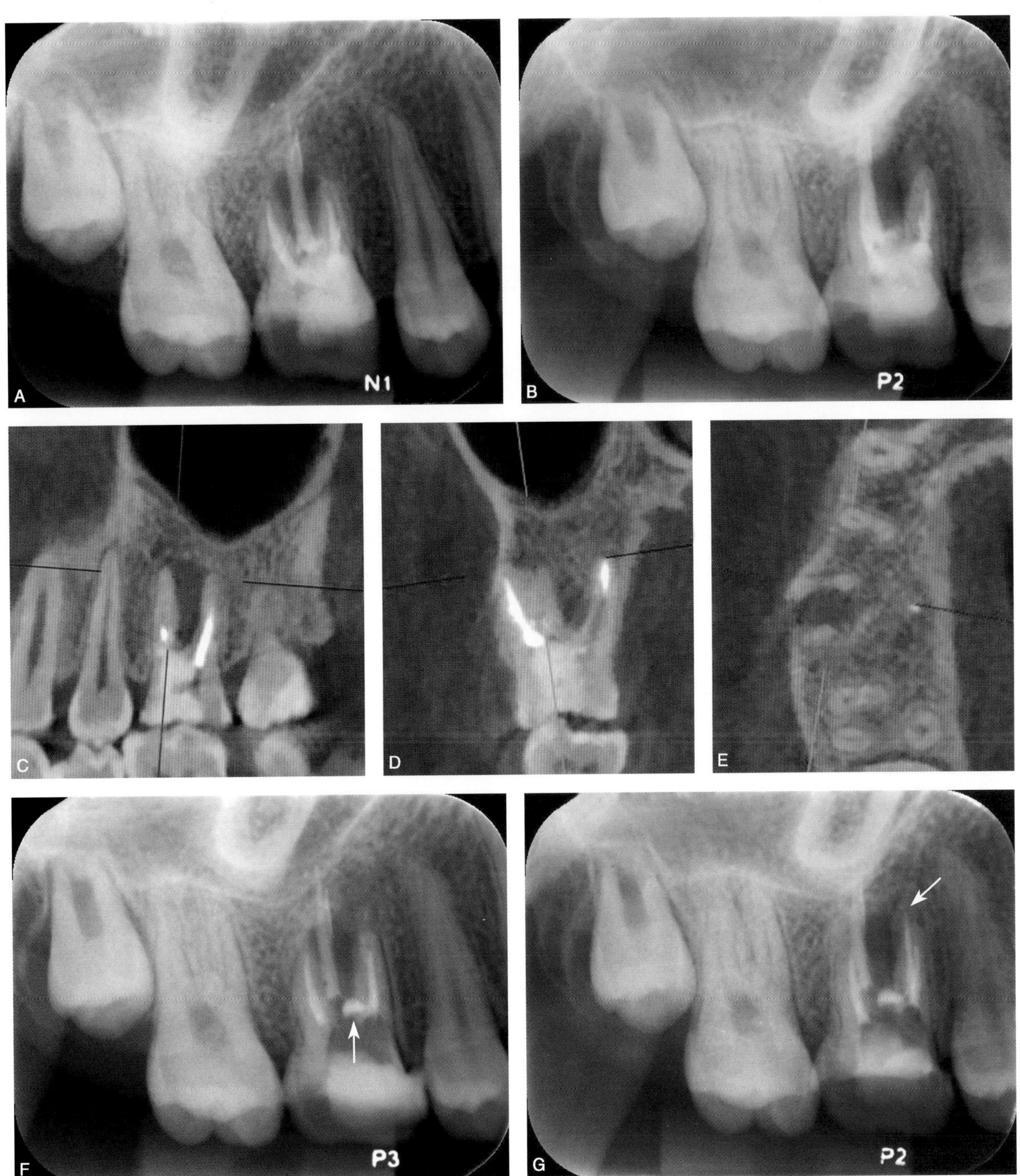
N1
A
P2
B
C
D
E
P3
F
P2
G

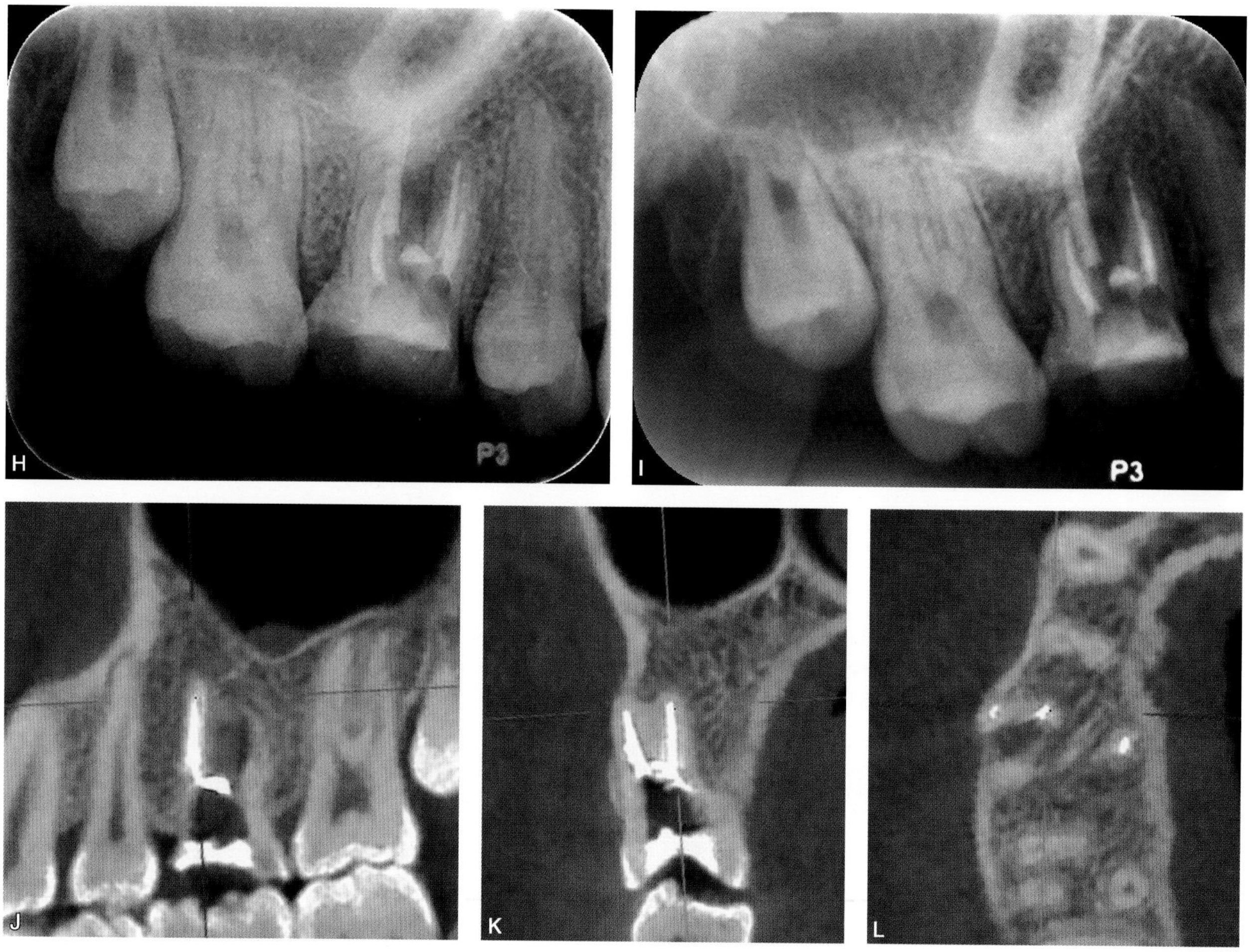

图 5-1-3 **右上颌第一磨牙慢性根尖周炎合并髓室底穿通，上颌窦正常，行非手术再治疗**

A. 术前根尖片 B. 偏角投照根尖片，示根分叉区以及根尖周透射影 C. CBCT 矢状位 D. CBCT 冠状位 E. CBCT 水平位，示 MB2 遗漏，髓室底穿通（已修补，不严密），近颊根根尖周和颊侧根分叉区透射影，右侧上颌窦正常 F. MB2 根管预备后封药、iRoot BP 重新修补髓室底穿通（箭头示） G. 封药 1 个月后复诊根尖片，MB2 根管充填（箭头示） H. 术后 3 个月后随访根尖片 I. 术后 6 个月后随访根尖片 J. CBCT 矢状位 K. CBCT 冠状位 L. CBCT 水平位，示近颊根根尖周完全愈合，颊侧根分叉区愈合中

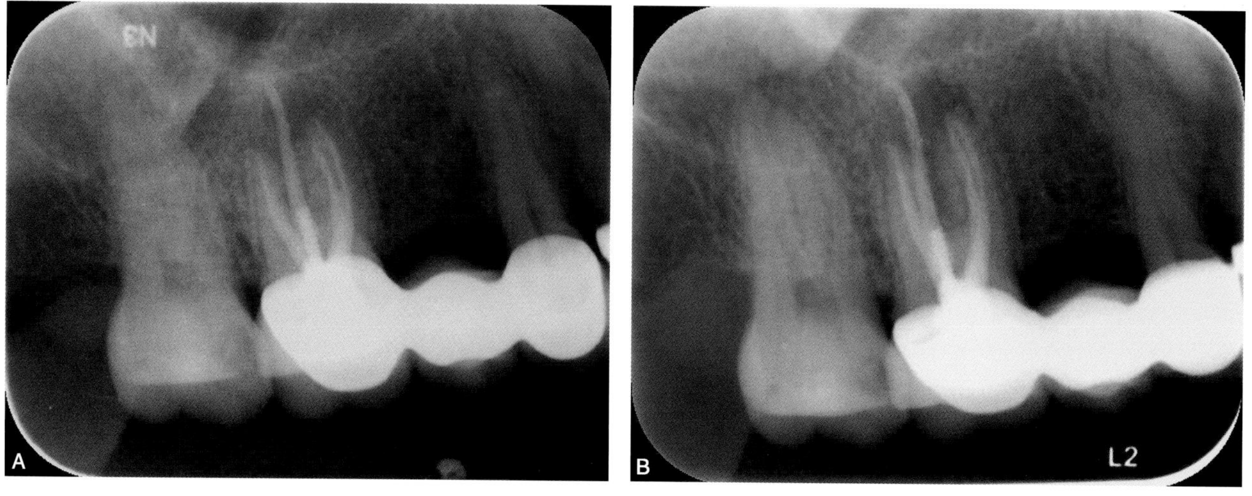

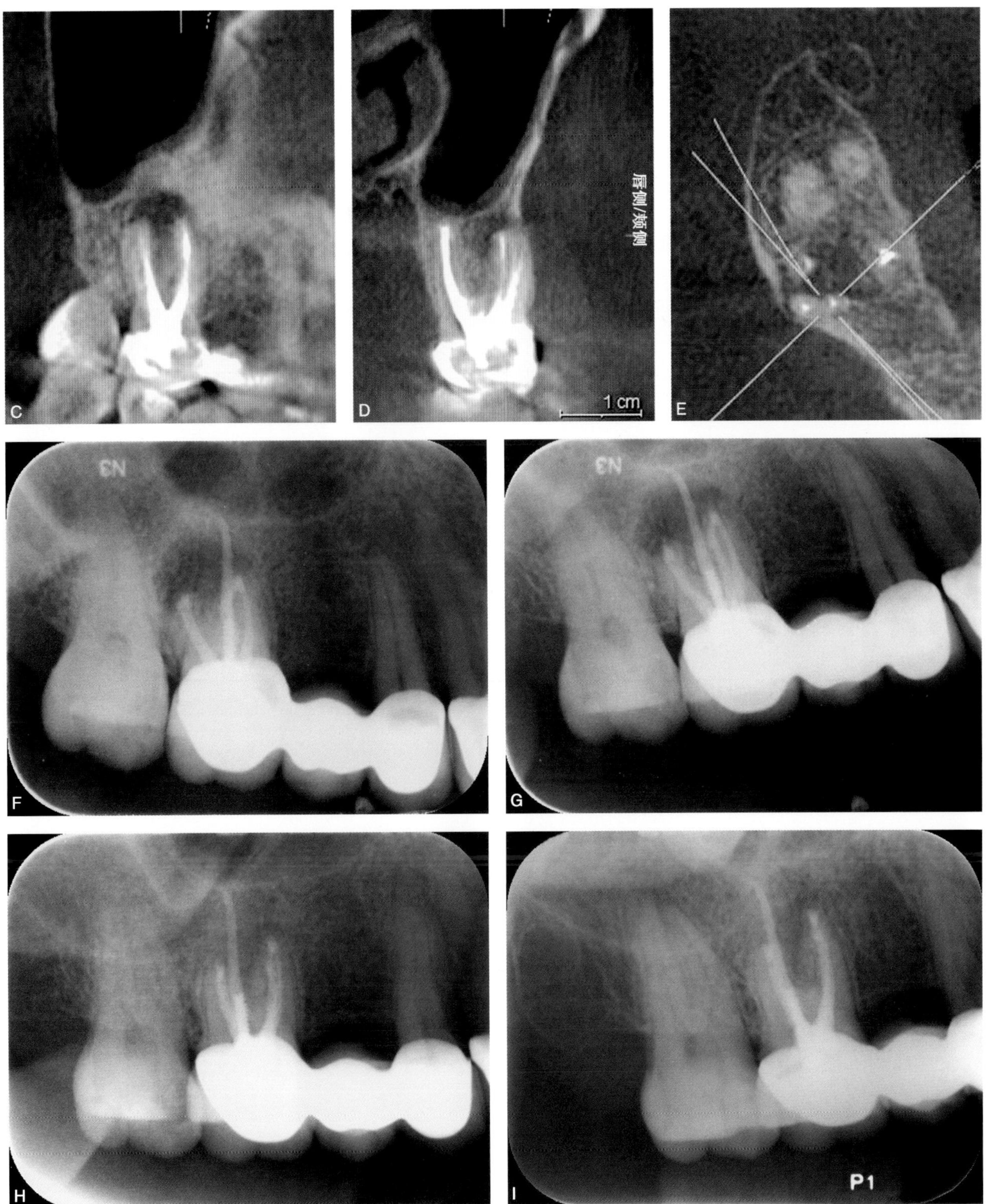

图 5-1-4　**右上颌第一磨牙慢性根尖周炎，上颌窦正常，行显微根尖外科手术**

A. 术前根尖片　B. 偏角投照根尖片，示根尖周透射影　C. CBCT 矢状位　D. CBCT 冠状位　E. CBCT 水平位，示近远颊根根尖周透射影，右侧上颌窦基本正常　F. 术后根尖片　G. 偏角投照根尖片　H. 术后 6 个月后随访根尖片　I. 术后 9 个月后随访根尖片，示根尖周完全愈合

三、局限性牙髓源性上颌窦炎

局限性牙髓源性上颌窦炎根据病理学特点分为根尖周骨膜炎（periapical osteoperiostitis，PAO）和根尖周黏膜炎（periapical mucositis，PAM）。慢性根尖周炎释放的炎症介质等穿透上颌窦底的骨密质，使骨膜脱离并向上颌窦内移位。在此过程中，炎症状态的骨膜反应性成骨，在根尖周病损周围新生薄层的骨密质。因此，PAO 在 CBCT 中表现为根尖周阻射性“光晕（halo）”。

当牙根尖突入上颌窦内仅有黏膜覆盖，或者根尖周炎症穿通骨密质和骨膜时，相应处上颌窦黏膜出现局部炎症和肿胀，即 PAM，CBCT 中表现为患牙根尖周相邻的上颌窦黏膜增厚或穹隆样凸起。

PAO 的治疗包括非手术（图 5-1-5）和手术治疗（图 5-1-6），同样的，PAM 治疗包括非手术（图 5-1-7，图 5-1-8，图 5-1-9）和手术治疗（图 5-1-10，图 3-1-2，图 4-1-3）。若行根管（再）治疗术，根管消毒封药可延长至 2 个月以上，CBCT 复查确认上颌窦黏膜和 / 或骨膜明显愈合或者恢复正常后行根管充填。若行手术治疗，术中勿穿通上颌窦底；若发生穿通，采用棉球（手术完成后取出）或者屏障膜（手术完成后无须取出）严密封闭穿通处，避免切除的根尖、逆行充填材料等异物进入上颌窦而加重上颌窦炎。

1. 根尖周骨膜炎

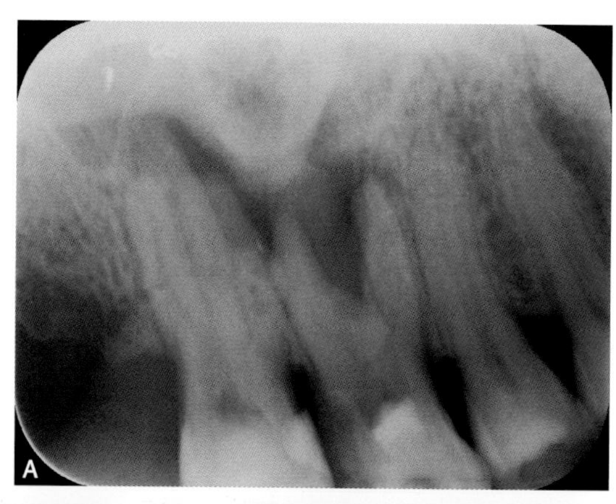

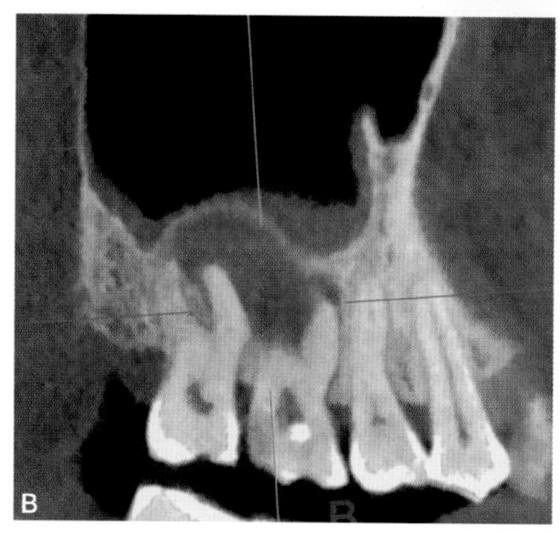

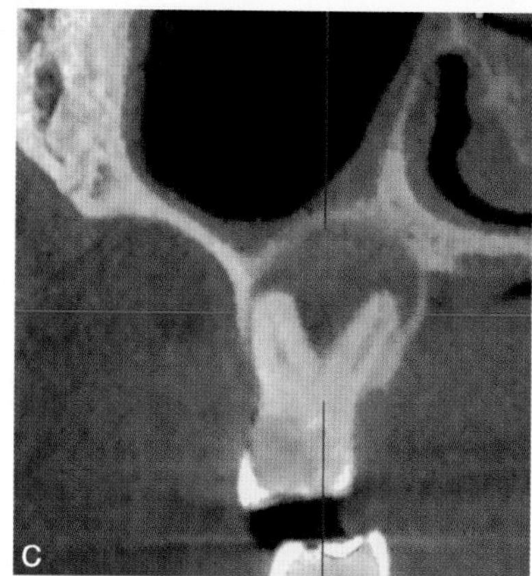

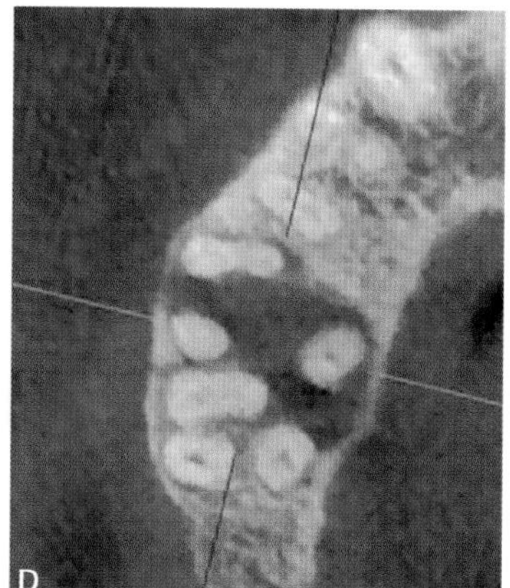

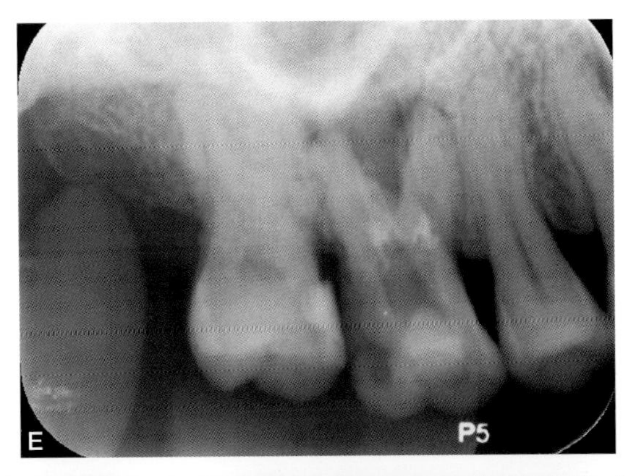

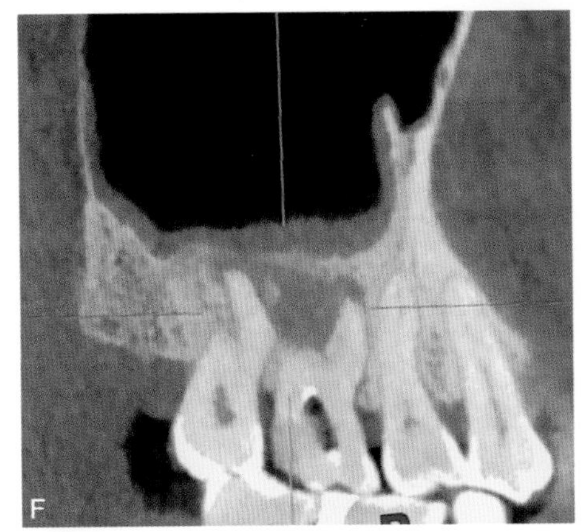

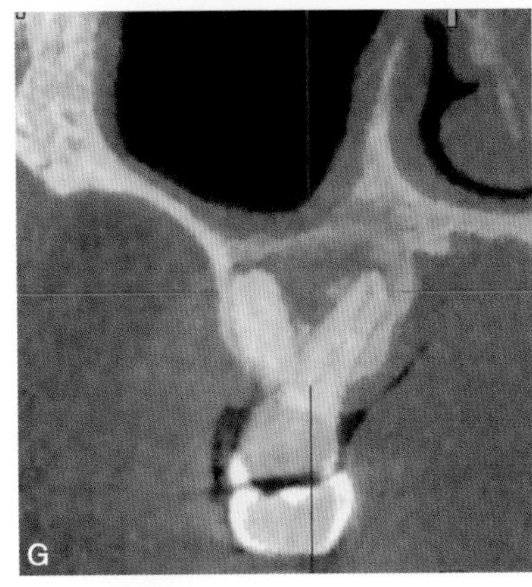

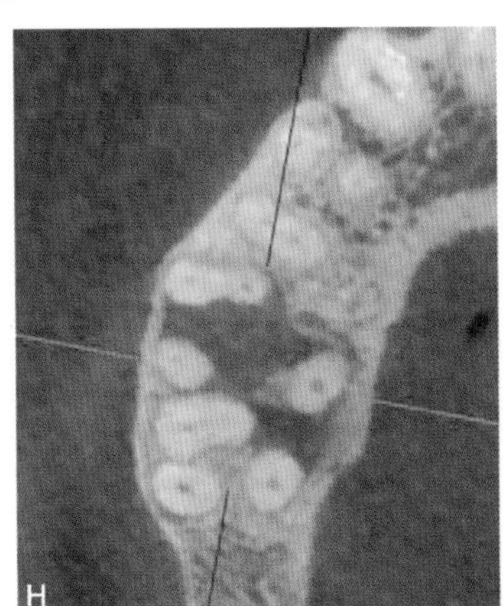

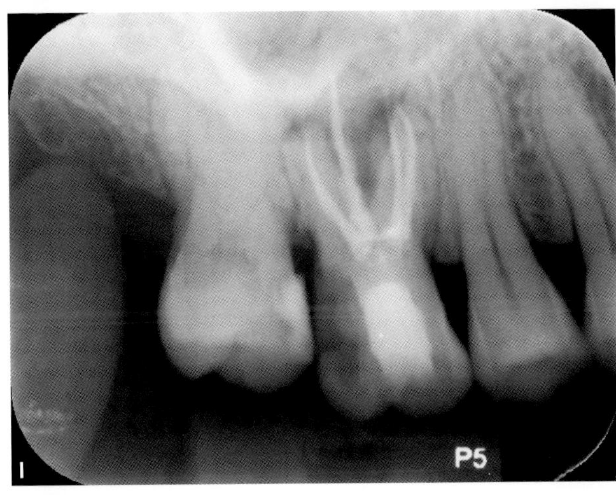

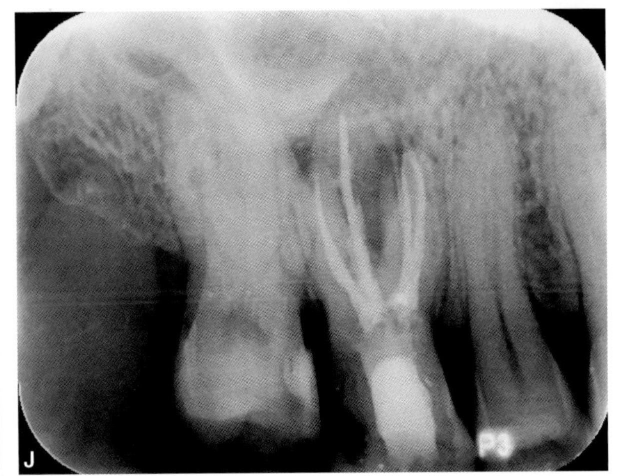

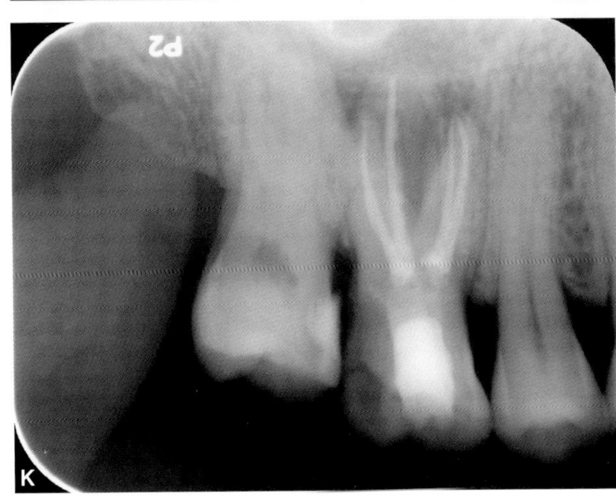

图 5-1-5　**非手术治疗右上颌第一磨牙根尖周骨膜炎**

A. 术前根尖片，示右上颌第一磨牙、第二磨牙根尖周透射影　B. CBCT 矢状位　C. CBCT 冠状位　D. CBCT 水平位，示右上颌第一磨牙根尖周骨膜炎，透射影波及右上颌第二磨牙近颊根根尖周　E. 右上颌第一磨牙根管预备、封药 5 个月后根尖片　F. CBCT 矢状位　G. CBCT 冠状位　H. CBCT 水平位，示根尖周骨膜炎消失，右上颌第二磨牙近颊根根尖周基本恢复正常　I. 术后根尖片　J. 术后 5 个月随访根尖片　K. 术后 11 个月随访根尖片，示右上颌第二磨牙根尖周正常、右上颌第一磨牙根尖周愈合中

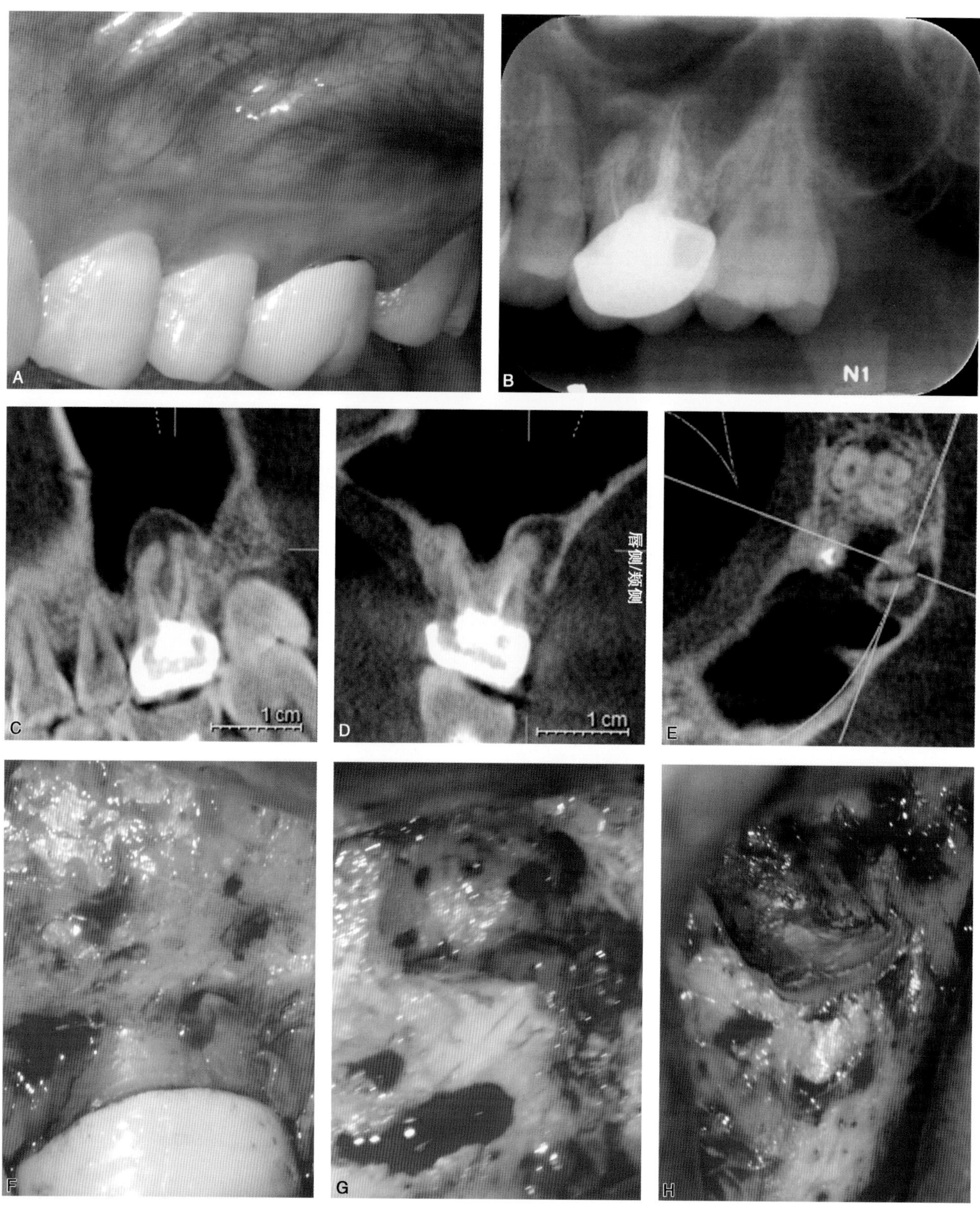
A
B
N1
C
1 cm
D
唇侧/颊侧
1 cm
E
F
G
H

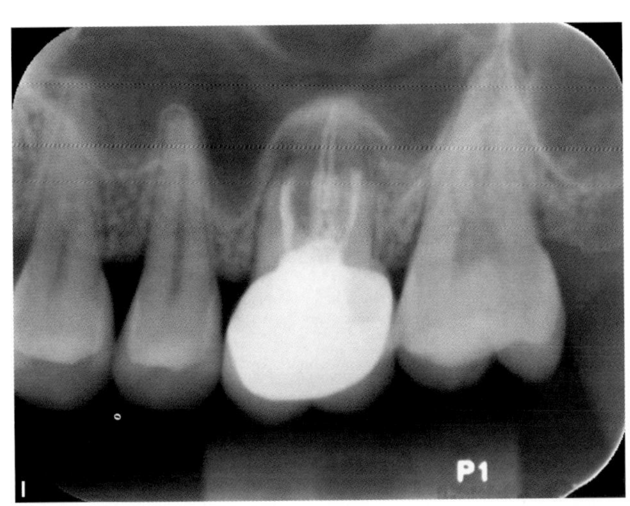

图 5-1-6　**手术治疗左上颌第一磨牙根尖周骨膜炎**

A. 术前口内像　B. 根尖片　C. CBCT 矢状位　D. CBCT 冠状位　E. CBCT 水平位，示根尖周骨膜炎，上颌窦底黏膜正常　F. 切开翻瓣牵拉　G. 近远颊根根尖切除　H. 根管逆行预备和充填　I. 术后根尖片

2. 根尖周黏膜炎

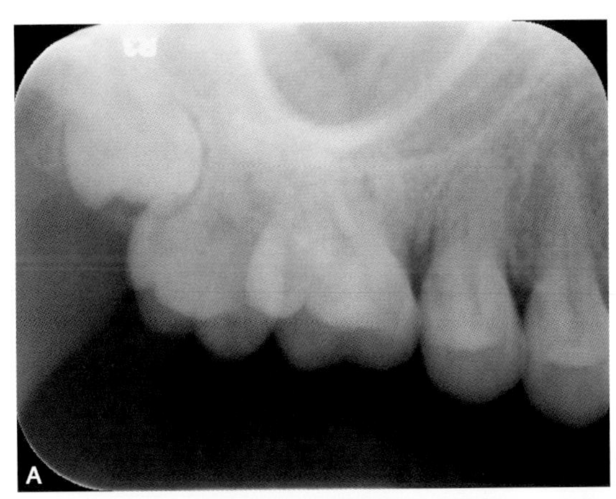

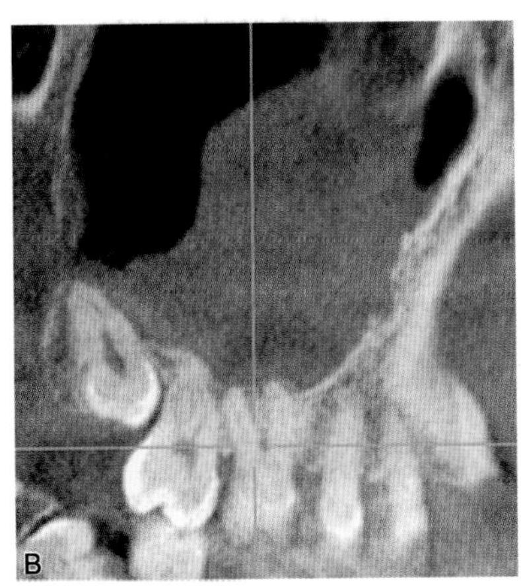

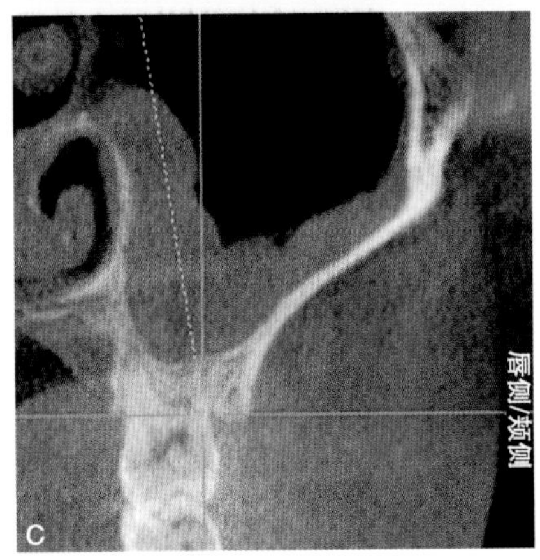

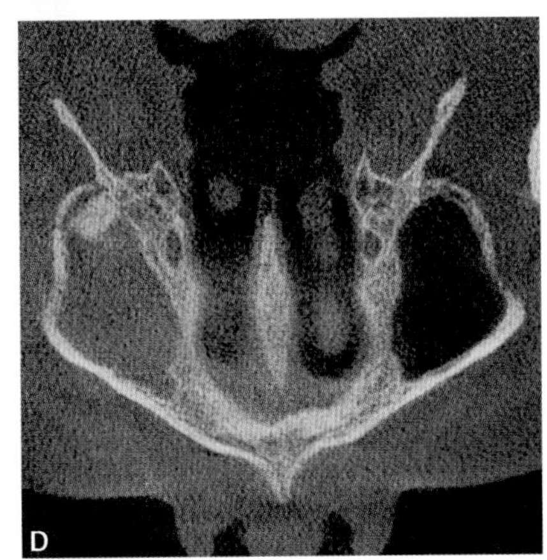

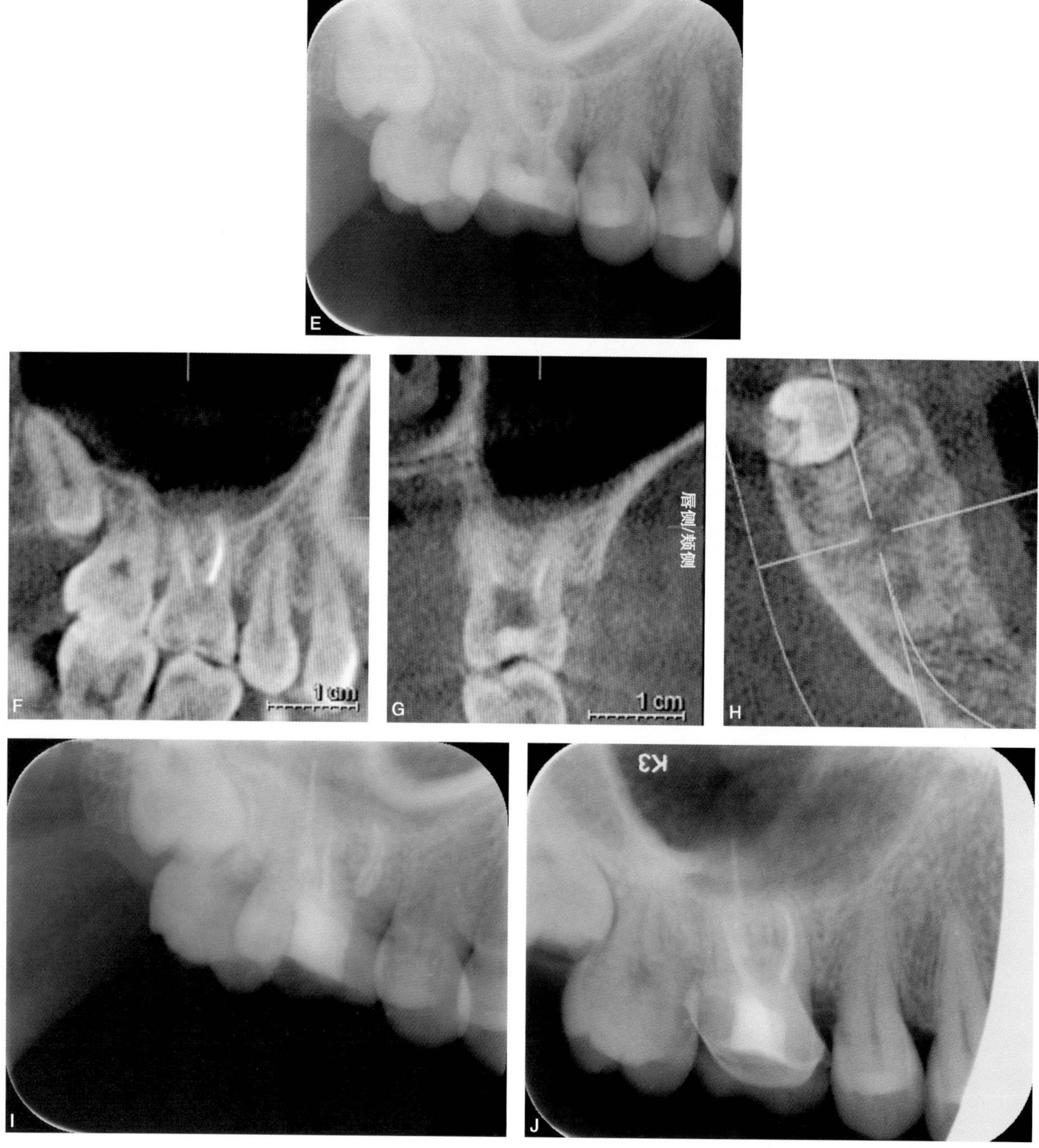

图 5-1-7 非手术治疗右上颌第一磨牙隐裂导致的根尖周黏膜炎

A. 右上颌第一磨牙隐裂、牙髓坏死，术前根尖片 B. CBCT 矢状位 C. CBCT 冠状位 D. CBCT 水平位，示右上颌第一磨牙根尖周黏膜炎 E. 根管预备、封药 2 个月后，右侧上颌窦炎症状消失，右上颌第一磨牙根尖片 F. CBCT 矢状位 G. CBCT 冠状位 H. CBCT 水平位，示上颌窦底恢复正常 I. 术后根尖片 J. 术后 29 个月随访根尖片，示已行全冠修复、根尖周正常

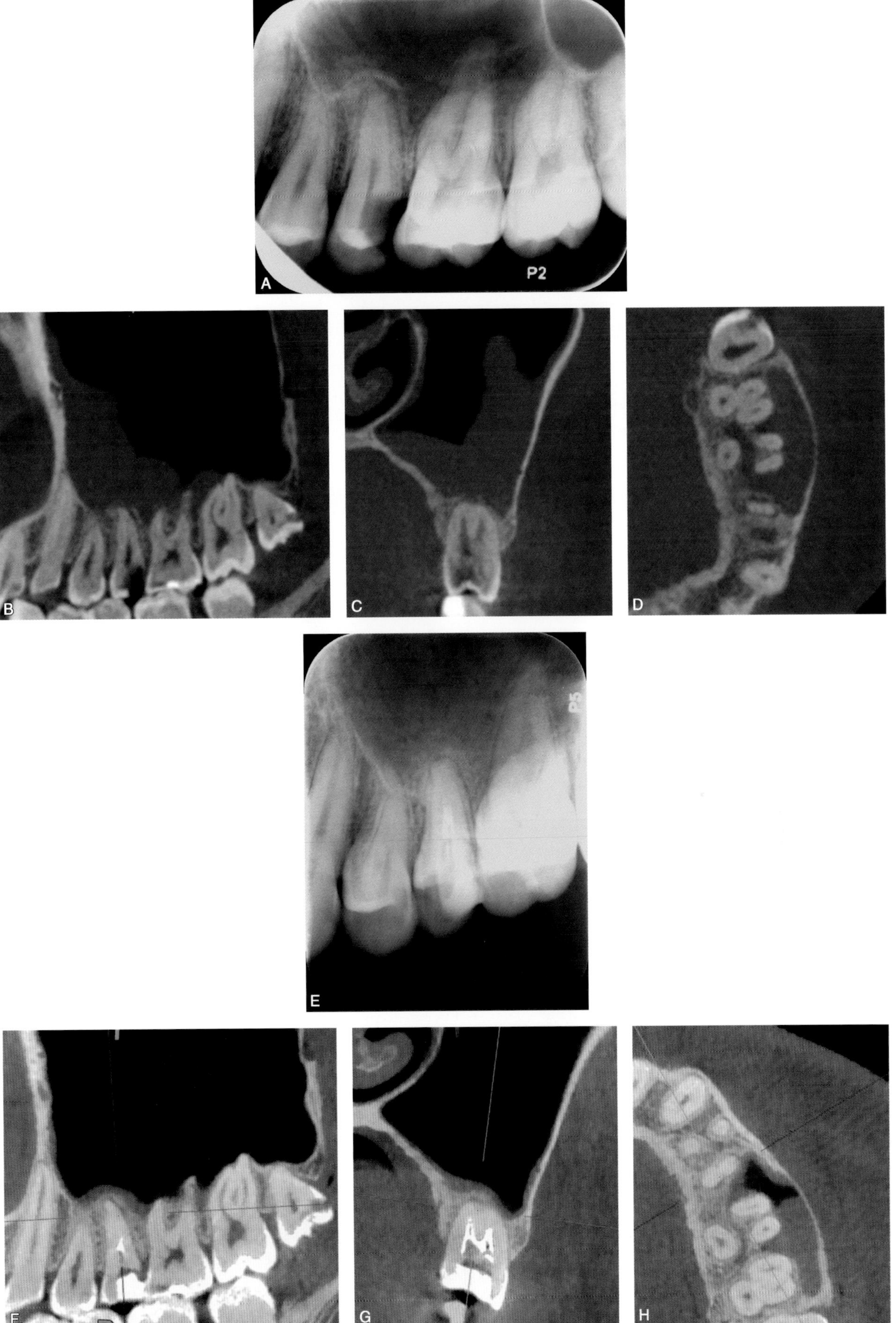
P2
A
B
C
D
E
F
G
H

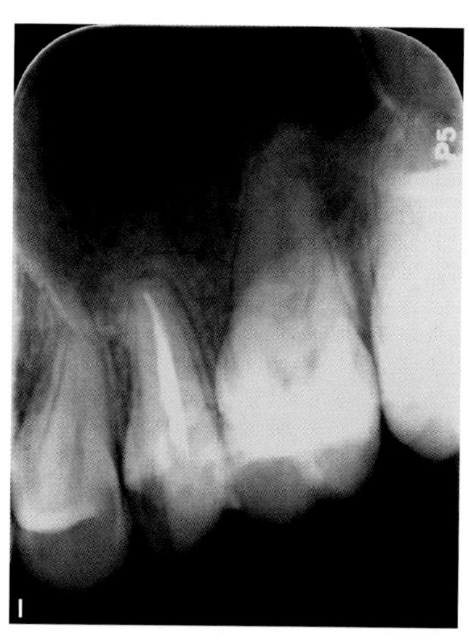

图 5-1-8 **非手术治疗左上颌第二前磨牙根尖周黏膜炎**

A. 左上颌第一前磨牙残冠，术前根尖片 B. CBCT 矢状位 C. CBCT 冠状位 D. CBCT 水平位，示左上颌第一前磨牙根尖周黏膜炎 E. 根管预备、封药 4 个月后，左侧上颌窦炎症状消失，左上颌第一前磨牙根尖片 F. CBCT 矢状位 G. CBCT 冠状位 H. CBCT 水平位，示上颌窦底恢复正常 I. 术后根尖片

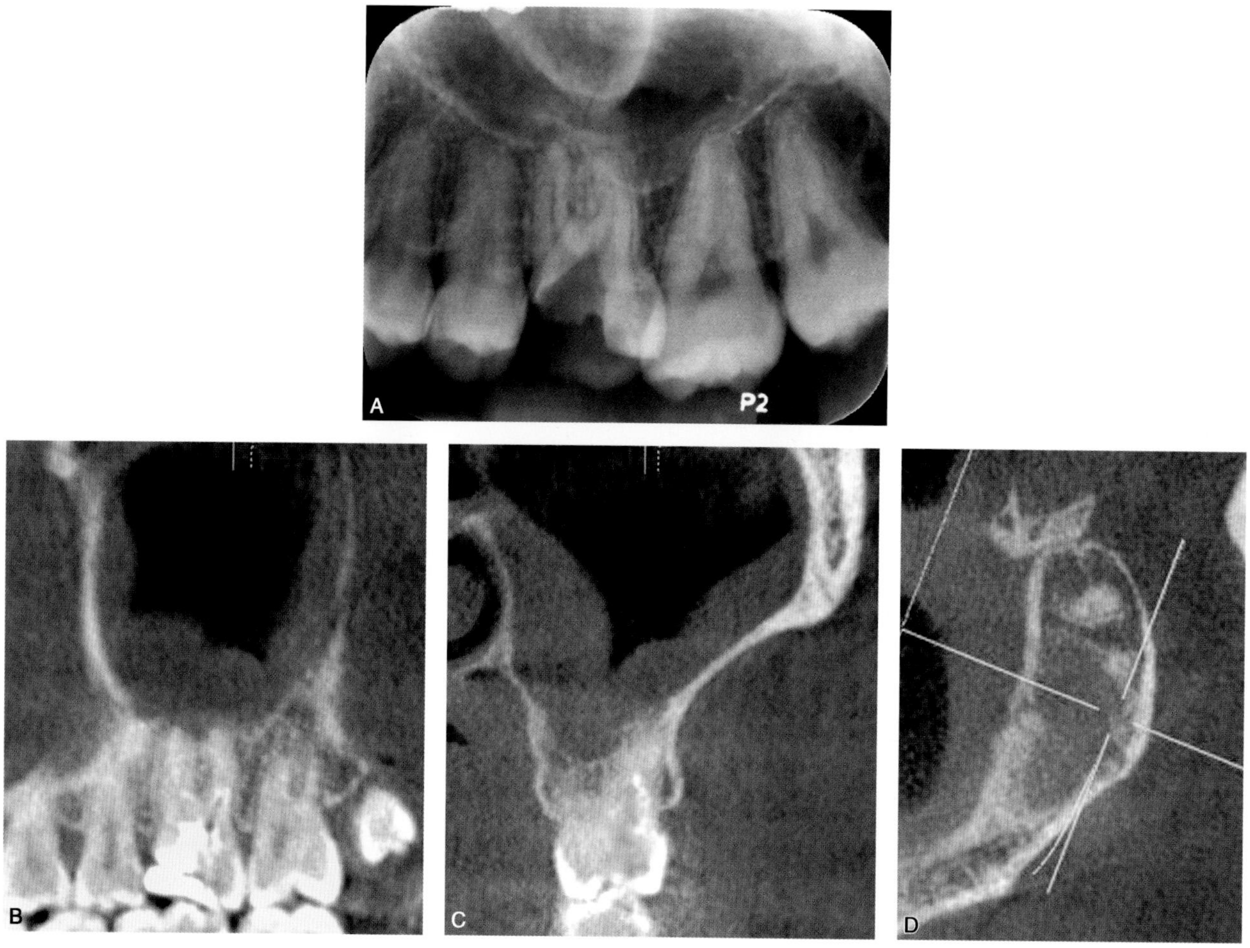

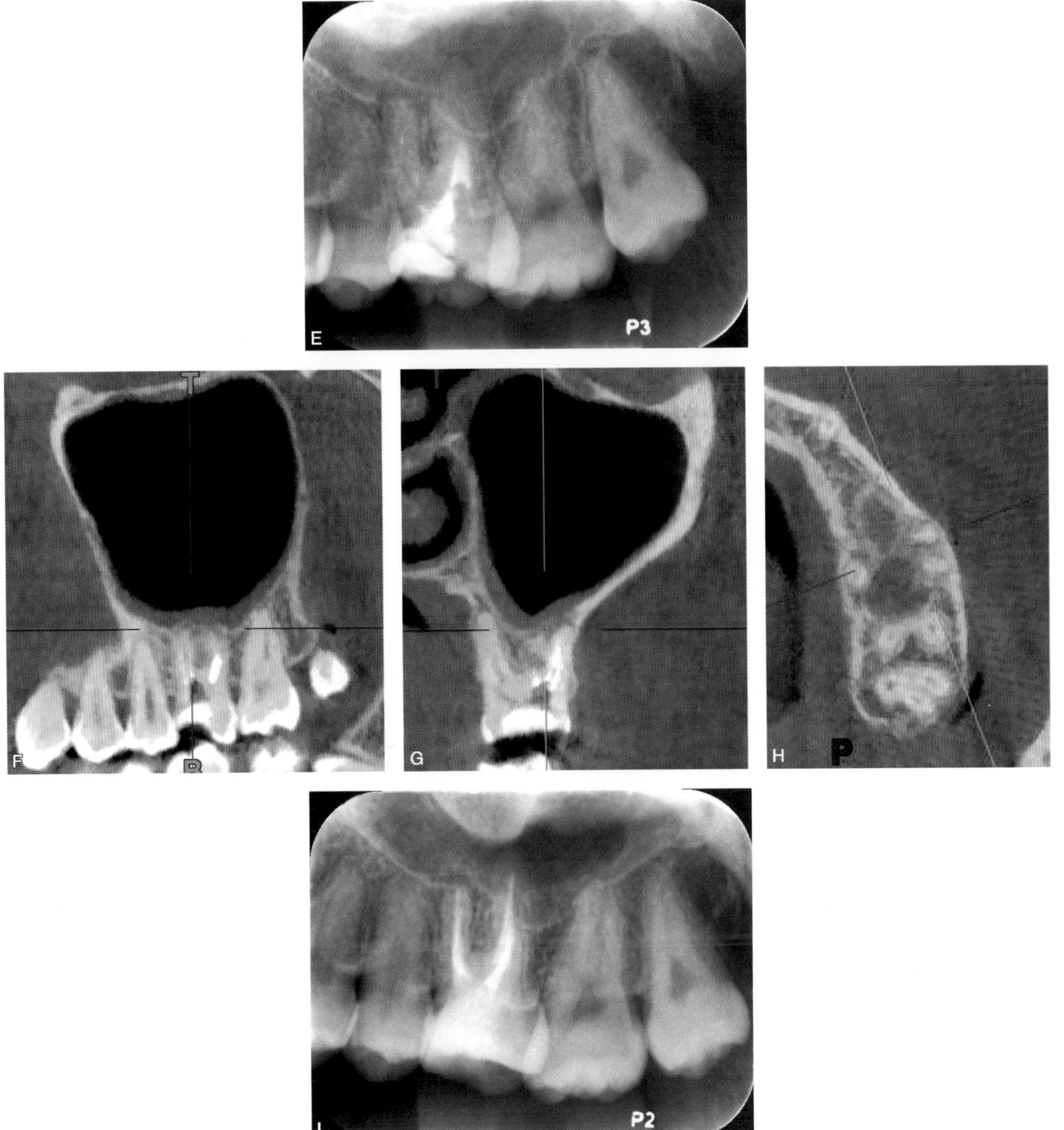

图 5-1-9 非手术治疗左上颌第一磨牙根尖周黏膜炎

A. 左上颌第一磨牙残冠，术前根尖片 B. CBCT 矢状位 C. CBCT 冠状位 D. CBCT 水平位，示左上颌第一磨牙根尖周黏膜炎 E. 根管预备、封药 5 个月后，左侧上颌窦炎症状消失，左上颌第一磨牙根尖片 F. CBCT 矢状位 G. CBCT 冠状位 H. CBCT 水平位，示上颌窦底恢复正常 I. 术后根尖片

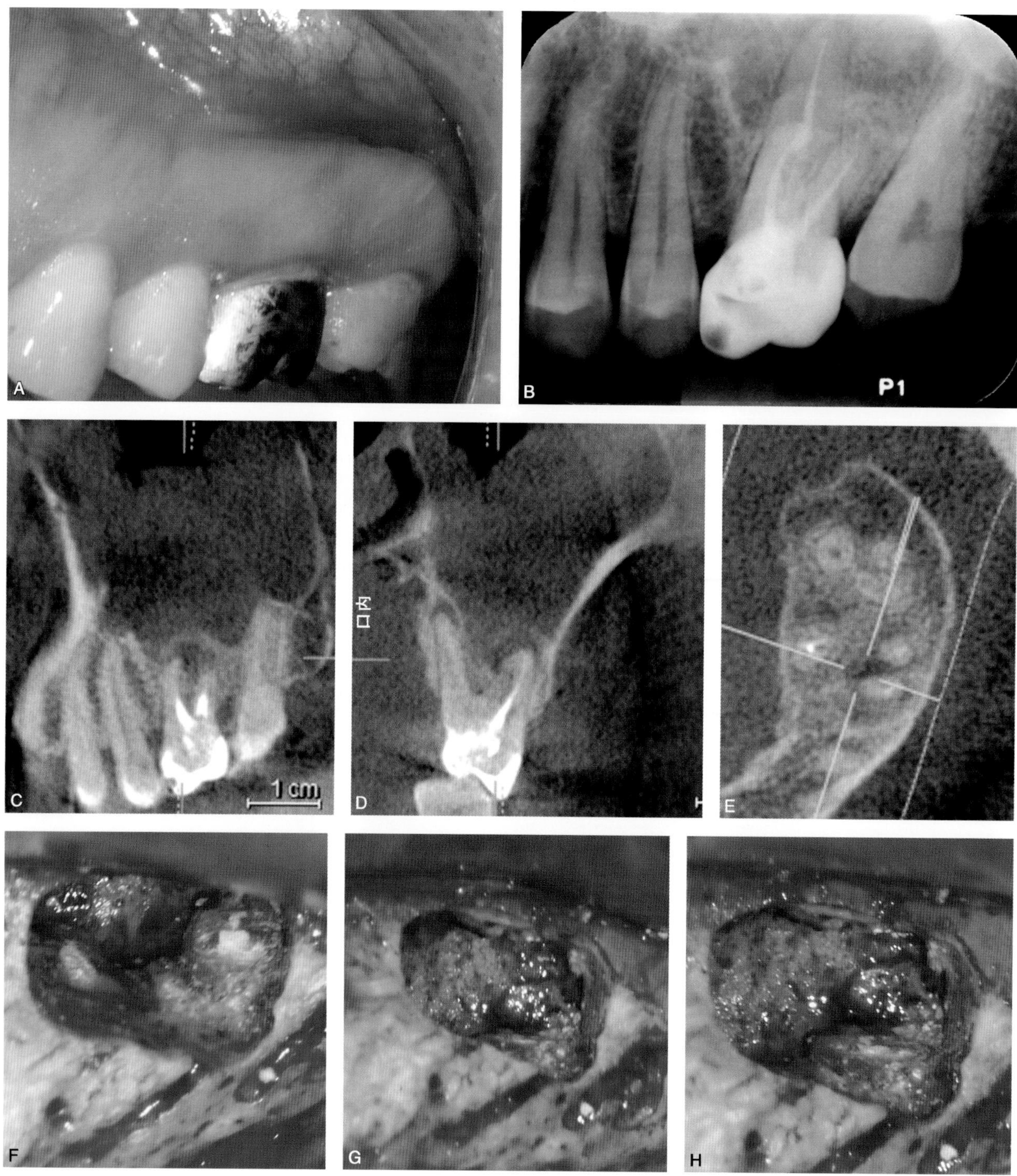
A
B
P1
C
1 cm
D
口内
E
F
G
H

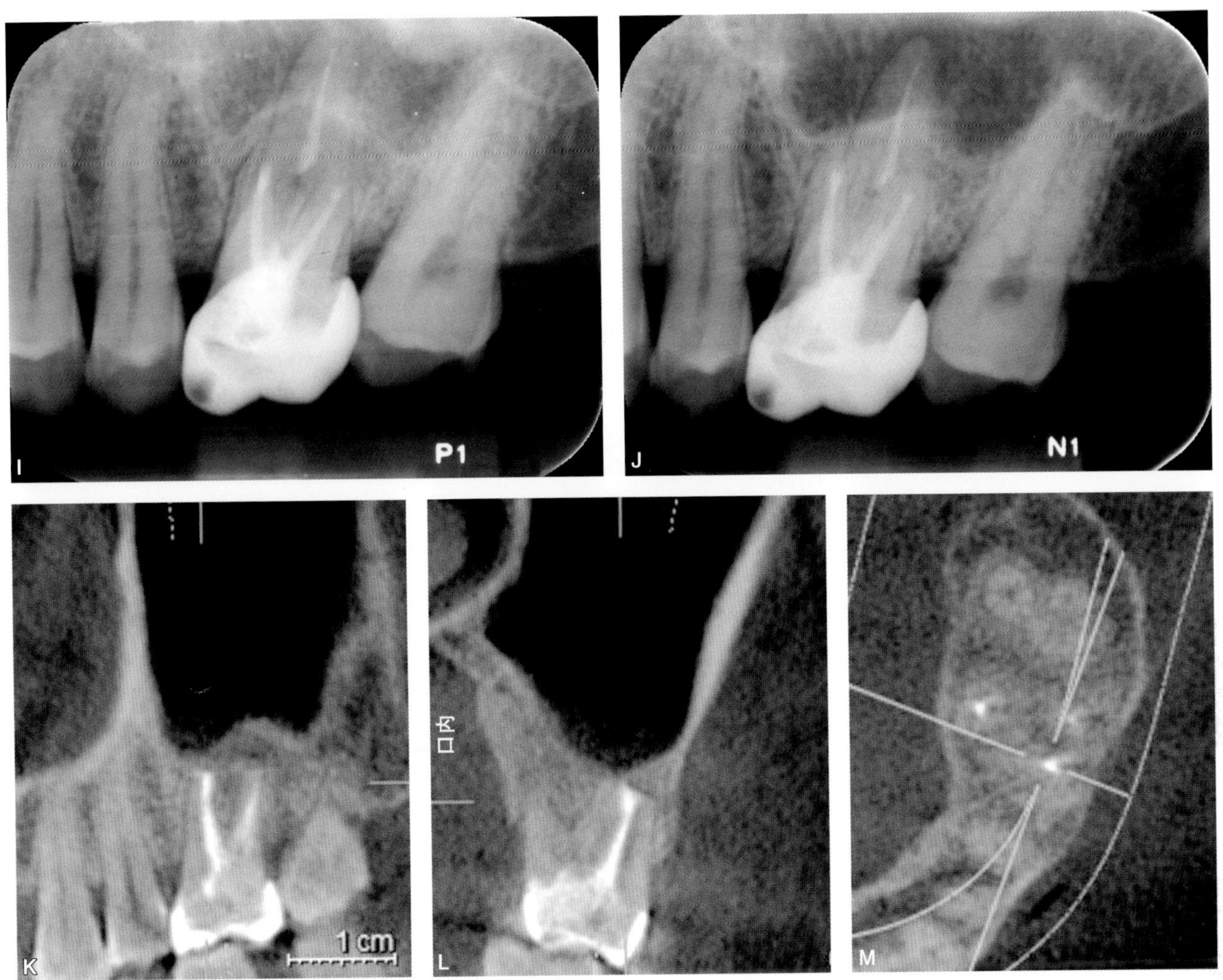

图 5-1-10 手术治疗左上颌第一磨牙根尖周黏膜炎

A. 术前口内像，示颊侧牙龈肿胀 B. 根尖片 C. CBCT 矢状位 D. CBCT 冠状位 E. CBCT 水平位，示根尖周黏膜炎 F. 近远颊根根尖切除、根管逆行预备和充填 G. 上颌窦底骨壁完整、无穿通 H. 再次确认上颌窦底骨壁完整、无穿通 I. 术后根尖片 J. 术后 8 个月随访根尖片 K. CBCT 矢状位 L. CBCT 冠状位 M. CBCT 水平位，示根尖周完全愈合，上颌窦底恢复正常

四、弥散性牙髓源性上颌窦炎

局限性上颌窦炎可进一步发展为弥散性上颌窦炎，患侧上颌窦腔被增厚黏膜以及脓液部分或全部填充，呈现典型上颌窦炎的症状和阳性体征，结合患牙和上颌窦的情况，可以明确诊断。治疗时，首先全身抗感染控制急性炎症，急性期后根据具体情况行非手术治疗、手术治疗或拔除（图 5-1-11，图 5-1-12）。

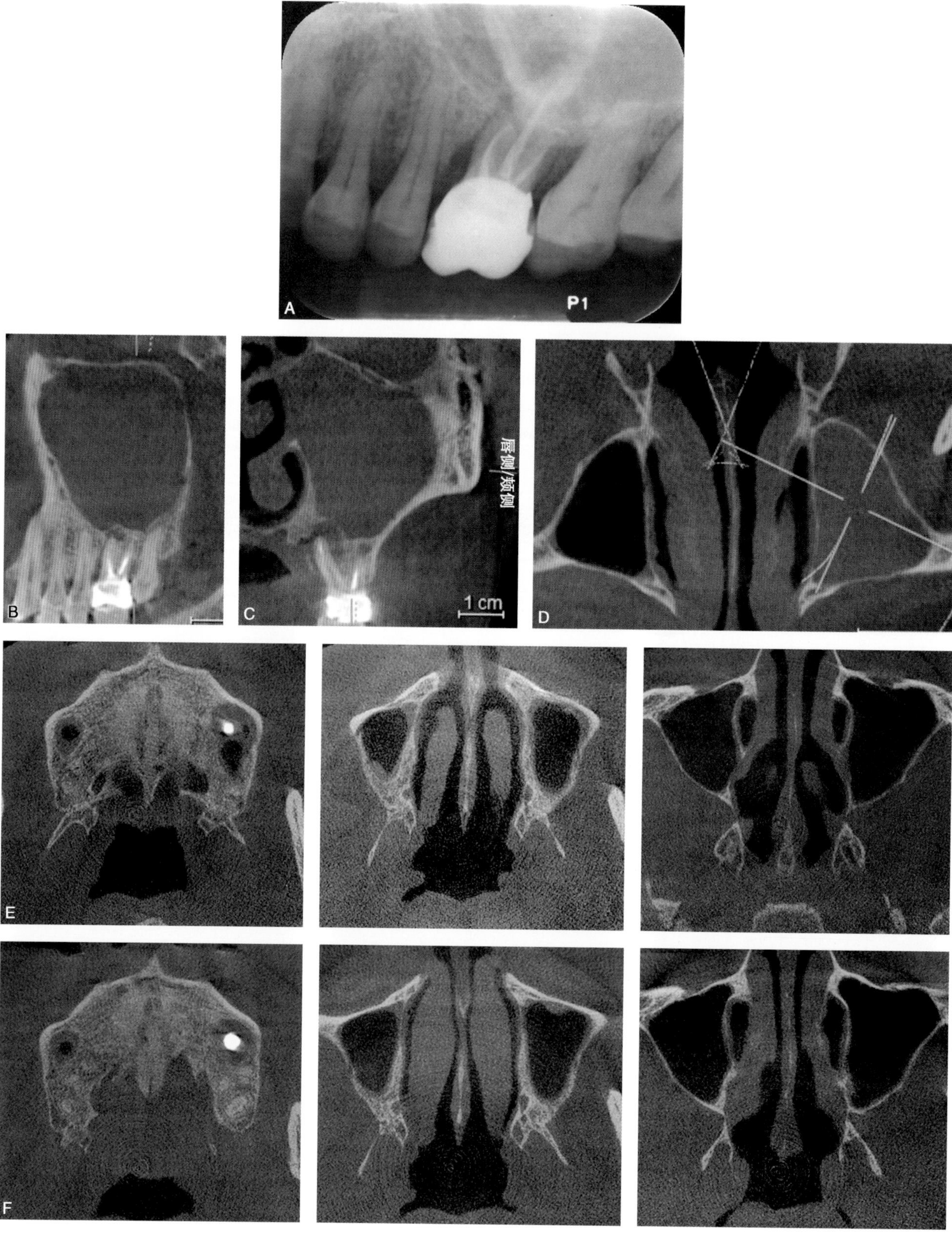
A
P1
B
C
唇侧/颊侧
1 cm
D
E
F

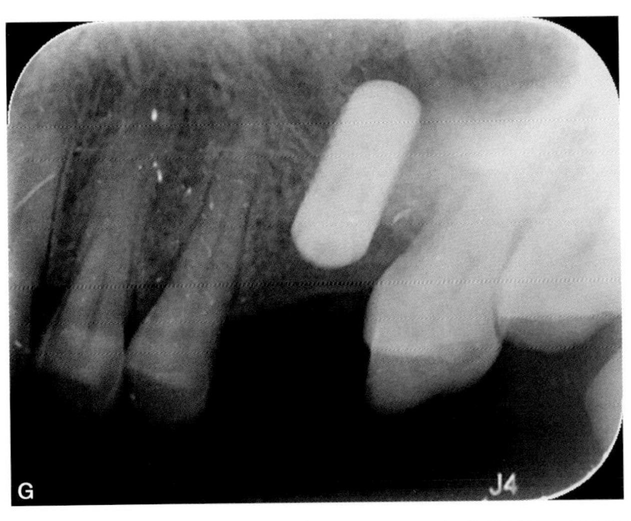

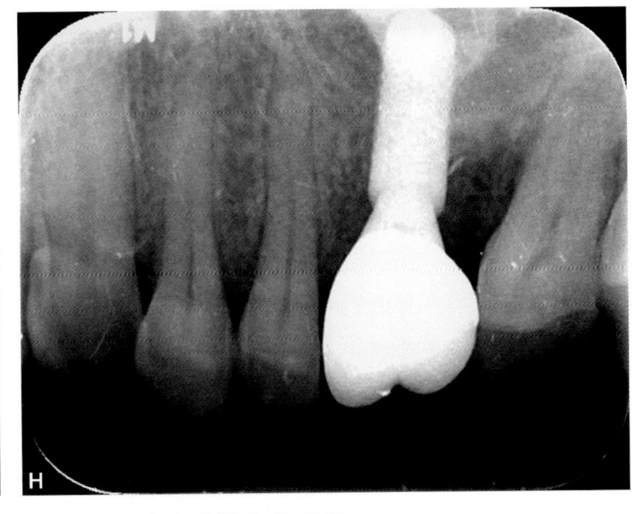

图 5-1-11 **左上颌第一磨牙根尖周炎导致弥散性上颌窦炎**

A. 术前根尖片 B. CBCT 矢状位 C. CBCT 冠状位 D. CBCT 水平位，示左上颌第一磨牙根尖周透射影，左侧上颌窦腔充满高密度影像，提示牙髓源性弥散性上颌窦炎 E. 左上颌第一磨牙拔除后 8 个月随访 CBCT 连续水平位，示左侧上颌窦正常 F. 拔除后 14 个月随访 CBCT 连续水平位，示左侧上颌窦正常 G. 拔除后 14 个月随访根尖片 H. 拔除后 16 个月随访根尖片，完成种植修复

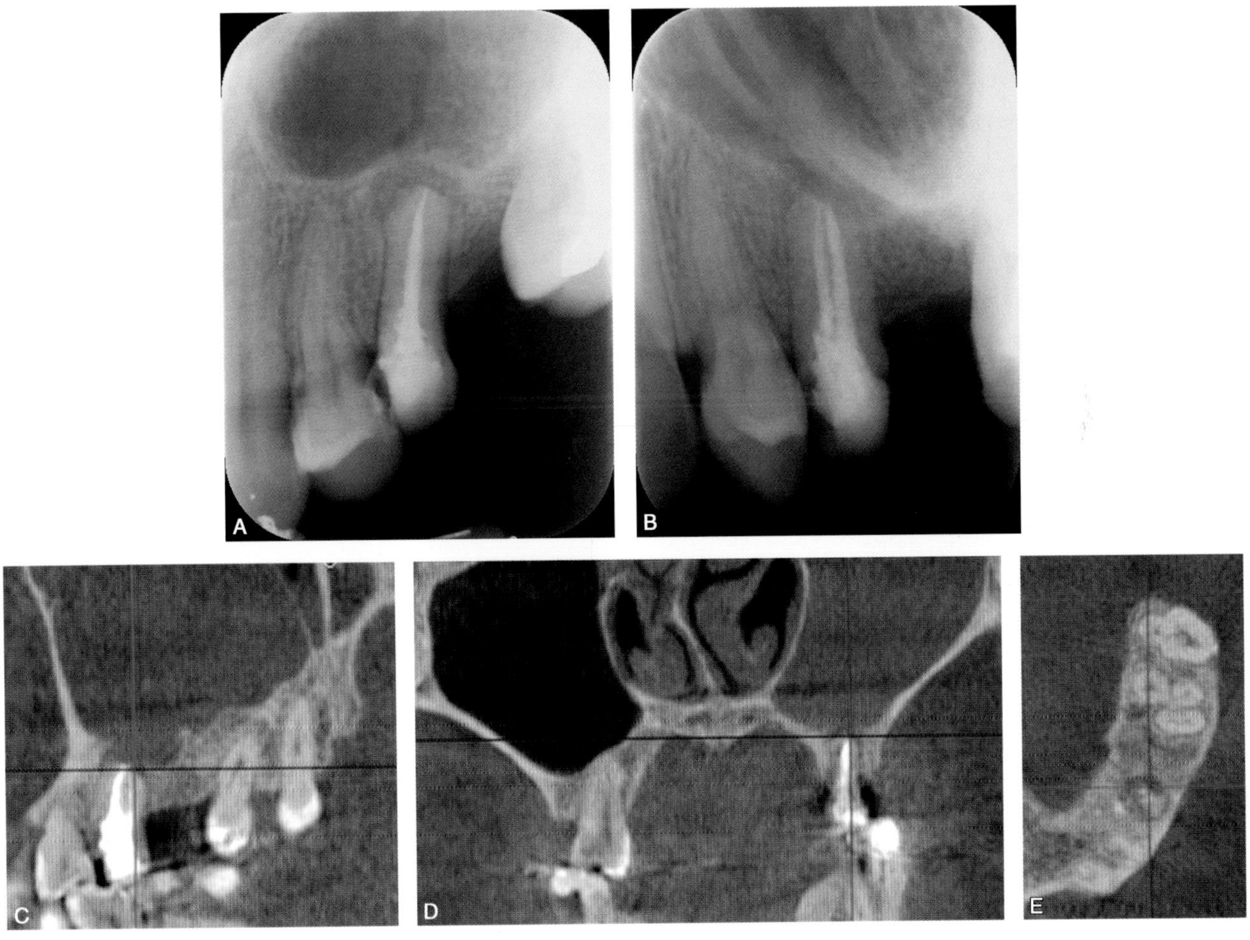

图 5-1-12 **左上颌第二前磨牙根尖周炎导致弥散性上颌窦炎**

A. 术前根尖片，示左上颌第二前磨牙根尖周透射影 B. 偏角投照根尖片 C. CBCT 矢状位 D. CBCT 冠状位 E. CBCT 水平位，示左上颌第二前磨牙根尖周透射影，左侧上颌窦腔充满高密度影像，提示牙髓源性弥散性上颌窦炎

第二节 联合应用GTR

引导性组织再生术（guided tissue regeneration，GTR）是在牙周手术中放置屏障膜以物理分隔不同的牙周组织，阻止牙龈上皮和牙龈结缔组织向根面生长，并提供一定的空间，诱导具有牙周组织再生潜力的牙周膜细胞冠向移动并生长分化，实现牙周组织（包括牙周膜、牙槽骨和牙骨质）再生。GTR 通常会联合应用牙周植骨术，以提供稳定空间，促进新骨形成，修复骨缺损，恢复牙槽骨外形。

显微根管外科手术中，多数病例为局限性的根尖周病损，规范化手术即可取得良好疗效，并不需要 GTR。对于复杂病损（根尖周大范围病损和穿通型病损）以及合并牙周组织缺损（包括合并牙周病、唇颊侧骨板缺损或骨开裂、合并根分叉病变等）需要联合应用 GTR，可以获得更好的临床疗效（表 5-2-1）。

表 5-2-1 显微根管外科手术中联合应用 GTR 的策略

病损类型		预后		是否需要 GTR
		无 GTR	有 GTR	
局限性根尖周病损		良好	良好	否
复杂病损	根尖周大范围病损	可能瘢痕愈合	良好	是，非必须
	穿通型病损	可能瘢痕愈合	良好	是，非必须
合并牙周组织缺损	合并牙周病	较差	尚可	是，必须
	唇颊侧骨板缺损 / 骨开裂	较差	尚可	是，必须
	合并根分叉病变	较差	尚可	是，必须

一、穿通型病损

穿通型病损多见于上颌前牙，根尖周唇侧和腭侧骨密质缺损，相应处骨膜被破坏。根管外科术后愈合过程中纤维结缔组织可能长入缺损处而发生瘢痕愈合（图 5-2-1）。另外，当仅有腭侧骨密质缺损时，常规唇侧入路手术将导致穿通型病损，而腭侧入路手术可以避免形成穿通型病损。然而，腭侧入路显微根尖外科手术，操作比较困难，易发生根尖切除角度不良、逆行预备方向偏移等并发症（图 5-2-2）。

对于穿通型病损，联合应用 GTR 可以取得良好疗效，推荐采用“三明治法”，即根管逆行充填完成后，腭侧翻瓣或者骨窗唇侧入路潜行分离腭侧瓣，腭侧骨板缺损处覆盖可吸收屏障膜（组织面朝向唇侧），骨腔内放置骨或骨替代品（通常使用 Bio-Oss 和自体骨混合物），然后骨窗唇侧覆盖可吸收屏障膜（组织面朝向腭侧），瓣膜复位，无张力严密缝合（图 5-2-3）。

1. 无 GTR

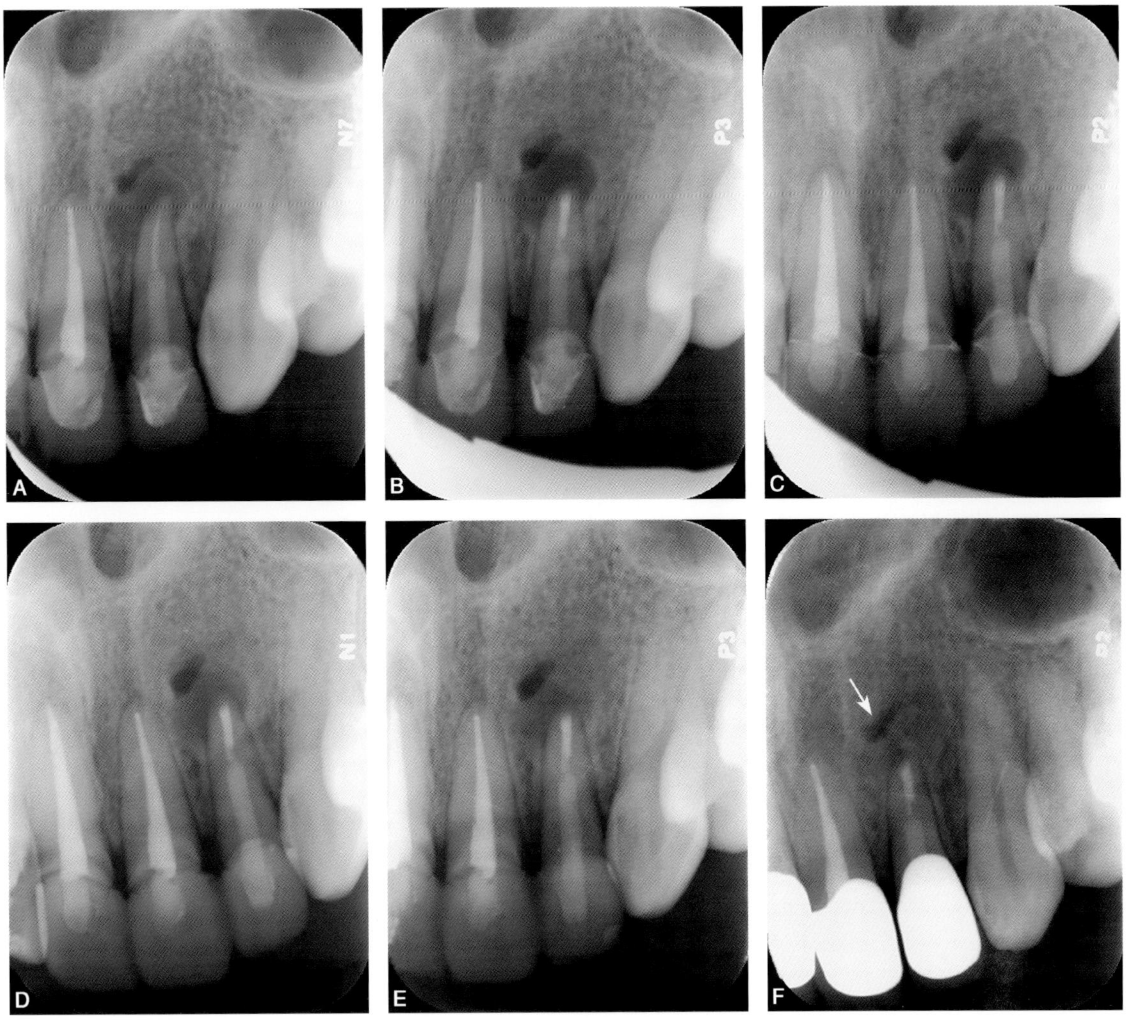

图 5-2-1 左上颌侧切牙穿通型病损未行 GTR 发生瘢痕愈合

A. 术前根尖片，示左上颌侧切牙根尖周透射影 B. 显微根尖外科手术后根尖片 C. 术后 1 个月随访根尖片 D. 术后 3 个月随访根尖片 E. 术后 5 个月随访根尖片 F. 术后 17 个月随访根尖片，示瘢痕愈合（箭头示）

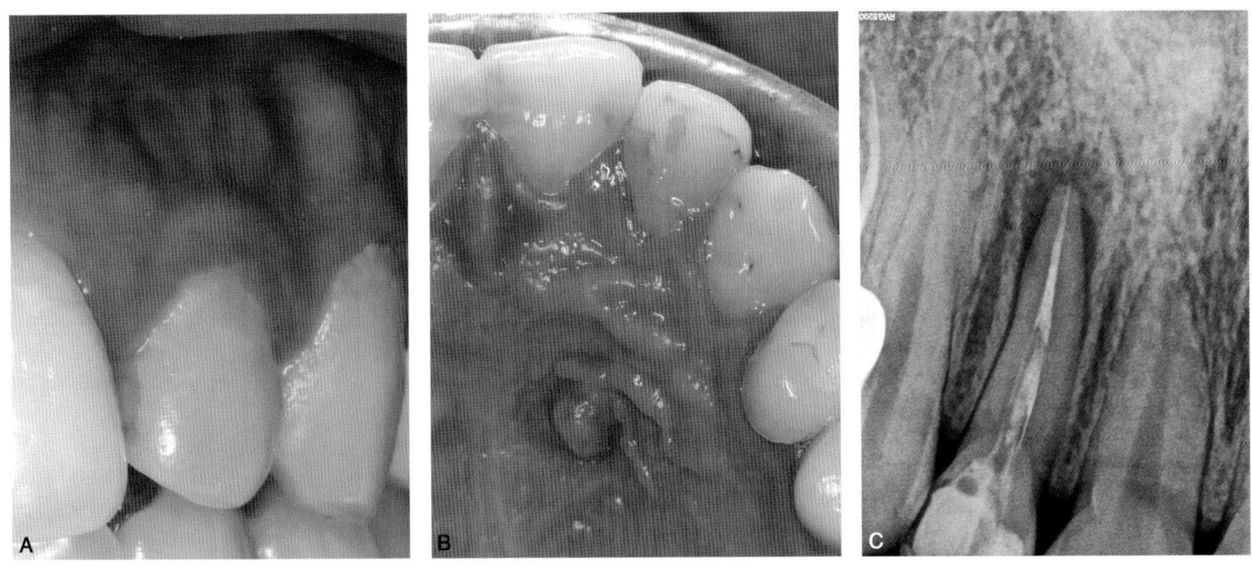

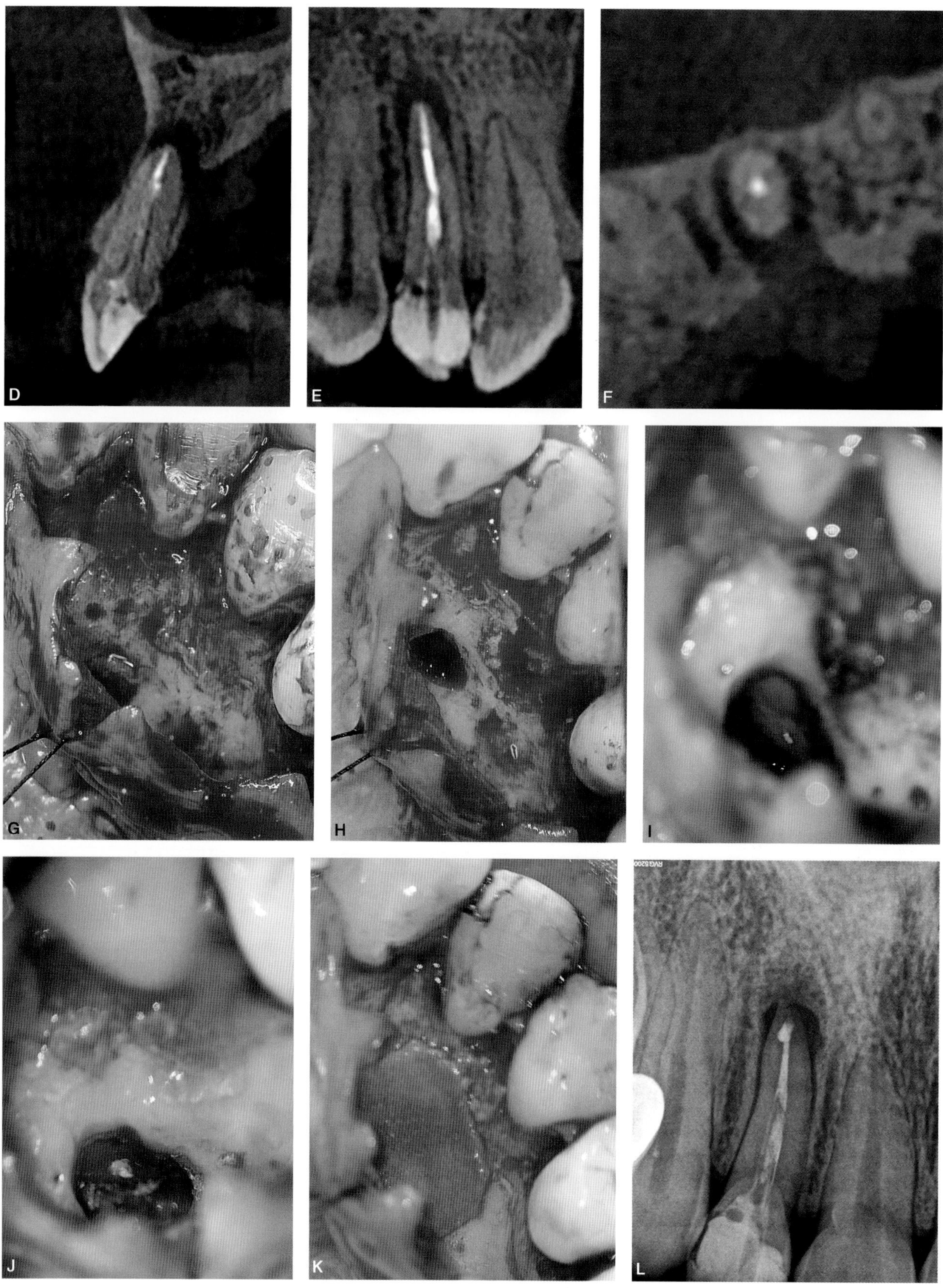
D
E
F
G
H
I
J
K
L

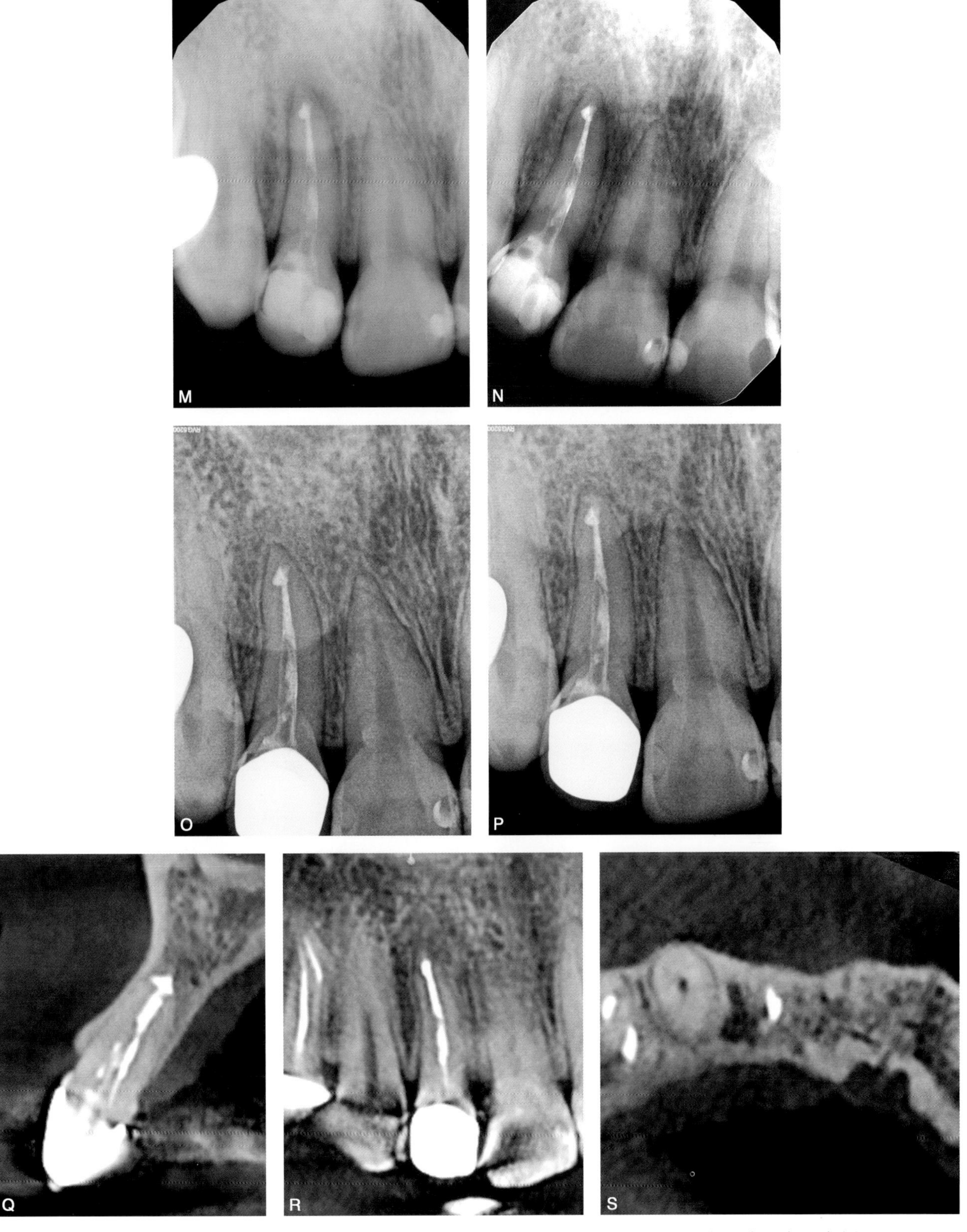

图 5-2-2 左上颌侧切牙腭侧窦道腭侧入路行显微根尖外科手术，完全愈合（陆乐病例）

A. 术前口内像唇侧面观 B. 腭侧面观，示窦道 C. 术前根尖片，示根尖周透射影 D. CBCT 矢状位 E. CBCT 冠状位 F. CBCT 水平位，示根尖区唇侧骨板完整、腭侧骨板缺损 G. 腭侧翻瓣 H. 去骨开窗 I. 根尖切除 J. 根管逆行预备和充填 K. 骨窗覆盖可吸收屏障膜（非穿通型病损，可不用） L. 术后根尖片 M. 术后 3 个月随访根尖片 N. 术后 6 个月随访根尖片 O. 术后 12 个月随访根尖片 P. 术后 22 个月随访根尖片，示根尖周完全愈合 Q. CBCT 矢状位，示根管逆行充填偏向唇侧 R. CBCT 冠状位 S. CBCT 水平位，示根尖区唇侧和腭侧骨板完整、根尖周完全愈合

2. 有 GTR

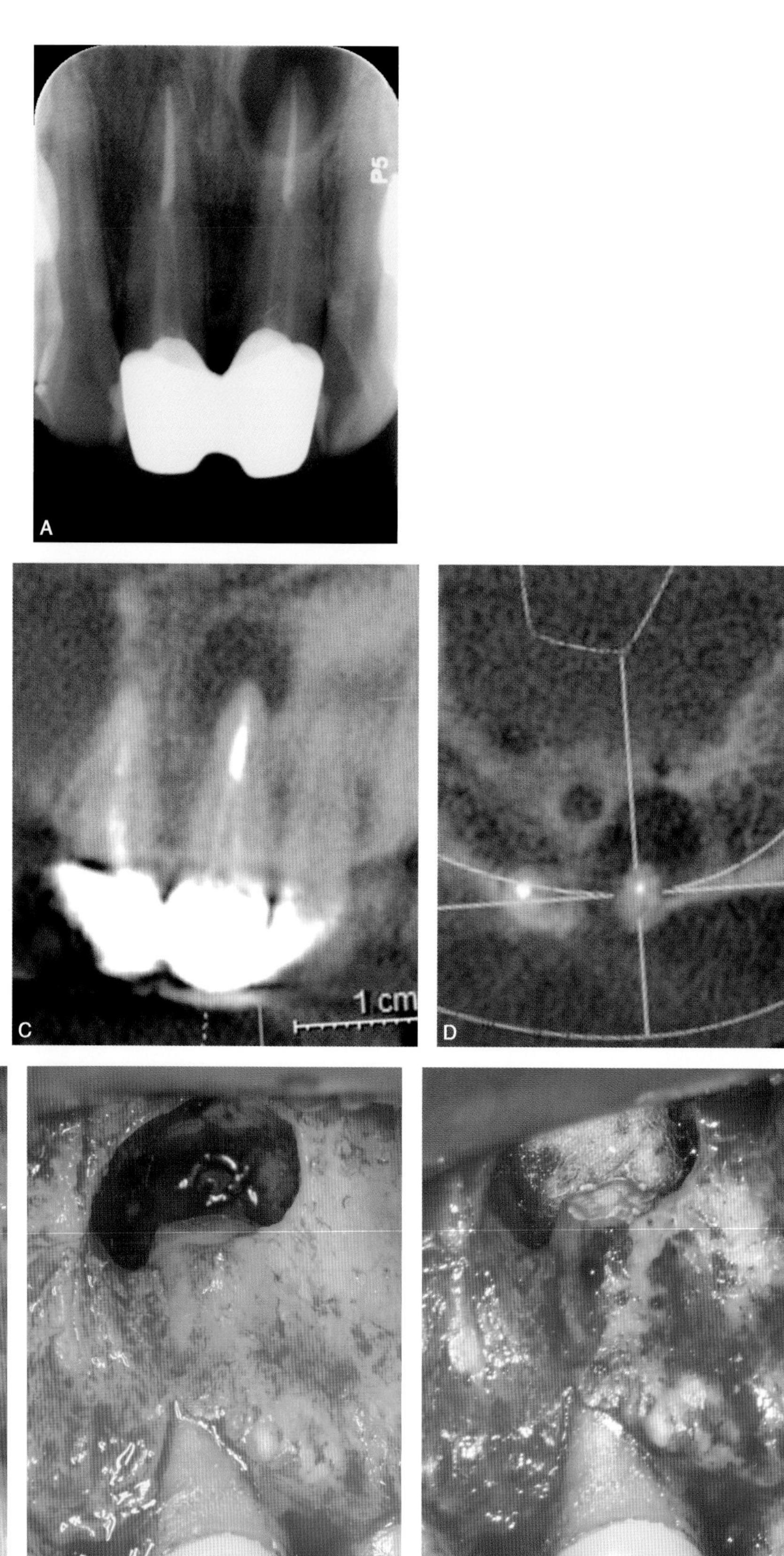

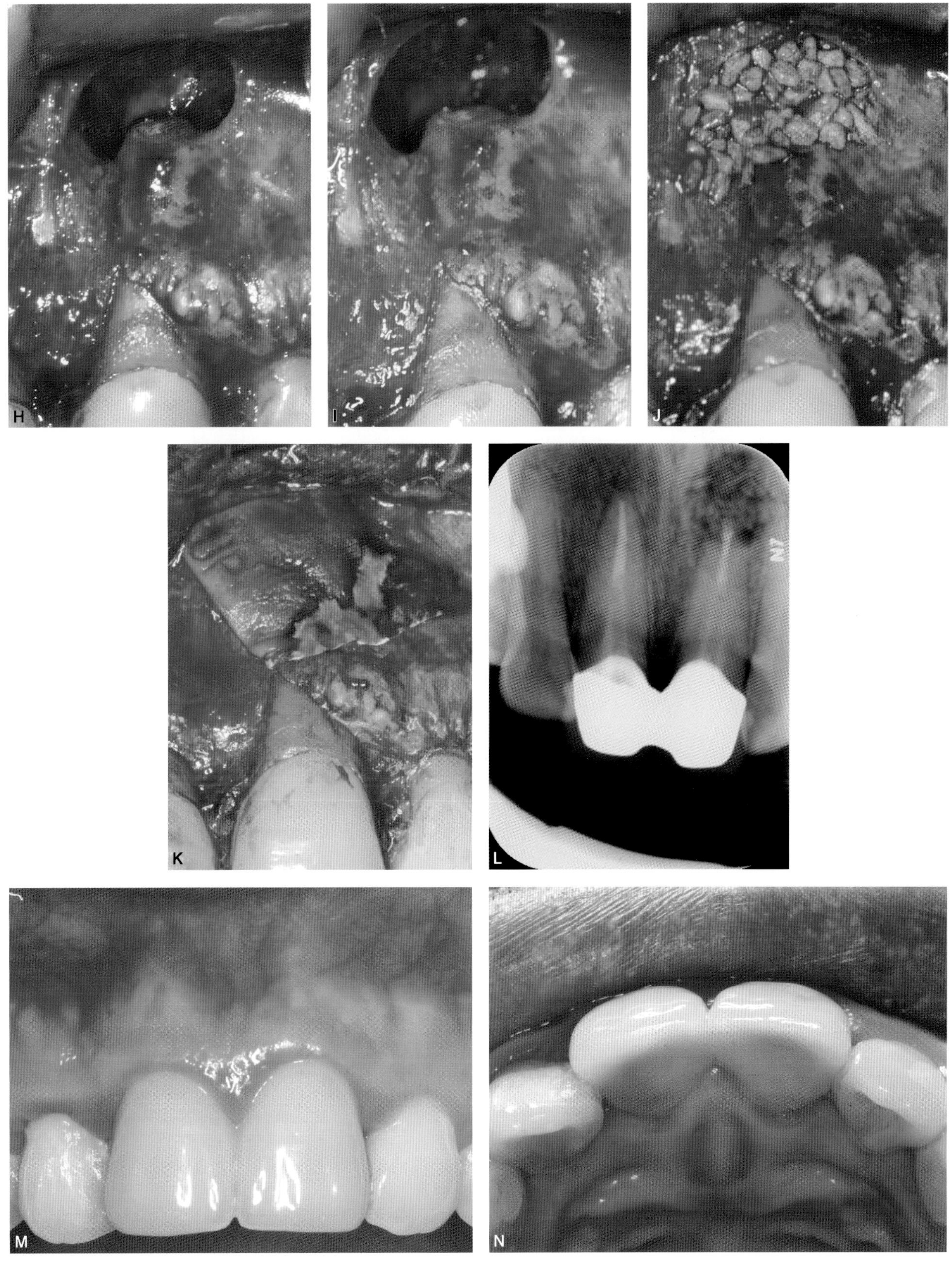
H
I
J
K
L
M
N

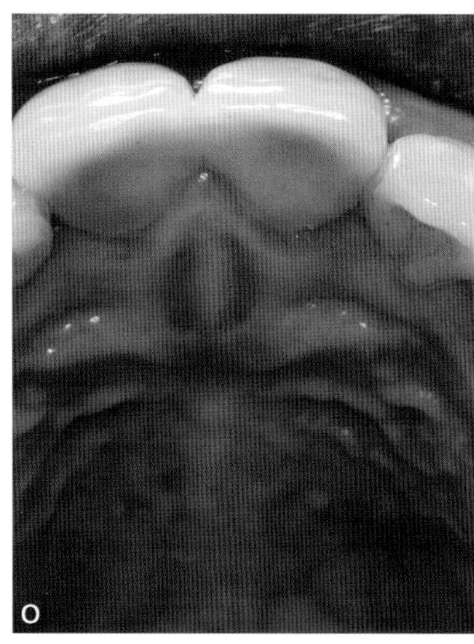

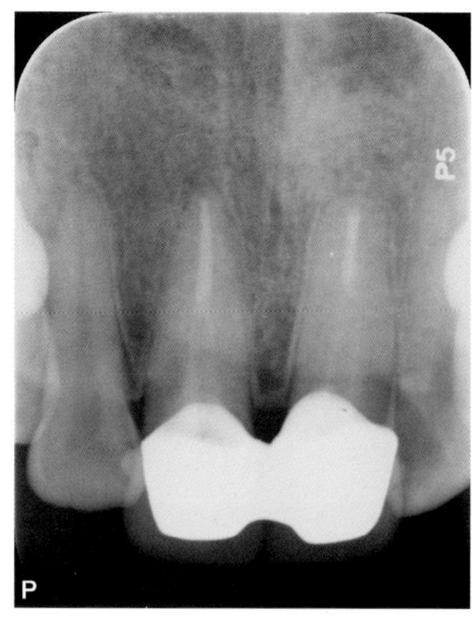

图 5-2-3 左上颌中切牙穿通型病损显微根尖外科手术联合应用 GTR，完全愈合

A. 术前根尖片，示左上颌中切牙根尖周透射影 B. CBCT 矢状位 C. CBCT 冠状位 D. CBCT 水平位，示唇侧骨板完整、腭侧骨板缺损 E. 根尖切除 F. 探查见腭侧骨板缺损 G. 根管逆行预备和充填 H. 采用“三明治法”行 GTR，腭侧黏骨膜潜行分离，放置可吸收屏障膜 I. 确认屏障膜位置良好 J. 放置异种骨和自体骨混合物 K. 唇侧放置可吸收屏障膜，覆盖骨窗 L. 术后根尖片 M. 术后 39 个月随访口内像唇侧面观 N. 咬合面观 O. 腭侧面观，示牙龈和牙槽黏膜正常 P. 根尖片，示根尖周完全愈合

二、根尖周大范围病损

根尖周大范围病损是否需要联合应用 GTR 尚有争议。根尖周大范围病损（直径大于 10mm）术后根尖周组织愈合过程中，因膜内成骨和软骨内成骨的距离有限，可能发生瘢痕愈合（参见《显微根管外科彩色图谱》图 8-11）。相反的，笔者在临床中发现：根尖周大范围病损未联合应用 GTR，也可以完全愈合，但过程较长（图 5-2-4，图 5-2-5）。当然，联合应用 GTR 可以在较短时间内完全愈合（图 5-2-6~ 图 5-2-9）。

1. 无 GTR

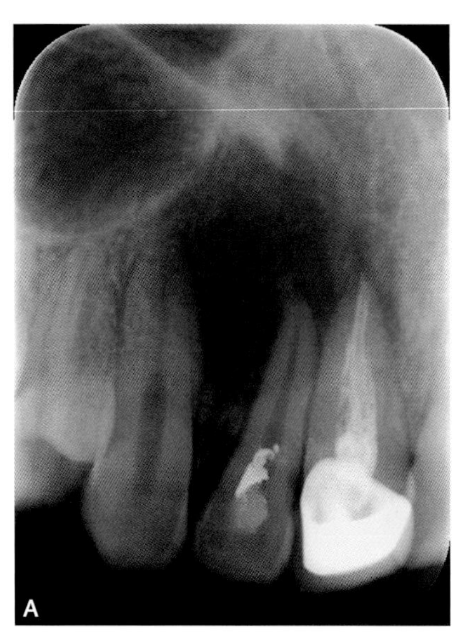

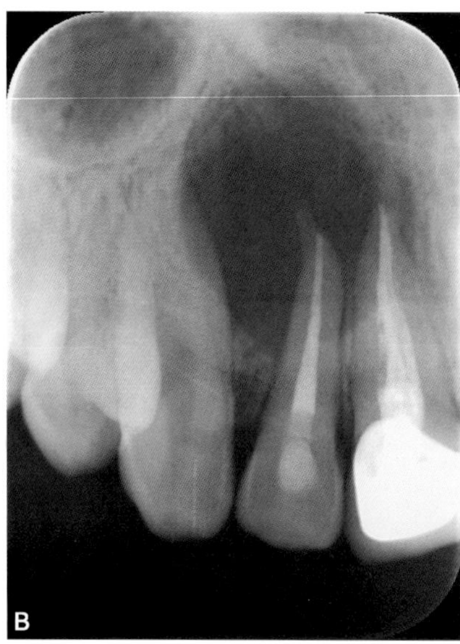

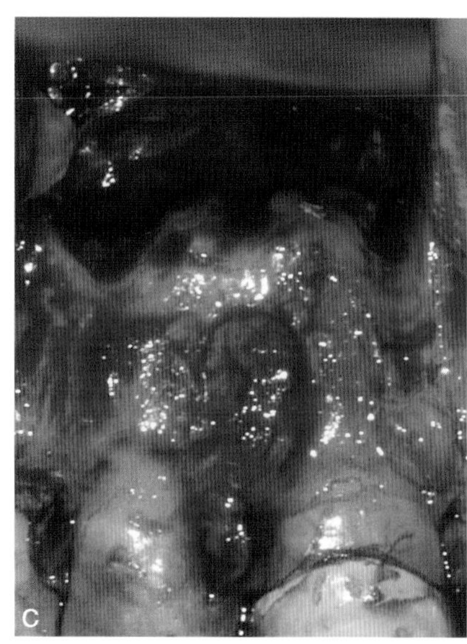

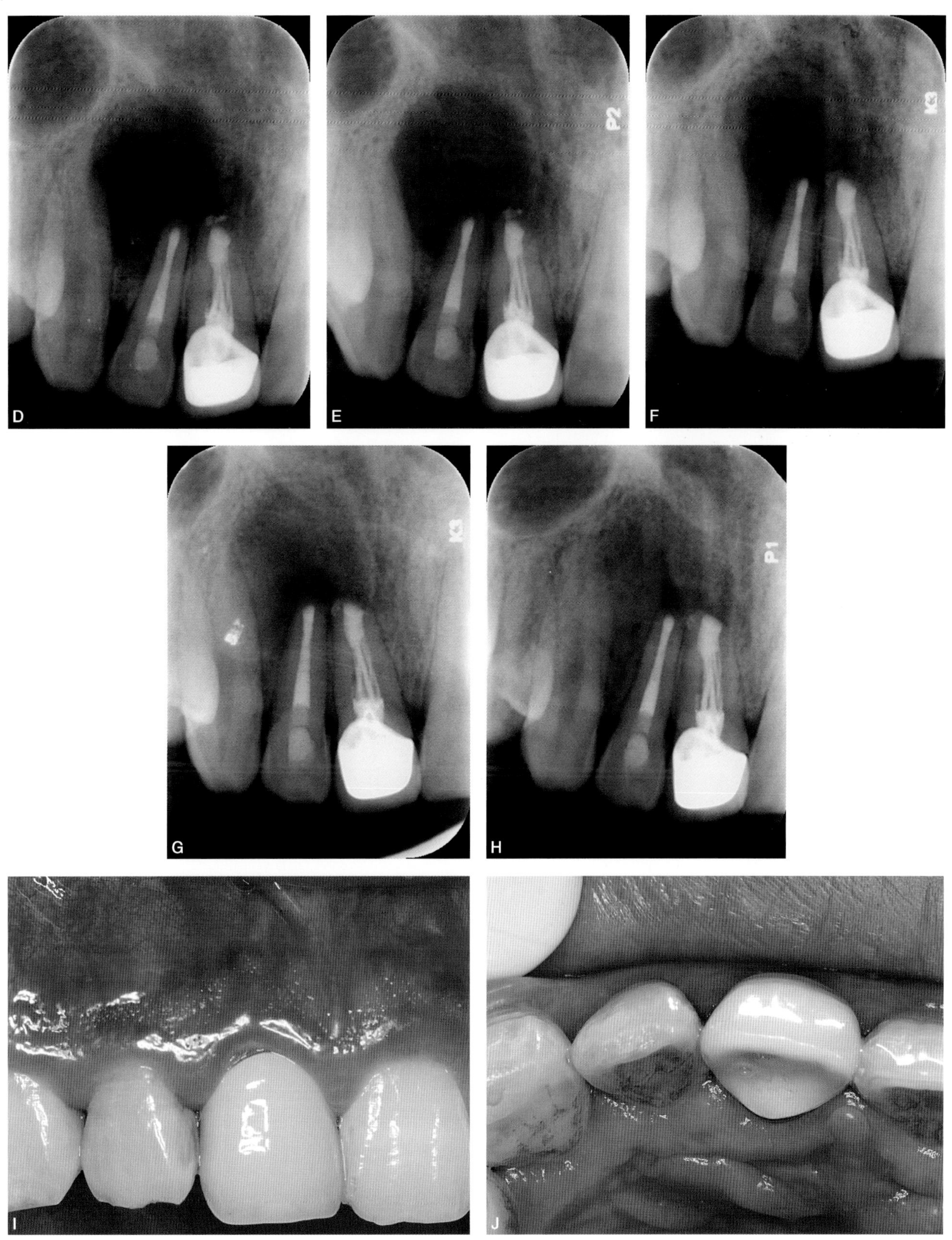
D
E
P2
F
K3
G
K3
H
P1
I
J

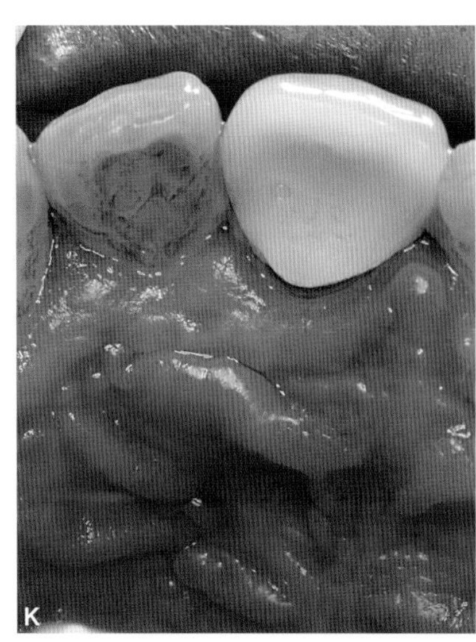

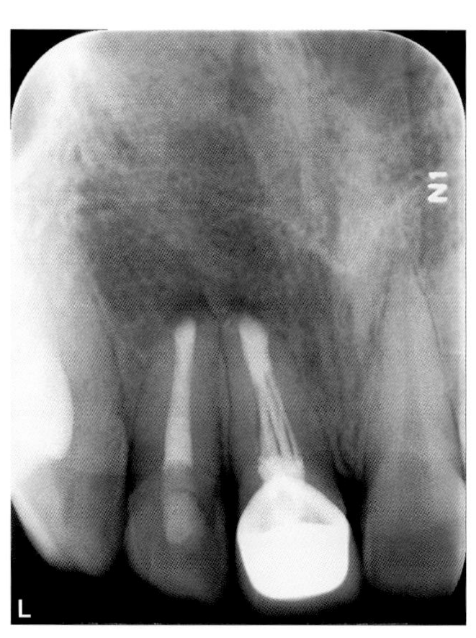

图 5-2-4 **右上颌中切牙、侧切牙根尖周大范围病损行显微根尖外科手术无 GTR，完全愈合**

A. 术前根尖片，示右上颌中切牙和侧切牙根尖周大范围透射影 B. 右上颌侧切牙根管治疗术后根尖片 C. 右上颌中切牙和侧切牙根尖切除后见根尖周大范围骨质缺损 D. 术后根尖片 E. 术后 1 个月随访根尖片 F. 术后 4 个月随访根尖片 G. 术后 7 个月随访根尖片 H. 术后 14 个月随访根尖片 I. 术后 37 个月随访口内像唇侧面观 J. 咬合面观 K. 腭侧面观，示牙龈和牙槽黏膜正常 L. 根尖片，示根尖周完全愈合

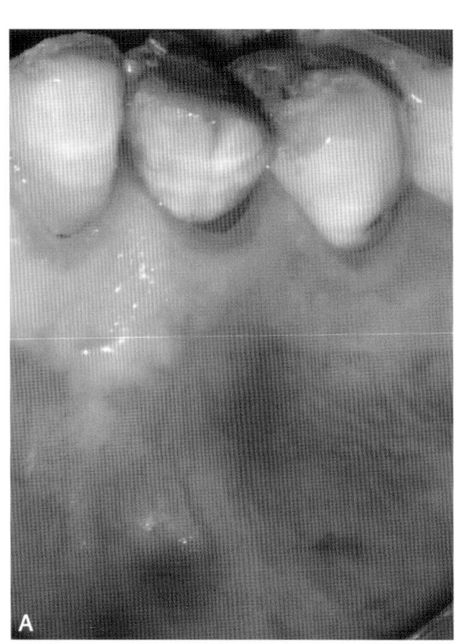

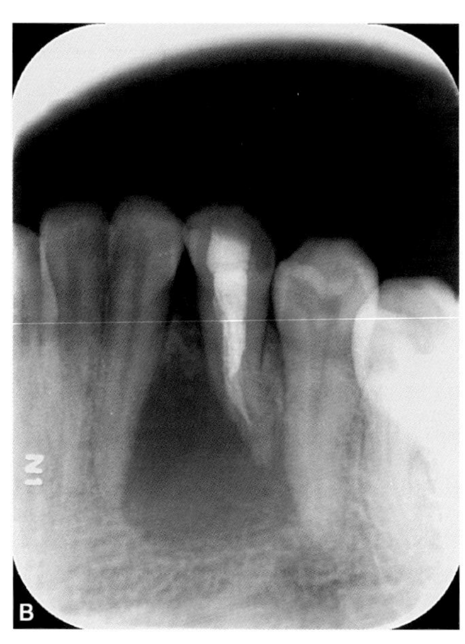

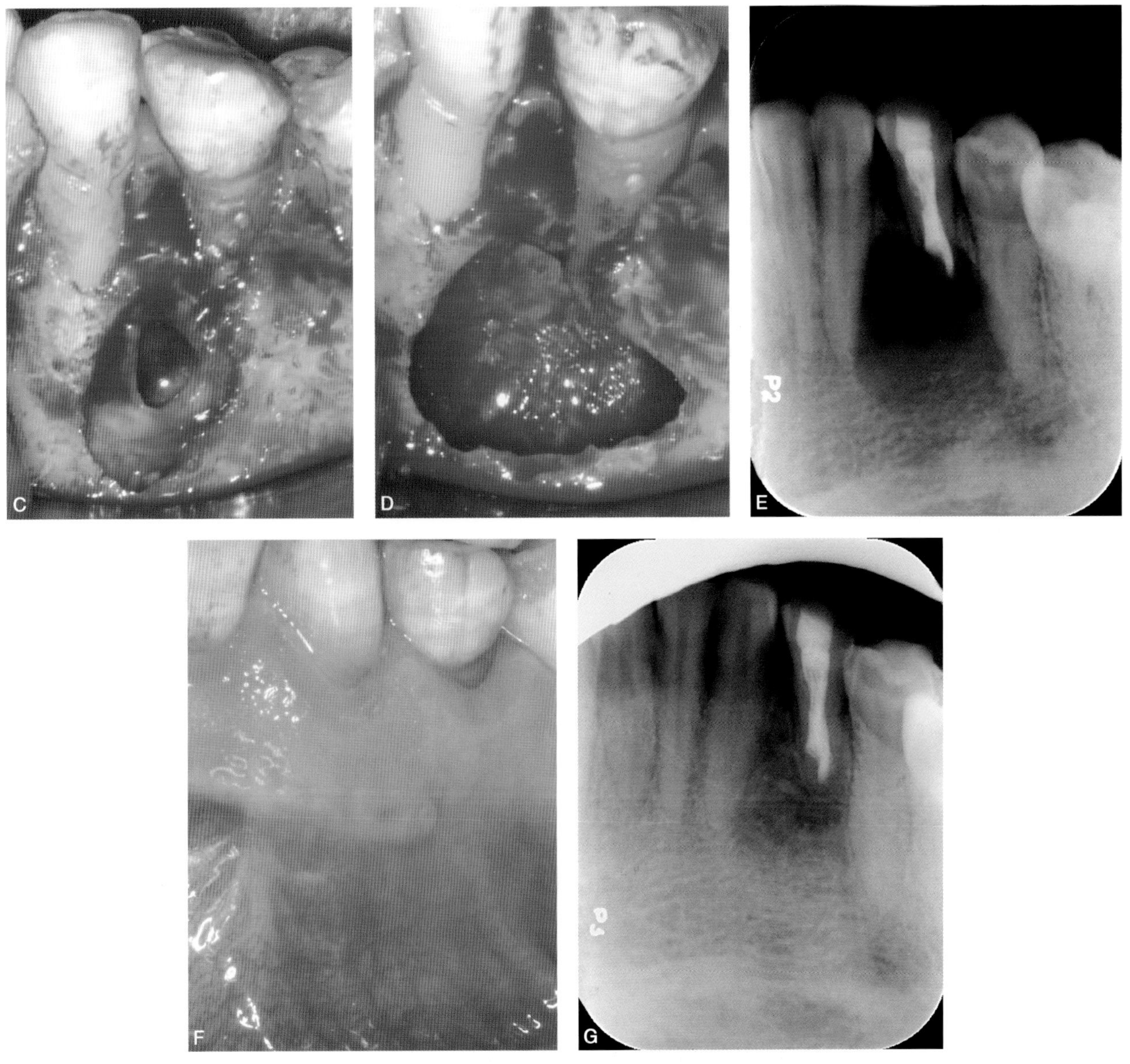

图 5-2-5 **左下颌第一前磨牙根尖周大范围病损行显微根尖外科手术无 GTR，完全愈合**

A. 术前口内像 B. 根尖片，示左下颌第一前磨牙根尖周大范围透射影 C. 切开翻瓣牵拉 D. 根尖周刮治后见根尖周大范围骨质缺损 E. 术后根尖片 F. 术后 13 个月随访口内像颊侧面观，示牙龈和牙槽黏膜正常 G. 根尖片，示根尖周完全愈合

2. 有 GTR

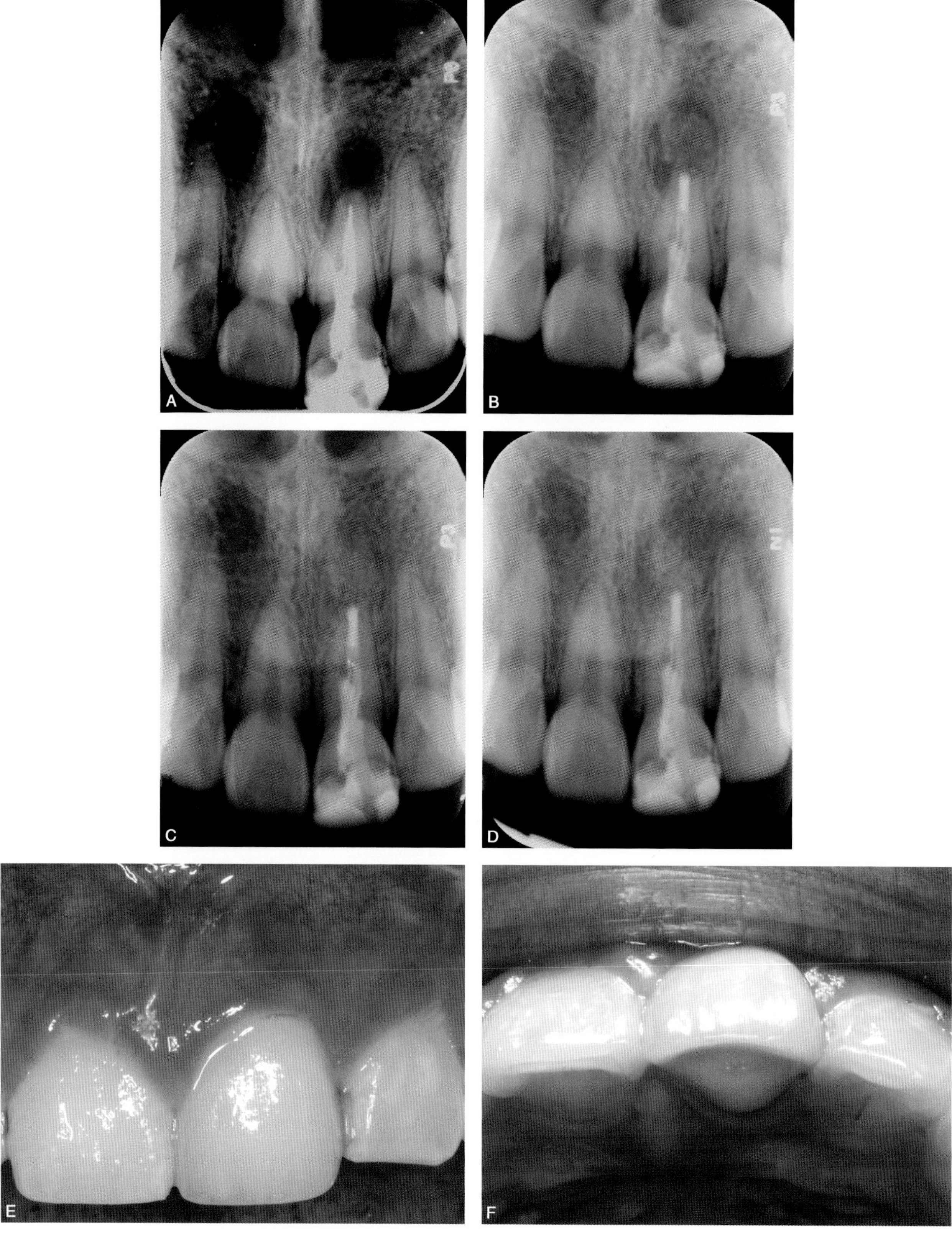

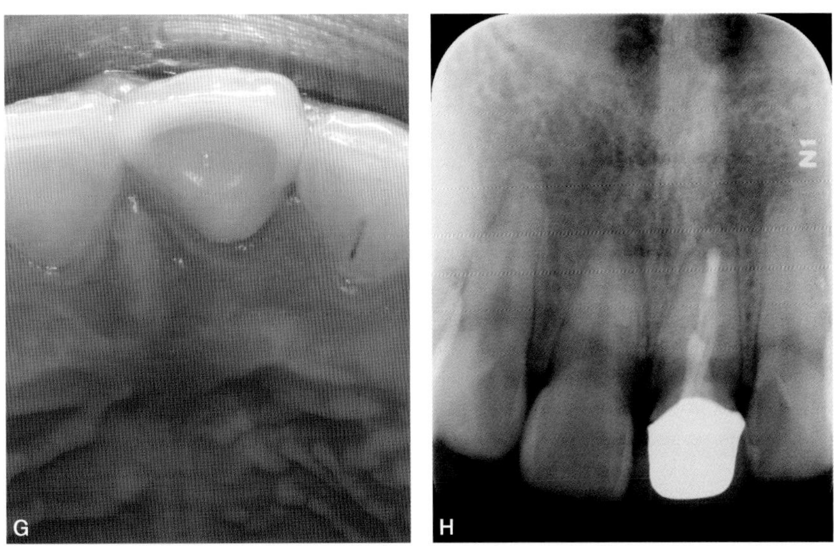

图 5-2-6 **左上颌中切牙根尖周大范围病损行显微根尖外科手术和 GTR，完全愈合**

A. 术前根尖片，示左上颌中切牙根尖周大范围透射影　B. 术后根尖片　C. 术后 3 个月随访根尖片　D. 术后 11 个月随访根尖片，示根尖周完全愈合　E. 术后 36 个月随访口内像唇侧面观　F. 咬合面观　G. 腭侧面观，示牙龈和牙槽黏膜正常　H. 根尖片，示根尖周正常

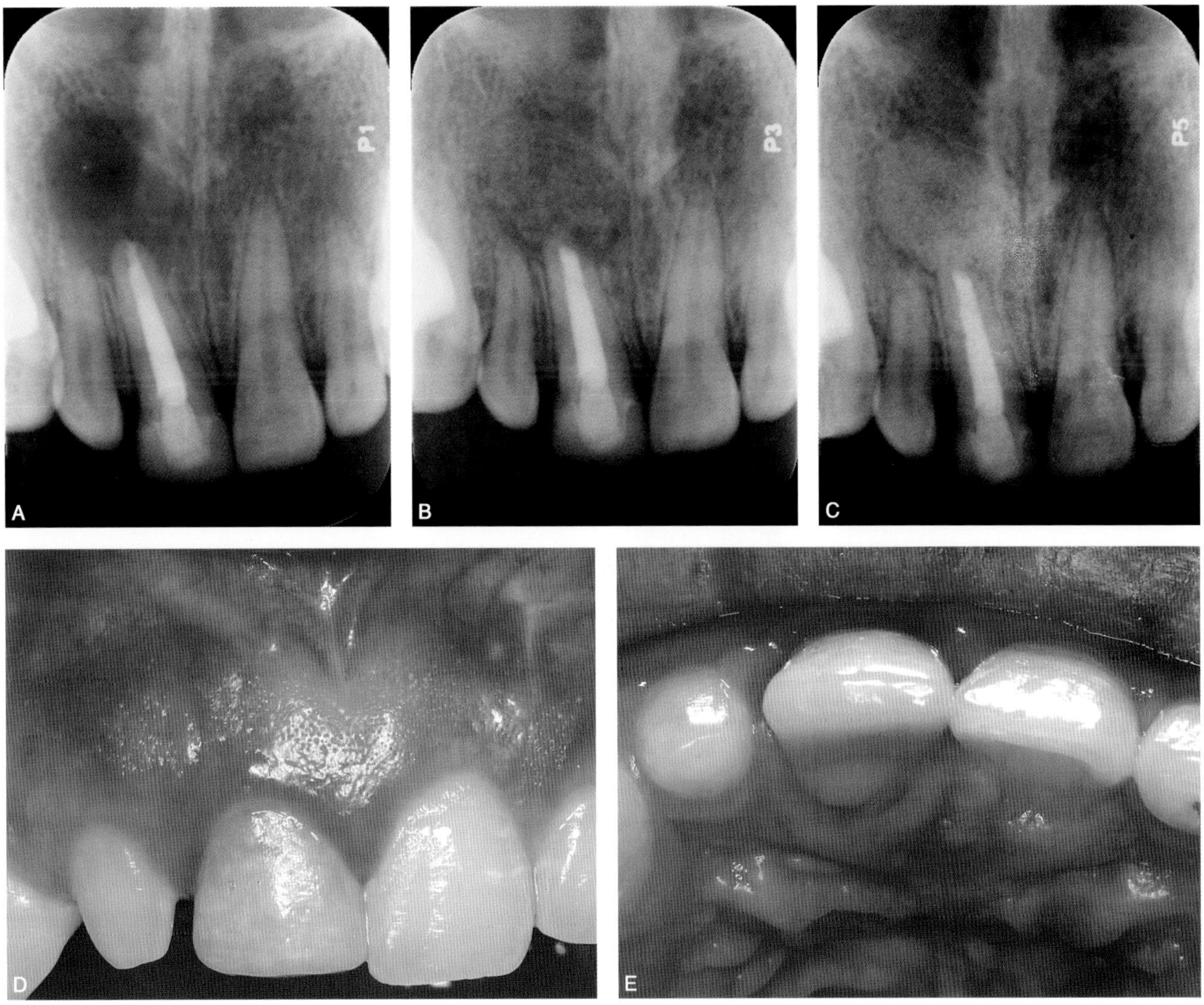

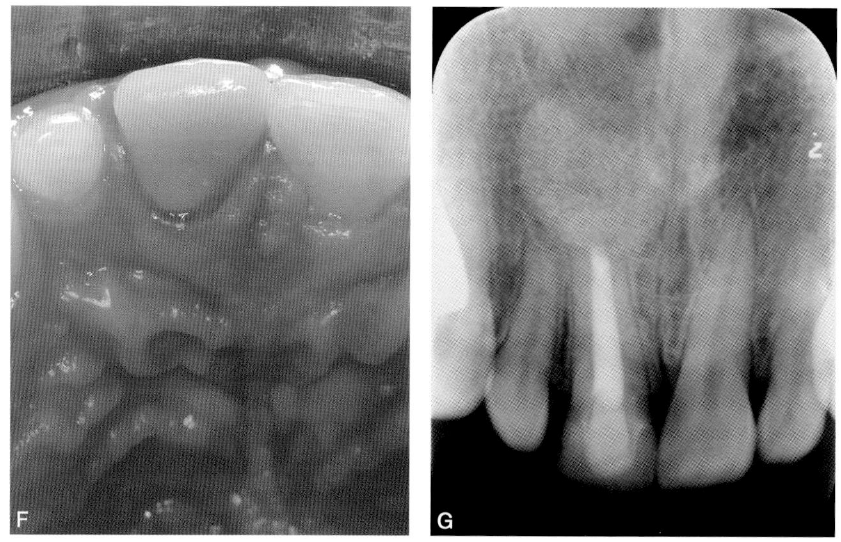

图 5-2-7 **右上颌中切牙根尖周大范围病损行显微根尖外科手术和 GTR，完全愈合**

A. 术前根尖片，示右上颌中切牙根尖周大范围透射影 B. 术后根尖片 C. 术后 4 个月随访根尖片 D. 术后 37 个月随访口内像唇侧面观 E. 咬合面观 F. 腭侧面观，示牙龈和牙槽黏膜正常 G. 根尖片，示根尖周完全愈合

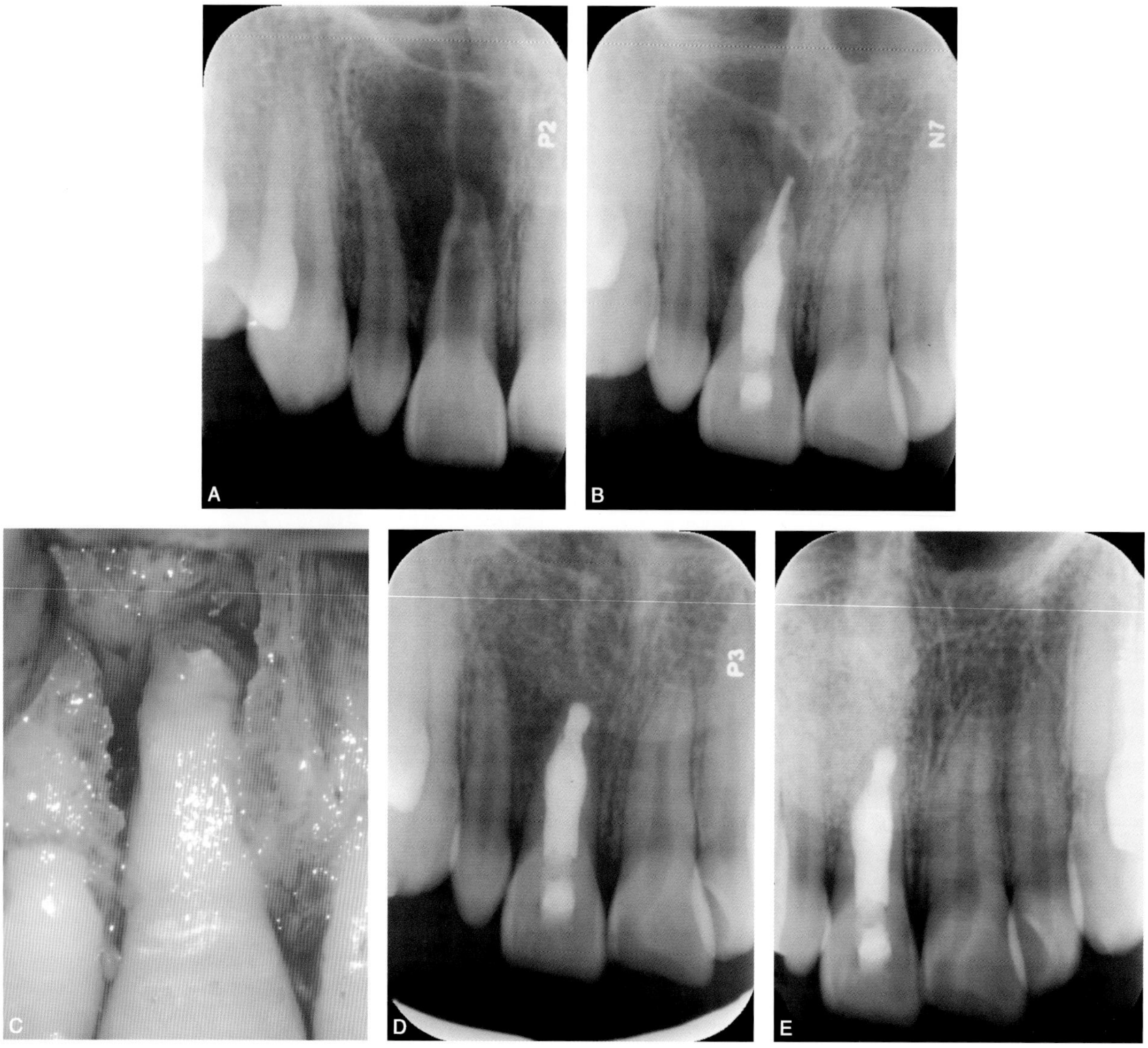

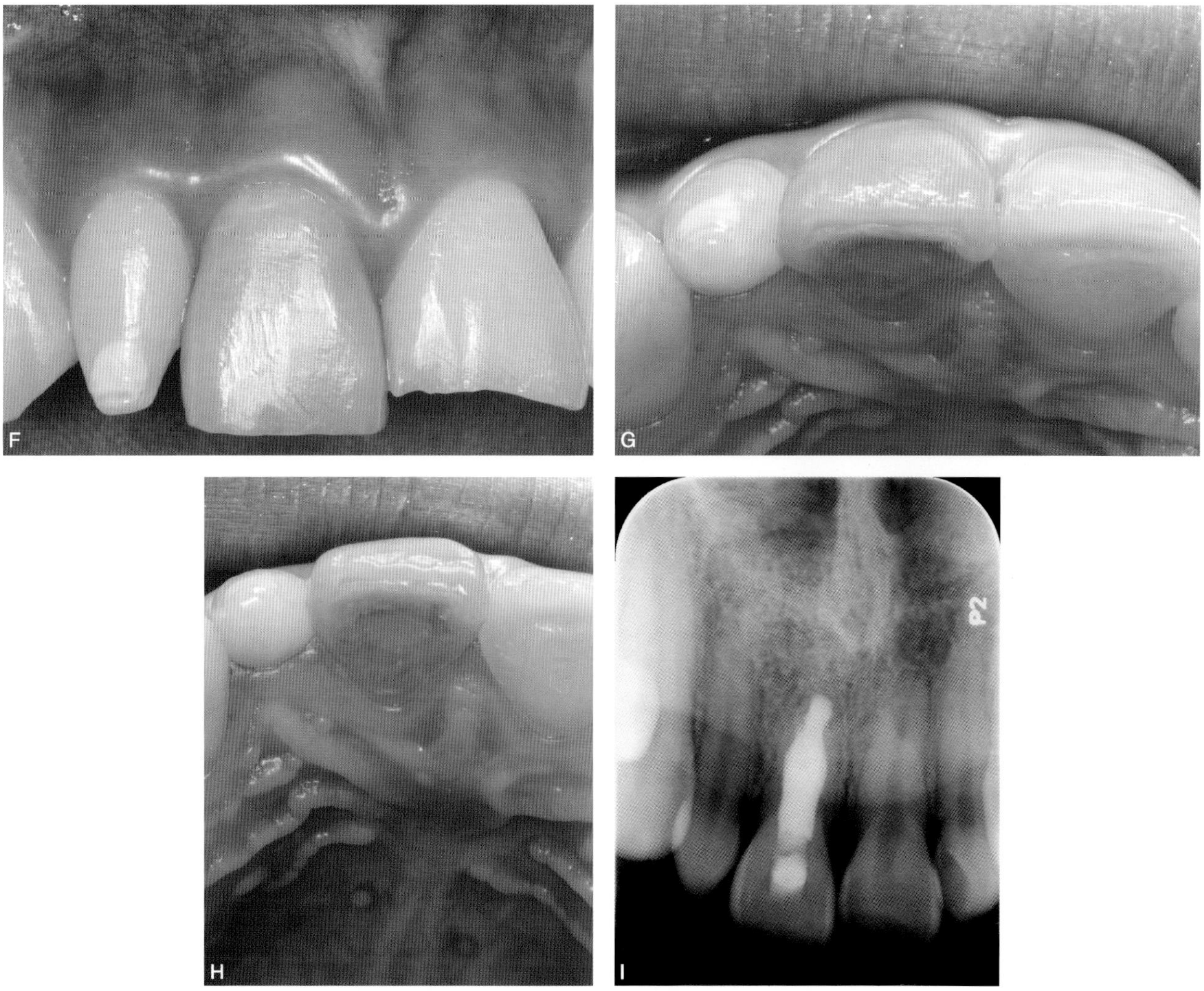

图 5-2-8　**右上颌中切牙根尖周大范围病损行显微根尖外科手术和 GTR，完全愈合**

A. 术前根尖片，示右上颌中切牙根尖周大范围透射影　B. 根管治疗术后根尖片　C. 根尖周刮治后，示唇侧骨板缺损、根尖周大范围病损　D. 术后根尖片　E. 术后 7 个月随访根尖片　F. 术后 35 个月随访口内像唇侧面观　G. 咬合面观　H. 腭侧面观，示牙龈和牙槽黏膜正常　I. 根尖片，示根尖周完全愈合

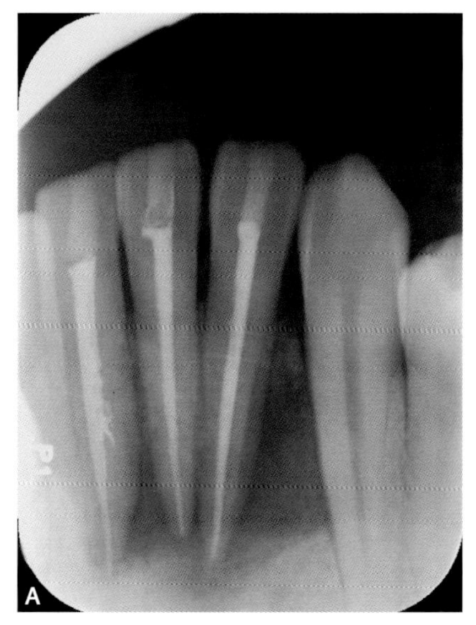

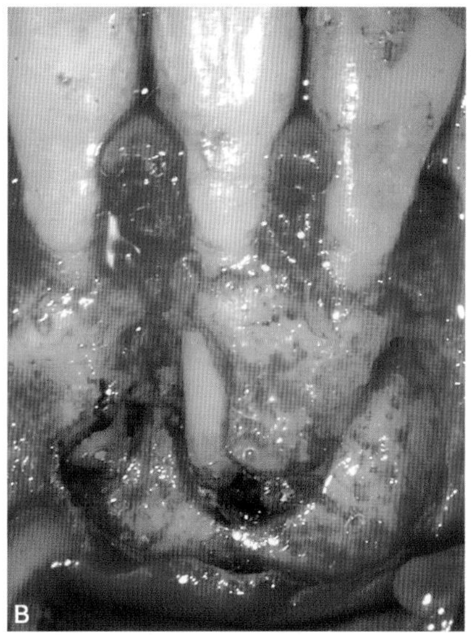

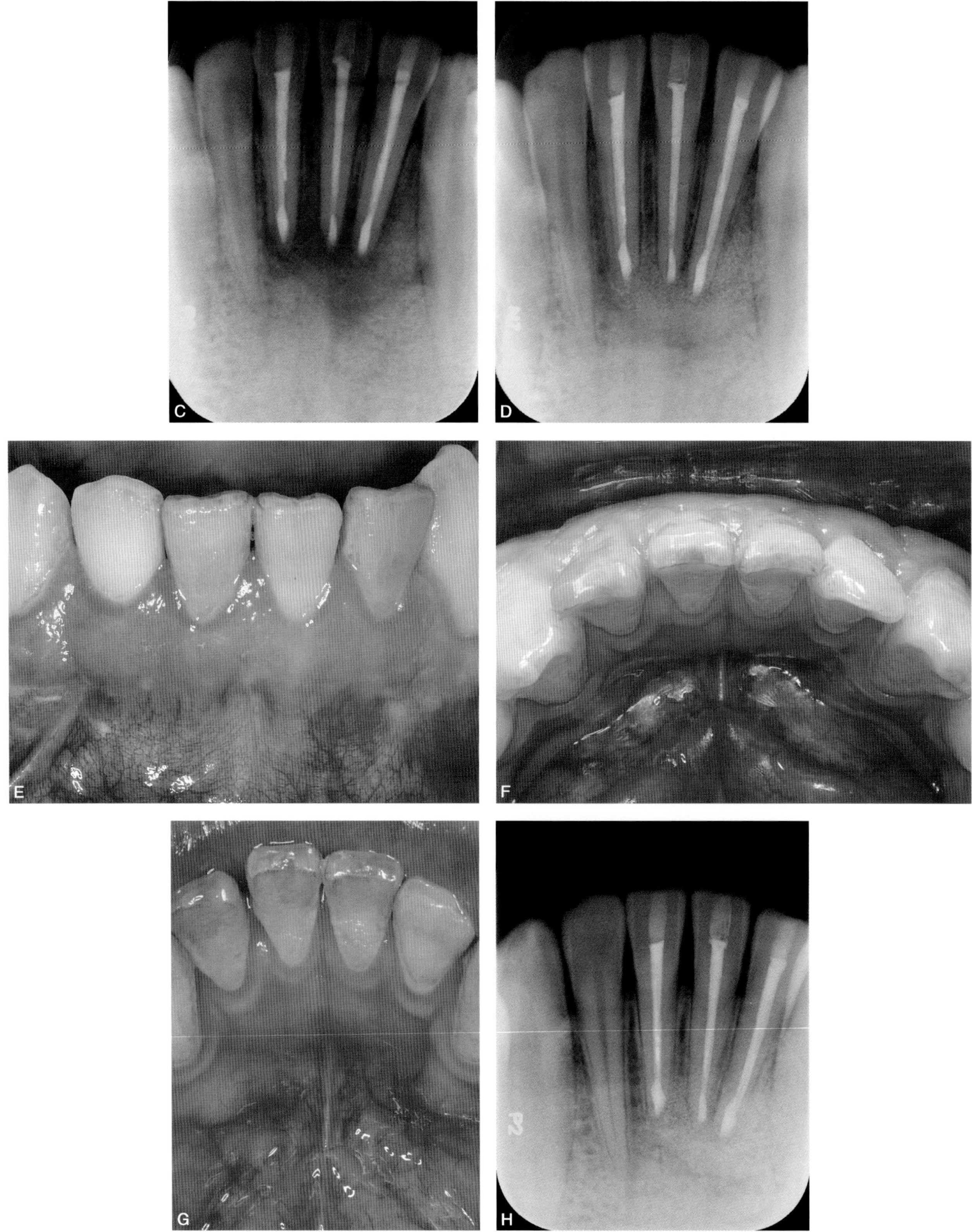

图 5-2-9 **下颌前牙根尖周大范围病损行显微根尖外科手术和 GTR，完全愈合**

A. 术前根尖片，示下颌前牙根尖周大范围透射影 B. 左下颌中切牙、侧切牙和右下颌中切牙根尖切除后，示根尖周大范围骨质缺损 C. 术后根尖片 D. 术后 5 个月随访根尖片，示根尖周愈合中 E. 术后 37 个月随访口内像唇侧面观 F. 咬合面观 G. 舌侧面观，示牙龈和牙槽黏膜正常 H. 根尖片，示根尖周完全愈合

三、合并牙周病

合并有严重牙周病的患牙，Kim 病例分类为第五或第六类，显微根管外科手术成功率显著降低（图 5-2-10）。因此，对于此类患牙，特别是窄而深的骨下袋，采用 GTR 可以获得良好临床疗效（图 5-2-11）。

1. 无 GTR

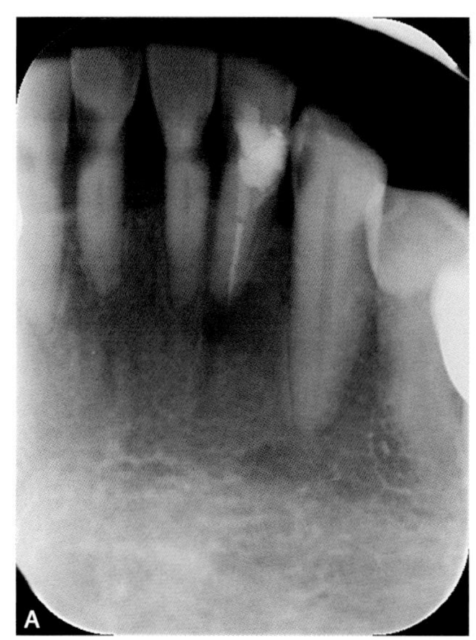
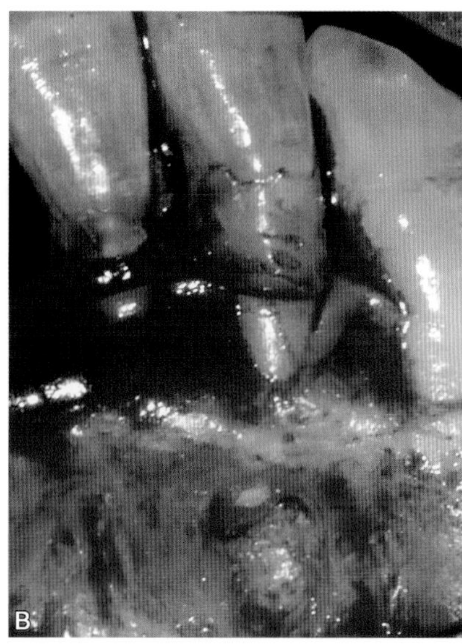
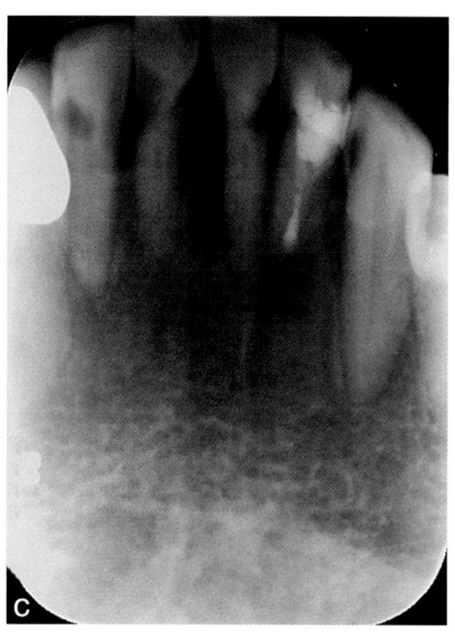

图 5-2-10 左下颌侧切牙合并牙周炎行显微根尖外科手术，无 GTR

A. 术前根尖片，示左下颌侧切牙合并牙周炎，牙槽骨水平吸收至根中段 B. 根管逆行预备和充填 C. 术后根尖片

2. 有 GTR

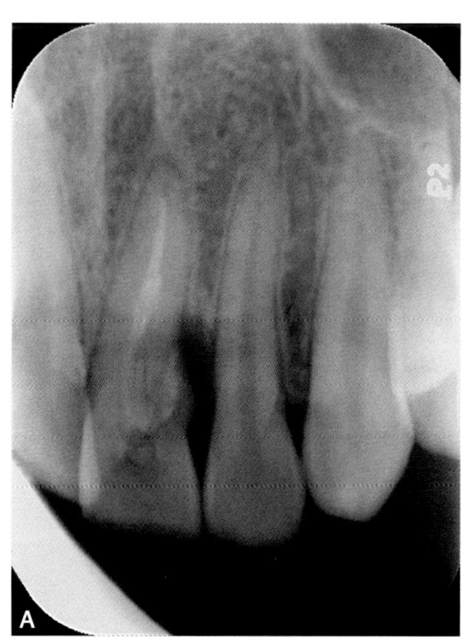
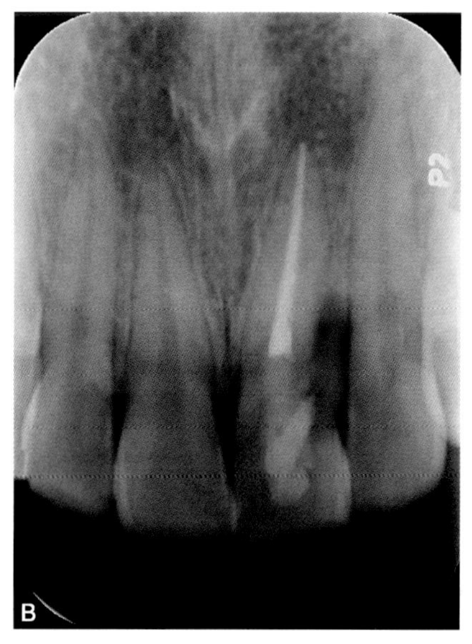

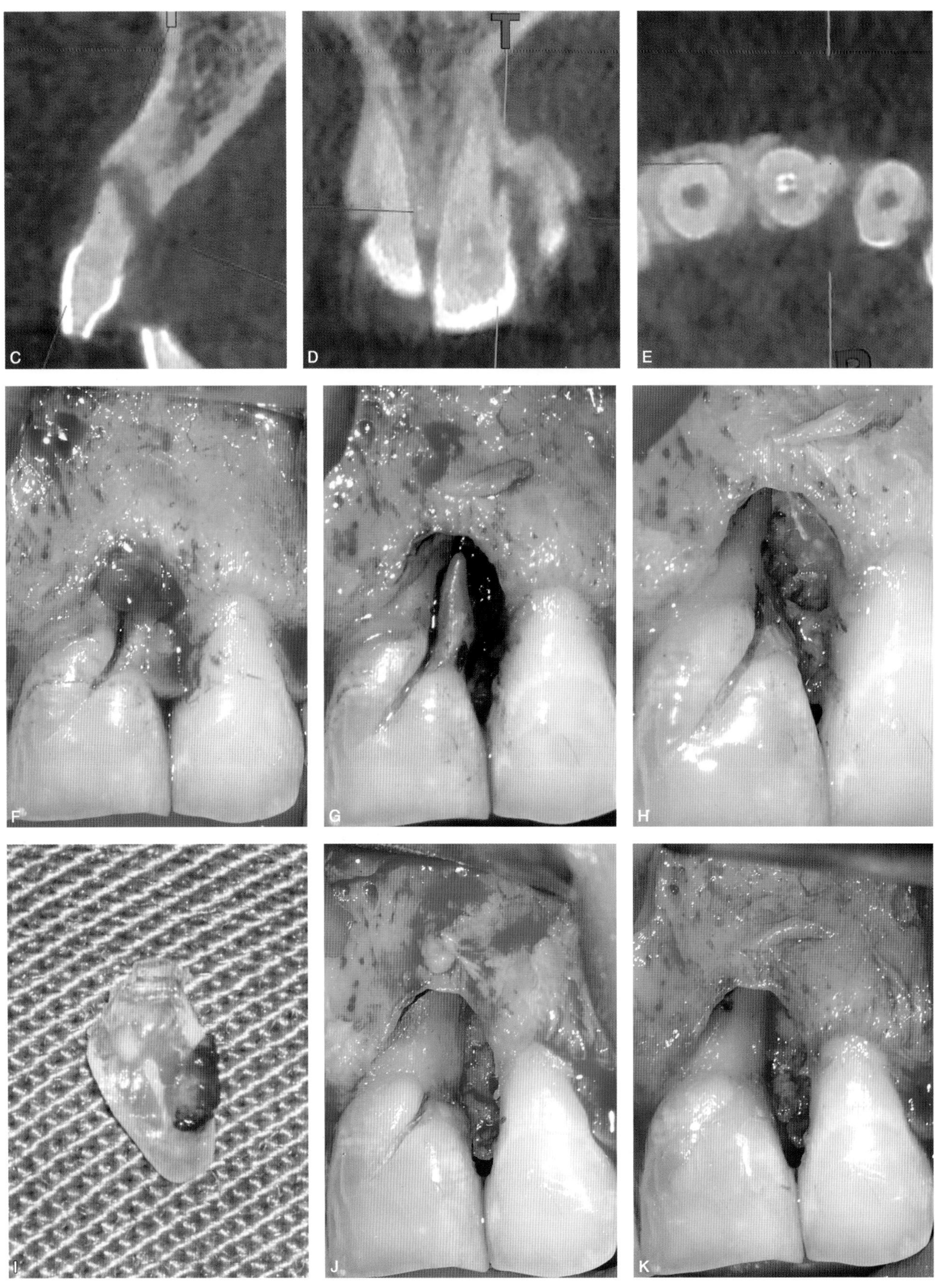

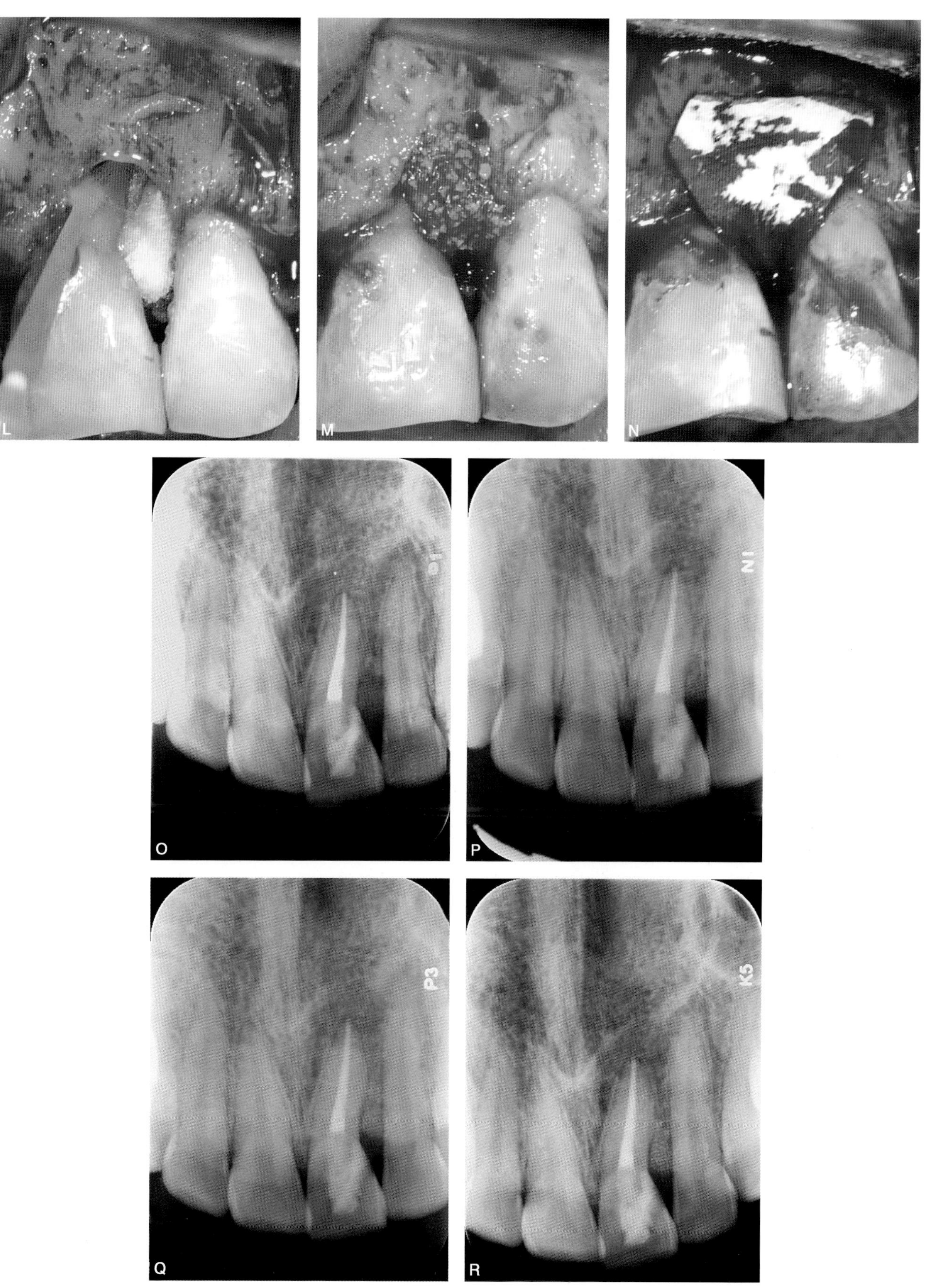

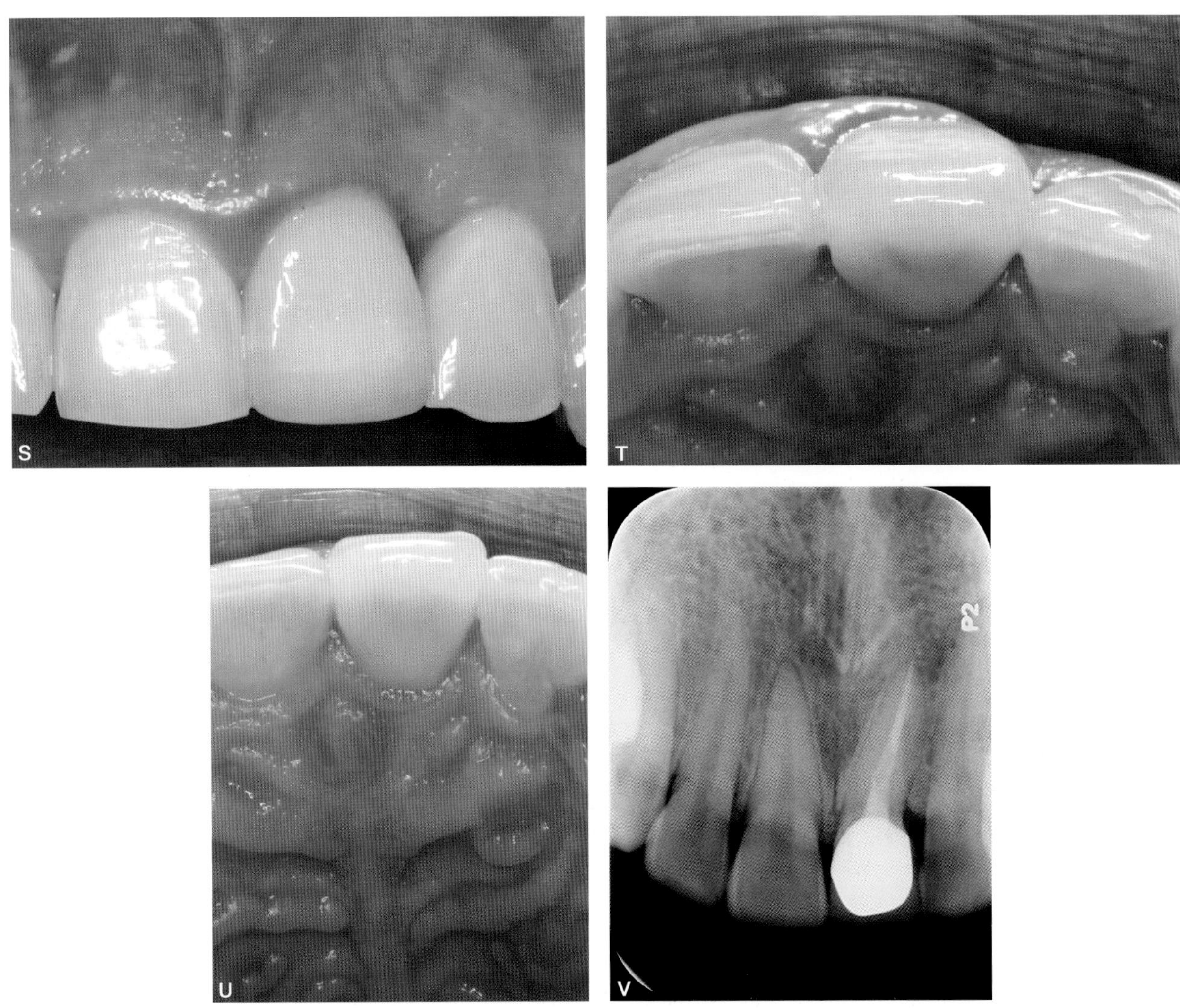

图 5-2-11 **左上颌中切牙合并牙周炎行显微根尖外科手术和 GTR，完全愈合**

A. 术前根尖片，示左上颌中切牙额外牙根，其根周透射影 B. 根管再治疗后根尖片 C. CBCT 矢状位 D. CBCT 冠状位 E. CBCT 水平位，示远中额外牙根，根周牙槽骨破坏 F. 切开翻瓣牵拉 G. 染色，见额外牙根和颊侧根面沟 H. 切除额外牙根 I. 额外牙根 J、K. 探查 L. 预备根面沟，流动树脂 F00 充填 M. 根面处理 N. 缺损区放置 Bio-Oss 和自体骨混合物 O. 可吸收屏障膜覆盖颊腭侧以及牙槽嵴顶植骨区 P. 术后 1 个月随访根尖片 Q. 术后 3 个月随访根尖片 R. 术后 11 个月随访根尖片，示远中牙槽嵴高度基本正常 S. 术后 26 个月随访口内像唇侧面观 T. 咬合面观 U. 腭侧面观，示牙龈乳头充盈邻间隙，无黑三角形成，美学效果良好 V. 根尖片，示根尖周和根周正常

四、唇颊侧骨板缺损

唇颊侧骨板缺损（骨开裂）的患牙，Kim 病例分类为第六类，显微根管外科手术预后差（图 5-2-12）。若联合应用 GTR，可能会取得良好疗效（图 2-1-7，图 5-2-8，图 5-2-13，图 5-2-14）。

1. 无 GTR

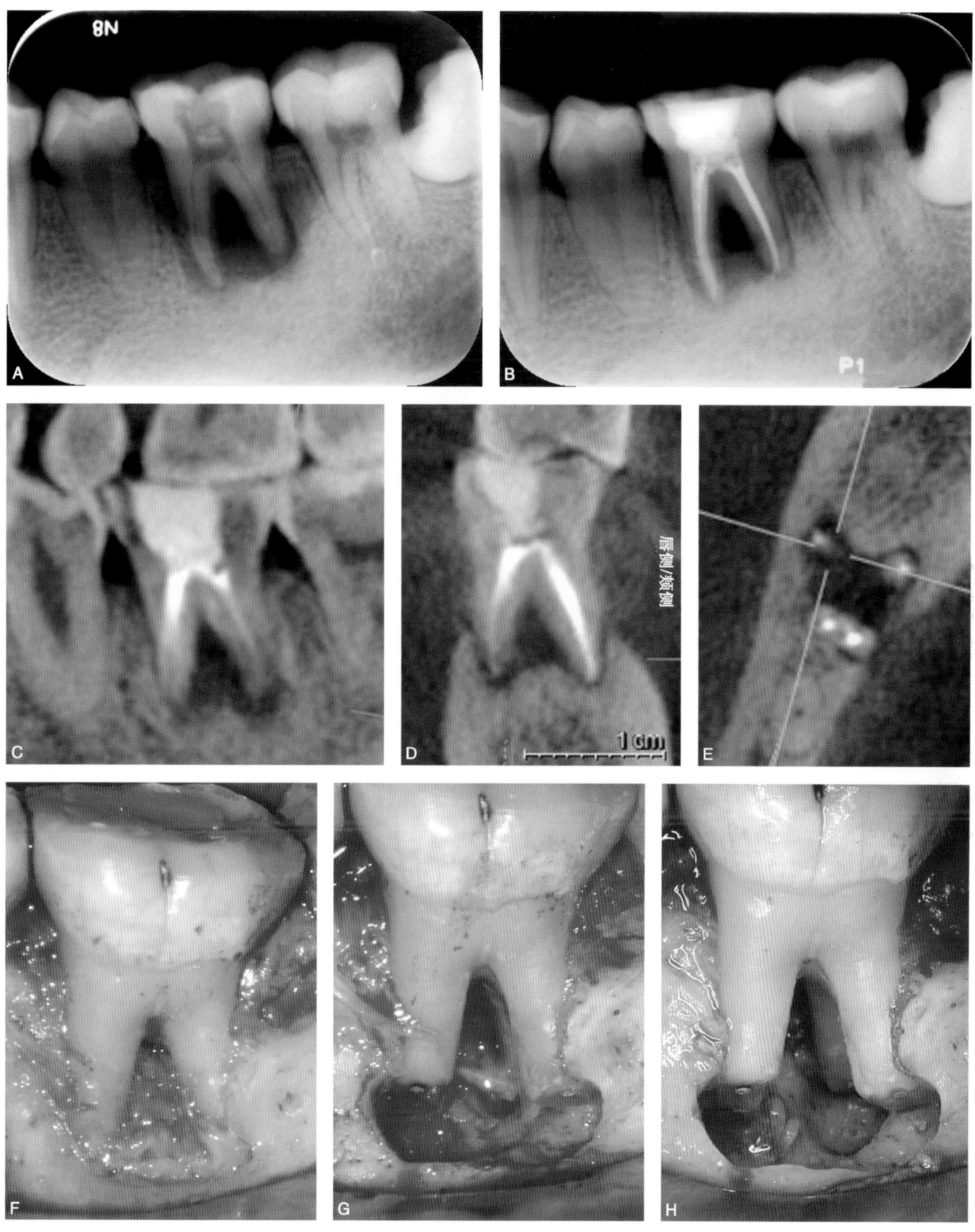

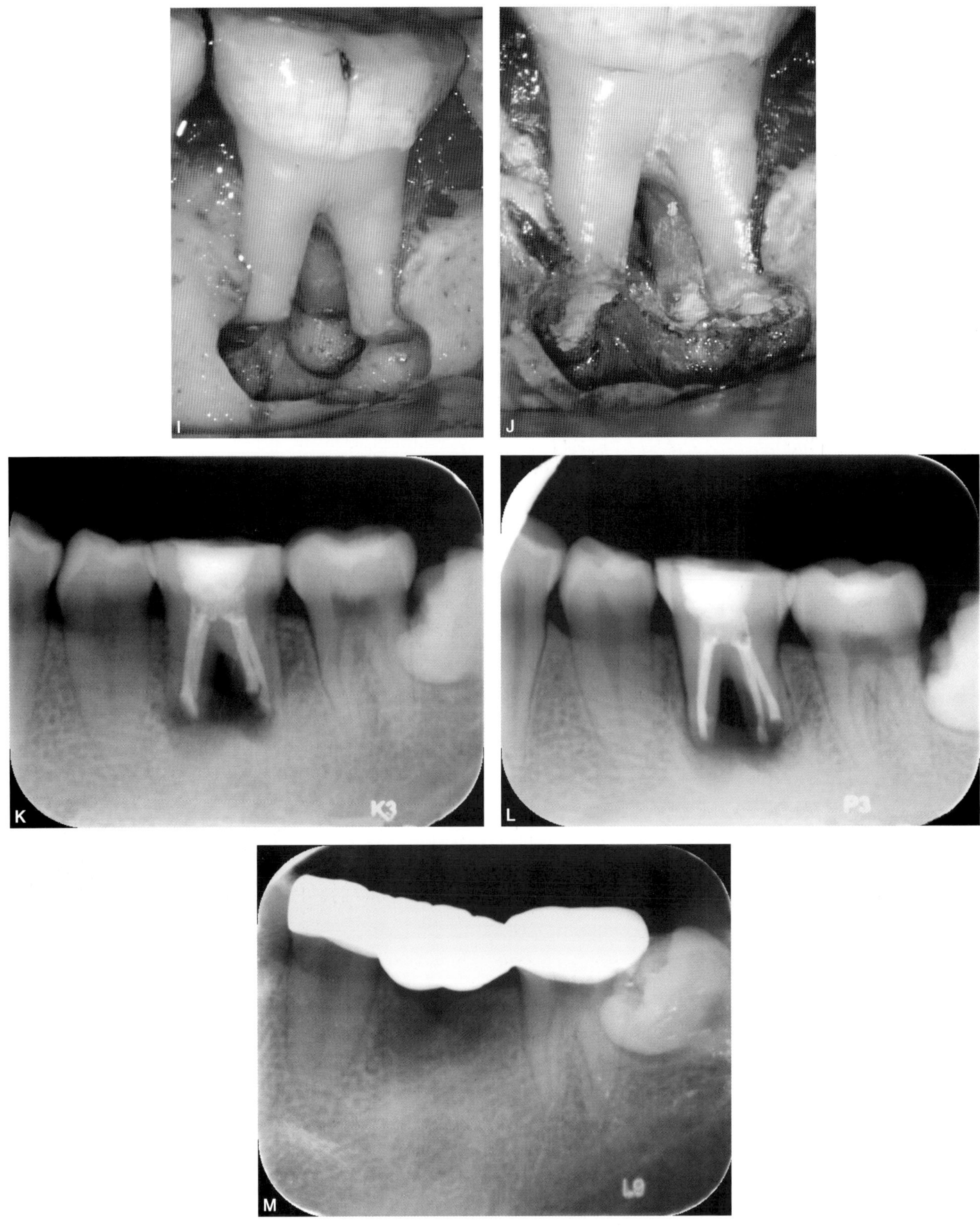

图 5-2-12 **左下颌第一磨牙牙根暴露、根分叉病变行显微根尖外科手术无 GTR，失败拔除**

A. 术前根尖片，示根尖周和根分叉区透射影 B. 根管治疗后根尖片 C. CBCT 矢状位 D. CBCT 冠状位 E. CBCT 水平位，示独立远舌根和Ⅱ度根分叉病变 F. 切开翻瓣牵拉 G. 近中根和远颊根根尖切除 H. 暴露远舌根根尖 I. 远舌根根尖切除 J. 根管逆行预备和充填 K. 术后根尖片 L. 偏角投照根尖片 M. 术后 31 个月随访根尖片，左下颌第一磨牙已拔除，固定桥修复

2. 有 GTR

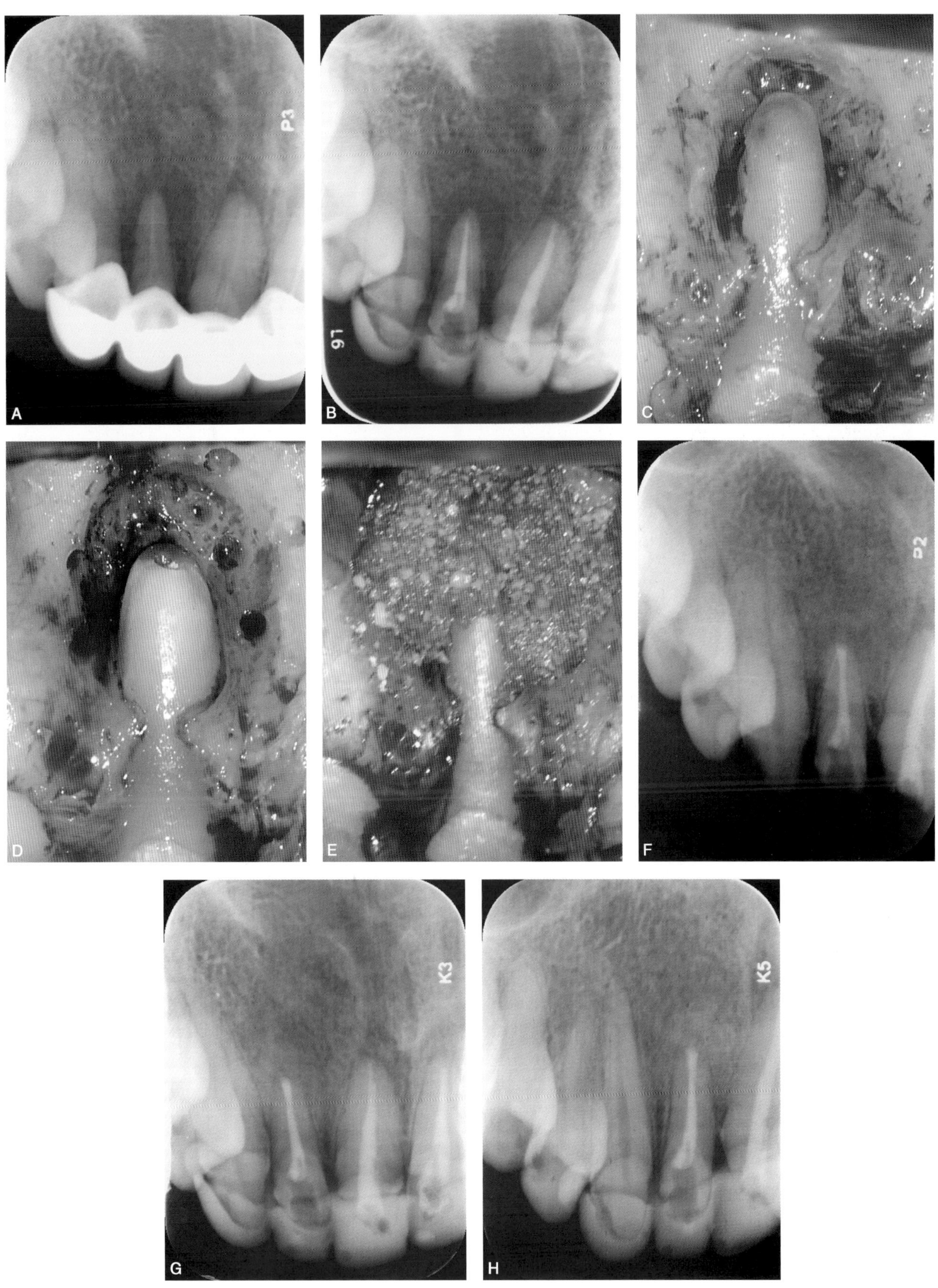

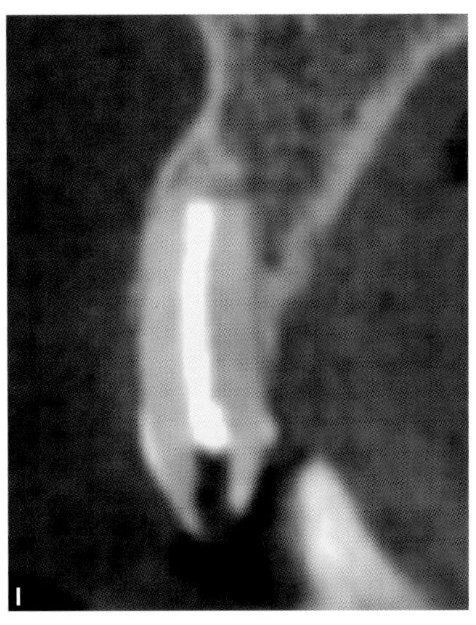

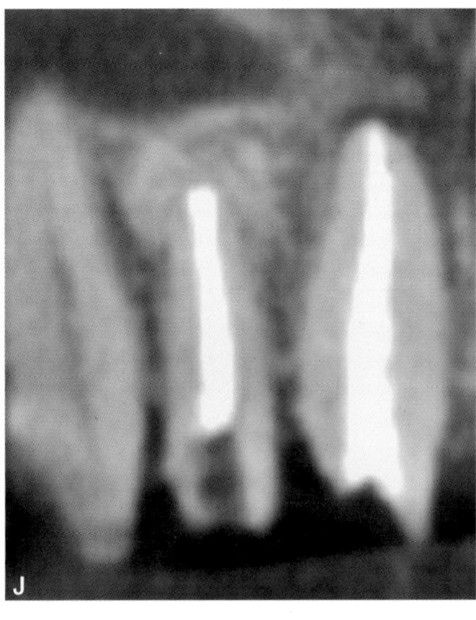

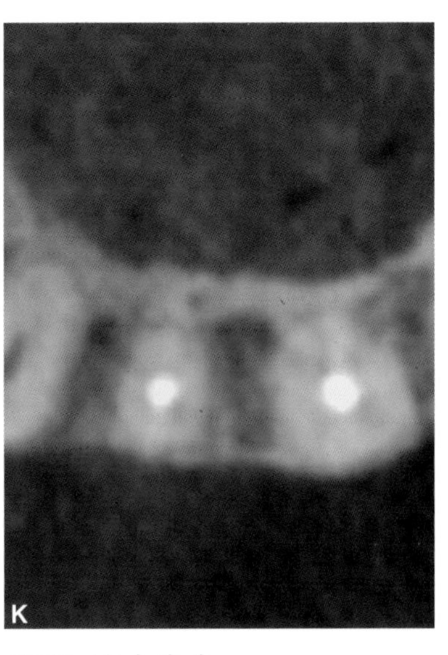

图 5-2-13 **右上颌侧切牙牙根暴露行显微根尖外科手术和 GTR，完全愈合**

A. 术前根尖片，示根尖周大范围透射影 B. 根管再治疗后根尖片 C. 切开翻瓣牵拉，见唇侧骨板缺损，牙根暴露 D. 根尖切除 E. 采用 Bio-Oss 和自体骨混合物以及可吸收屏障膜行 GTR F. 术后根尖片 G. 术后 3 个月随访根尖片 H. 偏角投照根尖片，示根尖周愈合中 I. 术后 18 个月随访 CBCT 矢状位，示唇侧骨板再生至根中段 J. CBCT 冠状位 K. CBCT 水平位，示根尖周完全愈合

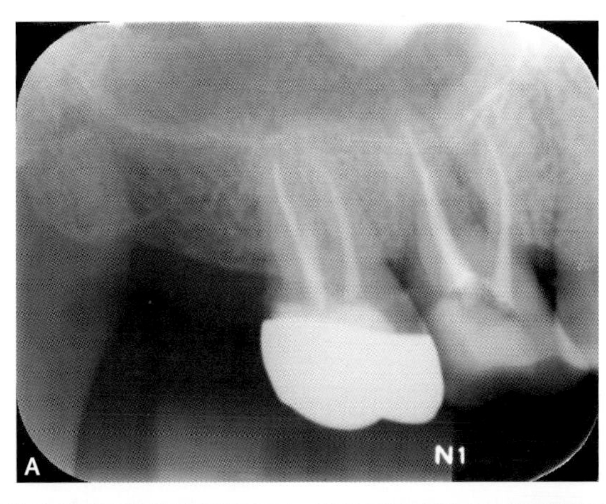

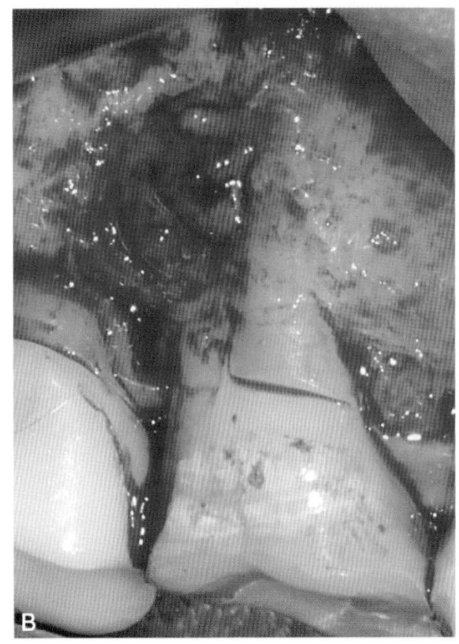

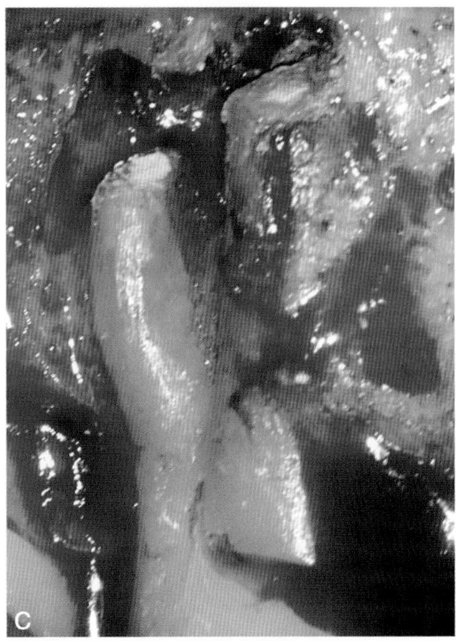

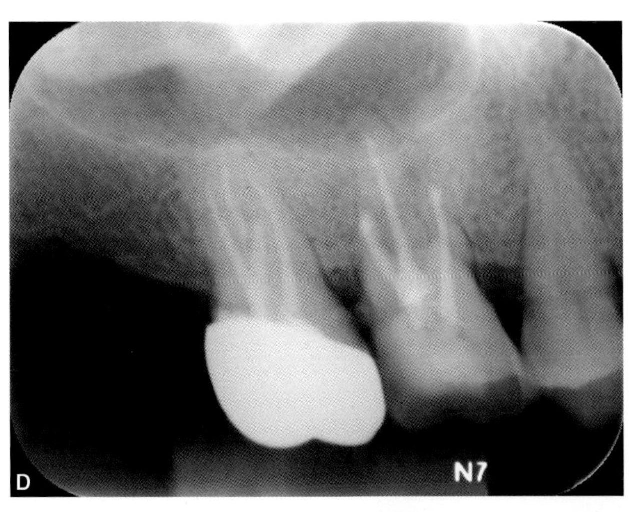

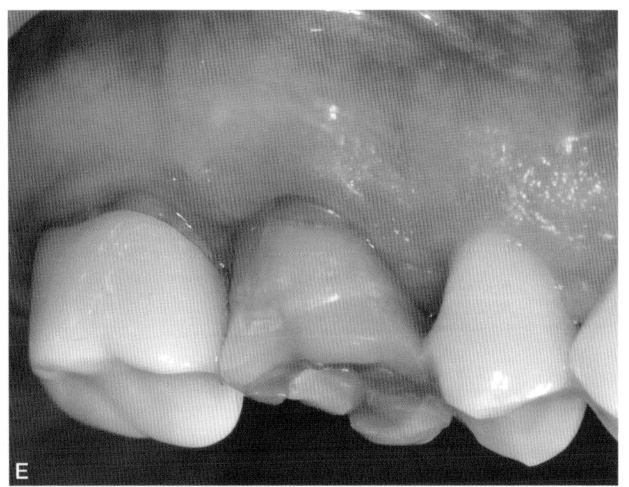

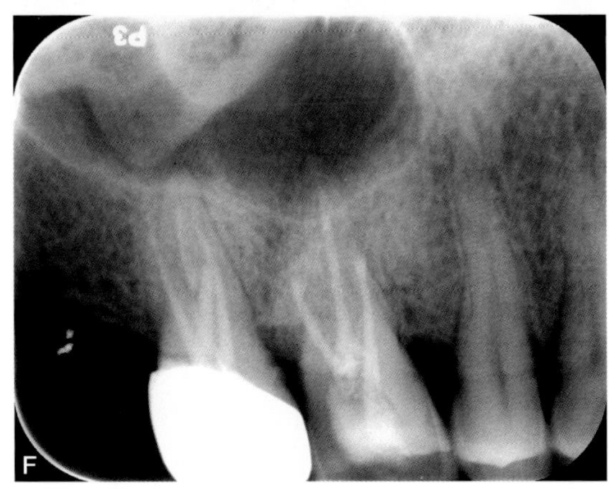

图 5-2-14 **右上颌第一磨牙牙根暴露、根分叉病变行显微根尖外科手术和 GTR，完全愈合**
A. 术前根尖片 B. 切开翻瓣牵拉，见唇侧骨板缺损，近远颊根以及颊侧根分叉暴露 C. 根管逆行预备和充填，采用 Bio-Oss 和自体骨混合物以及可吸收屏障膜行 GTR D. 术后根尖片 E. 术后 36 个月随访口内像颊侧面观，示颊侧牙龈和牙槽黏膜正常 F. 根尖片，示根尖周完全愈合

第三节 在自体牙移植术中的应用

自体牙移植术是将埋伏、阻生、错位、无功能的牙齿（供体牙）微创完整拔出后移植到同一个体的另一位置（受植区，通常需要手术制备匹配的牙槽窝），使其在新牙位上生长或生存，以修复牙列缺损的一种外科治疗方法。在自体牙移植术过程中，若供体牙根尖意外折断，需要被动联合应用显微根尖外科手术，以利于后期根管治疗术的完成，形成良好根尖封闭（图 5-3-1）；若供体牙存在牙根重度弯曲、过长、过度外展等不能在受植区良好就位时，需要主动联合应用显微根尖外科手术，以利于供体牙就位（图 5-3-2）；供体牙为多根牙时，可能会同时出现主动和被动联合应用显微根尖外科手术的情况（图 5-3-3）。

自体牙移植术中联合应用显微根尖外科手术的步骤和要点基本同显微意向再植术，简述如下。

1. 根尖切除长度 若为被动手术，先将根折断端修整平滑，根尖切除长度 2～3mm 即可（无感染，可顺利完成后续根管逆行预备和充填）；若为主动手术，需要根尖切除合适长度和角度以使供体牙良好就位。

2. 根管逆行预备前先修整好牙槽窝，最好术前根据 CBCT 资料制备供体牙 3D 打印模型，术中先以模型牙进行牙槽窝匹配，避免供体牙在就位过程中反复调整牙槽窝而导致逆行充填材料脱落。

3. 供体牙通常未行根管治疗术，根管逆行预备时无牙胶引导，需要注意预备方向，推荐使用仰角手机和 700# 裂钻，显微镜下直视进行根管逆行预备。

4. 根管逆行充填宜使用预混型膏体生物陶瓷材料 iRoot BP，无须现场调拌，方便快捷。

一、被动显微根尖外科手术

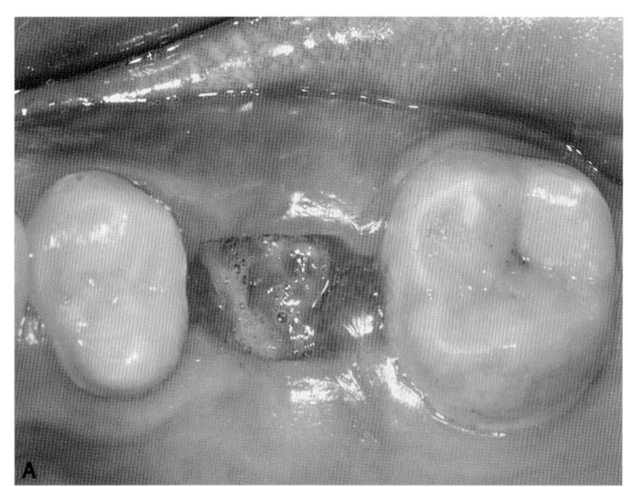

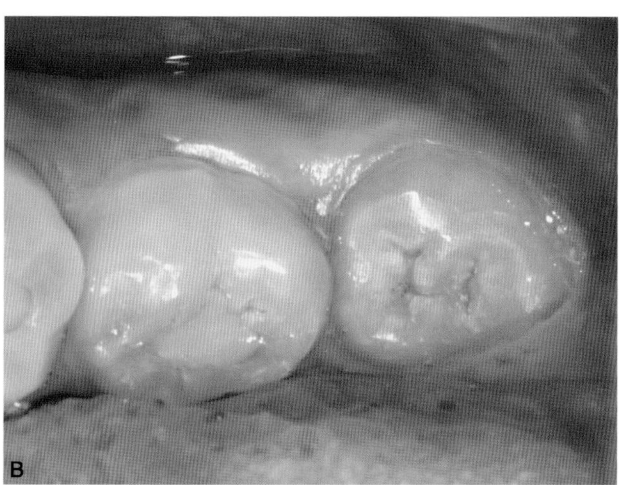

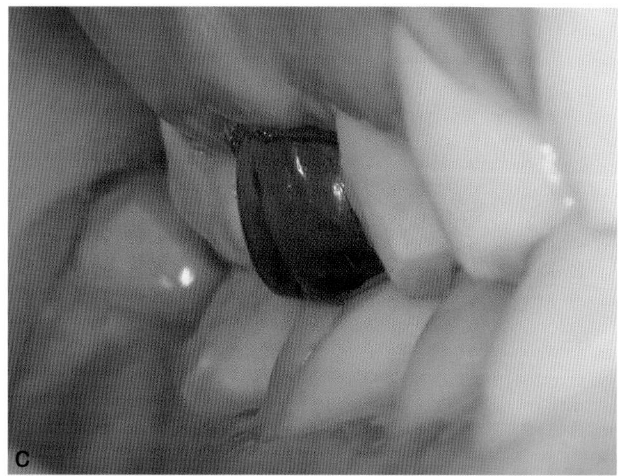

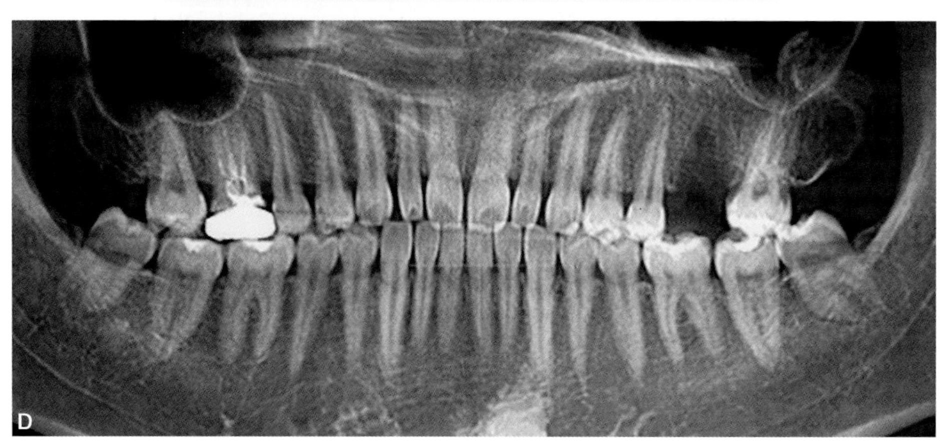

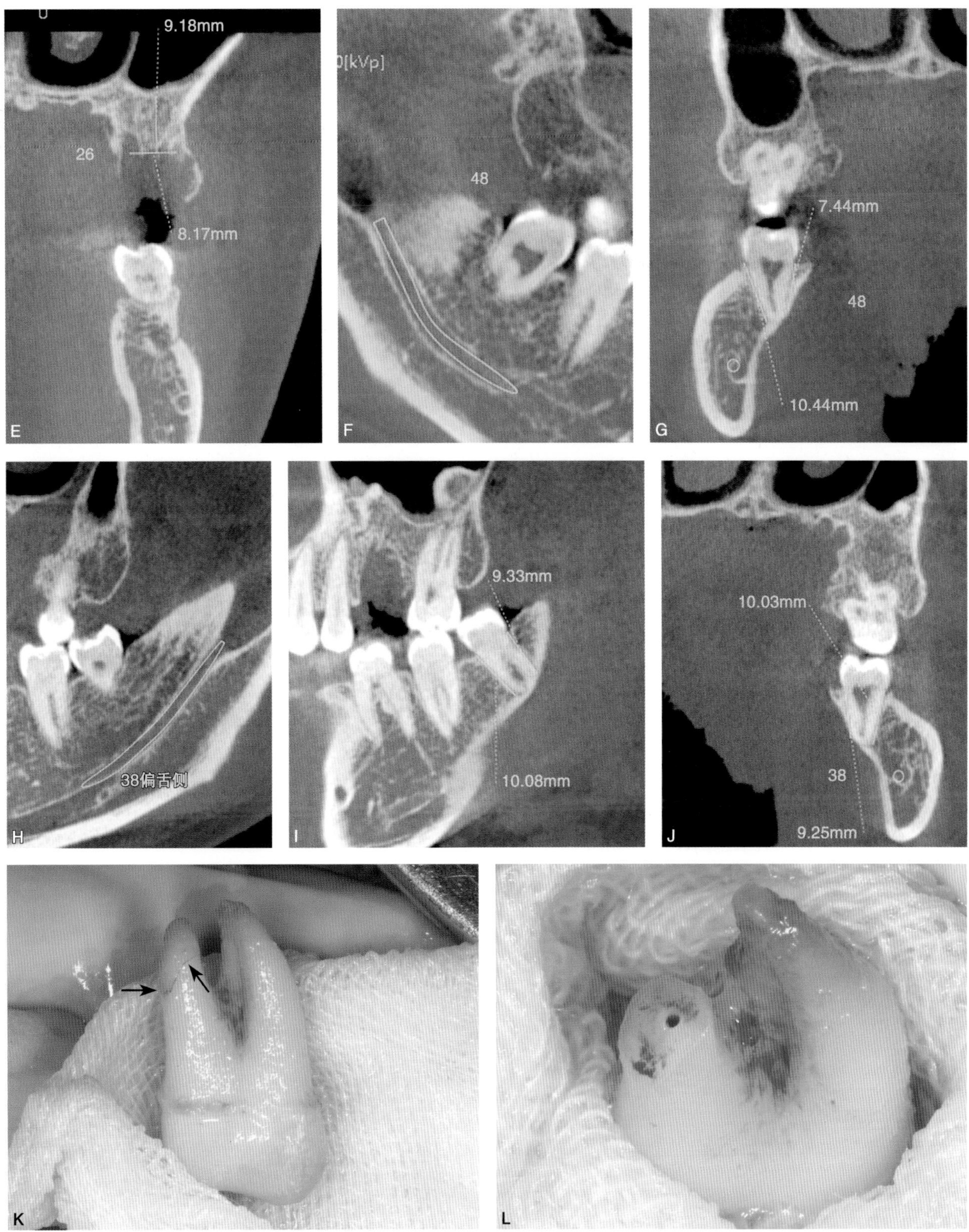
9.18mm
26
8.17mm
E
48
F
7.44mm
48
10.44mm
G
38偏舌侧
H
9.33mm
10.08mm
I
10.03mm
38
9.25mm
J
K
L

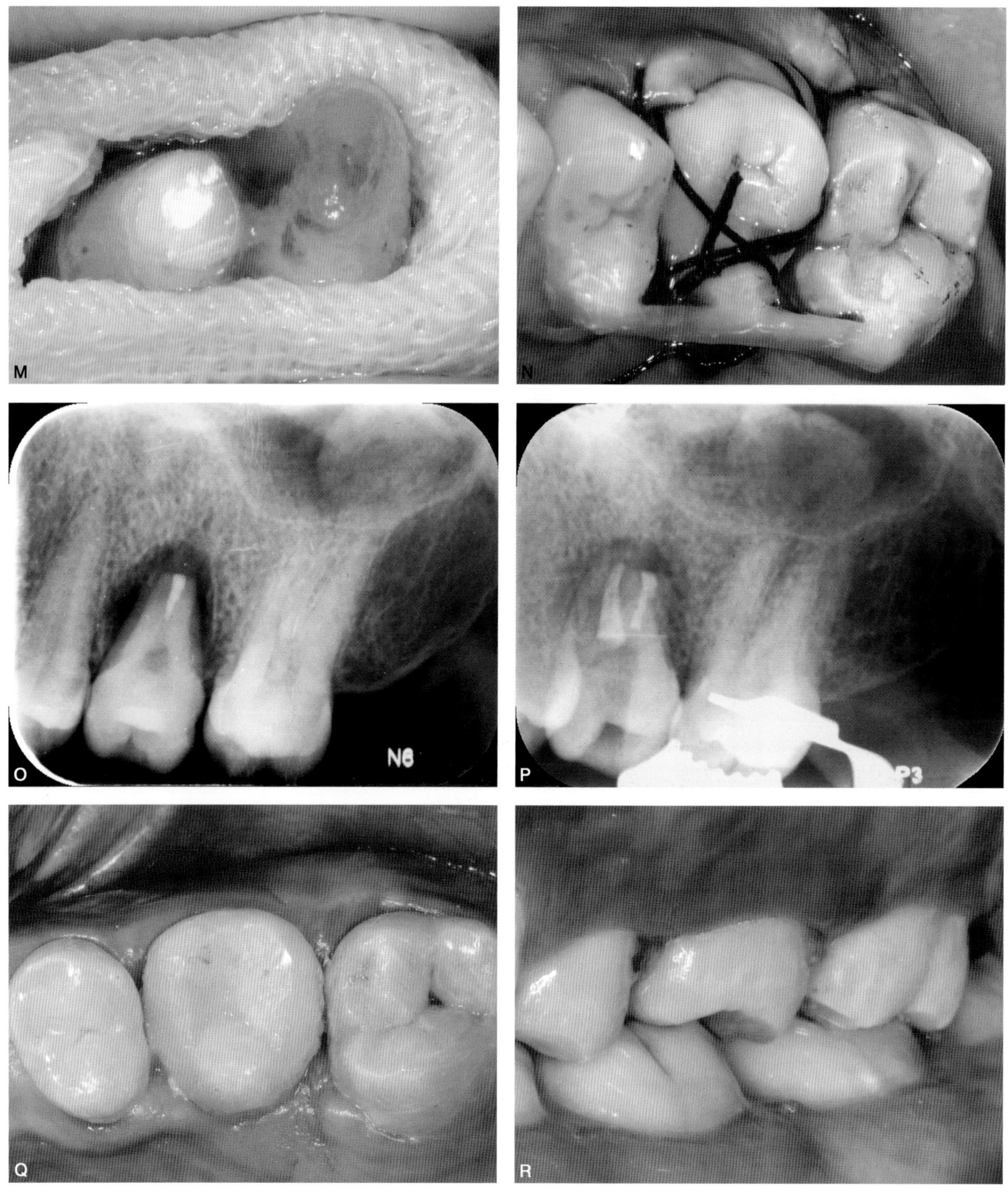
M
N
O
N6
P
P3
Q
R

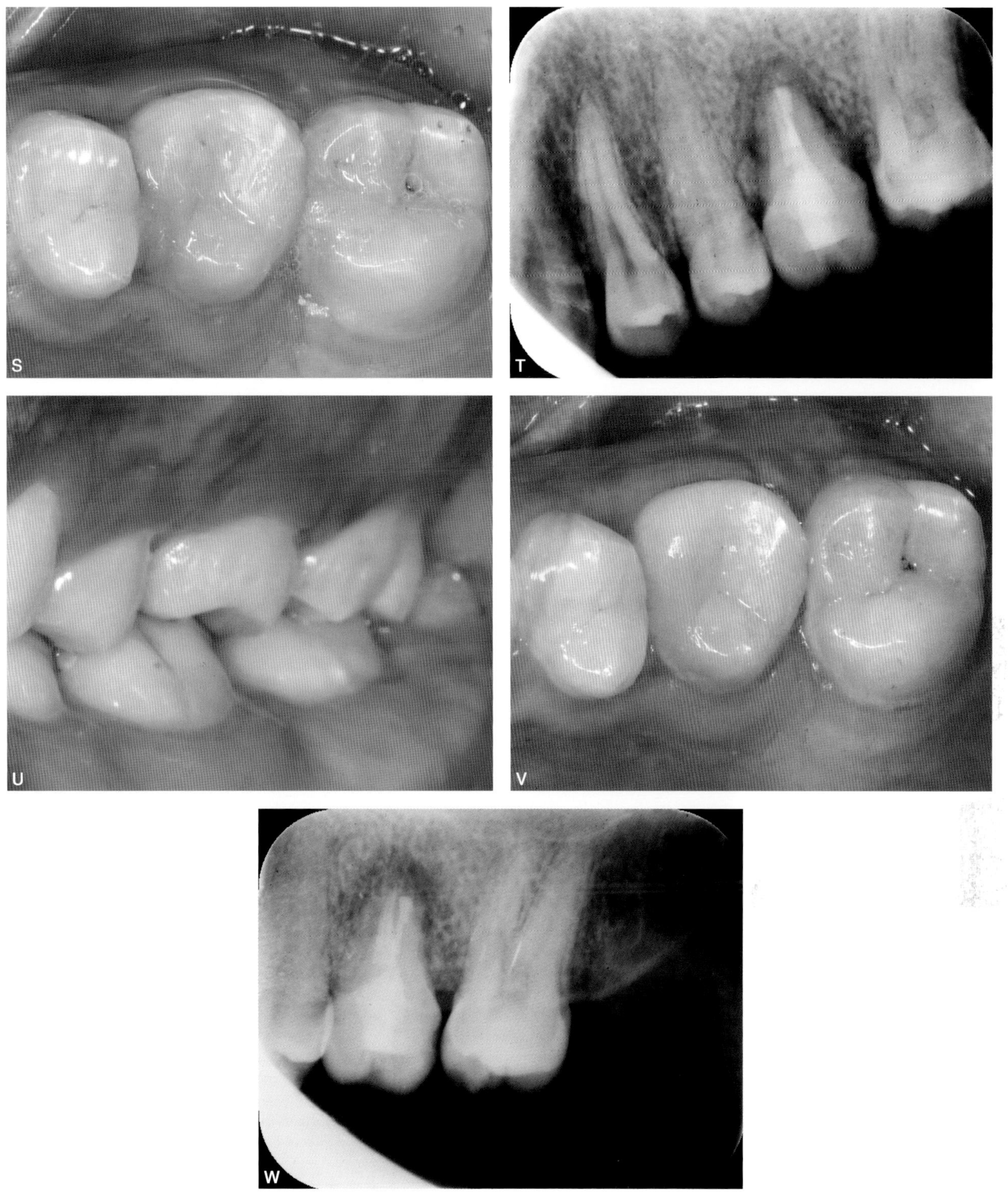

图 5-3-1　**右下颌第三磨牙移植至左上颌第一磨牙，因根尖折断被动行显微根尖外科手术**（侯锐、徐宁病例）
A. 左上颌第一磨牙牙槽窝口内像咬合面观　B. 右下颌第三磨牙口内像咬合面观　C. 颊侧面观　D. 曲面体层片　E. 左上颌第一磨牙 CBCT 冠状位，示牙槽窝颊腭径和深度　F. 右下颌第三磨牙 CBCT 矢状位　G. 冠状位，示牙冠颊舌径和牙根长度　H. 左下颌第三磨牙矢状位　I. 矢状位，示牙冠近远中径和牙根长度　J. CBCT 冠状位，示牙冠颊舌径和牙根长度，综合评估后确定右下颌第三磨牙为供体牙　K. 微创拔出右下颌第三磨牙，远中根根尖折断（箭头示）　L. 远中根根尖断端修整　M. 根管逆行预备和充填　N. 移植术后口内像咬合面观，示缝线和腭侧纤维带外固定　O. 术后根尖片　P. 术后 1 个月，根管充填后根尖片　Q. 髓室洞型树脂充填后口内像咬合面观　R. 术后 5 个月随访口内像颊侧面观　S. 咬合面观　T. 根尖片，示牙周和根尖周愈合中　U. 术后 13 个月随访口内像颊侧面观，示咬合关系良好　V. 咬合面观，示邻接良好　W. 根尖片，示牙周和根尖周近完全愈合

二、主动显微根尖外科手术

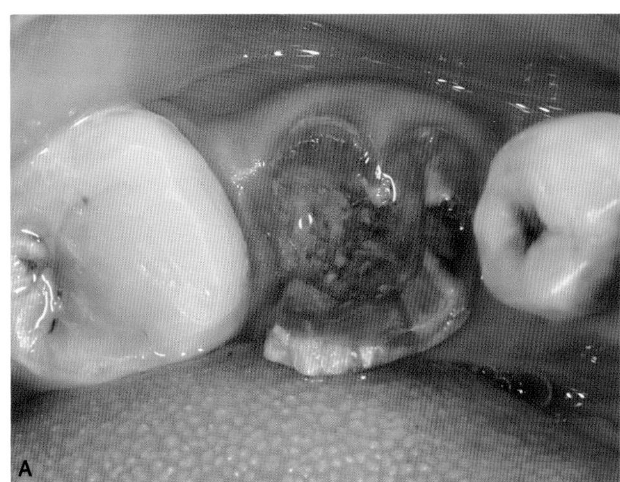

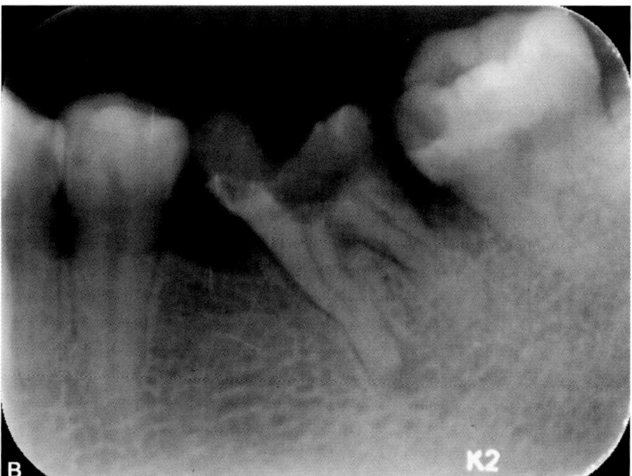

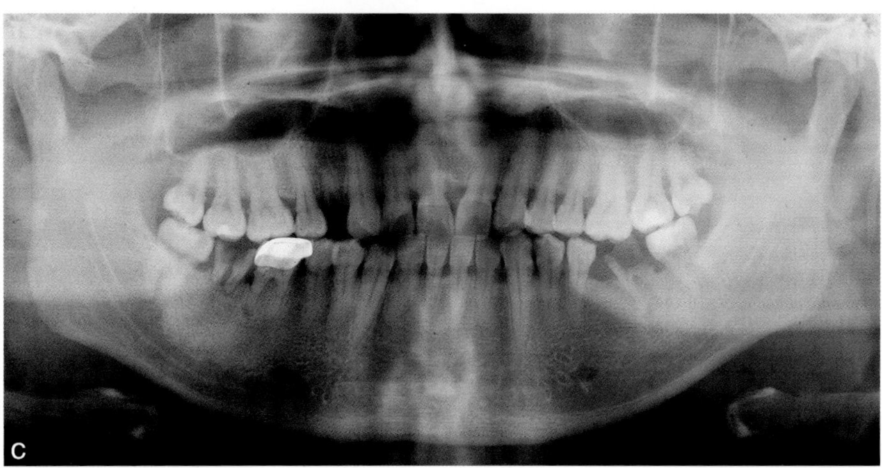

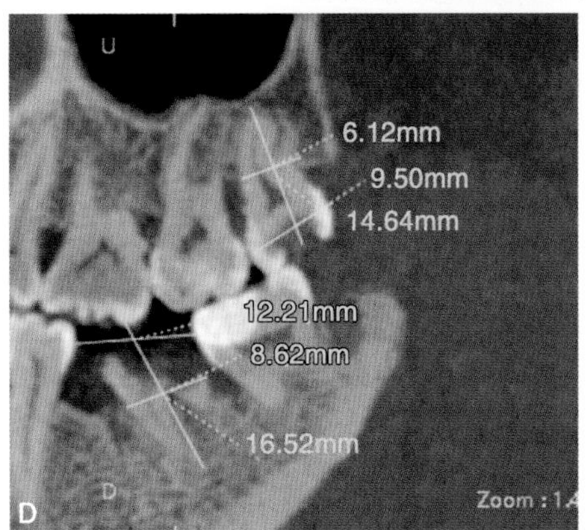

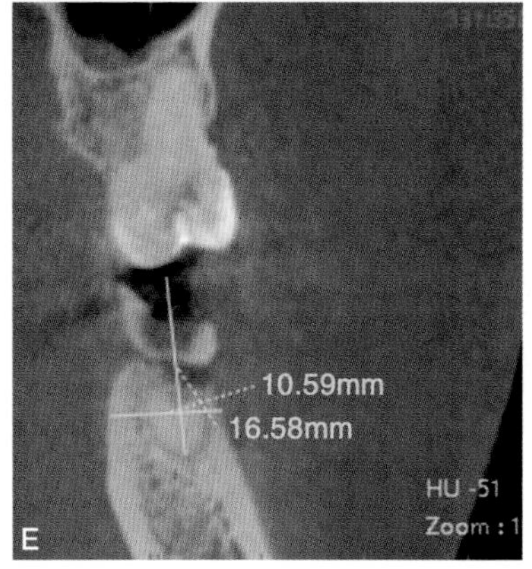

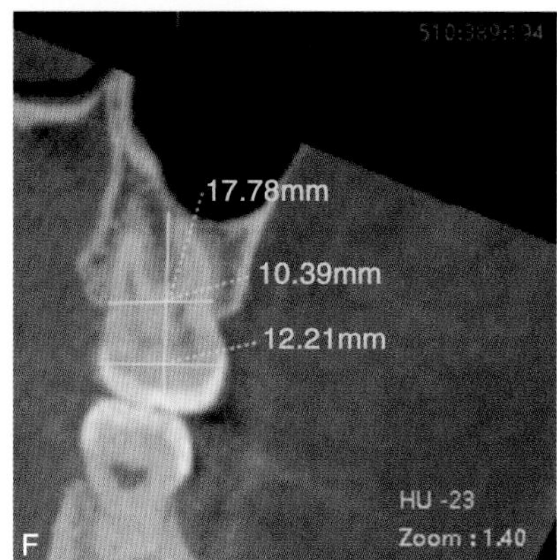

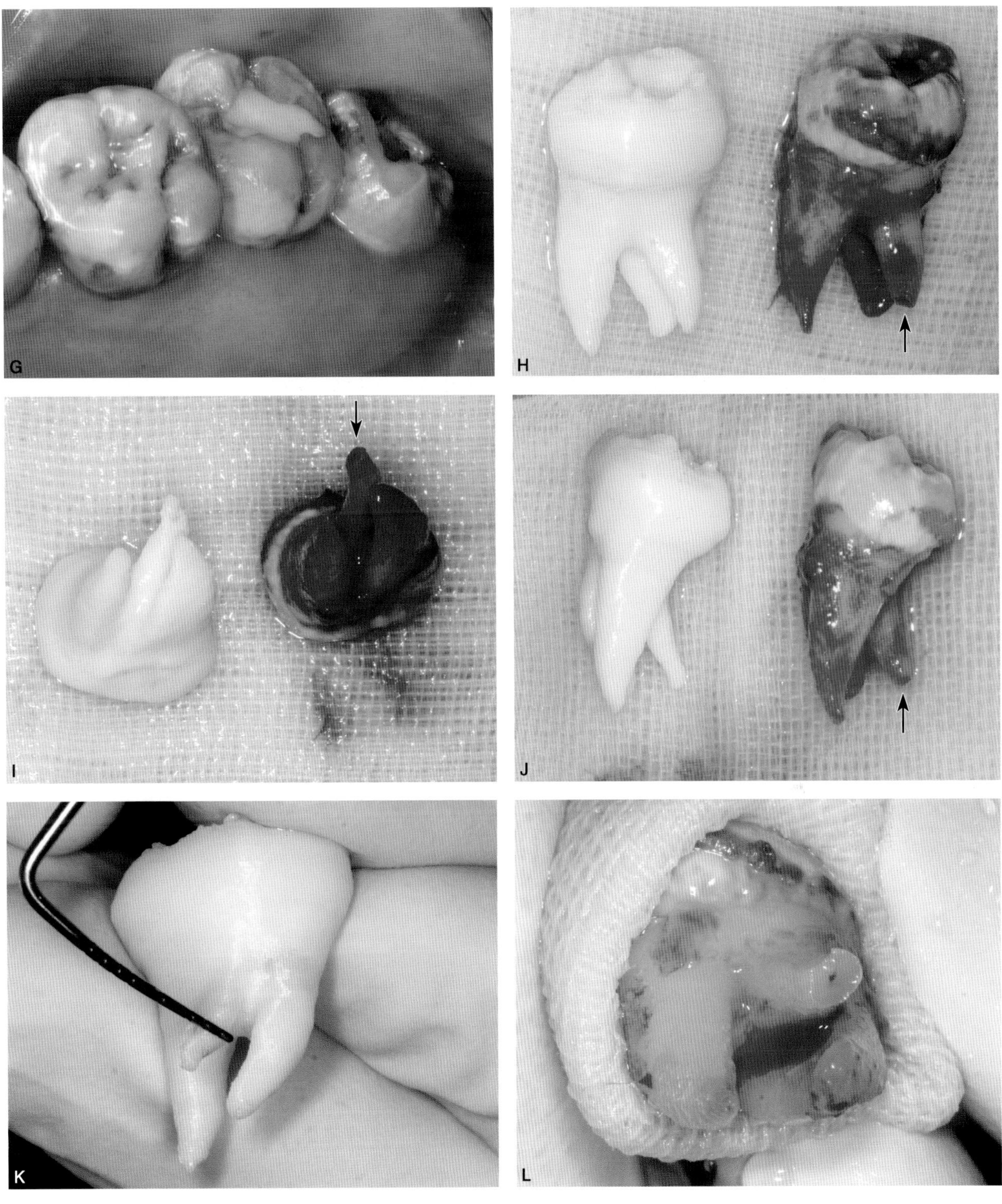
G
H
I
J
K
L

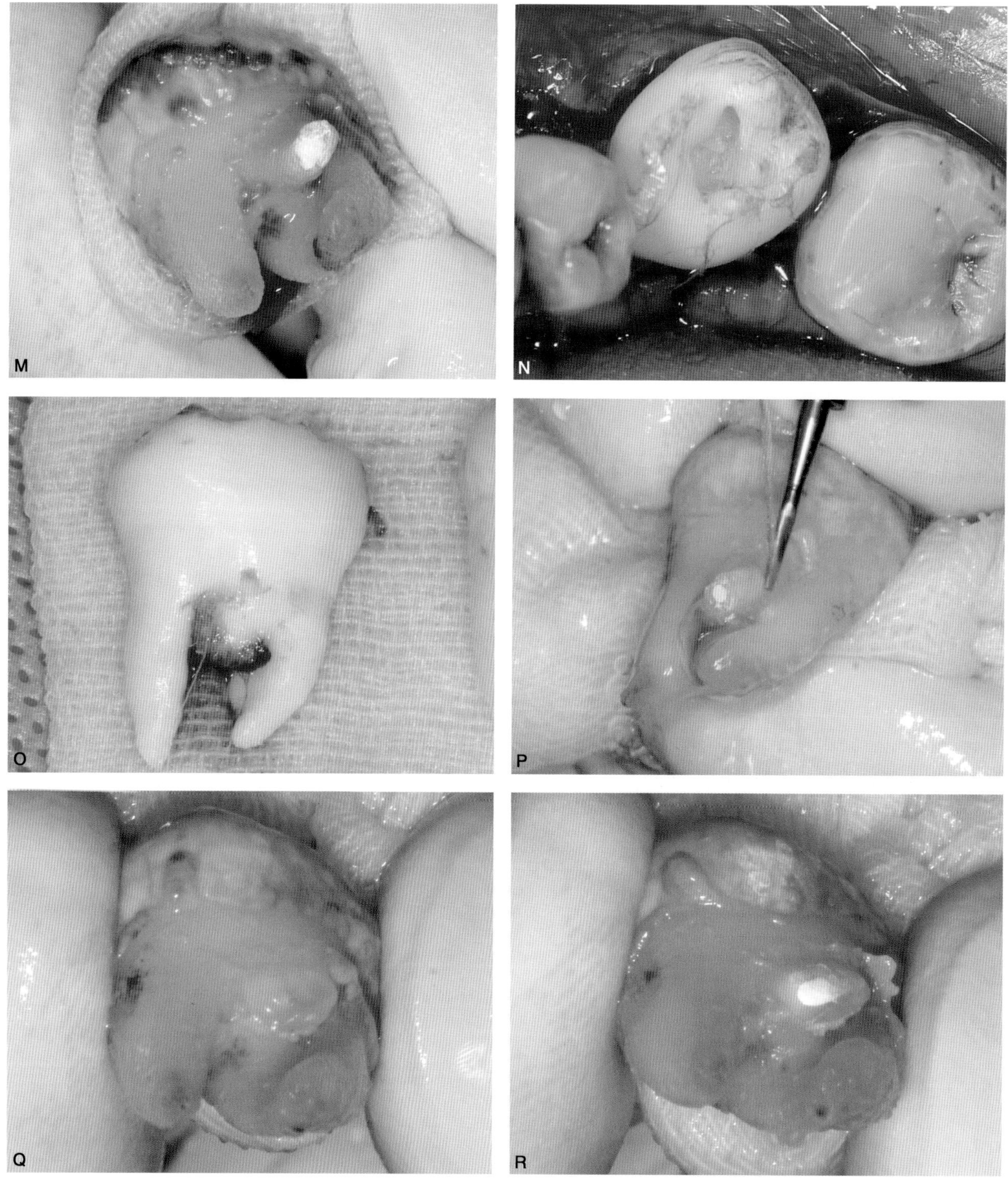
M
N
O
P
Q
R

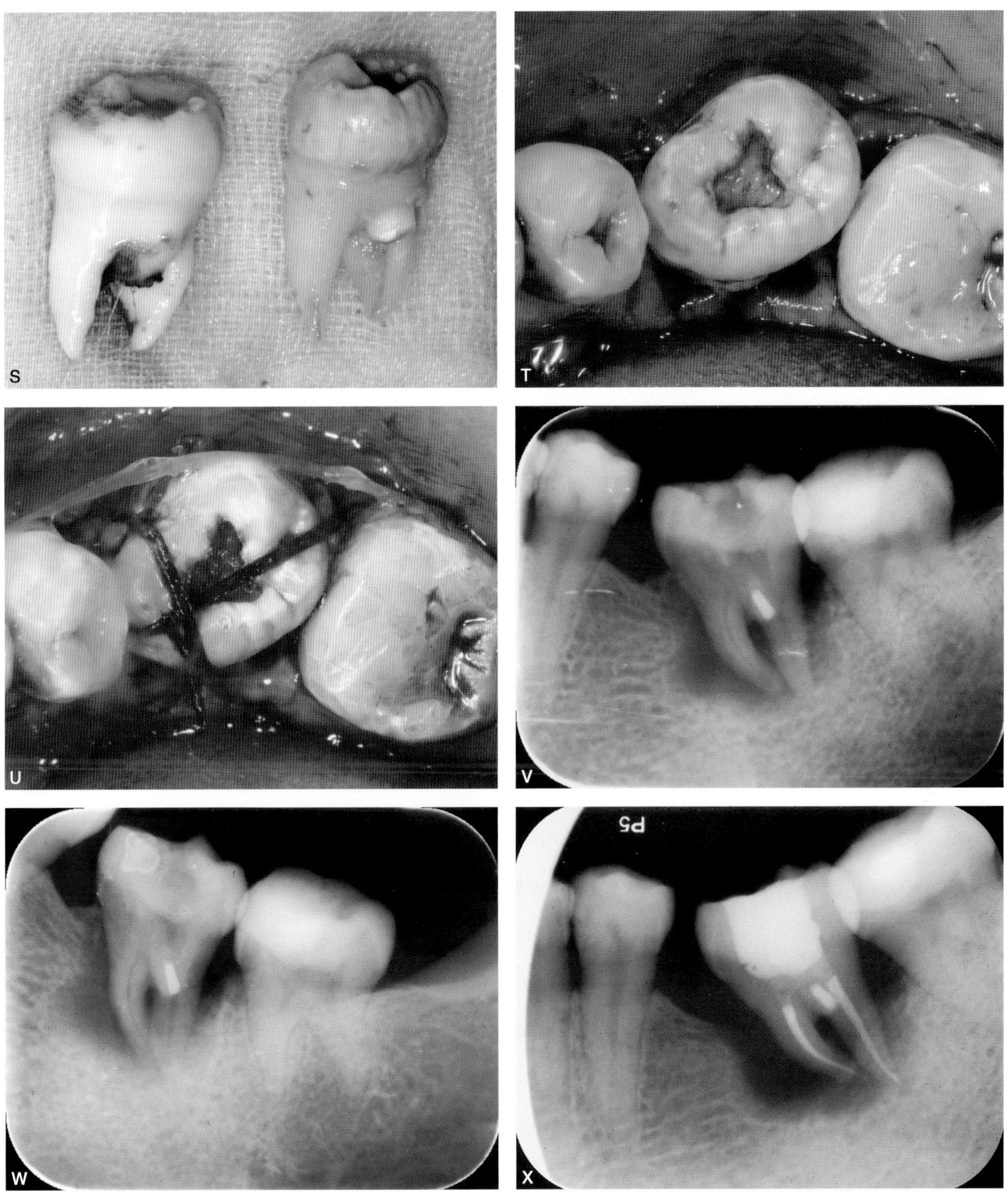
S
T
U
V
W
P5
X

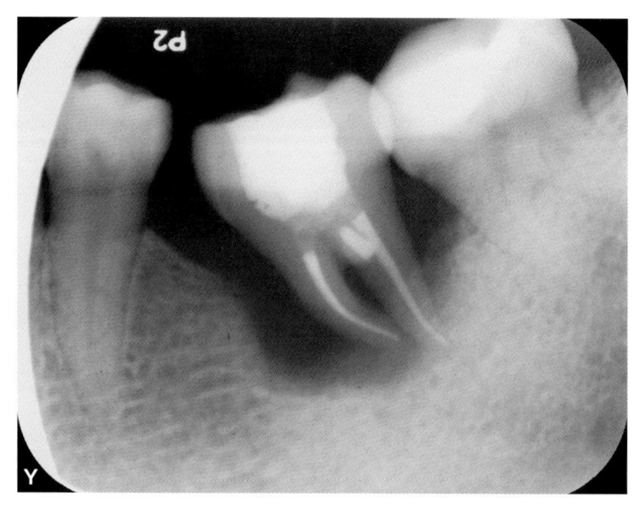

图 5-3-2 左上颌第三磨牙移植至左下颌第一磨牙，因牙根过度外展主动行显微根尖外科手术（侯锐、王捍国病例）

A. 左下颌第一磨牙口内像咬合面观 B. 根尖片 C. 曲面体层片 D. CBCT 矢状位，示左下颌第一磨牙和左上颌第三磨牙牙冠近远中径和牙根长度 E. 左下颌第一磨牙 CBCT 冠状位，示牙槽窝颊舌径和深度 F. 左上颌第三磨牙 CBCT 冠状位，示牙冠颊舌径和牙根长度，确定为供体牙 G. 左上颌第三磨牙口内像咬合面观 H. 微创完整拔出供体牙，无根尖折断，示远颊根（箭头示） I. 根面观，示近颊根和远颊根（箭头示）弯曲 J. 腭面观，示远颊根弯曲（箭头示） K. 刻度探诊在模型牙上确定根尖切除位置 L. 远颊根根尖切除 M. 根管逆行预备和充填，供体牙不能就位于牙槽窝 N. 模型牙行远颊根根尖切除，顺时针旋转 90° 就位 O. 模型牙根切除情况 P. 参照模型牙远颊根继续根尖切除 Q. 根尖切除完成 R. 根管逆行预备和充填 S. 对比模型牙和供体牙 T. 供体牙就位 U. 缝线和纤维带外固定 V. 术后根尖片 W. 偏角投照根尖片 X. 术后 6 周完成根管治疗术 Y. 术后 1 个月随访根尖片，示根周组织愈合中

三、混合型显微根尖外科手术

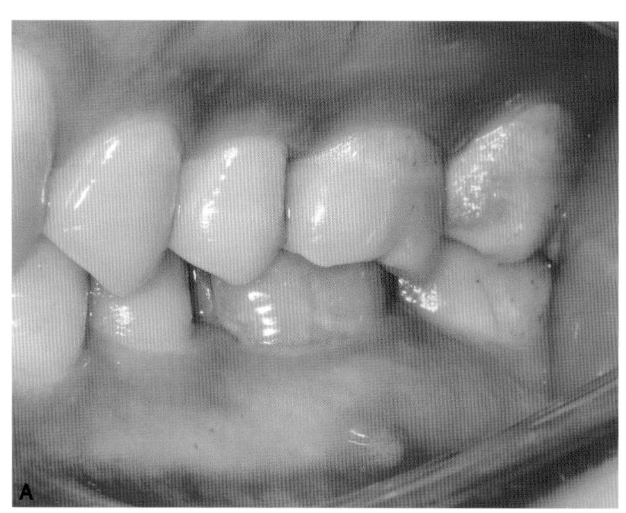

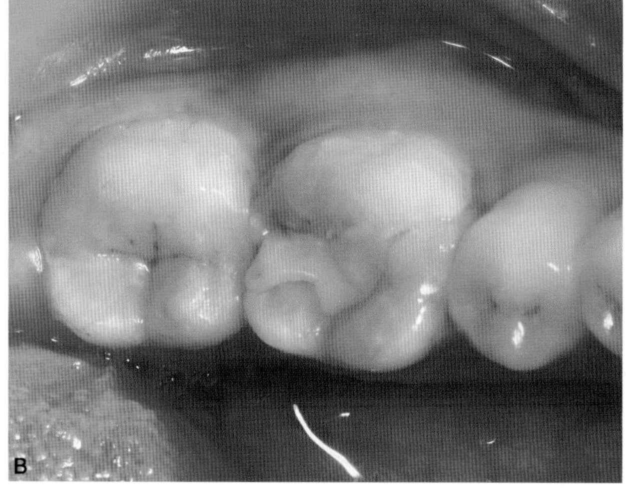

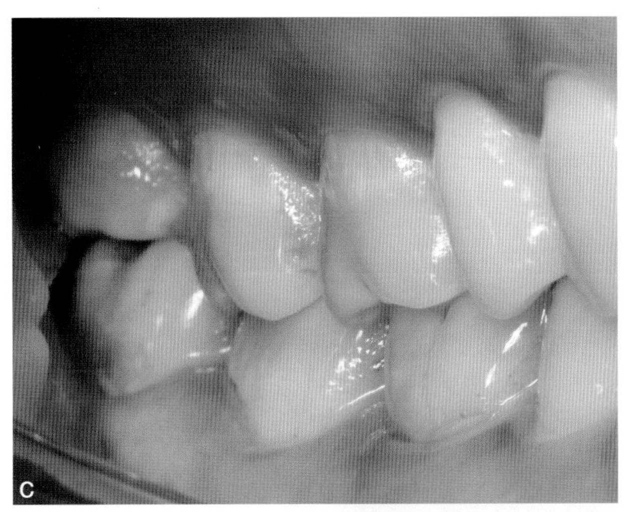
C

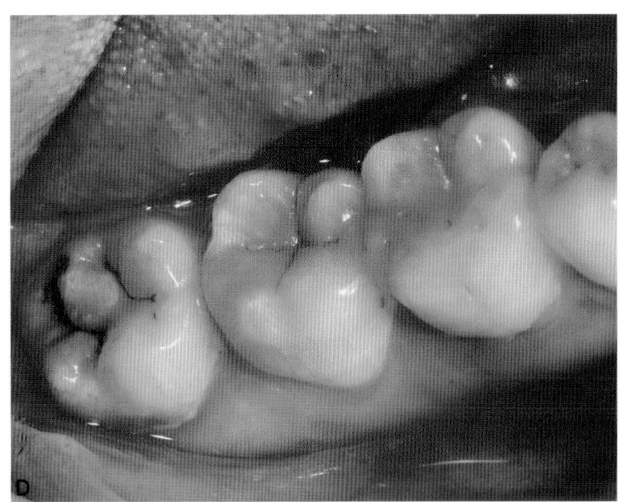
D

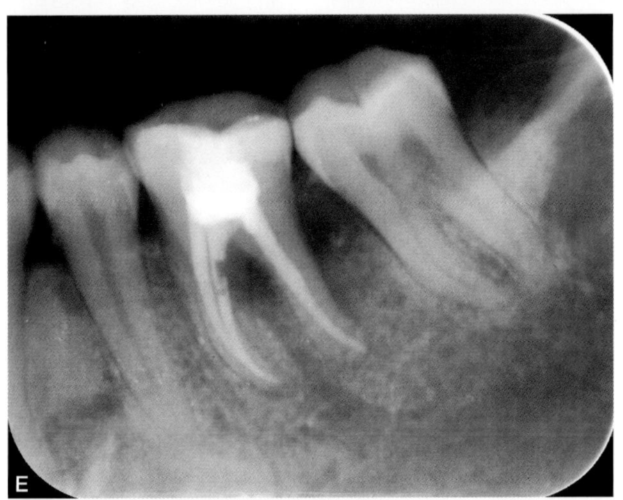
E

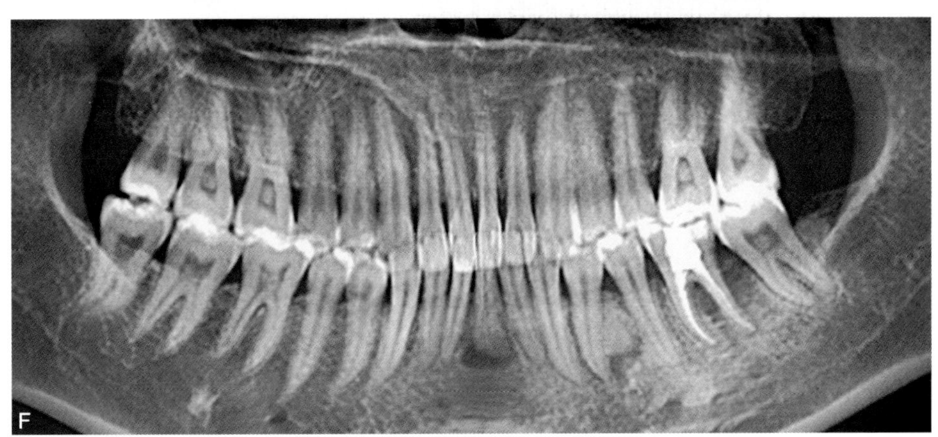
F

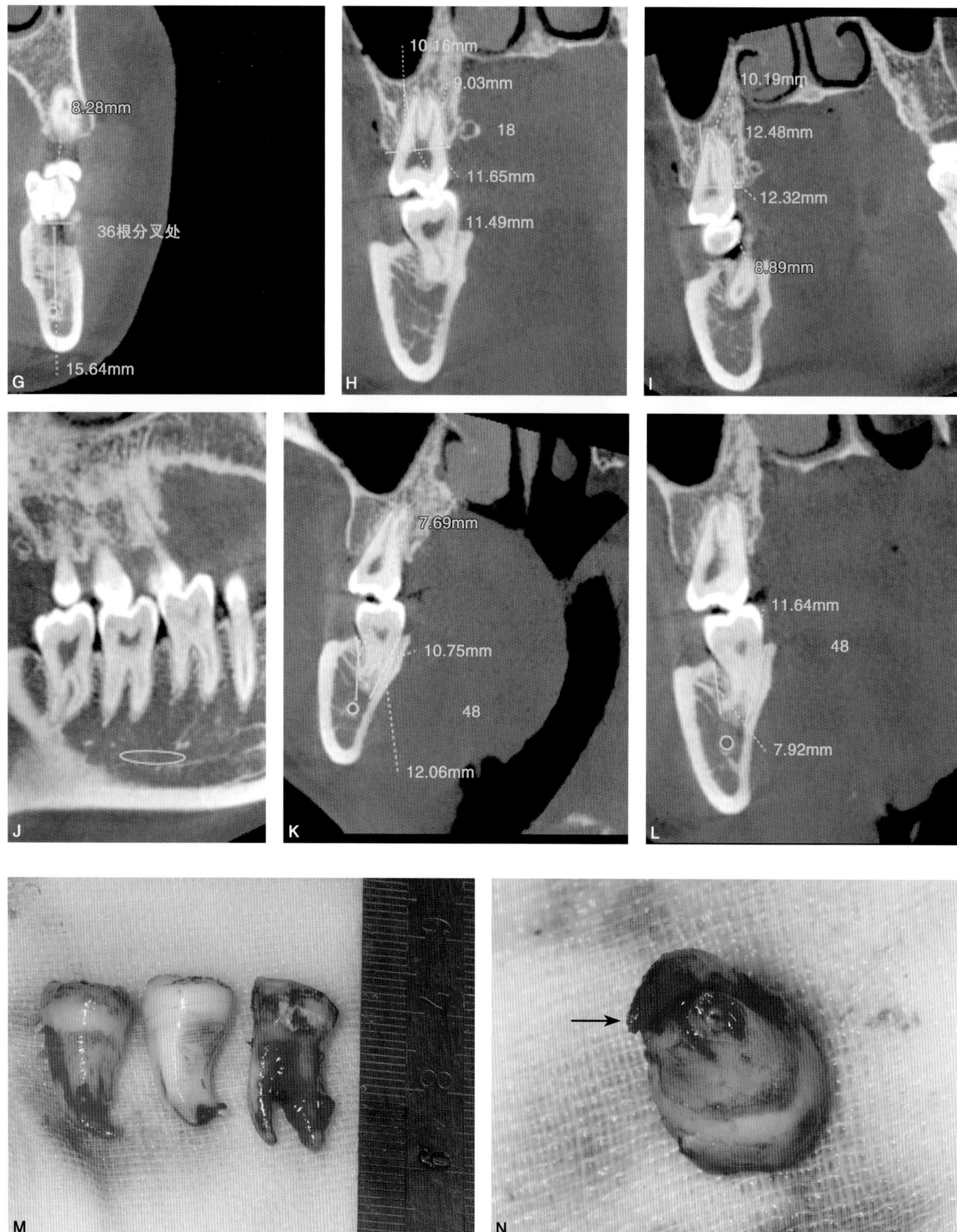
8.28mm
36根分叉处
15.64mm
G
10.16mm
9.03mm
18
11.65mm
11.49mm
H
10.19mm
12.48mm
12.32mm
8.89mm
I
J
7.69mm
10.75mm
48
12.06mm
K
11.64mm
48
7.92mm
L
M
N

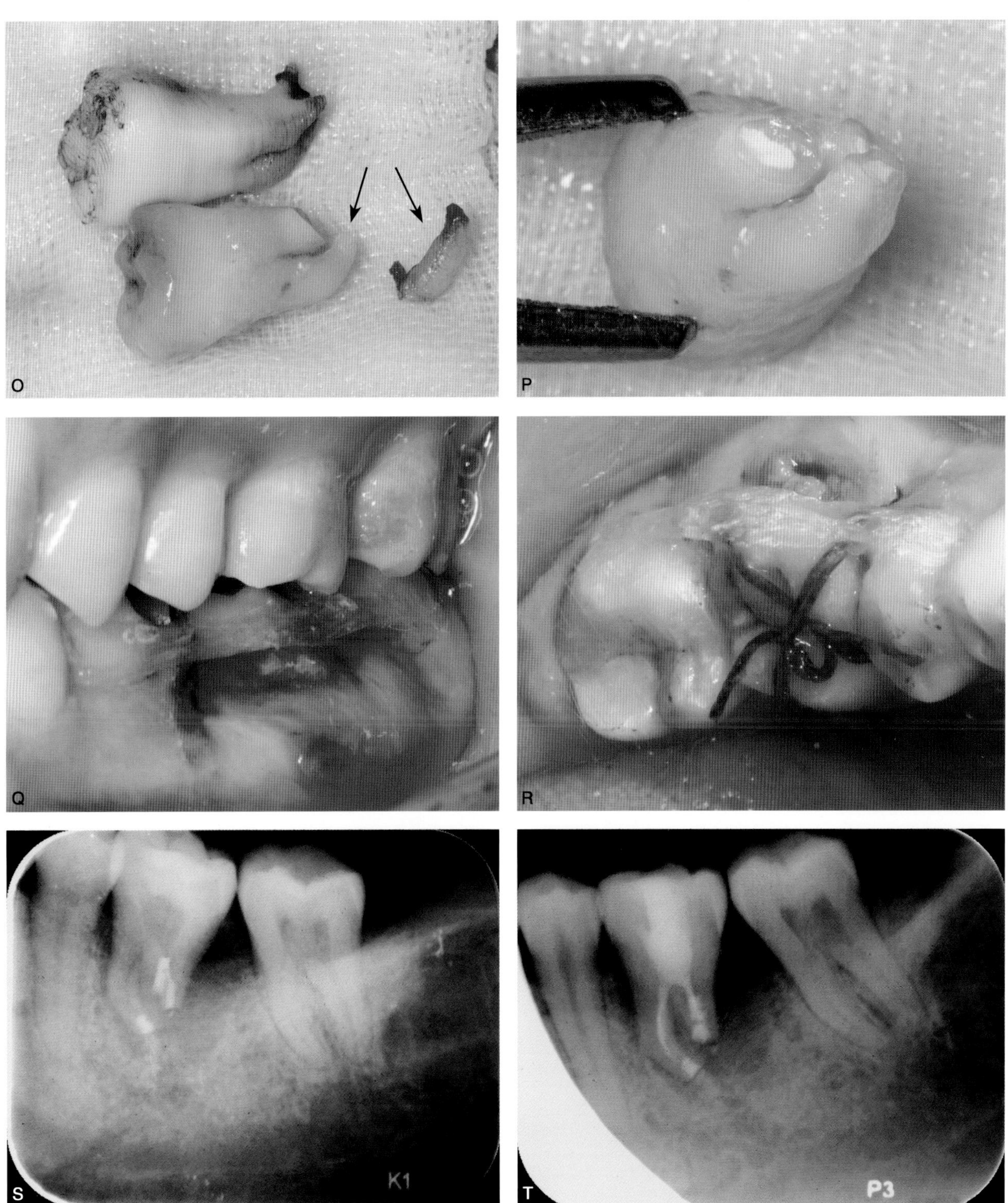
O
P
Q
R
S
K1
T
P3

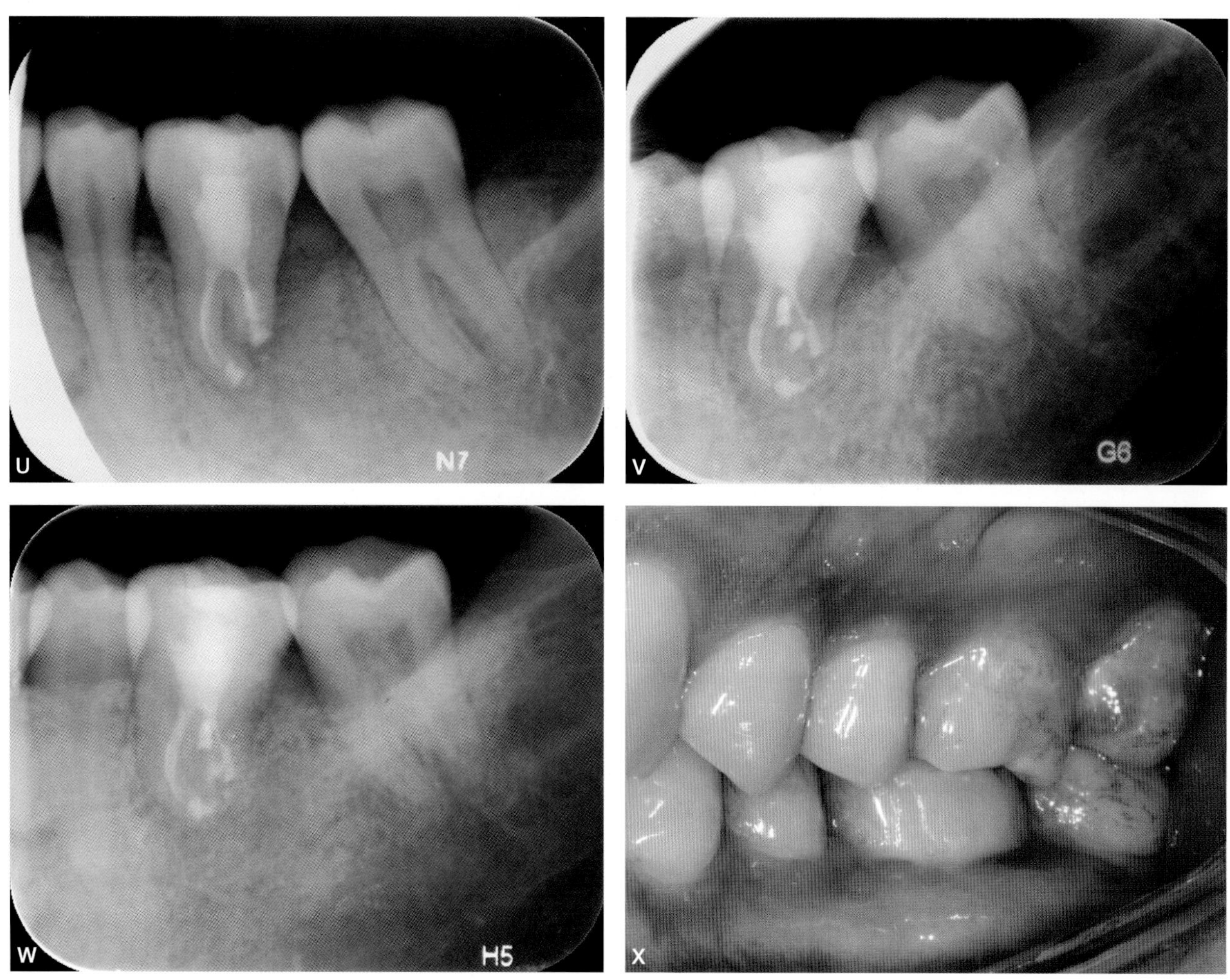
U
N7
V
G6
W
H5
X

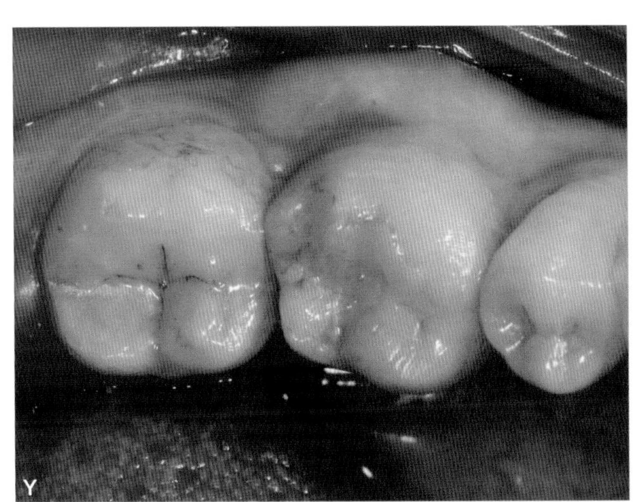

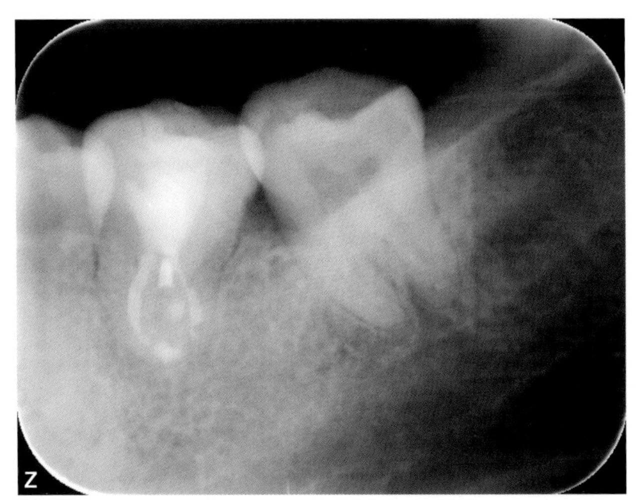

图 5-3-3 **右下颌第三磨牙移植至左下颌第一磨牙，因根尖折断和牙根重度弯曲行显微根尖外科手术**（侯锐、姜永病例）

A. 左下颌第一磨牙口内像颊侧面观，示根尖区窦道 B. 咬合面观，示近远中向折裂线，计划拔除 C. 右侧上下颌第三磨牙颊侧面观 D. 右下颌第三磨牙咬合面观 E. 左下颌第一磨牙根尖片 F. 曲面体层片 G. 左下颌第一磨牙 CBCT 冠状位，示牙冠颊舌径和牙根长度 H. 右上颌第三磨牙近中冠状位 I. 远中冠状位，示牙冠颊舌径和牙根长度 J. 右下颌第三磨牙 CBCT 矢状位 K. 近中根冠状位 L. 远中根冠状位，示牙冠颊舌径和牙根长度，确定右下颌第三磨牙为供体牙 M. 微创拔出右下颌第三磨牙，从左至右依次为供体牙、供体牙 3D 打印模型和已拔除患牙 N. 供体牙根面观，示远颊根和远舌根根尖折断，近中根完整但重度弯曲（箭头示）导致供体牙不能就位 O. 近中根根尖切除约 4mm（箭头示），远中颊舌根根尖断端修整 P. 根管逆行预备和充填 Q. 移植术后口内像颊侧面观 R. 咬合面观，示颊侧纤维带外固定 S. 术后根尖片 T. 术后 2 周，根管治疗术完成后根尖片 U. 术后 4 个月随访根尖片 V. 术后 8 个月随访根尖片 W. 术后 13 个月随访根尖片，示牙周和根尖周完全愈合 X. 术后 18 个月随访口内像颊侧面观，示咬合关系良好 Y. 咬合面观，示邻接关系良好 Z. 根尖片，示牙周和根尖周组织正常

第六章　整 体 策 略

牙髓病、根尖周病的治疗分为非手术治疗和手术治疗两部分，其中非手术治疗包括活髓保存（盖髓术、切髓术）、根尖诱导成形术、牙髓血运重建、根管（再）治疗术等，手术治疗有根尖外科和意向再植术。

总的来说，早期的牙髓病和特殊类型的根尖周病（如牙根未发育完成）选择活髓保存、牙髓血运重建等非手术治疗，若失败则行显微根管治疗；其他类型的牙髓病、根尖周病通常首选根管治疗；根管钙化、根尖孔敞开、粗长根管桩、根折等一些特殊情况无法行显微根管治疗时，可直接行显微根尖外科或显微意向再植术。

临床医师应按指南和规范做好初次显微根管治疗，避免根管遗漏、微渗漏以及并发症等。初次根管治疗无效或失败时，若根管治疗不完善，可首选显微根管再治疗，失败后再行显微根管外科；若根管治疗完善，可直接行显微根管外科。若手术无效或失败，则拔除患牙。患牙拔除后，若口内有合适供体牙，可采用自体牙移植术进行牙列缺损的修复，否则行义齿修复（图 6-0-1，图 6-0-2）。

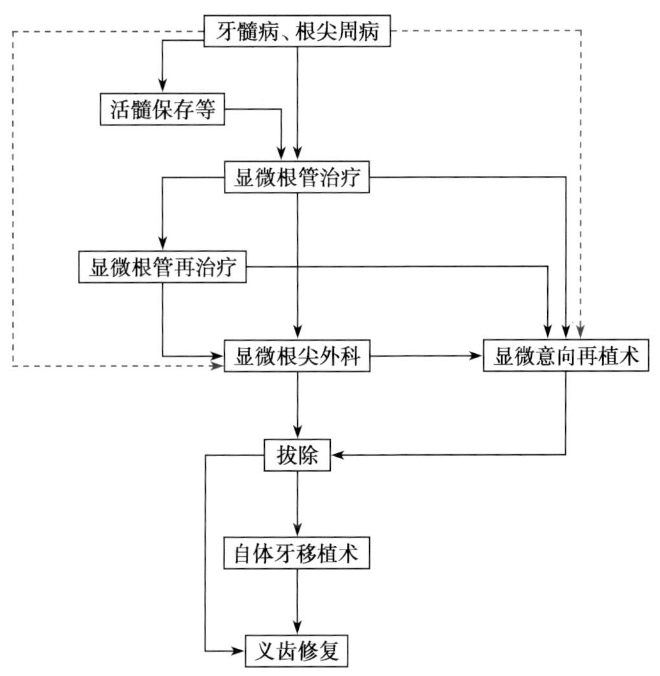

图 6-0-1　**牙髓病根尖周病治疗整体策略**

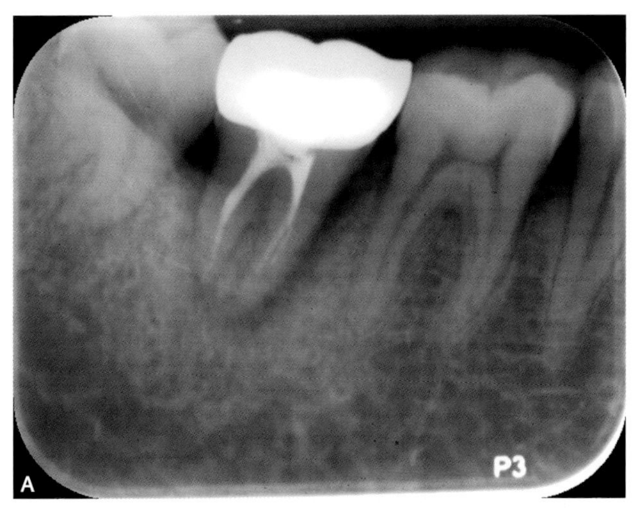

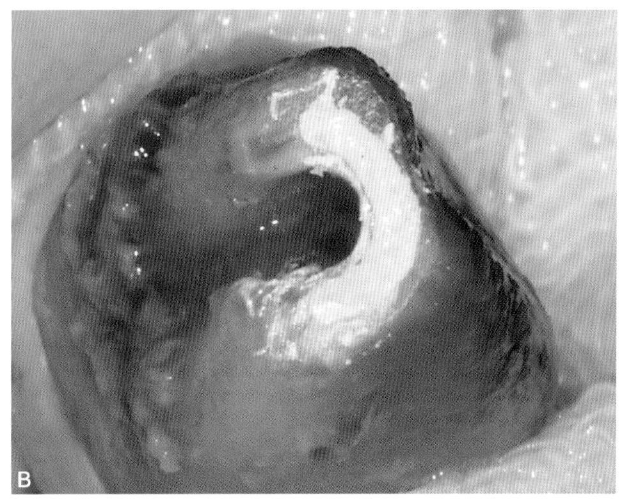

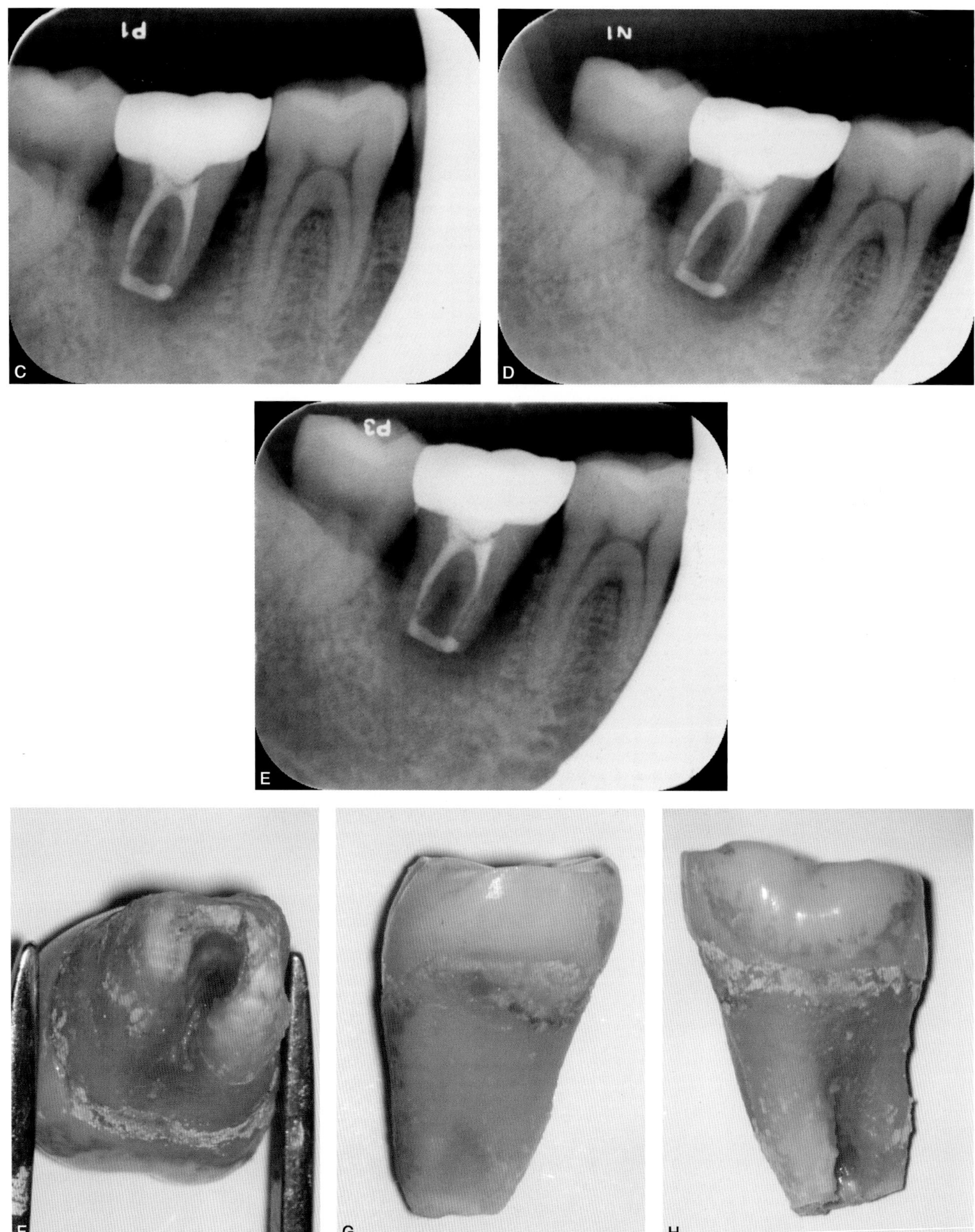

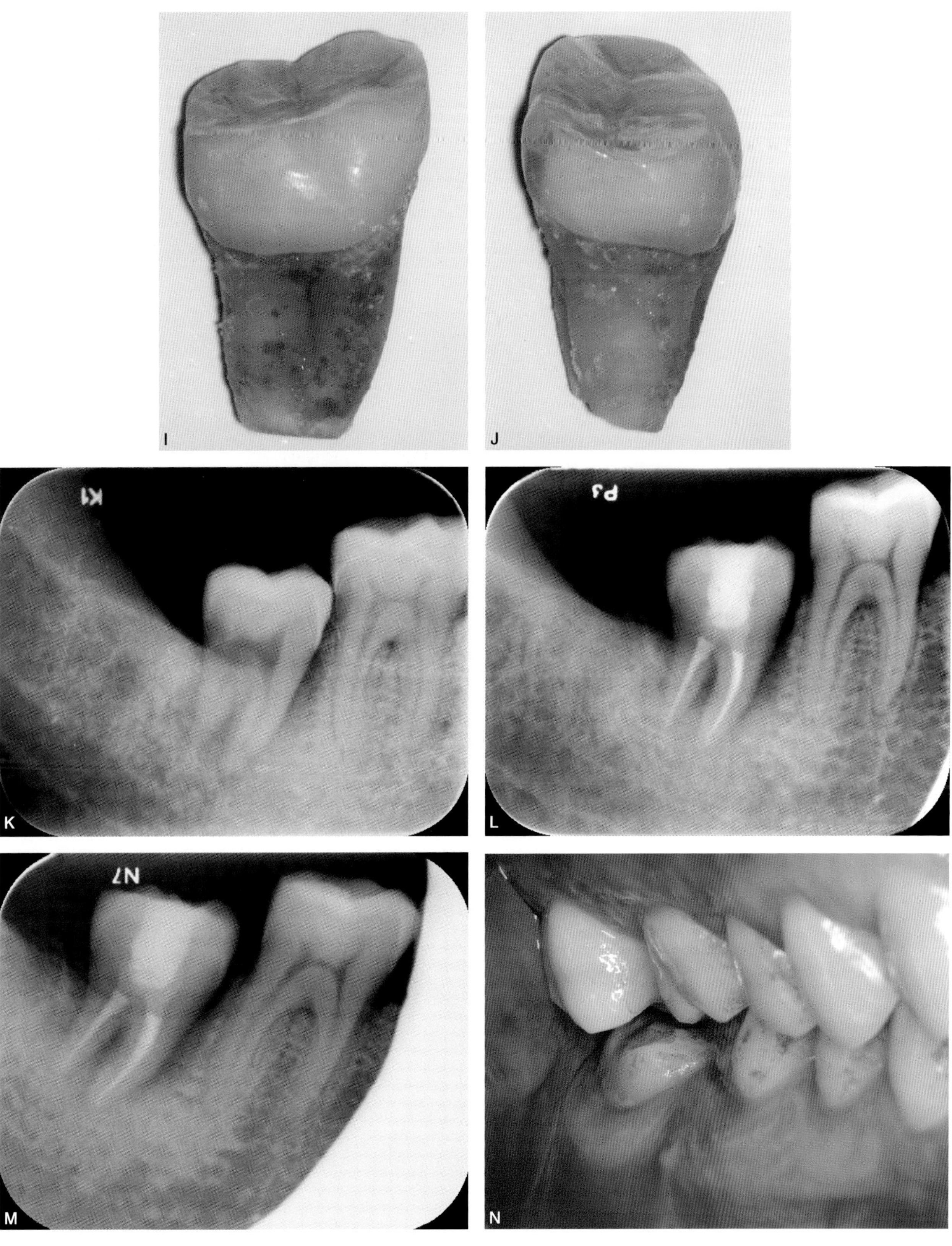
I
J
K
L
M
N

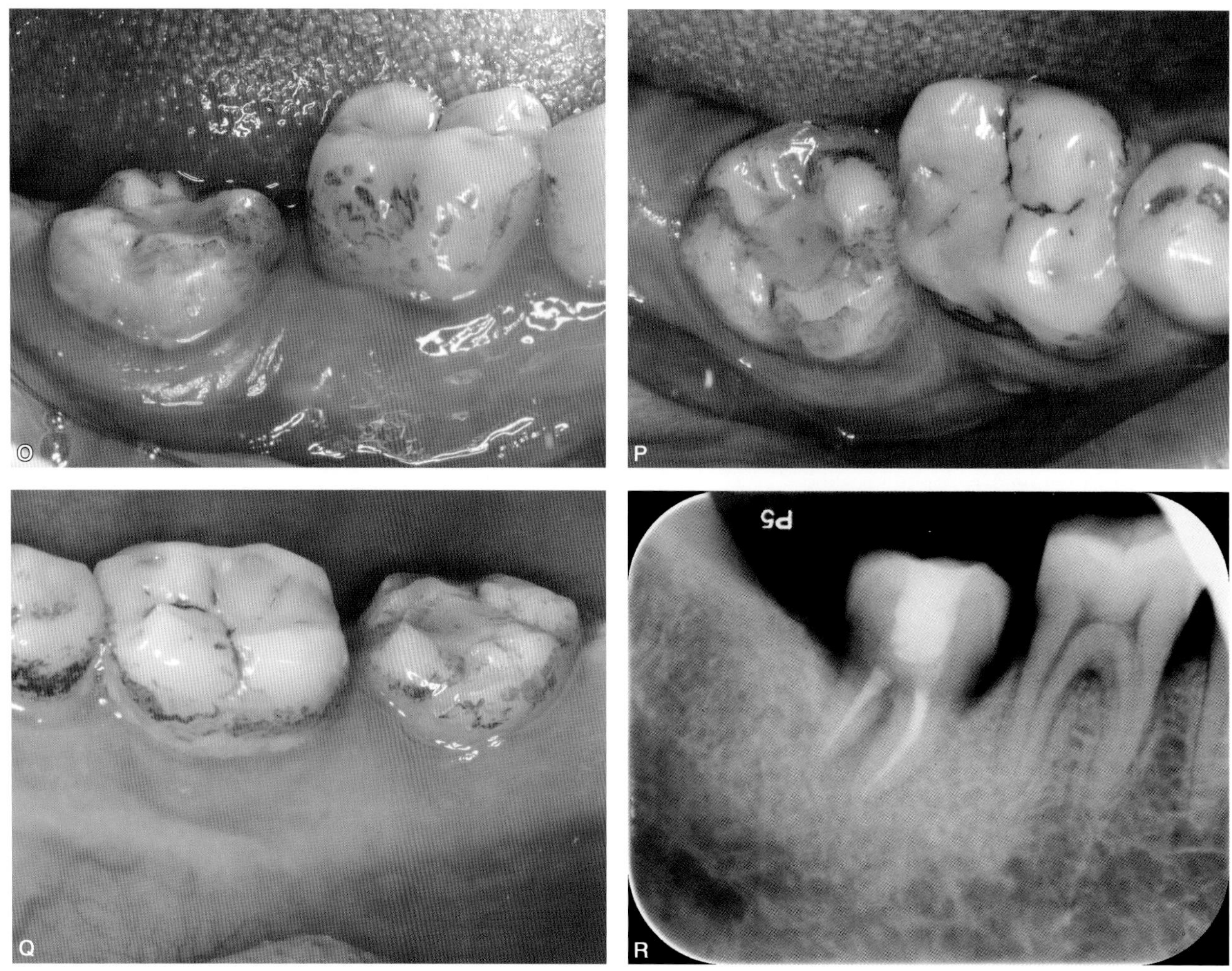

图 6-0-2 **右下颌第二磨牙显微意向再植术失败后行自体牙移植术**（王捍国、侯锐病例）

A. 术前根尖片，示右下颌第二磨牙根尖周、根周透射影　B. 行显微意向再植术，根管逆行充填完成，示 C 形根　C. 术后根尖片　D. 术后 2 个月随访根尖片　E. 术后 3 个月随访，松动Ⅲ度，根尖片示根尖周和根周透射影范围增大　F. 拔除右下颌第二磨牙，离体牙根面观　G. 颊侧面观　H. 舌侧面观　I. 近中侧观　J. 远中侧观，示根面牙骨质大范围感染　K. 行自体牙移植术，右下颌第三磨牙移植至右下颌第二磨牙　L. 根管治疗术后根尖片　M. 根管治疗术后 2 个月随访根尖片　N. 根管治疗术后 18 个月随访口内像颊侧面观，示咬合关系　O. 颊侧面观　P. 咬合面观　Q. 舌侧面观，示牙龈和牙槽黏膜正常　R. 根尖片，示根尖周完全愈合（注：右下颌第二磨牙拟全冠修复，以恢复邻接和咬合关系）

参 考 文 献

［1］王捍国 . 显微根管外科彩色图谱 [M]. 北京 : 人民卫生出版社 , 2016.

［2］王捍国，余擎 . 显微根管外科手术相关临床问题的思考 [J]. 中华口腔医学杂志，2019；54(9):598-604.

［3］KIM S, PECORA G，RUBINSTEIN R A. Color atlas of microsurgery in endodontics[M]. Philadelphia: WB Saunders Co., 2001.

［4］KIM S, KRATCHMAN S. Microsurgery in endodontics [M]. Hoboken: John Wiley & Son, Inc., 2018.

［5］MERINO E M. Endodontic microsurgery[M]. Londen: Quintessence Publishing Co. Ltd., 2009.

［6］KHAYAT B, JOUANNY G. Microsurgical endodontics [M]. Paris: Quintessence Publishing Co. Ltd., 2019.

［7］MA L, CHEN J, WANG H. Root canal treatment in an unusual maxillary first molar diagnosed with the aid of spiral computerized tomography and in vitro sectioning: a case report[J]. Oral Surg Oral Med Oral Pathol Oral Radiol Endod, 2009, 107(6): e68-e73.

［8］SU L, GAO Y, YU C, et al. Surgical endodontic treatment of refractory periapical periodontitis with extraradicular biofilm[J]. Oral Surg Oral Med Oral Pathol Oral Radiol Endod, 2010, 110(1): e40-e44.

［9］WANG H, NI L, YU C, et al. Utilizing spiral computerized tomography during the removal of a fractured endodontic instrument lying beyond the apical foramen[J]. Int Endod J, 2010, 43(12): 1143-1151.

［10］ZHANG X, XU N, WANG H, et al. A cone-beam computed tomographic study of apical surgery-related morphological characteristics of the distolingual root in 3-rooted mandibular first molars in a Chinese population[J]. J Endod, 2017, 43(12): 2020-2024.

［11］YAN H, XU N, WANG H, YU Q. Intentional Replantation with a 2-segment Restoration Method to Treat Severe Palatogingival Grooves in the Maxillary Lateral Incisor: A Report of 3 Cases. J Endod. 2019;45(12):1543-1549.

［12］CHEN I, KARABUCAK B, WANG C, et al. Healing after root-end microsurgery by using mineral trioxide aggregate and a new calcium silicate-based bioceramic material as root-end filling materials in dogs[J]. J Endod, 2015, 41(3): 389-399.